国医大师

熊继柏

临床现场教学录

熊继柏 著

『十三五』国家重点图书 国医大师文丛

人民卫生出版社

图书在版编目（CIP）数据

国医大师熊继柏临床现场教学录 / 熊继柏著 . —北京：人民卫生出版社，2019

（国医大师文丛）

ISBN 978–7–117–28932–0

Ⅰ. ①国… Ⅱ. ①熊… Ⅲ. ①中医临床 – 经验 – 中国 – 现代 Ⅳ. ①R249.7

中国版本图书馆 CIP 数据核字（2019）第 210216 号

人卫智网	**www.ipmph.com**	医学教育、学术、考试、健康，购书智慧智能综合服务平台
人卫官网	**www.pmph.com**	人卫官方资讯发布平台

国医大师熊继柏临床现场教学录

著　　者：熊继柏
出版发行：人民卫生出版社（中继线 010-59780011）
地　　址：北京市朝阳区潘家园南里 19 号
邮　　编：100021
E - mail：pmph @ pmph.com
购书热线：010-59787592　010-59787584　010-65264830
印　　刷：保定市中画美凯印刷有限公司
经　　销：新华书店
开　　本：710×1000　1/16　印张：30　插页：4
字　　数：554 千字
版　　次：2019 年 10 月第 1 版　2023 年 4 月第 1 版第 6 次印刷
标准书号：ISBN 978-7-117-28932-0
定　　价：69.00 元

打击盗版举报电话：010-59787491　E-mail：WQ @ pmph.com
（凡属印装质量问题请与本社市场营销中心联系退换）

《国医大师熊继柏临床现场教学录》
整理工作委员会

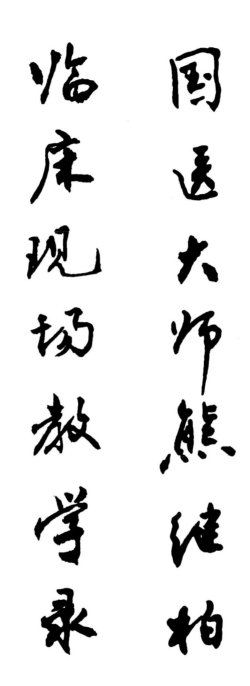

国医大师熊继柏临床现场教学录

熊继柏题字

作者简介

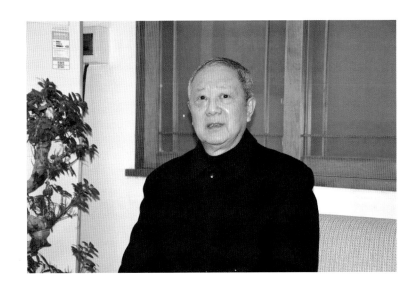

　　熊继柏,1942年出生,湖南省石门县人。国医大师。湖南中医药大学教授,主任医师,博士生导师。湖南省第一届名中医,湖南中医药大学第一附属医院特聘学术顾问、终身教授,湖南省保健委员会医疗会诊核心专家。全国老中医药专家学术经验继承工作第四、第五、第六批指导老师,中华中医药学会内经学分会顾问。香港浸会大学荣誉教授,上海中医药大学名誉教授。

　　熊氏13岁开始习医,16岁开始行医,迄今已从事中医临床60余年从未间断,其中从事中医高等教育30余年。既是一位名医,又是一位名师。

　　熊氏论著颇丰,公开发表学术论文100余篇,个人撰写的主要著作有《内经理论精要》《熊继柏讲〈内经〉》《熊继柏医论集》《从经典到临床——熊继柏〈内经〉与临证治验十三讲》《熊继柏临证医案实录》《疑难病辨治回忆录》《中医真谛访谈录》《熊继柏医案精华》《中医创造奇迹》等。

把握方向抓住重点，
立足实践做好传承（代自序）

传授与继承是中医药学五千年来传道授业的主要形式和历史传统，我们要发展振兴中医药事业，传承是首要任务。优秀青年中医是中医界未来的栋梁和希望。中医后继并不乏人，但是我们要谨防后继乏术。我想就如何做好中医的传承谈两点认识，供同道们参考。

一、把握中医传承的方向、立足临床实践

把握中医传承方向应当要立足于中医临床实践。其中主要有三条理由：

1. **中医的生命力在于临床**　中医在中国已经有五千年历史，人民的防病治病始终依靠中医药。中医药确能为广大人民群众防病治病，所以在人民心中的威望根深蒂固，长盛不衰。而当今，在西医学飞速发展的情况下，中医要振兴、发展就必须进一步发挥中医自身的临床优势，提高技术水平、临床疗效、防病治病的能力，只有这样我们中医才能更好地为人民群众服务。所以我们的传承工作应该要立足于临床实践。

2. **中医几千年的传承始终立足于临证实践**　据司马迁《史记》记载，扁鹊到我国中原地区如陕西、河南、山西、山东、河北行医治病，其中为虢国太子治病的时候，他带着两个学生子阳和子豹。这说明中国古代的传承始终是在临床实践中进行的。《灵枢·师传》篇曰："上以治民，下以治身，使百姓无病，上下和亲"；张仲景《伤寒论》曰："上以疗君亲之疾，下以救贫贱之厄，中以保身长全，以养其生"；晋代王叔和《脉经》曰："夫医药为用，性命所系"；唐代孙思邈《备急千金要方》曰："凡大医治病，必当安神定志，无欲无求，先发大慈恻隐之心，誓愿普救含灵之苦"。由历代医籍论述可以看出，古代医家非常重视临证实践，所以中医传承也应立足于此。

3. **中医的理论与实践必须紧密联系**　中医作为一门学科，有完整的理论体系。《黄帝内经》构建了阴阳五行学说、藏象学说、经络学说、病因病机学说、病证学说、诊法学说、治疗学说、针刺学说、养生学说以及运气学说的理论体系。但中医理论是从临床实践中总结升华出来的，必然要落实到临床实践中

去。理论若不能落实到临床实践,必将成为空洞的理论。20世纪80年代,上海中医学院(现上海中医药大学)院长金寿山讲过两句很中肯的话:"中医如果只讲理论,不搞临床,理论说得再好,只能是耍花枪,好看不顶用"。这句话一针见血,说明了中医学的理论与实践不能脱节,必须紧密联系。

中医的书本知识与临床实践是有距离的,医学院的学生读了五年大学、三年硕士、三年博士不一定就能看病。因为,中医的书本知识比较古老,文词中形容词太多。举个例子,比如诊断学讲如何望色,如何看脉,古人都是用形容词来描述的,《素问·脉要精微论》讲望色的要点,"赤欲如白裹朱,不欲如赭;白欲如鹅羽,不欲如盐;青欲如苍璧之泽,不欲如蓝;黄欲如罗裹雄黄,不欲如黄土;黑欲如重漆色,不欲如地苍。"这些形容词如何理解,难道黑色一定是重漆色,白色一定是鹅的羽毛色,青色一定是玉石的蓝色吗?领会其含义的要旨是"欲其明润,不欲其晦暗""欲其隐含,不欲其浮露",说到底还是要理解文字的含义。若想真正掌握要点,只有在临床实践中反复摸索、反复斟酌。古人讲脉象,无论哪一家讲脉象都是用的形容词描述,如:"浮脉,浮如水上漂舟,浮如空中吹毛""细脉,细来累累如丝""涩脉,涩如轻刀刮竹""滑脉,滑如圆盘走珠",还有"弦似张弓""紧似转绳""芤似着葱""革如按鼓"等等。学生脉诀读得再熟,不等于会诊脉,书本的知识必须要在临床实践中认真去体验,才能领会。古人说实践出真知,故而传承决不能离开临床实践。

二、抓住中医传承的重点,真正做好传承

中医传承的重点主要有三个方面:

1. 融贯经典理论,指导临证实践　过去说的中医四大经典是《黄帝内经》《难经》《伤寒杂病论》和《神农本草经》,现在中医四大经典是《黄帝内经》《伤寒论》《金匮要略》以及《温病学》。经典是中医理论知识的源泉,是指导临床治疗的根本法则。不学习经典,就不可能完整掌握中医学的理论体系,不可能有高深的理论水平,更不可能用理论指导临床思维,不可能有辨证施治的高水平。"读经典,做临床,跟名师"也是把读经典放在首位。经典怎么学呢?不仅仅是要读懂、读熟,掌握真正的理论法则,更重要的是要融会贯通。只有融会贯通之后,才能真正地运用到临床实践中去,指导临床实践。

《素问·生气通天论》讲:"凡阴阳之要,阳密乃固",阴阳要和谐、协调,首先要阳气致密,然后阴气才能固守。张景岳注释曰:"阴以阳为主";张志聪曰:"阳密则邪不外淫,而精不内亡矣"。这句话有两层意思:人体的阳气固密,体表固护,外邪不能侵入人体,正气就充沛;人体的阳气致密,阴气(包括人体的阴精、

津液）就能固守。理论是空洞的，后世将其落实到临床中，便可以指导实践了。如张仲景《伤寒论》曰："太阳病，发汗，遂漏不止，其人恶风，小便难，四肢微急，难以屈伸者，桂枝加附子汤主之"，这是发汗过度，造成人体的阳气衰微，不能固护体表，出现汗漏不止，所以用桂枝加附子汤。《金匮要略》曰："夫失精家，少腹弦急，阴头寒，目眩发落……男子失精，女子梦交，桂枝加龙骨牡蛎汤主之。"桂枝加龙骨牡蛎汤是扶阳气、涩阴精的主方，亦即阳密乃固。再如，我们临床上碰到很多经常容易感冒、出汗的病人，这种病人怎么治？只是发汗解表绝对不行，治疗时必须固护体表。这类患者病情轻属于气虚，用玉屏风散；病情重属于阳虚，用桂枝新加汤。这就是阳密乃固理论指导下的实际运用。

2. 注重辨证施治，贯穿理法方药　中医治病必须辨证施治。辨证就是分析病机，《黄帝内经》讲"审察病机""谨守病机""无失病机"，着重强调病机重要性，也就是辨证法则。《素问·至真要大论》里讲病机十九条，五脏 5 条，上下 2 条，六气 12 条，其核心是两点：病位和病性。五脏、上下指病变部位，六气指病邪性质。《素问·调经论》提出八纲病机："阳虚则外寒，阴虚则内热，阳盛则外热，阴盛则内寒"，明确了阴阳、内外、寒热、虚实。程钟龄《医学心悟》曰："病有总要，寒、热、虚、实、表、里、阴、阳，八字而已。"阴阳，既指病位，更指病性，表里指病位，寒热虚实指病性，其中核心还是两个：病变部位和病邪性质。

中医学是很复杂的，我历来主张要把复杂的东西尽量简单化，深奥的东西尽量浅显化。徐春圃在《古今医统大全》中说："医之为道，非精不能明其理，非博不能致其约。"中医书太多，理论复杂，临床有难度，老师在讲解时一定要由博返约，深入浅出。临床上，不论是什么辨证法，最终辨的都是病变部位和病邪性质。《伤寒论》六经讲部位、讲脏腑，但是都有寒热虚实的区分；《金匮要略》讲脏腑经络，但是每一个病都论虚实和寒热；叶天士的卫气营血辨证是从横向划分表里层次的，吴鞠通的三焦辨证是纵向划分上下层次的，但是辨证核心是温邪的性质，如春温、风温、暑温，就是温热性质；暑温，伏暑，湿温，就是暑湿性质，秋燥就是温燥性质。

中医治病讲究理法方药。确定病机可以立法，指明方向，但是往往只流于文字形式，没有实际作用。比如外受风寒，治法散寒解表，而散寒解表有很多方，是用麻黄汤、荆防败毒散、参苏饮、香苏饮、人参败毒散还是葱豉桔梗汤呢？都是散寒解表，那就必须要落实一个方。因此带来一个很重要的问题，学习中医需要背方剂。《论衡》讲："医之治病也，方施而药行"，张仲景讲"勤求古训，博采众方"，《黄帝内经》13 方，《伤寒论》113 方，《金匮要略》265 方，这些方我们称之为经方。经方的作用是给我们立一个规矩，树一个样板，但不是要求我们几千年死守这几个方,中医治病是要讲规矩的,是要有章法的,开药不是乱开的。因此,基本功是背汤方。基本功一定要扎实,好比建造高楼大厦一样,必须扎根于基础,把水泥钢筋凝固起来,基础越牢实,大厦建得越高,这是同一个道理。

3. **传授独到经验,教习真本事** 我们在传承的时候,要传授一些绝招、独到经验,要让学生学到真本事,真功夫。中医几千年以来,流失的东西太多了。为什么呢? 有很多的原因。比如很多老中医当了一辈子的医生,很多独到的经验没有传下来。没能传下来有很多理由,一是保守,没有合适的人就不讲。二是学生没有留意把老师讲的经验继承下来,这是一个最大的损失。在我们当今现代化的时代,不应该有这种事情发生,我觉得我们的老中医不能保守,你有什么秘招,一定要拿出来,让后世学到。比如诊治内外妇儿科的独到经验,特别是骨伤科疗骨治伤的独到经验,一定要传下去,要让后人继承下来,而且让后世更加发展、更加完善,这才是我们真正的职责。

《素问·举痛论》云:"善言天者,必有验于人;善言古者,必有合于今;善言人者,必有厌于己。"这句话的意思是,理论必须联系实践,只有联系实践,立足于临床,才能真正地做好中医学的传承,振兴发展中医才有希望。(本文据第五届岐黄论坛讲座录音整理)。

国医大师　熊继柏

2018 年 11 月

前言

中医药的传承与发展是无数中医人及关心医学事业的行业内外仁人志士共同关注的问题。尽管在今天，随着现代高等教育体系的发展与进步，中医药高等教育及高层次人才培养模式愈发成熟与完善。但不能忽视的是，中医药学在长时间发展进程中，主要依托的传承方式是师徒授受的师承教育，师承教育是师徒之间近距离、强直观的授受方式，也是理论与实践、教学与临床无缝衔接式的培养模式，这一独特的教育传承方式在一定程度上影响了中医药学的学科特性及传播形式，因此形成了很多理奥趣深、言近旨远的表述，故而其学习十分考验学者的悟性，同时需要口传心授的指导方式来点拨。因此，时至今日，中医药高等院校虽然能够为中医药事业的发展培养大量中医学子，但从学子到名医仍需名师教导及临床锻炼。因此，如何把中医药高等教育与中医传统师承教育有机结合，是中医学界的痛点与难点，两者的结合也逐步成为大家公认有效的中医人才培养路径。

熊继柏教授是从湖南中医药大学走出来的极具代表性的国医大师，是一位60余年不辞辛劳服务百万病患的临床大医，是一位30余年高台教化、桃李满天下的名师大家。其理验俱丰、德艺双馨，"中医的生命力在于临床"是他的经典语录，"扎实的理论功底，丰富的临床经验，敏捷的思维反应"是他的真实写照。他精彩超群而又诙谐幽默的学术讲座感染了中医界大量学子和同道，他深厚的中医学术功底鼓舞着许许多多中医人的信念和决心。可以说，学徒背景、教师生涯、临床经历、治学研究成就了这位国医大师，熊继柏教授的成才之路对于广大中医学者有着重要的启示与借鉴。因此，从2014年开始，我们与熊继柏教授合作，围绕熊继柏教授打造了一场别开生面的培训——中医临床现场教学。具体方式是：由听课的医生们选送久治不效或诊断不明确的疑难病人，熊继柏教授在讲台上看病，数百名医生或高校教师在台下边看、边听、边记录，每一个病人从详细的望、闻、问、切到辨证分析、选方用药、剖析阐发直到开完处方，抽丝剥茧、引经据典，进行分析，直观即时地展现诊、辨、析、治、法、方、药全过程，不掺水分地正解每一个病例，呈现立体完整的中医思维模式,并在之后答疑解惑、阐发诠释,从而达到直观地培训中医医生用理论和实践相结合的方式提升临床诊疗本领的目的,将师承教育引进讲堂。这一创举对提高医生们的中医诊疗水平极有帮助,深受广大医生欢迎。从2014年开始,至今已举办55期,每期近4个小时,每场就诊12人左右,累计已诊患者700余人次;学员由最开始参加学习的骨干医生三四十人发展至今,每次讲座现场听讲的人数已达300人以上,影响也由湖南省逐步辐射全国;在2016年初,这一现场教学通过手机软件开始直播,首次直播便取得近2 000名用户同步观看。所培训学员的范围也由最初的湖南本地扩大到江西、贵州、广东、河南、山东、福建、上海、重庆、辽宁、吉林、黑龙江、云南、青海、北京、湖北、河北、山西、安徽、浙江十余地,用星火燎原来形容临证现场教学在全国范围的影响,并不为过。新颖的中医临证现场教学,也得到了媒体的关注,分别在2017年被《健康报》(2月22日)和《中国中医药报》(3月22日)报道。毫不夸张地说,由熊继柏教授领衔的临床现场教学堪称中医发展进程中具有开拓意义的传承创举,总结其突出特点有三:一是实现了中医学师承教育的现代创新与演绎,通过现代教育方式及技术手段将中医传统师承教育有限的教学效率大幅度提高,极大地提升了口传心授的教学效果;二是真实记录了中医临床治病的全程,用打擂台的方式面对随机的病人、病种,实时诊治、辨析,展现了极强的中医临床真本领;三是中医理论与临床实践高度结合,无论辨治分析还是答疑解惑,均能旁征博引、有理有据,将中医诸家经典贯穿于临床诊治中,表现出极高的中医理论自信,让古代的中医智慧在现代临床中呈现出夺目的光辉。熊继柏教授无愧为大型中医临床现场教学传承培训模式首创者、践行者!

为了更好地传播与推广,基于临床现场教学,经由众多弟子依据录音影像资料的整理,才有了这样一本《国医大师熊继柏临床现场教学录》。本书完整翔实地记录了从2014年3月24日第1期临床现场教学到2018年8月27日第49期临床现场教学的主要内容,共分为49讲,其内容涉及肿瘤癌症、内科、儿科、妇科杂症等十个多病类,共同形成了50多万字的中医临证实录。除了病案诊疗的全过程及对于中医经典理论的阐发之外,更难能可贵的是熊继柏教授对于学员各种提问的诠解答疑,真正用过硬的技术、丰厚的理验展现了大师风范。本书的完成要感谢国医大师熊继柏传承工作室(湖南中医药大学第一附属医院)、国医大师熊继柏临床教学工作室(养天和中医馆)、国医大师熊继柏从经典到临床工作室(湖南省岳阳市中医院)、国医大师熊继柏心脑病研究工作室(山东省潍坊市中医院)、湖南杏园教育咨询有限公司(国医大师熊继柏中医临床现场教学传承培训组织承办单位)的参与与支持,要感谢广大师生及弟子的努力与付出,更要感谢熊继柏教授呕心沥血的倾囊相授及对本书不辞辛劳的反复斟酌与逐字审定。

本著作的形成对于中医学界来说是弥足珍贵的临床学习资料,从中不仅能够获得对于中医诊疗技术、方药知识的学习,更重要的是对于熊继柏教授医学思维、治学方法的学习。可以肯定,该书对于中医药院校在读学子、临床一线医生、科研工作者、教育工作者乃至中医爱好者都有着重要的学习意义和启发思维的作用。虽然因为各种原因,本著作的编撰中有部分内容缺失,但瑕不掩瑜,《国医大师熊继柏临床现场教学录》一书值得每一位中医人品读,值得中医同道们共同研究与践行。

湖南中医药大学教授　何清湖
2019 年春季

目录

目

录

临床现场教学第 1 讲

案例一　肢厥案

刘某,男,39 岁。湖南怀化人。

患者因四肢畏冷 10 年就诊。

患者自觉四肢畏冷,以双手臂为甚,有时全身都热仍觉手臂冷,晨起口苦,咽中红,咽喉时痛,时发口疮,尿黄,尿频、尿不尽且微痛。舌苔黄腻,脉滑略数。

辨证:真热假寒。

治法:清热祛湿。

选方:泻黄散合清心导赤散。

处方:藿香 10g,防风 10g,栀子 10g,生石膏 15g,黄连 5g,生地 15g,木通 6g,竹叶 10g,甘草 6g。15 剂,水煎服。忌食辛辣、忌饮酒、忌吃牛、羊、狗肉及油炸、烧烤食品。

讲析:此患者的主症是 10 年的手足畏冷,中医称为厥证。张仲景说:"凡厥者,阴阳气不相顺接,便为厥。厥者,手足逆冷者是也。"厥证有好几种,一般的四肢厥冷是阳虚、血虚,张仲景还讲过一个气厥,这是一般而言。但是这个病人的特点是舌苔黄腻,脉滑略数,咽红,咽喉痛,口腔溃疡,小便黄而尿频尿痛,只是大便不秘结,所以这个病人的厥证绝不是阳虚,也不是血虚寒厥,而是一个实热证。它是阳热郁遏在内,阳气不能达于四肢的厥证,所以称为热厥证。如果大便秘结就应该用大承气汤,但是他现在大便不秘结,因此要从小便清其火热,才能治他的厥证。因为脾主四肢,阳热郁遏在中焦,脾阳就达不到四肢来,所以这个四肢厥冷是假象。因为舌苔是黄腻苔,所以还夹有湿,是湿热,予泻黄散合清心导赤散治疗。泻黄散是清湿热的,清心导赤散是清心火的,使火热从小便除去,他的四肢厥冷就会缓解。

案例二 血尿案

秦某,男,7岁。湖南长沙人。

患者因血尿半年余就诊。

患者半年前出现皮肤紫癜,肉眼血尿,检查发现"血压偏高",西医诊断为"紫癜性肾炎",经治疗后病情好转,皮肤紫癜基本消失,但尿常规示"潜血(+++)",且小便黄,盗汗,手足心热。舌红苔薄黄,脉细数。

辨证:肾阴虚兼血热。

治法:滋肾阴,凉血清热。

选方:大补阴丸合犀角地黄汤、二至丸。

处方:生地20g,黄柏6g,知母10g,炒龟板20g,女贞子15g,旱莲草15g,水牛角片20g,丹皮10g,白芍10g。15剂,水煎服,久煎。

讲析:此患儿有半年的紫癜性肾炎病史,经过治疗紫癜已经消失,虽然小便潜血(+++),但无明显齿衄、鼻衄,所以出血的症状不明显。但是患儿有手足心热,盗汗,舌红苔薄黄,脉细数。通过舌象和脉象可以判断患儿是阴虚有热,热在哪里呢? 热在血分,阴虚在哪里呢? 在肾脏,是肾阴虚兼血热。现在要解决的是两个问题:第一,控制他的紫癜,不能让他复发;第二,要解决他的尿中潜血。因此,治疗方法一是滋肾阴,二是清血热,选大补阴丸合犀角地黄汤,再合二至丸。二至丸是滋肾阴的,大补阴丸是滋阴降火的,犀角地黄汤是清血热、凉血止血的。

在这里我还要顺便讲个知识,儿童诊脉和大人诊脉不一样。大人诊脉讲究的是寸关尺三部,5岁以下(过去讲3岁以下)儿童是不看脉的,看指纹。5岁以上儿童怎么看呢? 一指定三关,就是用一个大拇指就把寸关尺都包了,所以小孩看脉就是用大拇指看的,不是用三个指头看的。

案例三 胃痛便秘案

张某,女,47岁。湖南涟源人。

患者因胃中胀痛,大便秘结10年就诊。

患者胃中胀痛10年,胃中有灼热感,时嗳气、反酸,口苦,大便秘结,大便

2~3天一次,时有黄色黏液,矢气。舌苔花剥,薄黄腻苔,脉滑数。

辨证:肝热犯胃兼气滞。

治法:清肝理气和胃。

选方:化肝煎合厚朴三物汤。

处方:青皮10g,陈皮10g,丹皮10g,栀子15g,白芍10g,浙贝30g,泽泻10g,厚朴30g,枳实15g,生大黄3g,瓦楞子15g,鸡内金15g,甘草6g。20剂,水煎服。

讲析:此患者主症有两个:一是胃中烧灼样胀痛;二是大便秘结,还兼反酸、口苦、嗳气、矢气,大便里面时而夹有黏液。要注意的是,她胀的部位在上腹胃脘部而不是下腹部。上腹部是胃肝胆胰腺所居的部位,下腹部是肠子所在的部位,因此她是胃胀而不是肠胀。而大便秘结甚至有黏液,这又是肠子的毛病,可见她的病位就是胃肠两个地方。她的病变性质是什么呢?舌苔黄腻,脉滑数,口苦,显然是一个火热病变。

胃痛胃胀最常见于肝气犯胃,她这个胃胀又伴有嗳气矢气,肯定是气郁,但是口苦、舌苔黄腻,胃中有烧灼感,这是明显的气郁化火,因此她这个胃胀属于肝郁化火犯胃。由于胃中火热、气郁造成了肠中气滞,于是大便不通,并且火热伤肠,引起了大便出现黏液。所以,这个病的病理因素就是一个火,一个气。选用化肝煎合厚朴三物汤治疗。我们知道,厚朴三物汤、小承气汤和厚朴大黄汤这三个方是相同的三味药,但是方名不一样。为什么方名不一样呢?就是根据它的主导作用和用药的分量来区别的。厚朴三物汤的君药是厚朴,重点是治胀而不是通大便。如果是小承气汤就是通大便了,如果是厚朴大黄汤就是又治胀又通大便。这个病人用化肝煎和厚朴三物汤还有一点不足的地方,就是制酸的力量不足。她有明显的反酸,所以还要加一味瓦楞子。另外,还要加一味鸡内金帮助消胀,因为她胃胀十年了,触诊胃脘部还有点硬满。

在这里我顺便还要讲一个知识,就是我们用古人的方不能随便加减,随便加减那就不是古人的方,那是随心所欲,我们加药减药都是要有针对性和目的性。比如这个病人反酸严重,她重复地讲早上起来吐很多酸水,因此就要治反酸。如果她胃胀兼舌紫,那就有瘀,就不是加鸡内金的问题了,要加三棱、莪术。但是这个病人的舌不紫,所以我不加三棱、莪术。

大家注意了,这个处方有两味药开得比较多,一个是厚朴,一个是浙贝。为什么这两味药开这么重呢?厚朴三物汤是以厚朴为君药,厚朴是消胀的,毫无疑问厚朴要开得重,而浙贝有制酸的功能。其实古人开化肝煎有用川贝的,但是现在川贝的价格太贵了,所以一般情况下给病人开浙贝,如果病人兼有咳嗽可能就要改成川贝,要考虑病人的经济情况,少花钱治好病,所以开浙贝。栀子我一般只用10g,这里为什么用15g呢?因为她胃中灼热,甚至还有心烦。为什么大黄只用3g呢?如果开7剂,大黄可能用到5~6g,但她是外地的,我不可能只开7剂,而她这个病已经10年,绝不是几天、几剂药能解决的,所以开了20剂,大黄剂量减少一点。

案例四　失眠案

李某,女,44岁。湖南涟源人。

患者因失眠、心慌1年多就诊。

患者1年多前因与家人不和,出现情志不畅,精神抑郁,后病情逐渐加重,出现失眠,心慌,心烦,坐立不安,精神疲倦,食欲不佳,已闭经1年多,口不苦,痰不多。舌苔薄白,脉弦细略数。

辨证:肝郁脾虚,阴血不足。

治法:疏肝健脾,养血安神。

选方:丹栀逍遥散合酸枣仁汤加味。

处方:当归10g,白芍15g,炒白术10g,茯神15g,柴胡10g,丹皮10g,栀子10g,炒枣仁30g,知母10g,川芎6g,琥珀(吞服)6g,龙齿30g,甘草6g。20剂,水煎服。

讲析:此患者的主症是失眠,心烦心慌,其他的兼症有疲惫,食欲不振,精神抑郁。病因很清楚,是因为气郁引起。中医是怎么辨治失眠的呢?失眠有虚证也有实证。虚证有心血不足,肝阴不足,心阴不足,阴虚火旺,心肾不交,实证有痰热内扰,胃气不和。比如我们用黄连阿胶汤治阴虚火旺证,用黄连温胆汤治痰热内扰证,用保和丸治疗胃气不和证,用交泰丸治心肾不交证,还有用天王补心丹、酸枣仁汤以及归脾汤等等来治疗心肝阴虚、心血虚证的,这就是我们辨治的范围。作为一个中医对于任何一个病证都要心中有数,只有这样临床上才能得心应手,否则就找不到方向。

为什么我刚才要问她有没有痰,有没有口苦等一系列症状呢?这是用排除法看她是属于失眠中的哪一种。这个病人有没有火呢?有火,但是不重。因为她脉弦细而数,但现在不口苦,舌苔不黄,所以不要考虑交泰丸,也不要考虑黄连阿胶汤。她没有痰,更不要考虑黄连温胆汤。那么是不是虚证呢?她面色淡黄,精神疲倦,那是因为现在饮食比较差,睡眠不好。而这些都是因家庭不和,导致肝气郁结,肝郁脾虚所致,脉象弦细数,更加证实了这就是肝气影响脾胃。因此，她这个病的主方应该是丹栀逍遥散，但是丹栀逍遥散只能治疗肝气郁结，还必须要加失眠的方药，所以合用酸枣仁汤养肝阴安心神。

另外，患者还有一个问题，她43岁月经就停止了，虽然与吃西药有关系，但还是不正常的。停经就越发造成肝郁，我们知道肝藏血，气郁太久就会导致血瘀。因此，在丹栀逍遥散和酸枣仁汤的基础上再加琥珀和龙齿两味药。琥珀入肝，散血，安神，它有安眠和活血的作用；龙齿也是入肝的，有镇静安眠作用。原本丹栀逍遥散里面有引药薄荷和生姜，薄荷是帮助柴胡疏理肝气的，这里不需要它疏导，生姜是温胃降逆的，这儿也不需要，所以这个引子药就去掉了。另外，琥珀这味药，过去是要单独碾粉冲服的，但大家如果尝试过就不会让别人冲服了。你把琥珀碾成粉，包括沉香粉，肉桂粉还有青黛粉等等，自己冲服后喝到嘴里试试看受不受得了。根本受不了，不仅满口都是灰还有一股怪味，病人不是呛着就是呕吐，所以你要考虑病人能不能接受，将心比心，换位体验。所以琥珀、沉香、青黛粉这些我从来不要病人冲服，这些药一定要用胶囊分装，用水吞服，可以避免不适感。

案例五　胸闷案

张某,女,50岁。湖南未阳人。

患者因胸闷、喉中有梗阻感半年就诊。

患者自觉胸闷、喉中有梗阻感，叹气则舒，时有巅顶头痛，夜尿频，7~8次/晚，解小便有灼热感，且尿不尽，大便正常。舌红苔薄黄腻，脉细滑。

在当地医院检查发现"二尖瓣轻度反流"。

辨证：心气虚兼痰热阻滞。

治法：益心气兼清化痰热。

选方：十味温胆汤合小陷胸汤加味。

处方：党参10g，丹参20g，炒枣仁15g，炙远志10g，陈皮10g，法夏10g，茯苓15g，枳实10g，竹茹10g，黄连5g，炒瓜壳8g、藁本15g，黄柏10g，车前子10g，炙甘草10g。30剂，水煎服。

讲析：患者的主症很清楚了，一是胸闷，二是喉中有梗塞。胸闷而脉细，面色淡黄，这是心气不足，还兼有痰火，因为她舌红，苔薄黄腻，且喉咙梗塞，从喉咙到胸口都有梗阻感，这是痰热阻塞胸膈。因此，用十味温胆汤合小陷胸汤治疗，十味温胆汤益心气、化痰浊，治胸闷，小陷胸汤出自《伤寒论》，"小结胸病，正在心下，按之则痛，脉浮滑者，小陷胸汤主之"。小陷胸汤就是治疗痰热结聚在胸膈之间的胸痛,其实痰热结聚不仅胸痛而且出现胸闷,所以小陷胸汤可以治她这个胸闷,一清火,二化痰。

患者还有两个兼症,一是尿频,夜尿尤多,二是巅顶头痛。这个小便频数、夜尿多不是虚证,因为她同时有小便热,有烧灼感,解不干净,这是心火下移导致的,切不可用温阳的药。因此,处方还要加三味药,加藁本治巅顶头痛,黄柏和车前子清热利尿治小便频数。

案例六　肺癌案

周某,男,58 岁。湖南湘西人。

患者因咳嗽、胸背部疼痛 4 个月就诊。

患者咳嗽、胸背部疼痛 4 个月,西医诊断为"肺部占位性病变",未行手术及化疗。现症见:咳嗽,胸背部疼痛,痰色白,无咯血,呼吸可,饮食可。舌苔黄腻,脉滑数。

辨证:痰热阻肺。

治法:清热化痰,止咳消瘤。

选方:贝母止嗽散合小陷胸汤、西黄丸。

处方:浙贝 30g,杏仁 10g,炙紫菀 10g,桔梗 15g,百部 15g,白前 10g,陈皮 10g,蛇舌草 30g,黄连 5g,炒瓜壳 8g,法夏 10g,煅乳香 8g,煅没药 8g,甘草 6g。20 剂,水煎服。另包:麝香 4g、牛黄 4g,麝香 0.2g/d,牛黄 0.2g/d,冲服。忌抽烟、喝酒及辛辣刺激之品。

讲析:此患者的主症是咳嗽,胸背部疼痛,舌苔黄腻,脉象滑数,西医检查是肺部占位性病变,且其右颈部有淋巴结肿大。根据他的舌脉显然是实证不是虚证,因为他的病程还不久。如果病程长,或者是手术、化疗后,往往就变成虚证了。舌苔黄腻,脉滑数,是痰热,因此重点就是化痰清热来止咳以及控制肿瘤,用贝母止嗽散止咳化痰,用小陷胸汤治痰热阻塞胸膈,用西黄丸消肺部及颈部的肿块。建议配合化疗等西医治疗,效果会更好。

案例七　瘿病案

丘某,女,40 岁。湖南长沙人。

患者因甲状腺肿大、咽干咽痛就诊。

患者甲状腺肿大,咽喉干而痛,畏寒怕冷,精神疲倦,头晕,失眠多梦,时有干呕,口苦。舌苔薄黄腻,脉细滑。

西医诊断为"甲状腺功能减退"。

辨证:气虚兼痰热。

治法:补气化痰清热。

选方:玄贝甘桔汤合黄芩温胆汤加味。

处方:西洋参8g,玄参20g,浙贝30g,桔梗10g,黄芩10g,陈皮10g,法夏10g,茯苓15g,枳实10g,竹茹10g,夏枯草10g,甘草6g。20剂,水煎服。

讲析:患者的主症有两个:一是甲状腺肿大,二是咽干咽痛,兼干呕、口苦,舌苔薄黄腻,脉细滑。根据症状及舌脉,她的病变部位在咽喉和颈部,病的性质是痰热,因为痰热阻塞导致肿块、咽痛、呕吐,因此,用玄贝甘桔汤和黄芩温胆汤治疗。她还有一个复杂因素就是气虚,表现为精神疲倦、头晕,所以加西洋参补气,加夏枯草消肿块。

案例八 眩晕案

金某,女,47岁。湖南娄底人。

患者因头晕颈胀6年就诊。

患者6年前出现头晕,在当地医院检查发现"血压偏高、血糖高",治疗后血压基本恢复正常,但仍头晕颈胀,眼睛胀,精神疲乏,微口干,时有潮热感,头晕时不呕吐,无耳鸣及手麻。舌红苔薄黄,脉弦细。

辨证:阴虚内热。

治法:滋阴清热。

选方:二冬汤加味。

处方:参须8g,麦冬20g,天冬15g,花粉10g,黄芩10g,知母10g,五味子4g,葛根40g,天麻20g,钩耳20g。20剂,水煎服。

讲析:血糖高属中医"消渴"的范畴,消渴病人有三多:饮多、食多、尿多,但是这个病人三多症状都不明显,只是稍微有点口渴,查血糖稍微偏高,所以,从中医的角度讲还不能把它定位为消渴病。而目前她的主症是眩晕、颈胀及目胀,从舌象来看她是阴虚有热。消渴也是阴虚有热,如果阴虚有热发展久而不愈,就真的会成为消渴,所以要提前阻断,这就是中医讲的"治未病"。治未病最主要是两个含义:一是预防为主,没病的时候要预防它;二是防其发展,防止它传变,既病之后要防止它发展、传变。比如这个病人,她血糖有点高,但是没有"三多"症状,那我们就要治未病,不让它发展成为真正的消渴病。因此,针对她阴虚内热的本质治疗,至于眩晕、目胀只是现象,主方用二冬汤。

案例九　月经后期案

刘某,女,25 岁。湖南耒阳人。

患者因月经推后、量少就诊。

患者月经推后,至少 2 月一行,量少,色黯,兼有黄白带较多,平时手足不温,但腰腹不冷,面部有痤疮。舌边紫,舌苔薄白,脉弦略数。

西医诊断为"多囊卵巢综合征"。

辨证:瘀阻胞宫。

治法:化瘀通经。

选方:过期饮加减。

处方:当归 10g,赤芍 15g,熟地 10g,川芎 8g,桃仁 10g,红花 6g,香附 10g,莪术 10g,官桂 3g,广香 6g,通草 5g,黄柏 10g,薏苡仁 15g,甘草 6g。15 剂,水煎服。

讲析:如果月经规律性地两个月一次或者三个月一次,甚至半年一次,那也是正常的,《医宗金鉴·妇科心法要诀》讲过:"月经三旬时一下,两月并月三居经,一年一至为避年,一生不至孕暗经。"当然这是极个别的情况。如果没有规律地推后,那就是病态。因此,患者的病属中医"月经后期"。其量少色黯,而精神好、面色正常,说明不是虚证是实证,为瘀阻胞宫,用过期饮加减。她还兼有黄带较多,面部痤疮,脉弦略数,说明有湿,还有一点点上火,所以加黄柏、薏苡仁,清火、祛湿、治带下。

案例十　牛皮癣案

牛某,男,37 岁。湖南永州人。

患者因全身皮肤瘙痒 10 余年就诊。

患者全身皮肤瘙痒 10 余年,缠绵反复,以腹部、手腕、腋窝、腘窝瘙痒较甚,且潮湿。患处有红紫色皮疹。舌红而紫,苔薄黄腻,脉滑数。

辨证:风热夹湿。

治法:祛风清热,化湿止痒。

选方:乌蛇消风散加味。

处方：乌梢蛇15g，羌活6g，独活6g，僵蚕10g，蝉衣10g，黄芩15g，生地20g，防风10g，银花10g，赤芍10g，丹皮10g，丹参10g，紫草10g，红花6g，土茯苓30g，黄柏10g，苦参10g，甘草8g。30剂，水煎服。忌饮酒及辛辣刺激之品。

讲析：此患者一身遍发红紫色皮疹，十余年不愈，俗称牛皮癣。这是个很顽固的疾病，它和湿疹有区别，湿疹是抓破就流水，而这个病不流水，最多流点血，特点是顽固，反复发作。用乌蛇消风散加紫草、红花清热祛瘀；再加苦参、土茯苓、黄柏三味药帮助祛湿。

现场答疑

熊教授：同志们，我先向大家问好！据我所知，现在全国还只有我这一家开临床现场教学课，因为这个临床现场教学难度极大。它的难度在哪里呢？第一，病人是大家从下面推荐来的。病人怎么选？要选不常见、不简单的病人。如果是一般的感冒、咳嗽、肚子疼，有什么意义呢？因为我这是教学，所以必须选疑难疾病，或者是大家弄不明白的疾病才能够入选，才有教学意义。第二，难在辨证、分析、选方、用药的时候，要理出一个头绪来，而这个头绪一定是按照中医的基本法则进行的。如果你中医理论不熟，临床经验又没有，那是不行的。第三，在分析病情的时候要有90%的准确率，疗效应该也要达到90%。也就是《黄帝内经》里面要求的"上工十全九"。如果没有90%的把握，这个讲课能起什么作用呢？所以这个临床现场教学，跟平时的讲座是不一样的。平时讲座，比如我讲一个专题，我就围绕这个专题讲一点理论，讲一点实践，还可以临场发挥。许多人还习惯于把稿子准备好，这个难度就不大。而这个临床现场教学，我不知道要来个什么病人。病人一来，就要根据四诊讲出一个道道来，要引导思路，所以这个课难度很大。但是我相信，这个课比听任何学术报告的价值都要高，因为大家都是医生，我们要学的不仅是理论，更要实打实地学怎么看病。学习看病的步骤，学习临床辨证思维方法，学习理论怎么运用于临床，怎么据情据理去分析，怎么因证选方，要学的就是这个思路。我的目的很明确，就是要提高全国基层医生的临床水平。

学员：请问中医辨证和开方有什么要点？

熊教授：今天我们看了10个病人，有肺癌的，有糖尿病的，有多囊卵巢综合征的，还有甲状腺功能减退等等。虽然我们也看检查报告单，但这些绝不是我们开处方的依据，我们一定要按照自己望闻问切所得到的东西去分析才能开处方。有些老百姓不懂，病人本人不来，带一大袋子的病历资料过来让我开处方。我说，本人不来我开不了处方。我们当中医的不能犯这样的错误，你说血压高，我们书上哪里有治血压高的处方？没有。哪里有治血压低的处方？也没有。你必须根据他的四诊情况，比如望诊，望舌、看人的精神面貌、面相、肤色、行动举止；闻诊，听说话的声音、听呼吸、听咳嗽声音等等；问诊，要有针对性地问，绝对不是"一问寒热二问汗，三问头身四问便"，每个人都来个十问，哪有那么多时间？切诊，切脉是很重要的，因为它可以帮我们判断寒热虚实。望闻问切是必须做到的，必须四诊合参，综合分析，仔细辨证。

　　开处方的要点就是一定有汤方，必须因证选方。中医看病开药不是随便乱开的，我今天看的10个病人，每一个处方都是有汤方的，你们可以回去自己查一查。为什么要开汤方呢？因为没有汤方就没有规矩，没有规矩你的处方就是随心所欲的，想到一个症状就开一味药，结果最后开的是个大杂烩，那怎么治得好病呢？因此，背汤头歌诀是一项很重要的基本功。现在有很多医生，包括一些老医生，都开不出汤方来，为什么呢？因为他的基本功没有过关，背不出汤方啊，你们说中医水平怎么能提高？因此，初学的时候一定要背汤头歌诀，只有汤方背熟了，你才能够用得得心应手。汤方是古人的经验，是在实践中得来的东西啊，我们为什么不用呢？所以我们要养成这个习惯，开处方一定要开汤方。选定主方以后，你再根据实际情况，根据现在的时令气候、地理环境，以及这个病人的具体情况来适当地、有针对性地进行加减，这样自然就有把握了。所以古人为什么讲"上工十全九"，意思是好的中医治疗十个病人有九个是见效的，疗效有90%，要达到这个标准极不容易啊。《黄帝内经》讲"中工十全七"，"下工十全六"，那我们现在对照一下，你治100个病人有60个都好了吗？古人的要求是很高的。我说的这些就是中医本来的搞法，但是现在的中医很多东西都搞歪了。我们搞中西医结合是可以的，比如把西医的报告单拿来作为参考，像刚才肺癌的病人，一看报告单我就知道他是肺癌了，有没有积水等等，就不用花气力去判断了，这就是中西医结合啊。

　　总之，中医看病要按照中医的常规方法去做，中医看病就是四诊、辨证、处方，理、法、方、药贯穿其中。有些人以为到我这里偷两个秘方就行了，那怎么偷得到呢？我开的方是书上都有的，但是必须辨证使用，用准了才有效啊。今天开的处方大家学到了吗？大家回去后都查一查汤方，看出自哪本书，在临床上怎么用？我们过去查资料都是要翻书的，查《伤寒杂病论》就要找张仲景的书，查《时方妙用》《时方歌括》就要找陈修园的书，从汉朝一直查到清朝，好麻烦。现在方便了，年轻人在电脑上一刷就出来了，但是光查出来却没入脑，只是临时的，所以还是要扎扎实实背几本书。

临床现场教学第 2 讲

时间:2014 年 4 月 21 日

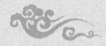

案例一 痛经案

邓某,女,36 岁。湖南长沙人。

患者因痛经 6 年就诊。

患者痛经 6 年,月经量多,西医诊断为"子宫腺肌症合并子宫腺肌瘤"。近 2 年痛经加重,经期小腹痛,腰胀痛,因痛经昏厥两次,经前乳房胀痛甚,不能触碰,但月经量较前减少,经期不定。舌苔薄白,脉沉细。

辨证:寒凝血瘀。

治法:散寒行气,活血止痛。

选方:琥珀散加味。

处方:琥珀(冲服)6g,三棱 10g,莪术 10g,丹皮 10g,官桂 5g,延胡索 10g,乌药 15g,刘寄奴 15g,当归 10g,酒白芍 10g,三七片 15g,木香 6g。20 剂,水煎服。

讲析:患者有 6 年的痛经病史,甚至疼痛昏厥,每次疼痛以腹部和乳房最为明显,腹部只疼不胀,我刚才询问了她的乳房疼痛情况,是在月经前期开始胀痛,月经结束就不痛了,说明乳房肿块并不严重。病人舌苔薄白,脉象沉细,意味着寒气阻滞,所以要温阳散寒,理气活血,用《医宗金鉴·妇科心法要诀》里面的琥珀散。这个方治疗有寒且月经不多的痛经,把痛经先解决以后,如果还有肿块就进一步消肿块。

有两味药我要说明一下:一是白芍,这里要用酒炒白芍,生白芍是敛阴的,这里不是要它敛阴,所以就用酒炒一下,不让它收敛过度;另外一个就是田七片。现在药房绝大多数都是田七粉,如果是田七粉同样要用纱布包煎,不要让病人冲服,冲服很麻烦,也很难喝。有田七片是最好的,但是有些药店的药工偷懒,因为田七不容易切,他就给病人几个完整的田七,病人拿回去没办法加工,所以我们应该写田七片,让药房给病人加工好。

案例二　水肿案

刘某,女,67 岁。湖南长沙人。

患者因面足浮肿、一身疲乏 6 年而就诊。

患者面足浮肿、一身疲乏 6 年,去年体检发现尿蛋白及隐血阳性,西医诊断为"慢性肾炎",本月尿常提示"蛋白(++),隐血(+++)",肾功能检查正常。现症见:面足浮肿,一身疲乏,时有腰痛,足挛急。无头晕及齿衄,无手足心热,小便略黄。舌苔薄白,脉细数。

辨证:气虚湿阻兼肾阴虚。

治法:益气祛湿,滋肾清热。

选方:防己黄芪汤合五皮饮、知柏地黄丸。

处方:黄芪 40g,炒白术 10g,汉防己 6g,茯苓皮 15g,大腹皮 10g,五加皮 10g,陈皮 10g,姜皮 6g,熟地 10g,怀山药 15g,茯苓 10g,泽泻 10g,丹皮 10g,山茱萸 10g,黄柏 8g,知母 8g,玉米须 10g。20 剂,水煎服。

讲析:患者的主症是面足浮肿,一身疲乏,这毫无疑问是气虚,水湿不行导致的浮肿,因此,选用防己黄芪汤合五皮饮。他还兼有腰痛,脉象细数,这是肾脏有虚热,加之病人有潜血及蛋白尿,所以再合知柏地黄丸。

我顺便讲一下,中医开处方一定要正规,处方要规范,药名一定要正规,不能开别名,尤其不能开黑名。比如知柏地黄丸中的山茱萸又名枣皮,这是药典上面有的名字,是正规的名字,是可以开的。现在有一股歪风邪气就是不写标准药名,而是自己创立一个怪名字,为了让别的药店不认识,这是错误的。因为中医的处方是要流通全国的,要让病人无论在哪里买药都不会搞错。

案例三　痿证案

温某,男,35 岁。湖南株洲人。

患者因右侧肢体痿弱无力 6 年多就诊。

患者全身无力 6 年,以右侧为甚,西医诊断为"帕金森病、颈椎病、腰椎间盘突出症"。现症见:全身无力,右手不能活动,不能拿筷子,但不痛不麻,不发抖,肌肉尚未萎缩,无颈胀、腰痛及头晕。有轻度舌謇语涩,吞咽时易呛,痰不多。舌上花剥,苔薄白腻,脉沉细。

辨证:气血不足,风痰阻络。

治法:补气血,祛风痰,通经络。

选方:黄芪桂枝五物汤合虫藤饮、解语丹。

处方:黄芪 50g,桂枝 6g,白芍 10g,地龙 10g,僵蚕 20g,全蝎 5g,蜈蚣一只(去头足),鸡血藤 15g,海风藤 15g,钩藤 20g,天麻 20g,石菖蒲 15g,炙远志 10g,法半夏 10g,胆星 5g,羌活 10g,木香 5g,甘草 6g,生姜 3 片,大枣 6g。20 剂,水煎服。

讲析:此患者虽然有"帕金森病、颈椎病、腰椎间盘突出症"三种疾病,但他的主症是右侧手足痿弱无力,无明显麻木及疼痛,震颤也不明显,颈椎、腰椎均不痛,腿也不痛,所以,帕金森病、颈椎病、腰椎病都不是目前的重点。患者的合谷穴部位及大小鱼际处无明显萎缩,所以他不是运动神经元病变。他一侧手足无力,还有轻度的舌謇语涩,能够表述但是说话困难,所以中医可以把他做为中风中经络来看待。舌上花剥,薄白苔,这是寒证而不是热证,脉细表明是气血不足,营卫俱虚。因此,用黄芪桂枝五物汤、虫藤饮合解语丹治疗。黄芪桂枝五物汤出自《金匮要略》,治疗血痹证,"血痹阴阳俱微,寸口关上微……外证身体不仁,如风痹状,黄芪桂枝五物汤主之"。虫藤饮本名叫黄芪虫藤饮,是我的经验方,它的主要作用是补气、疏风、通经活络。解语丹出自程钟龄的《医学心悟》,是治中风舌謇语涩的。

案例四 失眠案

卢某,男,34 岁。湖南衡阳人。

患者因入睡困难,时有胸闷就诊。

患者长期入睡困难,多梦易醒,时有胸闷,自觉精神疲倦,手抖,颈胀,头昏,口苦。舌苔薄黄腻,脉细而结,略数。

结婚 5 年未育,西医检查发现"精子活动力低"。

辨证:心气虚兼痰热阻滞。

治法:益心气兼清化痰热。

选方:十味温胆汤合小陷胸汤加味。

临床现场教学第 2 讲

处方：西洋参6g,丹参20g,炒枣仁30g,炙远志10g,陈皮10g,法夏10g,茯神15g,枳实10g,竹茹10g,黄连5g,炒瓜蒌6g,葛根40g,钩耳15g,龙齿30g,炙甘草10g。20剂,水煎服。

讲析：此患者的主症是夜寐不安,兼胸闷疲乏,颈胀头昏,手抖,舌苔薄黄腻,脉细而结,略数。症状表现说明他心脏有一点点问题,中医称为心气虚,就是心脏的动力不够,所以出现疲乏、胸闷、心悸、夜寐不安。另外,他还有颈椎病,所以颈胀、眼睛胀、头晕,甚至手抖。还有第三个问题,就是有痰火,所以口苦,舌苔黄腻,痰火内扰,心神不安就引起睡眠不安。因此,以十味温胆汤合小陷胸汤为主方,葛根治颈胀,龙齿安神,钩耳治颤抖,钩耳就是钩藤钩。至于精子活动力低暂时不管,中医治疗是抓主要矛盾,把心气补起来这个问题就好解决了。

案例五　胸胁痛案

李某,男,45岁。湖南邵阳人。

患者因左胸胁部疼痛,食后脘胀10年而就诊。

患者左胸胁部疼痛10年,兼食后脘胀,偶尔胃中有灼热感,大便溏。舌紫苔黄腻,脉弦细数。

辨证：肝胃气滞,痰火阻络。

治法：疏肝理气和胃,清热化痰通络。

选方：丹参颠倒散合金铃子散、小陷胸汤。

处方：丹参20g,郁金15g,广木香6g,延胡索10g,川楝子10g,黄连5g,炒瓜壳5g,法半夏10g,神曲10g,山楂10g,炒麦芽10g,砂仁10g。15剂,水煎服。

讲析：患者主症是左胸胁部疼痛,兼食后脘胀,大便溏,舌紫黄腻苔,脉弦细数。说明病在胃不在心,而且有瘀有火有气滞。为什么呢? 因为他食后脘胀,空腹就好一些,这是他的特点。气火阻滞于胃脘和胸胁,日久则局部的脉络不通而痛,所以要治这个疼痛,就要疏肝理气和胃、清热化痰通络。用丹参颠倒散、金铃子散合小陷胸汤,这个颠倒散出自《医宗金鉴》,叫颠倒木金散,加丹参就成为丹参颠倒散。方中炒瓜壳不能多用,因为患者大便溏,再加砂仁健脾理气,三仙健胃消食。

案例六 胃痛案

刘某,男,43 岁。湖南长沙人。

患者因胃中灼热疼痛、嗳气 4 年就诊。

患者胃脘部连右胁下胀痛 4 年,胃中有灼热感,嗳气,反酸,口苦,大便时溏。舌苔黄腻,脉弦细数。

辨证:肝火犯胃。

治法:疏肝清热和胃。

选方:化肝煎合金铃子散、左金丸。

处方:青皮 10g,陈皮 10g,丹皮 10g,栀子 10g,白芍 10g,泽泻 10g,浙贝母 15g,川楝子 10g,玄胡 10g,黄连 5g,吴茱萸 2g,甘草 6g。15 剂,水煎服。忌辣椒、胡椒、生姜等辛辣刺激食物。

讲析:此患者主症是胃脘部连右胁下胀痛,且胃中有灼热感,嗳气,反酸,兼症就是口苦,大便时溏,舌苔黄腻,脉弦细数,中医称为肝火犯胃。是肝气犯胃,气郁化火,故胃中灼痛,并连右胁下胀痛。用化肝煎、金铃子散合左金丸治疗。

案例七 便秘案

黎某,女,40 岁。湖南郴州人。

患者因大便困难 20 年就诊。

患者大便困难近 20 年,5~6 天方解一次,曾长期吃大黄、番泻叶通便,致大便解出稀溏。现症见:大便困难,5~6 天解一次,便时肛门胀痛,大便溏而不爽,兼有轻度腹胀,精神疲乏,颈胀,头晕,失眠,时发口疮,腰酸痛,月经量少,色黯,痛经。舌淡紫苔薄黄,脉细。

辨证:气虚便秘。

治法:补气行气通便。

选方:益气聪明汤加减。

处方:党参 10g,黄芪 30g,白芍 15g,葛根 40g,升麻 4g,蔓荆子 10g,黄连 3g,厚朴 20g,陈皮 10g,木香 6g,炙甘草 10g。20 剂,水煎服。

讲析:患者主症是便秘,兼有疲乏、头晕、颈胀还有腰部酸痛,月经量少、痛经等等,症状较多,我们先抓主要矛盾,治疗便秘。她精神疲乏,脉细,所以是气虚便秘;大便稀溏,舌苔薄黄,是兼有湿热,湿热阻滞气机,故腹胀,所以不能吃泻药,要用益气聪明汤,将黄柏改黄连,加厚朴、陈皮、木香行气。

案例八　白血病案

莫某,男,76岁。湖南耒阳人。

患者因发现"白血病"5月余就诊。

患者于2013年11月体检,发现血液指标不正常,经骨髓穿刺诊断为"急性骨髓性白血病",已做4次化疗,血液指标恢复正常。现精神疲倦,夜间略感烦热,余无明显不适,饮食尚可,二便正常。舌苔薄白,脉细略数。

辨证:气阴两虚。

治法:益气养阴清虚热。

选方:大补阴丸加西洋参、黄芪、蛇舌草。

处方:西洋参6g,黄芪20g,知母10g,黄柏8g,熟地15g,炒龟板20g,蛇舌草20g。15剂,水煎服。

讲析:此患者虽然诊断是白血病,但他本人没有明显症状,在经受了化疗后还是没有症状,说明他元气充足,体质较好。但他毕竟是76岁的老人了,而且还要继续做化疗,化疗就必然伤元气,因此要帮他固元气,这就叫治未病。另外,他有疲倦,夜间烦热,脉象细数,因此是气虚兼有阴虚的虚热,所以用大补阴丸加参芪,补气养阴清虚热,这样就可以预防化疗之后的元气衰弱。

现场答疑

学员:请问案例四(失眠案)的病人入睡困难、胸闷为什么用十味温胆汤,还加了40g葛根?

熊教授:这个病人虽然是入睡困难,但我看脉以后发现他心气不足。他是一个典型的气虚,如果不是发现了心脏的问题,我就会用益气聪明汤,因为他是气虚、颈胀目胀,颈椎有问题。为什么葛根用这么重呢?大家读了《伤寒论》,其中:"太阳病,项背强几几,无汗,恶风者,葛根汤主之。"这个"几"字我们过去读书的时候都念shu。葛根是入阳明经的,治疗额前头痛。葛根有两个特殊作用:第一,葛根是入颈背的引经药,治颈椎病非用葛根不可;第二,葛根可以升阳、益气,益气聪明汤里面的葛根就是起这个作用。所以,我取了两味药加入进来,一味龙齿安神、一味葛根,这样大家就明白了。

学员：请问案例七大便困难兼溏而不爽的病人，本来就有口腔溃疡，临床上用补气药的同时病人可能会上火，如何把握？

熊教授：大便溏而不爽一般是气虚，气虚有脾气虚的，有清气不能上升的。如果以明显的疲乏为主，那就要升清；如果以困倦、食后脘胀为主，那就要健脾胃，绝对不能用泻药。大便溏而不爽的病人有两种情况：一种是因为原来有便秘，长期服用泻药损伤了脾胃功能，使中气虚衰了；第二种情况是本身中气不足，运化无力，导致大便溏而不爽。大便溏本来就是脾虚，是运化无力引起的，不能用苦寒的药，也不能用泻药。但是这个病人有口腔溃疡，说明她有火，所以加点黄连，又因为她有颈胀、疲乏，因此没有用六君子汤，而是用的益气聪明汤。

学员：中医有"郎中不自医"的说法，我想请问如果我们自己生病了，该不该自己治疗？

熊教授：我认为这个说法是错误的，真正过关的医生是最能治自己的病的。张仲景的《伤寒论·序》中说："上以疗君亲之疾，下以救贫贱之厄，中以保身长全，以养其生。"这是说医生当的好，上可治疗君亲之疾，君是君王，亲是自己的父母亲人；下以救贫贱之厄，是说下可以救治普通百姓、劳苦大众；中以保身长全，以养其生，那不就是治自己的病嘛。可是为什么俗话又说"郎中不自医"呢？为什么治不好自己的病呢？包括自己的家人。我看主要是胆子小，拿不准，不敢用药。我也碰到过这个问题，我治家里其他人都不怕，唯独治孙儿的病我慎之又慎。我的孙子小时候经常半夜发烧，一烧烧到40℃，给他用药我总是犹犹豫豫，反复掂量，就怕药用重了。刘伯承元帅开军事会议的时候讲过一句话："五心不定，输得干干净净。"其实，看病也是这样，该怎么诊断就要怎么诊断，该怎么用药就要怎么用药。我的家人，包括我自己在内，几乎从来就没打过针、没进过医院，有病都是我一手包办。我的孙子现在在北京，有什么毛病就打电话给我，我女儿在石门有什么毛病也是打电话给我，我都是给他们开中药解决问题。

给大家讲两个例子吧。第一个例子，"文化大革命"的时候，我被打成了石门县的"技术权威"，那时候我才24岁，我师父都还在，算什么权威啊？但是我家庭成分不好，这是其一，其二是一天看百把个病人，业务搞得太狠了，这就叫"白专"道路，所以不是"技术权威"是什么啊？我就不承认错误，于是又加了顶"顽固分子"的帽子，就要挨批斗，写检查。心里气啊，气得吃不下饭，肚子胀，气来气去脸色就发黑了，肚子就鼓起来了。医院一些老先生还是关心我，说你这不是肝癌就是肝硬化，快去检查一下。我就到常德市人民医院一个叫张世跋的教授那里看了,那时候还没有 B 超,他认为我不是肝癌而是肝硬化,于是我又被抬回去了。我家住山区,没有公路,就用一把睡椅四个人轮流抬着,走了二三十里山路把我抬回去了。一路颠簸回到家就昏迷了,昏迷了整整 6 天。我爷爷、奶奶都 80 岁了,奶奶天天围着我哭,爷爷就到处讨木料,帮我准备棺材。结果第 6 天我醒来了,醒来一看奶奶在那里哭,我说我不会死,她不相信。我就自己开了个处方,要弟弟去我工作的医院拿药。这个医院到我家有三十里山路,医院的药工伍老先生是一个 70 多岁的老头子,和我长期共事,他把处方一看,说:"你哥哥这个处方吃不得呢,他是受不了了,想死得快,我不能帮他抓药。"为什么呢?我开的是血府逐瘀汤加三棱、莪术,结果我弟弟一天跑了六十里山路空手回来了。我脾气来了,给伍老先生写了个纸条,让他一定要帮我拿药,只要 3 剂药。这 3 剂药一吃,大便拉血了,大便一拉血我的肚子就轻松了,肚子一轻松就可以吃饭了,人就坐起来了。于是我把这个处方又拣了十几剂,大便拉出来全是黑色的血,吃到第 20 剂的时候开始吐血,又拉又吐我的臌胀就消了,这不就是血臌证嘛。臌胀消了以后我还在不断地吐血,就开始挂着棍子看病了,人太虚弱了,曾经晕倒在水田里。那个脸上的黑色就慢慢地转成淡黑色了,1967 年、1968 年、1969 年,我挂了 3 年棍子,走遍千家万户,在农村帮人家看病。我的病就是自己治好的啊!没有任何人帮我出一点点主意就这么治好了。

　　第二个例子,那是在前年正月初九,我在外地一个朋友家里吃饭,才吃两口突然肚子疼,马上就昏倒了,倒在椅子上。大家都慌了,就抱着我喊啊叫啊,把我弄醒了。我说我头晕,看不清东西,他们就把我抬到床上睡了一会,想要大便又拉不出来,肚子还是痛。我觉得是受了寒,就让他们冲了碗胡椒水,放些红糖喝下去了,然后准备回家。他们说你这样怎么能回家啊,应该送医院,因为回家还有几百里路。我说我一生不进医院,就坚持让他们送我回来了。回到家我就吃稀饭,只吃两口又痛起来了,一痛又昏倒了。我孙女在家,她就把我弄醒睡到床上,一整夜都痛,不能转侧,肚子越来越大,鼓起来了。正月初十本来是要上门诊的,早上 5 点钟我起来洗个热水澡看看是不是好点。我坐在一张椅子上冲澡,冲完以后就站不起来了,好不容易站起来,扶着墙走到卧室躺在床上。我把孙女喊过来,让她通知医院说我今天不能上门诊了。

　　我躺在床上想这是个什么病呢?怎么痛得这么凶呢?一痛就昏死过去了。阑尾炎不是痛这里啊!胆道蛔虫也不是这么个痛法啊!癌症不可能突然这痛,可能是胰腺炎,但是我不喝酒、又没有暴饮暴食,怎么会得胰腺炎呢?而这个症状特点就是胰腺炎。于是我就开了个治胰腺炎的处方,要家人赶紧抓药。从早上8点半吃药,到中午我觉得还可以,没有大发作了。又吃第二剂,一天吃了2剂药。晚上12点我可以翻身了,从白天到晚上都没昏倒。第二天仍然吃这个药,第三天就基本上没痛了。但我家的儿女们都来了,坚持拉我去医院做检查。就到我们湖南中医药大学附属第一医院做B超,结果一肚子的气看不清楚。于是又做CT,一看是胰腺水肿,诊断为急性胰腺炎。我说我诊断对了,到正月十八,我湘雅的学生来看我,一定要我到湘雅医院再检查一遍。我说我一点都不疼了,不需要检查,他们霸蛮地把我拉上车送到湘雅医院,做了个CT。最后,他们的主任也来了,问我这个胰腺炎吃的什么药?我说我吃的是中药,没有打针也没有吃西药。他们觉得很奇怪,把我在中医附一院的片子拿去对照研究。他们不明白胰腺水肿为什么消得这么快,疼痛为什么止得这么快。

我讲这个故事是什么意思呢?我是想告诉大家,你真要学到了中医的本事,自己的病完全可以自治,所谓"郎中不自医"那是民间的话,我就跟大家说这么个道理。要学好中医,第一是读书,第二是临床,没有别的巧,书要读得熟,临床要搞得多,就这么两条!

临床现场教学第3讲

时间：2014年5月19日

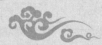

案例一　胸痹案

金某，女，56岁。湖南湘阴人。

患者因胸闷心悸、颈背胀痛9年就诊。

患者有"冠心病"病史。自觉胸闷心悸、颈背胀痛9年，兼头晕、肢麻、口苦，有痰，二便正常。舌质紫苔薄黄腻，脉细而结。

辨证：心气虚兼痰热阻滞。

治法：益气化痰清热。

选方：十味温胆汤合小陷胸汤、葛根姜黄散。

处方：西洋参8g，丹参30g，炒酸枣仁30g，炙远志10g，陈皮10g，法夏10g，茯苓20g，枳实10g，竹茹10g，黄连5g，炒瓜壳8g，葛根30g，片姜黄15g，威灵仙15g，天麻20g，钩耳20g，炙甘草10g。30剂，水煎服。

讲析：此患者的主症是胸闷心悸、颈背胀痛，兼症是头晕、口苦、肢麻。病人讲了三遍"颈背痛"，说明这是她现在最难受的症状。颈背痛有两个原因，一是心脏病本身可以胸痛引背；二是她有颈椎病，所以颈背胀痛明显。除此之外她还有头晕，头晕也有两个原因：一是因为心脏问题、高血压头晕；二是因为颈椎病导致头部供血不足而头晕。所以这个病的关键是心脏的问题，中医称为"心气虚"。由于心脏的动力不足，血液循环就发生了迟滞，所以舌紫、胸闷，甚则胸痛，颈部的经脉不通畅，导致手麻。因此，这个病的治疗关键主要是治心脏病，兼治颈椎。

患者舌苔薄黄腻，且口苦，说明她有痰热。心气虚不仅血脉循环不畅，也可导致痰饮阻滞,这点很重要。心脏病的病机,除了气虚、阴虚、血虚等因素以外,还有邪气,哪些邪气呢? 主要是瘀血和痰浊。她是个虚实夹杂的病人,因此以十味温胆汤为主方治心脏病,合小陷胸汤化痰热以宽胸,葛根姜黄散治颈椎病,再加天麻、钩藤治她的头晕和手麻。

案例二 肺癌案

胡某,男,65 岁。湖南怀化人。

一诊:2014 年 4 月 21 日

患者因反复咳嗽、气喘 10 余年,加重 1 年就诊。

患者有长期吸烟史,反复咳嗽、气喘 10 余年,西医诊断为"慢支、肺气肿"。近 1 年症状加重,近日因肺部感染在当地医院住院,经 CT 检查确诊为"左肺鳞癌",已行化疗 2 次。现症见:咳嗽、气喘,胸痛,痰黄,痰中带血。舌质紫,苔黄腻,脉滑数。

辨证:痰热瘀阻于肺。

治法:化痰清热,清肺祛瘀。

选方:小陷胸汤合桑贝止嗽散、西黄丸加栀子、藕节。

处方:黄连 5g,法夏 10g,炒瓜壳 8g,桑白皮 15g,浙贝母 30g,杏仁 10g,桔梗 10g,炙紫菀 10g,百部 10g,白前 10g,陈皮 10g,煅乳香 8g,煅没药 8g,栀子炭 15g,藕节 15g,蛇舌草 30g,甘草 6g。20 剂,水煎服。另包:牛黄 4g,麝香 4g,麝香 0.2g/d,牛黄 0.2g/d,冲服。禁烟酒。

讲析:此患者的主症是咳嗽、气喘、胸部疼痛、咳痰带血,舌苔黄腻,舌质紫,脉滑数。他的西医诊断是肺癌,还有多年的慢支、肺气肿。我们仍然需要根据症状来辨证。支气管炎和肺癌都可以出现咳嗽、气喘的症状,而胸痛、痰中带血就是肺癌的典型症状。脉象滑数、舌苔黄腻提示有痰热,舌紫是有瘀,痰热夹瘀闭阻肺气,所以肺上就形成了肿块。因此,治疗就要清痰热、化瘀阻达到消肿块的目的,用小陷胸汤、桑贝止嗽散合西黄丸。小陷胸汤清肺部的痰热,止嗽散加桑白皮、贝母治肺热咳嗽,西黄丸可以消肺部肿块、化瘀止痛,再加栀子炭和藕节止血,防止他出血加重。

二诊:2014 年 5 月 19 日

此次服中药后咳嗽、气喘减轻,胸痛基本消失,仍少量咯血,大便干。舌紫苔黄白腻,脉滑数。

辨证:痰热阻肺。

治法:化痰散结,止咳平喘。

选方:桑贝止嗽散合小陷胸汤、西黄丸加减。

处方:桑白皮 15g,浙贝母 30g,杏仁 10g,桔梗 15g,炙紫菀 10g,百部 10g,白前 10g,陈皮 10g,蛇舌草 30g,黄连 6g,炒瓜蒌 8g,法半夏 6g,煅乳香 10g,煅没药 10g,栀子炭 15g,藕节 15g,白茅根 15g,甘草 6g。30剂,水煎服。另包:麝香 6g,牛黄 6g,每天各 0.2g,冲服。另包:大黄 12g,每次 3g,分别放入第一剂及第二剂中煎服,若大便稀,则停用;若再大便干,可再使用两次。

讲析:患者是肺部占位性病变,以咳嗽、气喘、痰中带血为主症,已化疗 3次,体质还算不错。这个病的治疗关键,一要化痰热,二要治咳喘,三要控制肿瘤。根据他的舌苔黄白而腻,脉滑数,兼有咯血,说明是痰热内扰,所以要清痰热、治咳喘,并且要止血,选用桑贝止嗽散,小陷胸汤合西黄丸。

桑贝止嗽散治咳喘,小陷胸汤化痰热,西黄丸治肺部肿瘤,这三个方的针对性都很强,还要加栀子炭、藕节、白茅根三味药止血。我刚刚问他两遍大便干不干,为什么呢?因为肺与大肠相表里,为了清痰热而止血,很可能要泻火。泻火莫过于泻心汤治吐血,泻心汤里面已经有黄连了,用了栀子就不需要用黄连了,所以要考虑用不用大黄,他大便干,可以用。怎么用呢?另包一点点,临时用几次,等大便不干就停用,用一点点大黄是为了加强止血的作用。咯血会造成他惊惧恐慌,病人不咯血了,就舒服多了,所以要尽快给他止血。但是大黄放多了就会腹泻,我不是要他腹泻,我只是要泻火,所以每次只用 3g。另外,请患者注意以下事项:一不能抽烟;二不能喝酒;三是少吃辣椒、生姜、胡椒等上火的东西。

案例三 胃胀案

邓某,女,48 岁。湖南双峰人。

患者因胃胀 4 月就诊。

患者胃胀 4 个月,胃胀而硬满,胃中无灼热感,无嗳气,但矢气多,时乳房胀痛,饮食可,小便频而热痛,大便正常。舌紫红苔薄白,脉细滑。

辨证:肝胃气滞,湿阻中焦。

治法:疏肝和胃,行气祛湿。

选方:神术散合柴胡疏肝散加味。

处方:苍术 6g,厚朴 30g,陈皮 10g,砂仁 10g,木香 6g,柴胡 10g,白芍 10g,

枳实 15g,香附 15g,三棱 10g,莪术 10g,滑石 15g,车前子 10g,甘草 6g。20 剂,水煎服。

讲析:此患者的主症是胃中胀,我按了她的胃部,硬满而不柔软,但是没有肿块和结节,就说明不是长肿瘤。她的细滑脉是实证,滑脉不仅主痰还主湿,这是湿浊阻滞中焦,造成中焦气机不畅,于是出现胃中胀满。她还有个兼症就是乳中胀痛,这还是气机不畅,乳房由肝经及胃经所主,足阳明胃经过乳头,足厥阴肝经布胁肋,肝经病变,如肝气抑郁也可以出现乳房胀痛。因此,这两者可以一起治疗,用神术散合柴胡疏肝散,疏肝理气,化湿和胃。因为她的胃有点硬满,舌紫红,说明有瘀,所以还加三棱、莪术两味药。另外,她还有小便频数而疼痛,这是膀胱有热造成的尿路炎,加滑石、车前子清热利湿,就把小便问题解决了。

案例四　肺癌案

孙某,男,55 岁。湖南浏阳人。

患者因咳嗽、胸痛 2 年就诊。

患者近 2 年咳嗽,气喘,有黏痰,胸闷、胸痛,胸部连接喉头处有烧灼感,时有头晕,口不苦。舌苔薄黄,左脉滑而结,右脉滑而数。

西医诊断为"肺部占位病变"。

辨证:痰热阻肺。

治法:泻肺化痰,止咳平喘。

选方:泻白散合小陷胸汤、贝母止嗽散加减。

处方:桑白皮 15g,地骨皮 15g,黄连 5g,法夏 10g,炒瓜壳 8g,浙贝母 30g,杏仁 10g,桔梗 10g,炙紫菀 10g,百部 10g,白前 10g,陈皮 10g,蛇舌草 30g,天麻 15g,甘草 6g。20 剂,水煎服。

讲析:患者的主症是咳嗽,气喘,胸闷、胸痛,左脉滑而结,右脉滑而数。右脉滑数意味着痰热阻肺,左手的结脉可以有两种情况:一种是心脏的问题,往往是结代;一种是有积聚,我们称为癥积,也就是有占位性的病变。所以他这个结脉不完全作心脏病考虑,应该考虑为占位性病变的反应。但是他的结脉出现在左手而不是右手,还是会影响心脏的血液循环。

中医是讲究看脉的,看脉不是个简单的功夫,脉有 28 种,能把浮、沉、迟、数、虚、实、滑、涩这 8 种脉搞清楚就蛮不错了,恰恰我们现在好多中医看脉不过关,拿个听诊器做样子。同样的道理,西医的诊断结论也只能给中医作为参考,最终开方是靠辨证分析的。比如这个病人的占位性病变是痰热阻肺所致,所以用泻白散、小陷胸汤合贝母止嗽散,泻肺清热化痰,止咳平喘,再加一味天麻治疗头晕。

案例五　黄疸腹胀案

苏某,男,38 岁。湖南涟源人。

患者因腹胀、口苦 10 年,黄疸、腹胀加重 1 周而就诊。

患者有"慢性乙肝"病史 10 余年,常有腹胀、口苦,近一周腹胀加重。现症见:腹胀,胃中有烧灼感,口干、口苦,目睛黄,尿黄,大便干。舌红苔薄黄腻,脉细滑数。

辨证:肝胆湿热。

治法:清利肝胆湿热。

选方:茵陈蒿汤合二金汤加减。

处方:茵陈 30g,栀子 15g,生大黄 3g,鸡内金 20g,海金沙 15g,厚朴 15g,通草 6g,猪苓 15g,大腹皮 10g,黄芩 10g。20 剂,水煎服。

讲析:此患者的主症是腹胀、口苦,且尿黄、目睛黄,虽然身黄不严重,还是属于黄疸,因为诊断黄疸最重要的是目黄,腹胀又意味着腹部有水,口苦、小便黄、舌苔黄腻这都是肝胆湿热的象征。加之病人有"慢性乙肝"病史,恐怕出现了肝病的急性发作,因此要迅速清利肝胆湿热,用茵陈蒿汤、二金汤治疗。茵陈蒿汤是张仲景的方,直接清热利湿退黄;二金汤是吴鞠通的方,可治湿热黄疸腹胀,两方合用,则口苦、腹胀、黄疸的问题都会得到解决。

案例六　肺胀案

习某,女,77 岁。湖南郴州人。

患者因反复咳嗽、气喘、胸闷 20 余年就诊。

患者反复咳嗽、气喘、胸闷 20 余年,西医诊断为"肺气肿、肺心病"。现症见:咳嗽,气喘,痰多,胸闷,兼下肢浮肿,自汗,口苦。舌苔花剥而黄腻,脉滑数。

辨证:痰饮夹热。

治法:化痰清热,止咳平喘消肿。

选方:五子五皮饮合小陷胸汤加减。

处方:黄连 6g,法夏 10g,炒瓜壳 10g,杏仁 10g,白芥子 10g,苏子 10g,炒菜蔬子 15g,葶苈子 10g,茯苓皮 15g,五加皮 10g,大腹皮 10g,桑白皮 20g,陈皮 10g,川贝母 10g,大枣 6g。30 剂,水煎服。

讲析:患者咳嗽、气喘、痰多 20 余年,逐渐加重,影响到心脏,出现胸闷、足肿。她是痰热壅阻肺气,所以胸闷气喘、咳嗽痰多;病久体质虚弱,心肺之气不足,且肺部有热,必然自汗;"肺为水之上源",肺气虚则水不行,故而水肿。因此,治必化痰饮、清肺热以平喘、止咳、消肿。

有一点我们一定要注意,中医看病要遵守三因制宜的原则,也就是因人、因时、因地制宜。比如,因人制宜,就要根据病人的年龄、性别、体质制定适宜的治疗方法。因此,老人有老人的治法,小孩有小孩的治法,不能千篇一律。针对这个 77 岁的老人,能不能用麻杏石甘汤呢? 不能用。因为她不是一个外感新病,虽然气喘、咳嗽、舌苔黄,但并不发热,虽然是发作期,但是是慢性病,所以要用五子五皮饮合小陷胸汤。五子五皮饮专治痰饮所致的气喘、咳嗽、水肿,重点是气喘和水肿。为什么用小陷胸呢? 因为有痰热阻塞胸肺,可以借用。当然,如果她发热、气喘、咳嗽急性发作的时候,麻杏石甘汤也可以临时用一下,缓解她的急性发作。

我还要说明几点:一是关于五皮饮,我们通常都是用陈皮、茯苓皮、大腹皮、桑白皮和生姜皮。这是《中藏经》的原方五皮饮,后世的五皮饮又有用五加皮代替桑白皮的,而我是把生姜皮改成五加皮,为什么呢? 生姜皮是发散的,五加皮是入下肢的,这个病人的浮肿不是在上面而是在下面,这就是五皮饮的变化应用。陈修园在《时方妙用》里曾讲过五皮饮的用法,他说:"上肿宜发汗,加苏叶、防风、杏仁各三钱;下肿宜利水,加猪苓、防己各二钱,木通一钱。"我就根据这个病人是以下肢肿为主,把生姜皮改成了五加皮。二是"五子"里面的白芥子虽然是温性的,但不要紧,因为这里面用了 6g 黄连,它就只是化痰而没有温热的作用了。就好比我们用麻黄配伍石膏一样,麻黄的温热作用完全被石膏监制了。五子五皮饮里本没有大枣,为什么要加大枣呢? 因为大枣配葶苈子称之为葶苈大枣泻肺汤,葶苈子是苦寒的药,此病人是个老人,所以加几个大枣照顾胃气,再加一味川贝加强化痰止咳的作用。

案例七 痹证案

曲某,男,70 岁。湖南耒阳人。

患者因肢体关节疼痛 20 年就诊。

患者肢体关节疼痛 20 年,肘、肩、腰、膝关节均疼痛,活动不利,肩、肘关节变形,口苦,小便黄。舌边紫,苔黄腻,脉缓而滑。

辨证:肝肾不足,湿热痹阻。

治法:补肝肾,清湿热,活血通痹。

选方:独活寄生汤合二妙散加减。

处方:党参10g,当归10g,川芎10g,生地10g,白芍10g,独活10g,桑寄生10g,防风10g,秦艽10g,川牛膝15g,细辛3g,杜仲15g,茯苓10g,苍术5g,黄柏10g,煅乳香10g,煅没药10g,甘草6g。15剂,水煎服。

讲析:此患者肢体关节疼痛、变形、活动不利二十年,属于中医"痹证"的范畴。痹证又分风、寒、湿痹,但它是风、寒、湿三气合而为病,日久又可以转化。向哪些方面转化呢?一个是从热化,一个是从湿化。我们长江以南湿气很重,所以长江以南的痹证病人大多数是湿热痹。这个病人舌苔黄腻、口苦、尿黄,痛的部位有时候还发热,这不是就是湿热嘛。又由于这个患者已经病了20年了,痹久损伤肝肾筋骨,损伤气血,导致气血循环不畅,所以肢体关节变形,活动不利。

鉴于他有20年的病史,因此治这个病就不能着急,要加强气血循环,要清除湿热,用独活寄生汤既补益气血,又祛风除痹;合二妙散清湿热以治痹。为了尽快缓解他的疼痛加入乳香、没药以活血消肿止痛;因为他有热,所以去掉了桂枝。

案例八 痹证案

郭某,男,45岁。湖南岳阳人。

患者因颈胀、肩背痛20年就诊。

患者颈胀、肩背痛20年,肩背弯曲变形,时有头晕,后头部时而胀痛,上肢麻,并长期咽干、咽痛。舌苔薄而黄白相间,脉细。

辨证:风寒痹阻经络。

治法:祛风散寒,活血通络。

选方:葛根姜黄散合蠲痹汤、玄麦甘桔汤。

处方:葛根50g,片姜黄15g,威灵仙15g,当归10g,川芎10g,防风10g,羌活10g,鸡血藤15g,海风藤10g,络石藤10g,秦艽10g,桑枝10g,煅乳香10g,木香6g,玄参15g,麦冬15g,桔梗10g,红花6g,甘草6g。30剂,水煎服。

讲析:患者以颈胀、肩背疼痛、弯曲变形为主症,《黄帝内经》称肩背弯曲为"背曲肩随",西医认为是"颈椎病"或"脊椎炎"。中医要根据病位和病邪性质来辨证,此患者病位在颈背连及两肩,重点在颈背部,乃足太阳经循行部位;性质是风寒阻塞经络,不通则痛。所以治疗既要通经络,又要疏风散寒,这样才能让他经络舒展。主方用葛根姜黄散合蠲痹汤,加红花活血通经络,再合玄麦甘桔汤,治疗他的咽喉疼痛。

蠲痹汤出自《医学心悟》,当医生一定要多背方剂,不仅要背得多背得熟,还要掌握方剂的主治功效。清代名医徐大椿讲"用药如用兵",我对了个下联,"用方如用人",我们用古人的汤方就跟知人善用是一样的。用方之所以到位关键在于是否掌握、是否熟练。我看病每个病人的处方都是开汤方的,不是乱凑几味药。要准确选方,必须非常熟练,大家也要熟到这个程度,才能运用自如。

案例九　胁痛案

胡某,男,42 岁。湖南耒阳人。

患者因右侧胸胁胀痛 1 年多就诊。

患者原有"视神经脊髓病"病史,经治疗原四肢抽搐,行步不正,视物不清均缓解,但近 1 年来自觉右侧胸胁胀痛,精神疲倦,足冷,无心烦及口苦。舌红苔薄黄,脉细。

辨证: 肝经气滞兼肝血虚。

治法: 疏肝理气,补血养肝。

选方: 补肝汤合金铃子散、颠倒散。

处方: 当归 10g,熟地黄 10g,白芍 20g,川芎 8g,木瓜 20g,炒酸枣仁 15g,麦冬 10g,川楝子 10g,延胡索 10g,郁金 15g,木香 6g,甘草 6g。20 剂,水煎服。

讲析: 患者原有"视神经脊髓病"病史,原来的症状是四肢抽搐,行步不正,视物模糊,去年曾在我这里治疗,症状都已经缓解了。现在出现右胸胁胀痛,精神疲倦,足冷,脉细。胸胁为肝经所过部位,肝气郁滞可导致胁胀。结合他原来的病史,为肝血亏虚,血虚风动证,而今仍舌淡红,脉细,故尚为肝血不足,乃虚实夹杂之证。故一方面用补肝汤补血养肝柔筋,一方面又合金铃子散与颠倒散疏肝理气、活血止痛。

现场答疑

学员: 请问闭经要如何治疗?

熊教授：闭经很复杂，要区分虚实治疗。虚证我们称为血虚经闭，严重的称为血枯经闭。比如贫血的患者、大病后期、大出血或产后体质没有恢复就会造成血枯经闭，肺结核晚期也可以出现血枯经闭，这都是虚证。

实证闭经有气郁的，郁久出现闭经，乳房胀痛，心里烦躁；有瘀热的，闭经兼见大便不通，吴鞠通用桃仁承气汤，也可以用丹栀桃红逍遥散，这是血瘀证。还有更严重的，由气郁造成血瘀的，症见胸腹胀痛，乳房胀痛，月经不下，面紫，舌紫，面部长斑，脉弦，这是典型的气滞血瘀，要用血府逐瘀汤。西医称"多囊卵巢综合征"的也有闭经的表现，也要分虚实治疗。还有寒证，《黄帝内经》讲："血气者，喜温而恶寒"，说明气血的循环是喜温暖而怕寒冷的。"寒则涩不能流，温则消而去之"，说明人体的血液循环要在正常的温度下，如果太冷了就会造成涩而不流，你们看自然界天冷了水也会结冰啊，所以病人受寒太多也可以造成闭经。其实这个"涩不能流"能造成好多病，比如现在的女孩子穿衣喜欢把背露在外面，肚脐眼也露在外面，这就不好了。腹部的关元、气海穴都会受寒，这是元气所在啊，这会伤元气。伤哪里的元气呢？下焦为肝肾所主，首先是肝，然后是肾，而女子的月经与冲任二脉有直接关系，冲任是肾气所主的，肝藏血，也可调节冲任气血，因此可以造成闭经。像这种情况就要温肾，比如用桂枝茯苓丸及《妇人良方》中的温经汤就可以治疗寒凝经闭。总而言之，治疗闭经要分清虚实。

学员：请问案例三胃胀的病人为什么苍术只用6g？

熊教授：苍术是有副作用的，苍术特别燥，不信你用点苍术泡水喝，晚上你就会燥得受不了。我们用药要因时、因地、因人，现在到小满了，今年是甲午年，是湿气太过之年，什么病多呢？脾胃病多，因为湿易困脾。比如腹胀、倦怠、食欲不振、大便溏这种病就多。我们用苍术燥湿不错，但因为湖南南部是湿热地带，容易化燥化热，弄不好病人就上火了，出现口腔溃疡、喉咙痛、流鼻血等等，所以用药要考虑仔细一点。

学员：熊老师我想咨询一下，有个肺癌患者已经转移到了脊椎骨，他的治疗应该从哪方面入手？

熊教授：癌症转移要抓住两个问题：一是转移的部位；二是转移之后的主症。我们要针对这两个方面来治疗，比如转移到骨就是以疼痛为主，我们就要专门去治疼痛。如果转移到肺就有咳嗽、气喘、胸痛，甚至咳血了，我们医生就要问病人有没有这些症状，这就是抓主症。因为病人找医生是来解除痛苦的，头痛你就要解决疼痛，发高烧你就要给他退烧，所以医生治病首先要抓住主症，然后考虑这个主症是什么原因引起的，是什么性质的病变，你的目的就是解决他的主症。

西医可以给我们明确癌症的部位,是不是我们就只能治这个部位呢?不一定。因为中医辨证不是辨的解剖部位,中医是从功能来认识内脏的,西医讲的是解剖,中医讲的是一个系统,即它的功能所及的地方。所以不是转移到骨就专门治骨,我用外科治骨伤的药来治行不行?不行的。你要看它是因为痰引起的还是瘀引起的,是阻塞在哪个部位,要根据痰瘀、寒热、虚实来具体辨证,重点还是要消除它的主症。若转移到骨就要止痛,如果是哪个部位肿起来了引起的疼痛就用仙方活命饮,如果有湿热就用四妙散,如果是以痰为主就可以用指迷茯苓丸,总的原则就是我前面讲的三条,一辨痰瘀、二辨寒热、三辨虚实。

临床现场教学第4讲

时间:2014年6月16日

案例一　眩晕案

陈某,女,35岁。湖南韶山人。

患者因头晕,面部浮肿6年就诊。

患者6年前因头晕、面部浮肿,在当地医院诊断为"红斑狼疮性肾病",长期服用激素,目前血压高,血尿素氮、肌酐、尿酸偏高,蛋白尿(+++),在做血液透析治疗。现症见:头晕,面肿,时有小腹痛,大便溏泄,全身散发红斑,无齿衄、腰痛,腿不肿。舌边有瘀点,舌苔薄黄腻,脉细而弦。

辨证: 肝阳上亢兼湿热瘀阻。

治法: 平肝阳,祛湿热,消水肿。

选方: 防己黄芪汤合天麻钩藤饮、连朴饮加减。

处方: 黄芪30g,炒白术10g,汉防己6g,天麻20g,钩藤20g,黄芩10g,桑寄生10g,栀子炭10g,益母草10g,夜交藤10g,茯苓皮15g,怀牛膝15g,杜仲15g,黄连5g,厚朴20g,广木香6g,玉米须10g,甘草6g。30剂,水煎服。

讲析: 患者西医诊断明确,为"红斑狼疮性肾病",而目前主症为头晕、面肿。头晕是因肾性高血压引起的,面部浮肿及蛋白尿也是肾病引起的。因此,治疗重点在于治肾病,首先应控制高血压,其次消除蛋白尿,兼治腹痛、腹泻,建议继续做血液透析治疗。中医治疗用防己黄芪汤益气祛湿,消除蛋白尿和水肿;天麻钩藤饮平肝息风降血压;连朴饮加木香治疗腹痛、腹泻,加玉米须帮助消肿、降血压。患者脉象并不弦数,为什么用天麻钩藤饮呢?因为该患者有出血征兆,即红斑,方中的黄芩、栀子炭清热凉血,可止血消斑。

案例二　中风后遗症右侧肢体麻木案

秦某,男,66 岁。湖南常德石门人。

患者因右侧肢体麻木半年就诊。

患者从 2013 年 12 月起出现右侧肢体麻木,西医诊断为"脑梗死"。现症见:右侧肢体麻木,双腿沉重无力,时有足挛急,活动尚可,语言流利,痰不多,无口眼㖞斜,无头晕,小便正常,大便较秘。舌下紫筋明显,舌苔薄白,脉弦滑。

辨证:风中经络。

治法:祛风通络。

选方:黄芪虫藤饮加减。

处方:黄芪 50g,地龙 10g,僵蚕 30g,全蝎 5g,蜈蚣 1 条(去头足),鸡血藤 15g,海风藤 15g,钩藤 30g,天麻 20g,川牛膝 15g,木瓜 15g,肉苁蓉 20g,火麻仁 20g,甘草 8g。30 剂,水煎服。

讲析:中风分为中经络和中脏腑,中经络有口眼㖞斜,半身不遂,麻木偏瘫、舌謇语涩等症。此患者属于中经络且病情轻者,仅一侧肢体麻木,口齿清楚,眼面不歪,头不晕,因此预后较好。用黄芪虫藤饮益气祛风通络,再加肉苁蓉、火麻仁润肠通便。便秘如果有火就用大黄,而该患者脉不大、不数,舌苔不黄腻,说明无火,故不用大黄。

案例三　宫颈癌案

桂某,女,40 岁。湖南娄底双峰人。

患者因右侧小腹胀痛就诊。

患者右侧小腹胀痛甚,月经痛经,在当地医院检查诊断为"宫颈癌"、"右肾积水",暂未行手术及放疗、化疗。现症见:右侧小腹胀痛甚,连及右腿痛,兼黄带,精神疲倦,自汗,易感冒。舌苔薄黄腻,脉细滑数。

辨证:肝郁气滞,湿热瘀阻。

治法:疏肝理气,祛湿清热,消积止痛。

选方:当归芍药散合金铃子散、易黄汤、二甲散加减。

处方:当归 8g,白芍 10g,川芎 8g,炒白术 10g,茯苓 30g,泽泻 15g,川楝子 10g,延胡索 10g,黄柏 15g,芡实 15g,怀山药 15g,薏苡仁 20g,车前子 10g,生牡蛎 30g,炒鳖甲 30g,蛇舌草 30g。30 剂,水煎服。

讲析:患者诊断明确,是"宫颈癌",应该在做放疗、化疗的同时吃中药,有手术指征的话,应尽早手术治疗。当前重点是解决右侧小腹胀痛,以及黄带多的问题。当归芍药散,《金匮要略》用治:"妇人怀娠,腹中绞痛",为养血疏肝、健脾利水湿之方;金铃子散疏肝理气、活血止痛;易黄汤清热化湿治黄带。易黄汤中白果改为薏苡仁,因为白果能收涩白带,这里不用收涩,而是要化湿,防止化脓,所以改为薏苡仁。再加蛇舌草抗癌、清湿热,二甲散软坚散结消肿瘤。放疗、化疗期间亦可继续服用此药方。

案例四　月经后期案

冯某,女,27 岁。湖南邵阳人。

患者因月经后期兼不孕而就诊。

患者月经后期,常 3~4 个月行经一次,西医诊断为"多囊卵巢综合征",已婚 3 年未孕。末次月经为 3 月 15 日,4 月有极少量血性分泌物,色黯,素月经前乳房胀痛,小腹痛,月经色黯,面色正常,饮食、睡眠尚可,二便正常。舌紫苔薄白,脉弦细。

辨证:气滞血瘀。

治法:理气活血。

选方:血府逐瘀汤合柏子仁汤加减。

处方:当归 10g,赤芍 10g,川芎 10g,熟地黄 10g,桃仁 10g,红花 6g,柴胡10g,枳实 10g,川牛膝 15g,柏子仁 10g,泽兰 10g,生卷柏 15g,甘草6g。30 剂,水煎服。

讲析:患者月经推后、甚则闭经,兼有经前乳房胀痛、腹痛,月经色黯,这是气滞导致血瘀,引起月经不畅。所以,用血府逐瘀汤理气活血,柏子仁汤可以养心、调经,方中生卷柏不是侧柏叶,生卷柏能活血祛瘀,侧柏叶能止血,二者作用不同。若服药期间月经来潮,就立即停药,等月经过后再服药。

案例五　腰背痛案

孙某,女,39 岁。湖南岳阳人。

一诊:2014 年 5 月 19 日

患者因腰痛 8 年、背痛 2 年就诊。

患者腰部疼痛8年,2年前因怀孕后期脊椎错位出现背痛,西医诊断为"强直性脊柱炎"。兼胸闷,嗳气则舒,月经量少色黑,小便黄。舌边紫苔薄黄,脉细。

辨证:湿热阻络。

治法:祛除湿热,行气活血通络。

选方:加味二妙散加减。

处方:苍术6g,黄柏8g,川牛膝20g,秦艽10g,当归10g,桃仁10g,片姜黄15g,羌活10g,乌药10g,木香6g。30剂,水煎服。

讲析:患者以脊背连腰部疼痛为主症,精神、脸色都正常,走路也正常,局部无压痛,舌苔薄黄舌边紫,脉细。西医诊断为"强直性脊柱炎",中医认为脊椎属肾,因肾藏精生髓主骨。若是虚证,就要补髓,她虽然是细脉,但没有膝盖酸软、夜尿频多、精神萎靡不振等症,因此不是虚证。这是局部经络滞塞不通的问题,其舌边紫苔薄黄,应该是湿热瘀阻经络所致。

我们看虚证、实证可以从两个方面分析:第一,看病人的形象。形体状态、精神面貌,这是非常重要的,一望就可以知道这个病人是虚证还是实证。第二,看病人的年龄。现在有些病人只有一二十岁,居然有医生告诉他是肾虚,还没结婚就肾虚,哪有那么多肾虚啊?即使有也是极个别的。当然还要结合舌和脉,如果这个人面色淡或淡白,舌淡,脉细,看上去精神疲倦,动作迟缓,这就要考虑虚证了。所以中医讲望闻问切,这个"望"字特别重要,你一望就知道她是不是虚证。为什么说是湿热阻塞了背部经络造成的腰背疼痛呢?我问了她两遍"背部冷不冷",她说不冷,所以不是寒邪。我又问她晚上痛得狠还是白天痛得狠,如果是昼轻夜重,就是瘀血为主;如果是白天痛甚就是气滞为主,她白天痛甚,且嗳气,所以是气滞为主。有没有瘀呢?有。因为她月经量少、色黯,舌边紫。所以既有气滞又有血瘀,因为湿热阻滞经脉,造成背部和腰部的气血滞塞不通,不通则痛,这是中医的病机理论。

治疗用加味二妙散加减,减汉防己、龟板、萆薢三味药,加乌药、片姜黄、广香、桃仁、羌活五味药。加味二妙散是清湿热的方,出自《医宗金鉴》,本来是治疗湿热痿的,但加味二妙散不仅可以治湿热痿还可以治湿热痹。方中的龟板就是针对痿证的,我们是治疗痹证,因此把龟板去掉;萆薢是利水湿、走下焦的,这里不要它利水湿,所以把萆薢去掉;汉防己也是走下肢、利湿消肿的,也去掉了。那我加药的根据又是什么呢?乌药、广香、片姜黄是针对气滞的,片姜黄、桃仁是针对瘀血的,片姜黄既破气又活血,它是两个作用,加入羌活引经到背部足太阳膀胱经。

大家想想看,如果这个病人不是湿热而是寒湿引起的,那要用什么方呢?就要用羌活胜湿汤,对不对?我们治病选方既要考虑病位,还要考虑病变性质。

二诊:2014 年 6 月 16 日

患者服药后背痛消失,腰部转侧较前顺畅,但仍感僵硬、疼痛,月经量少,时胸骨痛,颈背怕冷。舌红略紫,苔薄黄,脉弦细。

辨证:湿热阻络。

治法:祛湿清热,行气活血通络。

选方:加味二妙散。

处方:苍术 6g,黄柏 10g,川牛膝 20g,秦艽 10g,萆薢 10g,当归 10g,续断 20g,片姜黄 15g,羌活 10g,延胡索 10g,广木香 6g,桃仁 10g,甘草 6g。30 剂,水煎服。

讲析:患者为复诊病人,服药后症状明显改善,因此继续用加味二妙散。因其不肿,故不用防己;加续断可壮筋骨,加片姜黄、延胡索祛瘀止痛;加广木香理气止痛;加桃仁活血、增加月经量。

患者询问能否服用阿胶?因其气血不畅,且有湿热,而阿胶滋补,不宜服用。

案例六 痹证案

邱某,女,60 岁。湖南常德人。

患者因颈、肩、腰部及膝关节疼痛 10 余年就诊。

患者颈、肩、腰部及膝关节疼痛,不能久坐、久立、久行。上肢乏力,时有麻木,双膝酸痛,畏风。素易上火,时发口疮,嗳气,肠鸣,大便溏泄,夜寐不安。舌苔薄黄腻,脉弦细。

X 线照片检查示:颈部 6/7 椎椎间盘突出,双膝关节骨质增生,膝关节积液(曾抽液治疗)。

辨证:湿热痹阻,兼肠胃湿热。

治法:清热祛湿,行气活血通络。

选方:葛根姜黄散合加味二妙散、香砂连朴饮加减。

处方:葛根 40g,片姜黄 15g,威灵仙 15g,羌活 10g,苍术 6g,黄柏 6g,川牛膝 20g,秦艽 10g,萆薢 10g,木瓜 20g,当归 10g,黄连 5g,厚朴 20g,砂仁 10g,广木香 6g,甘草 6g。30 剂,水煎服。

讲析:患者以颈肩及腰膝疼痛为主症,为湿热痹阻,经络滞涩;兼症有肠鸣,大便溏泄,舌苔薄黄腻,为湿热阻滞肠胃。《黄帝内经》指出:"间者并行,甚者独行",在两个不同的病证同时并重的时候,要标本同治,称为"间者并行"。本例患者既有严重的颈肩腰膝疼痛,又有明显的肠鸣腹泻。因此,既用加味二妙散加木瓜清热祛湿通络,治疗腰膝疼痛;葛根姜黄散加羌活治疗颈肩疼痛;又用香砂连朴饮行气、祛除肠胃湿热。

案例七　痛风案

安某,男,38 岁。湖南娄底人。

患者因反复足大趾红肿热痛 3 年就诊。

患者近 3 年来反复发作足大趾红肿热痛,近半年已发作 3 次,西医诊断为"痛风"。兼有腰痛、肩痛,疲乏,自汗。舌红而紫,苔薄黄腻,脉细数。

辨证:湿热瘀阻兼气虚。

治法:清热利湿,益气活血止痛。

选方:黄芪四妙散加味。

处方:黄芪 30g,苍术 6g,黄柏 15g,川牛膝 20g,薏苡仁 20g,赤小豆 15g,海桐皮 10g,虎杖 15g,秦艽 10g,当归尾 10g,红花 6g,滑石 15g。30 剂,水煎服。

讲析:患者以足趾红肿热痛为主症,西医称为"痛风",认为主要与饮食有关,因此要忌口,忌饮酒、忌吃海鲜、豆制品、动物内脏等。中医认为痛风不仅与饮食有关,还与气候有关,主要是湿热阻滞于局部。因此,治疗痛风关键是清湿热。另外还要注意,痛风的主要特点是四肢红肿热痛,并以下肢为甚,交替发作,痛久由湿热瘀阻可形成肿块,西医称为"痛风石",这就说明它是夹有瘀血的。因此治痛风时要提前祛瘀通络,防止痛风石的形成,即所谓"治未病",这就是我在方中加归尾、红花的原因。

案例八　痛经案

陈某,女,39 岁。湖南娄底人。

患者因痛经就诊。

患者有"子宫腺肌瘤"病史,长期痛经,痛胀并作,得温则减,腰腹均痛,月经色黯,量不多。素易疲劳,面色黯黄,乳房有结节,面部生斑,白带多。舌边紫,舌苔薄白,脉细。

辨证:气滞血瘀。

治法:散寒行气,活血止痛。

选方:加味乌药汤合琥珀散加党参。

处方:党参 15g,乌药 15g,砂仁 10g,延胡索 10g,广木香 10g,香附 10g,槟榔 10g,琥珀(吞服)10g,丹皮 10g,当归 10g,酒白芍 10g,官桂 5g,三棱 6g,莪术 6g,刘寄奴 15g,枳壳 10g,三七 10g,甘草 6g。30 剂,水煎服。

讲析:患者以痛经为主症,痛胀并作,是气滞血瘀。但患者体质较弱,所以面色黯黄,容易疲劳。其舌苔白而脉细,又属虚寒证。可见此病为虚实夹杂证。因此,治疗既要补气,又须行气,活血止痛,由于患者是以痛胀并作为主要特点,故用加味乌药汤合琥珀散,再加党参。这两个方均出自《医宗金鉴·妇科心法要诀》,官桂不是肉桂,肉桂能温阳,官桂即桂皮,善能调冷气,药性较弱。

案例九 痹证案

刘某,女,56 岁。湖南邵阳人。

患者因右侧肩膀及手臂疼痛 3 月就诊。

患者右侧肩膀及手臂疼痛 3 月,活动受限,在当地诊断为"右肩滑膜炎,肌腱损伤,中等积液",住院治疗 20 天。现症见:右侧肩膀及手臂疼痛,活动受限,动则手麻,疼痛加剧,痛处无明显寒热感,兼口苦,痰多,便秘。舌紫苔黄滑,脉弦滑。

辨证:气滞血瘀,风痰阻络。

治法:祛风化痰,通络止痛。

选方:加味蠲痹汤合指迷茯苓丸。

处方:黄芪 20g,当归 10g,川芎 10g,羌活 10g,防风 10g,秦艽 10g,桑枝 10g,鸡血藤 15g,海风藤 15g,络石藤 10g,煅乳香 10g,煅没药 10g,广木香 6g,黄芩 10g,法夏 10g,茯苓 30g,枳实 10g,甘草 6g。30 剂,水煎服。另包:芒硝 60g,2g/d,冲服。

讲析:请注意,芒硝单独用水冲服,它是咸味的,不要和药放到一起煮,若大便稀则停用。

现场答疑

学员:请问痰湿型多囊卵巢综合征怎么治疗?

熊教授:多囊卵巢综合征已成为现在的常见病,很多月经不调者西医诊断都是多囊卵巢综合征,但是我们不能被这个西医病名牵制了思路,中医对于这个病的诊疗与西医完全不同。中医治病,既要知道西医的病名是什么,更重要的是要知道中医的证型是什么。中医的妇科病,分为经、带、胎、产四个方面。多囊卵巢综合征主要引起月经失调,因此属于中医的月经病。而月经病有月经先期、月经后期、月经量多、月经量少、痛经、崩漏、闭经等等,还有经期一些附带症状,如经行腹泻、经前腹痛、经前心烦、乳房胀痛、头痛等等。根据症状来看,多囊卵巢综合征应该属于“闭经”或“月经后期”的范畴,所以我们只能按照我们的法则来辨证,辨明疾病的本质,辨清病证的寒热虚实。

月经后期有实证,有虚证,虚证分为脾虚、肾虚,实证分为寒邪、气滞、血瘀几型。闭经也分实证和虚证,虚证有气虚的,有阴血虚的,阴血虚怎么会闭经呢? 比如肺痨病人日久肺阴亏耗,形体枯瘦,往往有闭经,我们称之为血枯经闭;再生障碍性贫血病人也常常有闭经。我曾经治好过一个 30 多岁的再生障碍性贫血病人,她已经 10 多年没来月经了,治好以后又来月经了,以上都是因为阴血不足导致的闭经。闭经的实证有痰湿证、血瘀证、气滞证,还有寒气滞塞的。若病人以腹胀、乳房胀为主就是典型的气滞证,而痰湿证的特点是多痰,舌苔滑,脉滑。比如我刚才看的那个严重的肩周炎,本来通过活血、祛风湿完全可以止痛的,可是她舌苔滑,有痰,我就开了指迷茯苓丸,因为她是痰湿型的。治疗痰湿当然要化痰,用平胃散、二陈汤,在化痰的基础上可以活血,加三棱、莪术、桃仁、红花,或血府逐瘀汤。闭经虚证里还有一种,西医称为“卵巢早衰”的,如果不严重的,中医是可以治疗的,我常用张景岳的赞育丹。

我经常讲,中医治病要有强烈的原则性,这个原则性就是我们书本上规定的法则,理法方药俱备。我们现在最大的问题就是脱离原则,乱开处方,没有汤方,这样永远当不了好医生。中医治病还要有高度的灵活性,灵活性就是随机应变,但不管怎么变,虚实寒热要搞清楚,病变部位要搞清楚。你们当妇科医生的同志们要好好读一读《医宗金鉴·妇科心法要诀》。

学员:请问带下病中的青带是什么?

熊教授:古人讲五色带下,其实临床上无青带,只有黑带,青带实际上是黑带,颜色深灰或黑色。治白带一定要祛湿,白带属于湿或者气虚夹湿,其余带下都属湿热。黑带兼有瘀阻,治黑带要清热兼祛瘀,治黄带以清湿热为主,治赤带要凉血清湿热,总之,带下病属湿。

学员:请问中医怎么诊疗崩漏?

熊教授:何谓崩漏? “忽然大下谓之崩,淋漓不断名为漏”,这是《医宗金鉴》的原话。严重者会失血过多,甚至昏厥,西医称之为“失血性休克”,应当及时抢救。崩漏一般有三种情况:一是月经时间过长,淋漓不断;二是堕胎、流产后持续出血;三是产后大出血。有的人每次月经量都很多,导致严重贫血,常常需要抢救。崩分虚实,实证一般是血热,久崩转为虚证。芩连四物汤、荆芩四物汤、清热固经汤治疗以血热为主的血崩。《傅青主女科》中有个名方叫"固本止崩汤",人参、黄芪、白术、熟地黄、当归、干姜炭六味药,能补气温中摄血,属于固涩剂,治血崩引起的昏厥非常有效。漏下虚证多,实证少,《金匮要略》曰:"妇人有漏下者,有半产后因续下血都不绝者,有妊娠下血者,假令妊娠腹中痛,为胞阻,胶艾汤主之。"胶艾汤中阿胶必须用蒲黄炒后用才能止血,生阿胶起不到止血的作用。所以说医生开处方后,用药不对或药物炮制方法不对,效果就会大打折扣。

学员:请问子宫偏小对月经有无影响?

熊教授:闭经和子宫偏小只是现象,但闭经日久往往有子宫偏小,无论是子宫偏小还是闭经,均需要辨证论治。最近十年,临床上子宫内膜偏薄现象较多,主要是因为现在刮宫情况较多,轻者月经量少,重者出现闭经,应当补气血,促进子宫内膜生长,可以用八珍汤、圣愈汤等加养肾阴的药,或者用归芍地黄汤。

学员:一位孕妇,怀孕4月余,一直保胎,但其阴道一直有流血,血较多,有血块,胚胎是活的,请问您有什么好办法?

熊教授:这叫妊娠下血,首先看胎儿是否存活,这是最重要的。《医宗金鉴》有辨死胎的方法:"面赤舌青必子死,面青舌赤母命危,面舌俱青口吐沫,子母俱亡二命亏。"妊娠下血会直接影响胎儿,胎活者当保胎,可以用胶艾汤加黄芩,黄芩是清热安胎的要药,这个方是陈自明创的,我给它取个名字叫陈氏胶艾汤。根据病人体质、病情轻重调整用药。

临床现场教学第5讲

时间:2014年7月17日

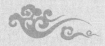

案例一 疲乏食少案

郭某,男,56岁。四川广安人。

患者因疲乏、食少20余年就诊。

患者有"慢性浅表性胃炎"病史,精神疲乏,食少,病20余年,口淡无味,兼大便溏,每天2~3次,素怕冷,容易感冒,时有关节痛,但无自汗。舌苔薄白,脉细。

辨证:脾肺气虚兼阳虚。

治法:补脾益肺兼温阳。

选方:六君子汤合芪防散、桂枝新加汤。

处方:西洋参10g,炒白术10g,茯苓10g,陈皮10g,法半夏10g,黄芪20g,防风10g,桂枝5g,白芍10g,大枣6g,炮姜6g,甘草6g。30剂,水煎服。

讲析:患者主症是疲乏、食少、便溏、畏风冷、易感冒,是典型的气虚症状,兼有阳虚,但重点还是气虚。是哪里的气虚呢? 主要是脾肺气虚。乏力,四肢倦怠,食少便溏,这是脾虚症状;疲乏,易感冒是肺气虚的表现,但他不自汗,所以他的肺气虚并不是很明显,而是兼有阳虚,因为他畏风怕冷,所以患者辨证为脾肺气虚兼阳虚。舌苔薄白,脉细,也证实了这一点。六君子汤、芪防散合桂枝新加汤三方合用,重点是补脾肺之气兼温阳,这样就能够防止他经常感冒,同时患者也会精神好转,恢复正常的食欲和消化功能。此患者的治疗关键在于恢复体质,但是这需要一个过程,不要乱吃药,不要乱吃专治风湿的药,更不能吃寒凉药,以免更损脾胃之气。

案例二　腿肿案

徐某,女,40岁,湖南岳阳人。

患者因左腿肿胀 7 个月就诊。

患者去年 9 月因"子宫癌"行"子宫全切术",手术 2 个月后出现左腿肿胀,逐渐加重,左腿有酸胀、麻木感,时有烦热,兼小腹部胀痛,小便黄,大便溏。舌底有紫筋,舌苔薄黄腻,脉弦细数。

B 超示:左侧腹股沟淋巴结肿大。

辨证:湿热瘀阻。

治法:清热利湿,祛瘀通络。

选方:补阳还五汤合四妙散加味。

处方:黄芪 30g,归尾 10g,赤芍 10g,川芎 5g,桃仁 10g,红花 6g,地龙 10g,苍术 5g,黄柏 10g,川牛膝 20g,薏苡仁 15g,茯苓皮 10g,五加皮 10g,赤小豆 15g,水蛭粉 8g。20 剂,水煎服。

讲析:患者腿肿是腹部手术后出现的,不是两腿肿胀,也不是全身肿胀,而是只局限于一条腿,这说明是手术之后造成的一侧腿部血脉瘀阻,经络不通。患者的瘀象并不是很明显,因为她面、唇不紫黯,舌紫也不明显,局部也并不是很疼痛,肿胀的腿部颜色也不明显发黑,所以瘀血并不严重。但是患者有另外一个特点,就是舌苔薄黄腻,小便黄、大便溏,脉数,这说明患者有湿热。由于左腿血脉不通,然后湿热又趁机阻塞在这个地方,因此她的病机是湿热夹瘀。所以用一般利水的方法是治不好的,必须祛瘀、清湿热才能解决这个问题,故用补阳还五汤合四妙散加茯苓皮、五加皮、赤小豆、水蛭粉。补阳还五汤是用来通血络的,四妙散可以清湿热,加赤小豆加强清湿热的作用,用茯苓皮、五加皮是加强利水除湿消肿的作用,水蛭粉有通血络和消肿块的作用。

案例三　心悸案

刘某,男,61岁。湖南衡阳人。

患者因阵发胸闷、心悸 10 年就诊。

患者阵发胸闷、心悸 10 年,兼疲乏、头晕、颈胀,活动后气促。舌苔黄白相兼而薄腻,脉细而结。

辨证：心气虚兼痰浊内阻。

治法：补心气，化痰浊。

选方：十味温胆汤加葛根、天麻。

处方：西洋参 10g，丹参 20g，炒酸枣仁 20g，炙远志 10g，陈皮 10g，法半夏 10g，茯苓 20g，枳实 10g，竹茹 10g，葛根 30g，天麻 30g，炙甘草 10g。30 剂，水煎服。

讲析：患者的主症是胸闷心悸，其次才是头晕，他很容易疲乏，活动容易气喘，因此是虚证。由于心气虚而导致心血循环不好，头部缺血而出现头晕，因此，头晕只是其中的一个现象，关键是要治心脏。患者舌苔是黄白相兼而腻，腻者痰也，因此，他是心气虚兼有痰浊。患者的火象并不是很明显，尽管有点黄苔，但脉不数，口不苦，也没有口腔溃疡等上火的现象。临证的时候，如果发现患者的症状有特点，一定要仔细推敲，所以必须问清楚，我之所以问他有无口苦、口疮、是否上火，就是要搞清楚是偏寒还是偏热。最后通过问诊发现患者抽烟，所以他的舌苔黄就可以解释了。因此，该病人的治法是补心气，化痰浊，用十味温胆汤加葛根、天麻。为什么要加葛根呢？因为患者有颈胀症状。

案例四　耳聋舌謇案

胡某，男，4 岁。湖南浏阳人。

患者因耳聋、舌謇 2 年余就诊。

患者 1 岁多时于高热后突发耳聋，逐渐言语不清，身体发育正常，神志清醒，但情绪烦躁，口中有异味，大便干，小便正常。舌苔黄白而薄腻，纹红紫。

辨证：痰热内阻证。

治法：清热化痰。

选方：解语丹加味。

处方：石菖蒲 15g，炙远志 10g，法半夏 6g，胆南星 3g，天麻 15g，僵蚕 15g，全蝎 2g，羌活 6g，广木香 3g，葛根 20g，苍耳子 8g，黄芩 6g，甘草 6g。20 剂，水煎服。另包：麝香 4g，0.2g/d，温开水冲服。

讲析：患者的主症是舌謇、耳聋，舌謇就是说话不清楚。我之所以先问患者小便是否遗尿，神志是否清醒，就是为了与小儿常见的"五迟"相鉴别。五迟就是指立迟、行迟、发迟、齿迟和语迟，如果小儿头发稀疏，精神不好，牙齿没长齐，说话也不清晰，这就属于五迟证，主要是由元气不足引起的。元气不足的小孩因为肾虚一定有遗尿的现象，但是这个小孩没有，他神智也不模糊，而且还比较调皮活泼,所以他并不是五迟证。五迟证是元气虚衰的表现,如果有医生按肾虚来治,便是大错特错,所以医生看病的时候要全面观察,一定要把握好大方向。此患者是痰证,因为他舌苔薄腻,腻苔主痰,他舌根部有黄腻苔并且口中有气味,大便比较干,所以是痰热内阻。因其主症是舌謇,所以用程钟龄的解语丹治疗,加黄芩清火,加苍耳子和葛根通耳窍,再加一点麝香,也是为了通窍。

案例五　鼻咽炎案

冯某,男,15 岁。湖南宁乡人。

患者因鼻塞、喉中多痰并有梗塞感就诊。

患者自幼体质不佳,易感冒,反复发热、扁桃体肿大,10 岁时行"扁桃体摘除"手术。现症见:自汗易感冒,鼻塞,喉中多痰并有梗塞感,面部生疮疹,时发口疮,口干,大小便正常。舌苔薄白腻,脉细滑数。

辨证:表虚兼痰热。

治法:固表祛风,化痰清热。

选方:芪防散合半夏厚朴汤、苍耳子散、五味消毒饮加味。

处方:黄芪 30g,防风 10g,法夏 10g,厚朴 20g,茯苓 15g,苏梗 10g,浙贝30g,桔梗 10g,苍耳子 10g,辛夷 10g,白芷 15g,薄荷 6g,金银花 15g,连翘 15g,蒲公英 10g,紫地丁 10g,野菊花 10g,天葵子 15g,甘草 6g。30 剂,水煎服。忌辛辣刺激之品。

讲析:患者虽然有自汗易感冒、鼻塞、面部疮疹及喉中多痰并有梗塞感四个主症,且扁桃体已摘除,但他的症状主要还是集中在鼻咽部,其实就是一个鼻咽炎。他有三方面的问题:第一是表虚,也就是免疫力比较低下,所以容易自汗、感冒;第二是喉咙有痰,所以咽喉有梗塞感;第三是有火,所以面部疮疹,时发口疮,口干。这几个方面都要治,我给患者开四个方:第一个方是芪防散,解决表虚易感冒;第二个方是半夏厚朴汤,治喉中多痰;第三个方是苍耳子散,治疗鼻塞;第四个方是五味消毒饮,治面部长疮。四方合用再加桔梗、浙贝化痰利咽喉。

案例六　慢性咽炎案

赵某,女,36 岁。湖南湘潭人。

患者因易感冒、咽痛就诊。

患者有"慢性咽炎"病史,自觉体质较弱,怕冷,易感冒,感冒则咽喉疼痛,时有头晕。舌苔薄黄腻,脉细滑。

辨证:气虚夹痰热。

治法:益气化痰清热。

选方:芪防散合玄贝甘桔汤、翘荷汤。

处方:黄芪 40g,防风 10g,玄参 15g,浙贝 30g,桔梗 10g,连翘 15g,栀子 10g,薄荷 8g,射干 10g,甘草 6g。20 剂,水煎服。

讲析:患者的主症有两个:一是容易感冒,二是感冒后咽喉痛。病人感冒后的症状往往各有特色,有的是咳嗽,有的是头痛,有的是一身疼痛,有的是恶寒发热,有的是咽痛,所以要看它的病灶在哪个地方。该患者感冒的特点就是咽喉痛,因此,一是要解决易感冒,二是要注意患者的咽喉部位。根据她咽喉红,舌苔薄黄腻,脉细滑等表现特点,所以病机是气虚夹痰热,用芪防散合玄贝甘桔汤、翘荷汤。因为患者汗不多,所以用芪防散,如果汗多就用玉屏风散。玄贝甘桔汤和翘荷汤可以化痰清热利咽。

案例七 痹证案

周某,女,40 岁。湖南长沙人。

患者因双膝及颈背部疼痛 7 年就诊。

患者双膝疼痛 7 年,兼颈背部疼痛,头晕,腰痛,小便黄,大便干结。舌红苔薄黄腻,脉细数。

辨证:湿热瘀阻。

治法:清利湿热,活血止痛。

选方:葛根姜黄散合加味二妙散。

处方:葛根 30g,片姜黄 15g,威灵仙 15g,苍术 6g,黄柏 10g,川牛膝 10g,萆薢 10g,秦艽 10g,当归 10g,木瓜 15g,薏苡仁 15g,桃仁 10g。30 剂,水煎服。

讲析:患者疼痛集中在颈、腰、膝三个部位,其中以双膝关节为甚,其小便黄、舌苔薄黄腻、脉细数,属于湿热瘀阻经络导致疼痛,用葛根姜黄散合加味二妙散清利湿热、活血止痛。大便干结可以配合服用麻子仁丸。

案例八 癥积案

云某,女,37 岁。湖南常德人。

患者因发现"子宫肌瘤"4 个月就诊。

患者素有"乳腺小叶增生"病史,今年 3 月单位体检,B 超发现有"子宫肌瘤",素月经量不多,面部有斑,时有黄带。舌边紫,苔薄黄腻,脉弦细而滑。

辨证:肝郁气滞,痰瘀互结。

治法:疏肝行气,化痰活血散结。

选方:疏肝消瘰丸加味。

处方:当归 10g,白芍 10g,川芎 8g,柴胡 10g,香附 15g,郁金 15g,青皮 10g,橘核 10g,玄参 15g,浙贝 30g,生牡蛎 20g,炒鳖甲 30g,薏苡仁 20g,黄柏 10g,甘草 6g。30 剂,水煎服。

讲析:乳房及子宫均属肝经所过部位,肝郁气滞则津液及血液运行不畅,产生痰饮、瘀血,形成肿块。故用疏肝消瘰丸疏肝行气,化痰活血,二甲散加强消癥散结的效果。因其有黄带,加黄柏、薏苡仁化湿清热止带。

案例九 紫斑案

文某,男,8 岁。湖南娄底人。

一诊:2014 年 6 月 16 日

患者因全身散发紫斑就诊。

患者全身散发紫斑,膝关节处皮肤易出血,时有鼻衄,兼皮肤瘙痒,有疮疹,形体消瘦,面色淡白。舌苔薄黄,脉细数。

西医诊断为"血友病"。

辨证:血热兼气虚。

治法:清热凉血消斑,兼益气。

选方:消斑青黛饮加减。

处方:西洋参 3g,青黛(吞服)6g,知母 10g,生石膏 15g,水牛角片 20g,栀子炭 10g,黄柏 8g,玄参 10g,生地黄 15g,白茅根 15g,苦参 6g,白鲜皮 10g,金银花 10g,连翘 10g,甘草 6g。20 剂,水煎服。

讲析:血友病是一种遗传性疾病,属于中医"血证"范畴。血友病的中医辨证分两种情况:实证为血热,虚证为气虚。血热妄行,则易出血;气虚不能摄血,也易出血。该患儿属于虚实夹杂证,他有疮疡、鼻衄、舌苔黄,是血热的表现;同时形体消瘦,面色淡白,脉细,是虚证的表现。因此,治疗当虚实兼顾,用消斑青黛饮,并加苦参、白鲜皮、金银花、连翘四味药治疮疹。消斑青黛饮出自《医宗金鉴》,专治小儿斑疹。此药甚苦,放凉后服较好。

二诊:2014 年 7 月 17 日

患者服药后全身紫斑减少,鼻衄已止,疮疹亦减,二便正常。舌苔薄黄,脉细数。

辨证:血热兼气虚。

治法:清热凉血止血兼益气。

选方:犀角地黄汤合十灰散加苦参、西洋参。

处方:西洋参 5g,苦参 10g,水牛角片 30g,生地 20g,丹皮 10g,白芍 10g,栀子炭 10g,小蓟 10g,侧柏炭 10g,荷叶炭 10g,棕榈炭 15g,茜草炭 10g,白茅根 15g,蒲黄炭 10g。30 剂,水煎服。

讲析:患者经清热凉血治疗后紫斑、鼻衄及疮疹均减轻,但仍躁动不安,身上有疮疹,舌红苔黄,这是典型的血热。但是要注意患者比较消瘦,所以要补正气。用犀角地黄汤合十灰散清热凉血止血,加西洋参补正气,加苦参清湿热、消疮疹。

案例十　漏下案

彭某,女,42 岁。湖南醴陵人。

患者因月经漏下 1 月就诊。

患者今年 4 月曾月经漏下 1 月,经住院治疗方止血,此次又行经 1 月仍未干净,量少而淋漓不断,素黄带多,腰背酸痛。舌苔薄黄腻,脉细。

西医检查发现有"子宫肌瘤、宫颈囊肿、宫颈炎"。

辨证:冲任虚损,湿热下注。

治法:固摄冲任,清利湿热。

选方:陈氏胶艾汤合易黄汤加味。

处方:西洋参 5g,当归首 10g,白芍 10g,川芎 3g,熟地 15g,阿胶珠 20g,艾叶炭 10g,黄芩 15g,荆芥炭 10g,黄柏 10g,芡实 15g,车前子 10g,白果 10g,山药 15g,续断 20g,地榆炭 20g,甘草 6g。20 剂,水煎服。

讲析:此患者是漏下证,西医检查发现有宫颈炎和子宫肌瘤,所以先治漏下、炎症以及黄白带,再治子宫肌瘤,方用陈氏胶艾汤合易黄汤。陈氏胶艾汤就是陈自明在胶艾汤里加了黄芩、荆芥炭两味药,所以叫做陈氏胶艾汤。易黄汤是傅青主治疗黄带的名方。虽然患者现在精神尚可,但是漏下日久就会气血两虚,精神疲乏,因为患者的脉较细,故加西洋参补气,再加续断治腰背痛,加地榆炭以增强止血之力。

案例十一　尪痹案

尹某,女,40 岁,湖南安化人。

患者因肢体关节疼痛 10 年就诊。

患者肢体关节疼痛 10 年,手指、颈肩、腰部、双膝及足趾关节均痛,以手足及膝关节为甚,关节已变形,屈伸活动不利,痛处有灼热感,素形体消瘦,精神疲乏。舌边紫,苔薄黄腻,脉细数。

辨证:气血不足,湿热阻络。

治法:补气养血,清利湿热。

选方:独活寄生汤合二妙散加乳香、没药。

处方:党参 15g,当归 10g,白芍 10g,川芎 8g,熟地 10g,独活 10g,防风 10g,秦艽 10g,细辛 3g,桑寄生 10g,杜仲 10g,苍术 10g,黄柏 10g,川牛膝 10g,煅乳香 10g,煅没药 10g,甘草 6g。30 剂,水煎服。

讲析:这是一个典型的风湿病,西医称为"类风湿",她四肢关节疼痛并肿大变形已 10 年,以致屈伸活动不利,走路不稳,是个久痹证。久痹如果形体消瘦,精神虚弱,张仲景的《金匮要略》称之为"尪痹",也叫"羸痹"。久痹往往有两种不足,一是气血不足,二是肝肾不足。所以,该患者的治疗一是治痹,其次要补气血,用独活寄生汤合二妙散。为什么用二妙散呢?因为患者有湿热,她舌苔是黄腻苔,脉是细数脉,且痛处有灼热感,小便黄,这就是湿热。因为患者关节肿大变形的地方颜色黯,有瘀,所以加乳香、没药活血通络,控制关节变形。这个病非常顽固,至少要吃半年药,首先可以吃一个月药,然后休息半月,缓缓图治。另外还要注意不能劳累,不能睡地上,要避免潮湿的地方。

案例十二　喉痹案

齐某,男,40 岁。湖南娄底人。

患者因咽痛 10 年就诊。

患者咽痛 10 年,咽中红,说话多则疼痛加重,甚则声嘶,西医诊断为"慢性咽喉炎"。舌苔薄黄腻,脉滑。

辨证:痰热阻滞。

治法:清热化痰利咽。

选方:银翘马勃饮合玄贝甘桔汤加味。

处方:玄参 20g,浙贝 30g,桔梗 10g,银花 10g,连翘 15g,牛蒡子 10g,射干 10g,马勃 6g,黄芩 15g,板蓝根 10g,薄荷 8g,胖大海 6g,甘草 6g。20 剂,水煎服。

讲析:患者咽痛而舌苔薄黄腻,脉滑,是痰热阻滞咽喉的实证,用吴鞠通的银翘马勃饮,合玄贝甘桔汤加黄芩、胖大海治疗。

案例十三　肝癌案

钱某,男,60 岁,湖南长沙人。

患者原有右胁连及背部疼痛,检查发现"肝癌",今年 6 月已行"肝癌切除手术"。现自觉无明显不适,无腹痛及腹胀,饮食可,二便正常。舌边紫,苔薄黄腻,脉细滑数。

辨证:痰热瘀阻。

治法:疏肝清热,化痰散瘀。

选方:丹栀逍遥散加味。

处方:当归 10g,赤芍 10g,白术 10g,茯苓 15g,栀子 10g,丹皮 10g,柴胡 10g,浙贝 30g,蛇舌草 30g,黄芩 10g,炒鳖甲 30g,甘草 6g。20 剂,水煎服。

讲析:患者处于肝癌术后,一般情况良好,但舌边紫,苔薄黄腻,脉细滑数,说明有痰热瘀阻,治疗关键是清痰热,防止肿瘤复发。用丹栀逍遥散调理肝脾,加浙贝化痰,加黄芩清火,加鳖甲是入肝养肝,散结块,蛇舌草可以抗癌。

案例十四　胃痛案

李某,女,40 岁,湖南涟源人。

患者因胃痛就诊。

患者有"慢性胃炎、慢性乙肝(大三阳)"病史,反复发作胃痛,嗳气,腹胀、腹痛,口苦,大便时秘时溏,兼有右侧三叉神经痛,时眩晕、恶心欲吐。舌苔黄腻,脉细滑而数。

辨证:肝气犯胃,湿热滞肠。

治法:疏肝理气和胃,清肠中湿热。

选方:柴胡疏肝汤合金铃子散、左金丸加味。

处方:柴胡 10g,白芍 10g,枳实 10g,陈皮 10g,香附 10g,川芎 10g,川楝子 10g,玄胡 10g,黄连 5g,吴茱萸 3g,厚朴 20g,广木香 6g,白芷 20g,天麻 20g,法半夏 10g,甘草 6g。30 剂,水煎服。

讲析:患者既有因肝气犯胃引起的胃痛、嗳气,又有因肠中湿热导致的腹胀、腹痛,大便时秘时溏,因此用柴胡疏肝汤合金铃子散、左金丸疏肝理气、和胃止痛,兼清肠中湿热,加厚朴、木香行气止痛治脘腹胀痛,加白芷治头痛,加天麻、半夏治疗眩晕、呕吐。

现场答疑

(此次缺)。

临床现场教学第6讲

案例一　痹证案

胡某,男,55岁。湖南长沙人。

患者因四肢麻木、胀痛1年余就诊。

患者近1年来自觉整天四肢麻木、胀痛,且腿软无力,腰部胀痛,颈胀、头晕,无肢冷,无水肿。舌紫苔薄黄,舌根部有薄黄腻苔,脉细。

辨证:气虚血瘀,湿热阻络。

治法:益气活血,清热祛湿通络。

选方:黄芪虫藤饮合葛根姜黄散、四妙散。

处方:黄芪30g,鸡血藤15g,海风藤15g,钩藤30g,地龙10g,全蝎5g,僵蚕20g,蜈蚣1只(去头足),葛根40g,片姜黄15g,威灵仙15g,苍术5g,黄柏10g,川牛膝15g,木瓜15g,红花6g,甘草6g。30剂,水煎服。

讲析:此患者的主症是四肢麻木、胀痛且无力1年多,舌紫苔薄黄,脉细,这是典型的经络不通。经络不通与局部的阻塞有直接关系,西医检查发现颈椎、腰椎有问题,考虑他可能有骨质增生,压迫了神经,这是西医的讲法。中医认为是邪气阻塞了经络,紫舌标志着血络不通,薄黄腻苔代表有湿热,因此是湿热瘀阻经络,加之气虚,使气血运行障碍,所以造成了四肢麻木。因此要清热祛湿,益气化瘀通络,用黄芪虫藤饮合葛根姜黄散、四妙散治疗,黄芪虫藤饮是通经活络的,葛根姜黄散是治颈椎病的,四妙散可清湿热治腰痛。

案例二　神志蒙昧案

李某,女,12 岁。湖南涟源人。

患者因神志蒙昧半年就诊。

患者家属代诉,患者近半年来神志时而清醒,时而蒙昧,时而恐惧、悲哭,时而烦躁易怒,口干多食,睡眠可,入睡后打鼾,二便正常。舌苔薄黄腻,脉沉滑数。

辨证:痰火扰心。

治法:祛痰泻火安神。

选方:大黄黄芩涤痰汤合甘麦大枣汤加磁石。

处方:黄芩 10g,生大黄 2g,石菖蒲 20g,炙远志 10g,陈皮 10g,法夏 10g,茯神 15g,枳实 10g,胆星 3g,竹茹 10g,煅磁石 20g,大枣 10g,炒浮小麦 20g,甘草 10g。20 剂,水煎服。

讲析:此患者的主症是神志蒙昧,神志时而清醒,时而糊涂,这叫蒙昧。时而烦躁,时而恐惧,时而悲哭,如果继续发展精神就会出问题了,所以现在要赶紧控制。卧后有鼾声说明有痰,口渴多食说明有火,大便虽然不秘结但是她有胃火。脉是沉滑数的脉,舌苔是薄黄腻的,提示是痰火。用大黄黄芩涤痰汤、甘麦大枣汤加磁石治疗。她不是大实证,所以不能用礞石滚痰丸,大实证的表现有狂躁不安,不能入睡,她只是神志蒙昧而不是典型的躁狂症。特别注意不要让她受惊吓,受刺激。

案例三　脑鸣案

邓某,男,40 岁。湖南宁乡人。

一诊:2014 年 5 月 19 日

患者因脑鸣 5 年就诊。

患者有"高血压"病史,脑鸣 5 年,兼疲倦,稍微劳作,比如散步多一点就更疲倦,颈胀,下肢自汗,特别是足心自汗,腰痛,小便黄而不畅,但无头晕及耳鸣。舌红苔薄黄,脉细。

辨证:气阴两虚。

治法:益气滋阴。

选方:益气聪明汤合大补阴丸。

处方：西洋参 6g，黄芪 20g，葛根 50g，蔓荆子 10g，白芍 10g，黄柏 10g，知母 10g，熟地黄 15g，炒龟甲 20g，川牛膝 15g，车前子 10g，炙甘草 10g。30 剂，水煎服。

讲析：患者的主症是脑鸣，脑鸣是一个比较难治的顽症，脑鸣和耳鸣只是部位不一样，但病机是基本相同的。脑鸣有虚证、有实证，实证往往是肝阳上亢、痰热内扰；虚证有气虚、有阴虚。他这个脑鸣有一个典型的兼症，即疲乏、足底自汗，并且腰痛，脉象又是细脉，所以他是虚证而不是实证。患者面色有点潮红，形体壮实，从外表来看好像是个实证，但是根据他的兼症和脉象应该是个虚证。他究竟虚在哪里呢？第一是气虚，他不是说散步以后就很疲倦吗？气虚清阳不升可以导致脑鸣；第二是肾阴虚，他腰痛、下肢自汗，特别是足心自汗，小便黄而不畅，这就是肾阴虚，所以根据他的主症、兼症、舌象、脉象分析，这个病人应该是气阴两虚证。方用益气聪明汤合大补阴丸加牛膝、车前子，这是根据病机分析确定的主方。为什么要用益气聪明汤呢？因为他后颈胀，所以在益气的方子里面就选中了益气聪明汤，方中的葛根对于后颈胀有特殊作用，尤其对于气虚的耳鸣也有特殊作用，由于他有高血压，所以要把升麻去掉，有腰痛、小便不畅，所以要加牛膝和车前子。

二诊：2014 年 6 月 16 日

患者服药后脑鸣、颈胀、腰痛均较前缓解，精神好转，但痰多，头晕，目痒，易流泪。舌红苔黄滑，脉细。

辨证：气虚兼痰火上扰。

治法：补气升清，化痰清火。

选方：益气聪明汤加减。

处方：西洋参 6g，黄芪 20g，葛根 50g，蔓荆子 10g，黄柏 10g，白芍 10g，天麻 20g，菊花 10g，蝉蜕 10g，法半夏 10g，浙贝母 20g，茯苓 15g，炙甘草 8g。30 剂，水煎服。

讲析：患者脑鸣 5 年，服用益气聪明汤合大补阴丸后脑鸣、颈胀、疲倦、腰痛均较前缓解，但出现舌苔滑、痰多，因而停用大补阴丸，继续用益气聪明汤加法夏、茯苓、浙贝母化痰饮。患者自觉头晕，目痒，是因为风热上扰，所以方中升麻改成天麻，加菊花、蝉蜕。

三诊：2014 年 7 月 17 日

患者服药后精神转佳，脑鸣、腰痛已止，疲乏后偶有耳鸣，有时头部有跳痛的感觉，心烦易怒，口微苦。舌边紫，舌苔薄黄，脉弦细。

辨证：气虚兼痰火化风。

临床现场教学第 **6** 讲

治法:益气化痰,清火息风。

选方:益气聪明汤加减。

处方:西洋参 6g,黄芪 20g,葛根 50g,蔓荆子 10g,黄柏 10g,白芍 10g,天麻 20g,钩耳 20g,法半夏 10g,茯苓 15g,丹皮 10g,栀子 10g,炙甘草 10g。30 剂,水煎服。

讲析:患者一开始是以疲倦、脑鸣为主症的,服益气聪明汤后明显好转,所以今天仍然要用益气聪明汤加减。但经过问诊,患者口中有痰,口苦、心烦、脉弦,且血压偏高,所以综合来看,患者有一点火,有一点痰,有一点风。故用益气聪明汤去升麻加法半夏、茯苓、天麻、钩耳。其中法半夏、茯苓是化痰的,天麻和钩耳可以息风、控制血压,因为血压高,所以不用升麻,心烦易怒则需加丹皮、栀子,当然,他的重点仍然是要补气。

四诊:2014 年 8 月 22 日

患者服药后脑鸣明显减轻,血压亦降至正常(已自行停服降压药),已无痰,头不晕,但仍有天明时足部出汗,小便黄。舌苔薄黄,脉细数。

辨证:气阴两虚。

治法:益气敛汗,滋阴潜阳。

选方:黄芪龙牡散合大补阴丸加葛根、天麻。

处方:黄芪 30g,煅龙骨 30g,煅牡蛎 30g,熟地 15g,知母 10g,黄柏 10g,炒龟板 30g,葛根 30g,野天麻 20g,怀牛膝 15g。30 剂,水煎服。

讲析:脑鸣是难治的疾病,它有虚证、有实证,辨证不准就治不好。此患者主要是气虚加阴虚,经补气滋阴治疗后效果很好,脑鸣、颈胀、头晕、腰痛等诸多症状都基本消失了。

案例四　胃胀案

苏某,男,68 岁。湖南长沙人。

患者因胃胀、嗳气 1 年余就诊。

患者胃胀 1 年余,进食后加重,矢气后减轻,兼嗳气,大便溏,手足心热,口苦,食纳尚可,形体瘦弱。舌苔薄白腻,脉细略数。

2012 年曾做过腰椎手术,2013 年胃镜检查发现"浅表性胃炎",肠镜检查发现"慢性结肠炎"。

辨证:湿热阻滞胃肠。

治法:清热除湿,理气和胃。

选方:神术散合连朴饮加味。

处方:苍术 6g,厚朴 30g,陈皮 10g,砂仁 10g,广香 6g,黄连 5g,法夏 10g,
　　枳壳 10g,神曲 10g,山楂 10g,炒麦芽 10g,地骨皮 15g,鸡内金 15g,
　　炒莱菔子 20g,甘草 6g。20 剂,水煎服。

讲析:此患者以胃胀、嗳气、大便溏为主症,舌苔薄白腻,脉细略数,是湿热
阻滞胃肠,故用神术散合连朴饮加味。

案例五　崩漏案

汤某,女,35 岁。湖南郴州人。

患者因月经漏下 3 个月就诊。

患者原来月经基本正常,每次行经 7 天左右,近 3 个月出现经期延长,B
超检查发现"子宫多发肌瘤"。现症见:月经漏下,色黑,有血块,轻微腹痛,疲
倦乏力。舌苔薄黄,脉细。

辨证:气虚漏下。

治法:益气止血。

选方:加参胶艾汤合三炭三甲散。

处方:西洋参 6g,当归首 10g,白芍 15g,熟地炭 15g,川芎 3g,阿胶珠
　　15g,艾叶炭 10g,黄芩 15g,荆芥炭 10g,地榆炭 30g,蒲黄炭 15g,棕
　　榈炭 15g,煅龙骨 30g,炒龟板 20g,乌贼骨 30g,炙甘草 10g。20 剂,
　　水煎服。

讲析:此患者虽然有子宫肌瘤,但目前主症是漏血,两者之间在治疗上有
些矛盾。因为治子宫肌瘤要用化瘀活血的药,如果本身月经量多再用活血的
药就可能导致大量出血,这样就不好用药,子宫肌瘤就消不掉,所以就只能选
择手术治疗。如果子宫肌瘤月经量少就好治,就可以活血祛瘀消肿块。患者
现在的主要矛盾不是子宫肌瘤,而是月经量多,漏下时间长,因此要先解决这
个问题,用陈氏胶艾汤加参,再合三炭三甲散,重点给她治漏血,止血以后再考
虑专治子宫肌瘤。此所谓急则治其标也。

案例六　痹证案

刘某,女,57 岁。湖南娄底人。

患者因腰痛、左腿麻木就诊。

患者腰部胀痛,左腿麻木、挛急、沉重,但无明显疼痛,膝关节疼痛,兼阵发性胸闷、心悸。舌边紫苔薄黄,脉细而结。

患者有"冠心病"史,检查发现有"腰椎间盘突出、左膝关节骨质增生"。

辨证:湿热瘀阻经络。

治法:清热除湿,活血通络。

选方:身痛逐瘀汤加减。

处方:黄芪30g,苍术6g,黄柏6g,川牛膝15g,地龙10g,独活10g,秦艽10g,当归10g,川芎6g,五灵脂10g,煅乳香10g,煅没药10g,桃仁10g,红花6g,丹参30g,木瓜15g,炙甘草10g。30剂,水煎服。

讲析:此患者有两个问题:一个是腰痛腿麻、膝盖痛,这与她的腰椎间盘突出、膝关节骨质增生有关;另一个是心脏的问题,阵发胸闷心悸。腰痛腿麻是湿热瘀阻,经络不通之新病,胸闷心悸是心气不足之痼疾,《金匮要略》云:"夫病痼疾加以卒病,当先治其卒病,后乃治其痼疾也。"故目前重点给她治腰腿的问题,用二妙合逐瘀汤清热除湿,活血通络,并加丹参照顾心脏。

案例七 舌癌案

李某,男,72岁。湖南娄底人。

患者因"舌癌术后"就诊。

患者因舌癌做了两次手术,术后化疗两次。现症见:口噤难开,舌体歪曲难伸,语言困难,咽喉干燥、肿痛,颈项部有肿块,口中多涎,大便不干。舌淡苔白滑,脉细滑。

辨证:气血不足,痰浊困阻。

治法:补益气血,化痰祛浊。

选方:香贝养荣汤加蛇舌草、夏枯草、玄参。

处方:党参15g,炒白术10g,茯苓20g,陈皮10g,桔梗10g,玄参15g,浙贝30g,香附15g,当归10g,川芎6g,熟地10g,白芍10g,蛇舌草30g,夏枯草10g,甘草6g。30剂,水煎服。

讲析:患者因舌上占位性病变已经做了手术,对于肿瘤病人,一定要搞清楚虚实。像体壮、年轻或者是火盛的实证,重点就是消肿块,但现在这是个72岁、体质虚弱的老人,如果这个时候不给他补正气,还进一步消肿块,就可能导致元气大衰。中医治疗肿瘤一定要弄清虚实寒热。此人的病证是一个虚实夹杂证,以气虚为主,兼有实邪,实邪是什么呢? 是痰浊。因此,现在关键是要先固他的体质,这就是以人为本。主方用香贝养荣汤加蛇舌草、夏枯草,目的就是补益气血,兼化痰浊,一以尽快恢复正气,一以控制其肿块复发。

案例八　咳嗽案

林某,男,13 岁。湖南湘潭人。

患者因反复咳嗽 8 年就诊。

患者反复咳嗽 8 年,咯黄痰,无咽痛、咽痒,无鼻塞、喷嚏,胸部无异常感觉。舌苔薄白腻,脉滑略数。

辨证:痰热蕴肺。

治法:化痰清热,宣肺止咳。

选方:贝夏止嗽散合翘荷汤加减。

处方:川贝 10g,法夏 10g,杏仁 10g,桔梗 10g,炙紫菀 10g,百部 10g,白前 10g,陈皮 10g,荆芥 10g,薄荷 10g,连翘 10g,矮地茶 10g,甘草 6g,生姜 2 片。15 剂,水煎服。

讲析:患者咳嗽已 8 年,我查看他的喉咙不红,扁桃体不大,显然是支气管的问题。这种咳嗽每遇风寒则引发,根据他长期咳吐黄色痰,脉滑而数,应该是痰热蕴肺,故须宣降肺气,化痰清热以止其咳,用贝夏止嗽散合翘荷汤加减。

案例九　疲倦腰痛案

唐某,男,50 岁。湖南长沙人。

患者因精神疲倦,腰痛前来就诊。

患者自觉精神疲倦,头晕眼花,胸闷气短,自去年开始腰痛,不能久站久坐,颈部亦胀痛,面色发黯,大便较干。舌苔黄腻,脉细。

西医检查发现"血尿酸、血脂及血糖升高""腰椎骨质增生"。

辨证:气虚兼湿热阻络。

治法:益气升阳,清热祛湿。

选方:益气聪明汤合四妙散加味。

处方:西洋参 6g,黄芪 30g,葛根 40g,升麻 4g,白芍 10g,蔓荆子 10g,黄柏

10g,苍术 6g,川牛膝 20g,薏苡仁 15g,片姜黄 15g,玄胡 10g,炙甘草 10g。30 剂,水煎服。

讲析:此患者主要有两个问题:一个是气虚,故脉细而精神疲倦,头晕眼花,胸闷气短;第二个是湿热,舌苔黄腻即是明显象征,湿热阻塞,导致局部瘀阻,所以腰痛、颈胀、面色发黯。治气虚则根据病人头晕颈胀的兼症而选用益气聪明汤加片姜黄;治湿热夹瘀的腰痛则选用四妙散加玄胡。

案例十 泄泻案

丁某,男,50 岁。湖南双峰人。

一诊:2014 年 5 月 19 日

患者因腹痛、大便溏泄 3 年就诊。

患者时有腹胀、腹痛,痛则欲便,便后痛缓,大便 4~5 次/d,粪质稀溏,时有黏液,矢气频频,食纳不佳。舌边有齿痕,舌苔薄白,舌根部黄腻苔,脉细。

西医诊断为"慢性结肠炎"。

辨证:肠道湿热。

治法:清热利湿,行气止痛。

选方:木香导滞丸合痛泻要方加减。

处方:厚朴 30g,黄连 5g,干姜 5g,槟榔 10g,木香 6g,枳实 10g,陈皮 10g,白术 10g,茯苓 10g,泽泻 10g,神曲 10g,防风 8g,白芍 10g,甘草 6g。20 剂,水煎服。

讲析:从患者的症状特点看,腹部胀痛、矢气频作、泄则痛缓,这是气滞的实证;其大便中夹黏液,且舌上有黄腻苔,这是肠中湿热之象;其舌边有齿痕而脉细,又是虚象。因此,他是个虚实夹杂的病,是脾胃虚弱兼湿热阻滞肠道。现在主症是阵发腹胀、腹痛,一痛则泻,泻后痛缓,矢气频频,这是湿热导致的气滞。因此,目前先祛除肠中湿热,用木香导滞丸去大黄、黄芩,加厚朴、干姜,再合痛泻要方。俟肠中湿热清除之后,再健脾胃。

二诊:2014 年 8 月 22 日

患者服中药后腹痛腹泻明显好转,大便减为一日 3 次,大便中黏液亦减少。舌苔薄黄,舌根部有黄腻苔,脉细。

辨证:肠道湿热。

治法:清热利湿,行气止痛。

处方:木香导滞丸加减。

选方:厚朴 30g,槟榔 10g,广香 6g,枳壳 10g,黄连 6g,黄芩 10g,砂仁 10g,
炒白术 10g,茯苓 15g,泽泻 10g,神曲 10g,甘草 6g。30 剂,水煎服。

讲析:患者病情已经明显好转,症状减轻,舌苔转薄,继续用木香导滞丸,
方中大黄改厚朴。结肠炎要特别注意饮食,不要喝酒吃辣椒。

案例十一　咽痛案

刘某,男,43 岁。湖南长沙人。复诊。

患者因咽干、咽痛就诊。

患者咽喉干燥、灼痛多年,服中药后咽喉干燥、灼痛均减轻,咽喉无梗阻
感,不咳嗽,但时感胸部憋闷。舌苔薄黄,脉滑略数。

辨证:痰热阻咽。

治法:清热化痰利咽。

选方:玄贝甘桔汤合银翘马勃饮加减。

处方:玄参 15g,浙贝 30g,桔梗 10g,银花 10g,连翘 10g,牛蒡子 10g,射
干 10g,马勃 6g,黄芩 15g,法夏 10g,板蓝根 10g,甘草 6g。30 剂,
水煎服。

讲析:患者系复诊,前诊服药后症状明显减轻,所以仍用原方加黄芩、法
夏,进一步清化痰热。但此病属慢性咽喉炎,况其病已多年,故需缓图。

案例十二　腹股沟疼痛案

胡某,女,51 岁。湖南湘潭人。

患者因左侧腹股沟疼痛 5 年就诊。

患者左腹股沟阵发性胀痛 5 年,遇气郁则疼痛必甚,痛处未触及肿块,兼
乳房胀痛明显,乳中有结节,颈部酸胀不适,精神疲乏,烦躁易怒,多汗。舌红
苔薄白,脉弦细略数。

西医检查发现"第 5、6、7 颈椎椎间盘突出""双乳乳腺小叶增生",但盆腔
及腹股沟无器质性病变。

辨证:肝郁气滞。

治法:疏肝行气止痛。

选方:四逆散合金铃散加味。

处方：柴胡 10g，白芍 10g，枳实 10g，川楝子 10g，玄胡 10g、青皮 15g，郁金 15g，广香 6g，香附 10g，橘核 15g，甘草 6g。20 剂，水煎服。

讲析：患者的主症是左侧腹股沟疼痛，且乳房胀痛，她有一个典型的特点就是疼痛与情绪相关，一生气就疼痛加重。《黄帝内经》指出："肝足厥阴之脉……循阴股，入毛中，环阴器，抵小腹"，说明此病是肝郁气滞导致的，故用四逆散合金铃散加味。

案例十三　颈痛案

肖某，女，48 岁。湖南岳阳人。

患者因颈肩疼痛就诊。

患者颈部及肩胛骨处疼痛甚，兼有乳房胀痛，月经量少，经血色黯，烦躁易怒，口苦，小便黄。舌红紫苔薄黄腻，脉弦滑而数。

辨证：肝郁血瘀。

治法：疏肝行气，活血止痛。

选方：葛根姜黄散合颠倒木金散加味。

处方：葛根 30g，片姜黄 15g，威灵仙 15g，郁金 15g，广香 6g，丹皮 10g，栀子 15g，香附 15g，浙贝 30g，甘草 6g。20 剂，水煎服。

讲析：用葛根姜黄散治疗颈肩胀痛，颠倒木金散加香附、浙贝，疏肝行气、化痰散结，治疗乳腺小叶增生，再加栀子、丹皮清火除烦。

案例十四　阳痿早泄案

陈某，男，25 岁。湖南汨罗人。

患者因阳痿早泄就诊。

患者早泄，勃起障碍。舌苔薄黄，脉弦细。

辨证：肝气郁结。

治法：疏肝理气。

选方：逍遥散加减。

处方：当归 10g，白芍 10g，炒白术 10g，茯苓 10g，柴胡 10g，炒麦芽 40g，蜈蚣 1 只（去头足），淫羊藿 10g，甘草 6g。30 剂，水煎服。

讲析：阳痿病有虚证、有实证。老人、虚人、久病体弱之人患阳痿，当以虚证居多，或以肾虚为主，或以气虚为主；而青壮年患阳痿，则以实证居多，或以肝郁为主,或以火郁为主,必须明辨而治之。此患者年轻,身体不虚,其阳痿早泄是因肝气郁结引起的,所以吃补药是吃不好的,用逍遥散加减。

案例十五　胸痹案

刘某,男,56岁。湖南衡阳人。复诊。

患者因胸闷、心悸就诊。

患者服药后胸闷、心悸均明显减轻,但仍有头晕,后颈胀痛,时有巅顶头痛,口苦。舌红苔薄黄腻,脉细而结。

辨证:痰热互结。

治法:清热涤痰。

选方:十味温胆汤合小陷胸汤加减。

处方:西洋参片6g,丹参15g,炒枣仁20g,炙远志10g,陈皮10g,法夏10g,茯苓15g,枳实10g,竹茹10g,黄连5g,炒瓜壳8g,葛根30g,野天麻20g,藁本15g,炙甘草10g。30剂,水煎服。

讲析:患者前诊服药后症状明显减轻,继用原方,但要注意此病毕竟是心气不足兼痰热阻滞的心脏病,心脏病不要劳累,不要生气,不要喝酒。

案例十六　头痛案

毕某,男,35岁。湖南娄底人。

患者因头痛就诊。

患者头胀痛,以两侧为主,头痛发作时自觉眼睛胀痛,轻微耳鸣。舌红苔黄腻,脉弦。

辨证:风热头痛。

治法:疏风清热止痛。

选方:散偏汤合葛根选奇汤。

处方:柴胡10g,川芎15g,香附10g,白芷30g,白芍10g,法夏10g,白芥子10g,葛根30g,野天麻20g,僵蚕20g,黄芩20g,栀子10g,防风10g,羌活10g,甘草6g。30剂,水煎服。

讲析:偏头痛位处少阳胆经,病位当责肝胆,而病性多为风痰阻络。散偏汤出自《辨证录》,方中柴、芍、香、芎入肝胆;半、芥化痰;芎、芷、香附通络止痛,是治疗偏头痛的验方。再加天麻、僵蚕以加强息风作用。

现场答疑

学员：我想请教您在恶性肿瘤治疗方面的经验。

熊教授：现在的癌症发病率特别高，我昨天门诊看了112个病人，有50~60个是癌症。最常见的是肺癌，还有肝癌、鼻咽癌、胆管癌、淋巴癌、宫颈癌，昨天还有个脚底下长肿瘤的。西医治疗癌症的办法只有两个，一是手术，二是放、化疗。手术和放、化疗效果确实很好，但是放、化疗之后也有副作用，这样问题就来了，一些体质弱、年纪大的病人就受不了了，体质就会明显衰弱，此时就可以发挥中医的优势了。

中医治疗肿瘤要三辨：

第一要辨痰瘀。肿瘤不管是良性的还是恶性的，主要因素就是两个：一个痰，一个瘀。我们要根据病人的症状、舌象、脉象搞清楚他是以痰为主，还是以瘀为主，不要一味地活血化瘀，那是错误的，常常都是痰瘀互结。

第二要辨清寒热。肿瘤有的是寒证，有的是热证。肝癌、肺癌、胆囊癌、鼻咽癌和宫颈癌绝大多数是以热为主，而有些癌症往往是以寒为主，要搞清楚寒热。

第三要辨虚实。虚实如何辨？形体壮实的，脉象也是实的，症状也是实象，这毫无疑问是实证了。一般来说，做化疗的时间不长，年轻体壮，脉象实大、数、有力，舌苔是黄、厚，饮食、精神都可以，甚至大便结，那不就是实证吗？而今天看到的这个患舌癌的病人就是虚证，他年老、形体消瘦、舌淡苔薄白、脉细，这就是虚证啊。这个虚证如果西医继续给他做化疗、中医给他再用消肿块破瘀的药，那不死得更快吗？所以治这个病人要扶正气。

《黄帝内经》有个理论叫"正气存内，邪不可干"，当人体正气虚的时候，癌细胞不就上升了吗？正气上升，癌细胞不就下降了吗？所以我今天给这个舌癌病人开的不是消癌的方，而是开的外科扶正消肿块的方——香贝养荣汤。我们治疗癌症，包括良性肿瘤都是这样，要做好这三辨，一辨痰瘀、二辨寒热、三辨虚实。

学员：我多次参加临床讲座，在学习过程中遇到了关于药品剂量的问题，有的医生在讲课的时候说古代的一两按15g换算，细辛3两可以用45g，那天我看他开了很多个方子，全都是这样开的，细辛45g，最多用了60g，我想问下熊教授您怎么换算？

熊教授：这个问题很重要：第一，中医处方用药是有原则的，《神农本草经》把中药分成上中下三品，上品无毒，中品有毒或无毒，下品有毒。也就是说我们中药里面确实既有无毒的、平性的,也确实有有毒的药物。有一些药的用量按常规使用,若超出常规是有问题的。我们现在医患关系紧张,医疗纠纷特别多,更要注意这个问题。因此,大家用药一定要有原则,有规矩,有章法。

第二,我们中医界近来有一股歪风,这个问题我在北京讲过,在广州讲过,在国家中医药管理局举办的全国经典班也照样讲,现在有这么一批人学医没学到却走火入魔了。因为中医学很深奥,大家都觉得很难学,那怎么办呢? 就走捷径。现在有些医生一不读书、二不学本事,不管治什么病人都开细辛、附子,这是错误的。要知道,细辛有南细辛、有北细辛、有徐长卿,还有假细辛,现在有好多假药,遇到真正的北细辛放到嘴巴里就麻口,你吃那么多干什么? 细辛和附子究竟有多大作用呢? 它不是通治百病啊。在我手上看到了好多都是用细辛、附子毒害了人,我只是不吭声而已。我说这是你的病变化了,不是药的问题,大家都是医疗系统的人,我这也是在保护大家。那些开 60g 附子、30g 细辛的,我只能说这是乱搞。麻黄附子细辛汤单用能治几个病啊? 小青龙汤它能治几个病啊? 它不是所有的病都治啊。我们江南无论是时行病也好,杂证也好,热证多于寒证,湿证多于寒证,实证多于虚证。我们临床上虚寒证是较少见的,多见的是湿热病、风寒病、风热病。我们现在谁都不缺营养,哪有这么多虚证呢? 五六十年代大家都没饭吃,那才虚证多,现在都是营养过剩,就很少有虚寒证了。所以麻黄附子细辛汤不是这么乱用的,我们千万不要走火入魔。

学中医就要学正统的中医,我们看病对每一个病人都要辨证,首先经过四诊——望闻问切,问主症、问兼症,看舌象、看脉象,再分析他的病变部位、病邪性质,然后开处方一定要有汤方,绝不是每个方子都开麻黄附子细辛,如果我每个处方都是麻黄附子细辛汤,那你们跑过来学什么呢? 这种走火入魔的事,我希望在湖南省中医队伍中尽量不要出现,大家一定要注意。

学员:请问案例十那个结肠炎病人可不可以灌肠?

熊教授:可以,灌肠的方法中医也是有的,张仲景就提到过蜜煎导法,与现在插"开塞露"导便,灌肠通便如出一辙。

学员:请问案例十那个结肠炎病人腹痛腹泻为什么用 30g 厚朴?

熊教授:张仲景不是有厚朴生姜半夏甘草人参汤吗? 厚朴的主要作用是消胀除湿。平胃散里也有厚朴,也是除湿消胀,还有一个厚朴三物汤,厚朴是君药,都是除湿消胀的。王孟英的王氏连朴饮,方中厚朴仍是用以除湿消胀。除哪里的湿呢? 除中焦的湿,还可以消腹胀,且没有任何副作用,所以厚朴用 30g。

学员:您给案例十六那个头痛的病人用的是散偏汤,但他舌苔黄腻,脉弦数,有肝气郁结的表现,您为什么疏理肝气的药用得很少呢?

熊教授:这个病人主症是两侧头痛,我们称为左右偏头痛,头痛部位属于少阳经。少阳胆与厥阴肝相表里,肝主风,胆主火,这不就是风火头痛吗? 偏头痛日久是最顽固的病,治偏头痛的主方是散偏汤。另外有一种肝火胆火的头痛,表现为口苦、目赤、烦躁,痛处发烧,脉象弦数,要用龙胆泻肝汤,大便秘结的甚至要用当归龙荟丸。刚才这个病人舌苔黄腻,脉不弦数,所以用散偏汤加 20g 黄芩、10g 栀子,就是清肝火的。

临床现场教学第 7 讲

时间:2014 年 9 月 13 日

案例一 腹胀案

郑某,男,54 岁。湖南郴州人。

患者因腹胀、不欲饮食 1 月余就诊。

患者近 1 月来腹胀,不欲饮食,且近期明显消瘦,在外院检查发现"肠道占位性病变",有腹水,拟择期行手术治疗。现症见:腹胀,食后甚,不欲饮食,口苦,大便稍溏,形体消瘦,下肢不肿。舌苔黄腻,脉沉。

辨证:湿热中阻。

治法:清热祛湿,利水消肿。

选方:中满分消丸加减。

处方:党参 15g,炒白术 10g,茯苓 30g,陈皮 10g,法夏 10g,砂仁 10g,黄连 5g,黄芩 10g,干姜 3g,猪苓 20g,泽泻 10g,神曲 10g,枳壳 10g,厚朴 20g,甘草 6g。15 剂,水煎服。忌食难消化的食物,如糯米等。

讲析:腹胀病是一个比较复杂的病证,有水胀、气胀、癥积胀、食积胀、虫积胀,有湿热证、寒湿证、气虚证、阳虚证。此病人已经发现肠道占位病变,且舌苔黄腻,口苦,显然属于湿热水聚的胀满,所以用中满分消丸。

案例二 月经漏下案

柳某,女,46 岁。湖南浏阳人。

患者因月经漏下 5 个月就诊。

患者近 5 个月来月经漏下,每次行经时间达 14 天左右,量不多,有血块。兼精神疲倦,面色淡黄,自汗,腰痛,夜间口干,失眠,无手足心热。舌红苔薄黄,脉细。

辨证:气虚漏下。

治法:益气止血。

选方:加参胶艾汤合黄芪龙牡散加味。

处方:西洋参 8g,当归 10g,白芍 10g,熟地黄 15g,川芎 5g,阿胶珠 15g,艾叶炭 10g,黄芪 20g,煅龙骨 20g,煅牡蛎 20g,杜仲 15g,续断 15g,炒枣仁 20g,炙甘草 10g。20 剂,水煎服。

讲析:漏下病,是妇科常见病之一,有属血热者,有属气虚者,有属冲任亏损者,此人伴有疲乏,自汗,面色淡黄,脉细等症状,显属气虚漏下证。

案例三　咽痛声嘶案

温某,男,48 岁。湖南长沙人。

患者因咽痛、声嘶 3 月就诊。

患者因咽痛、声嘶 3 月在外院检查提示"下咽部占位性病变",曾在西医院行放射治疗,后因贫血西医建议暂停放疗。现症见:咽喉疼痛,声嘶,咳嗽,咯痰,面色发黯,咽不干,无鼻衄,大便 2 天一次。舌苔薄黄腻,脉滑数。

辨证:痰热阻咽。

治法:化痰清热利咽。

选方:玄贝甘桔汤合银翘马勃散。

处方:参须 8g,玄参 30g,麦冬 20g,浙贝母 30g,桔梗 10g,银花 10g,连翘 10g,射干 10g,马勃 6g,牛蒡子 10g,板蓝根 10g,黄芩 10g,夏枯草 10g,甘草 6g。20 剂,水煎服。另包:胆粉 20g,装胶囊,1g/d,吞服。

讲析:银翘马勃饮出自《温病条辨》,吴鞠通云:"湿温喉阻咽痛,银翘马勃散主之。"此方治湿热郁遏肺气,引起咽喉不利,吞咽困难,咽部疼痛等病证。

案例四　甲状腺肿大案

林某,女,40 岁。湖南益阳人。

患者因发现甲状腺肿大 3 年余就诊。

现症见:颈部甲状腺肿大,吞咽有梗阻感,口干不苦,饮食二便正常。舌红苔薄少而黄,脉细滑数。

　　辨证:痰热互结。

　　治法:清热解毒,消肿散结。

　　选方:普济消毒饮加味。

　　处方:黄芩 10g,黄连 4g,陈皮 10g,桔梗 10g,板蓝根 10g,柴胡 8g,连翘
　　　　10g,牛蒡子 10g,僵蚕 10g,马勃 6g,玄参 15g,浙贝母 30g,夏枯草
　　　　10g,三棱 10g,莪术 10g,甘草 6g。30 剂,水煎服。

　　讲析:甲状腺肿大结节,火热之象明显者,则用普济消毒饮治之;若无火热
之象者,可用海藻消瘰丸治之。

案例五　气短胸闷案

陈某,男,60 岁。湖南衡阳人。

患者因气短乏力、胸闷 10 余年就诊。

患者气短乏力、胸闷 10 余年,体检发现有"肺结核(已钙化)、糖尿病、高血
压",2011 年因"气胸"行"肺大泡切除术"。现症见:胸闷,气短乏力,动则气促,
咯白痰,无胸痛,食纳差。舌边紫苔黄腻,脉细滑数。

　　辨证:气虚兼痰热阻肺。

　　治法:益气化痰清热。

　　选方:生脉散,桑贝小陷胸汤。

　　处方:西洋参 8g,麦冬 30g,五味子 6g,桑白皮 20g,浙贝母 30g,黄连 5g,炒
　　　　瓜壳 8g,法夏 8g。20 剂,水煎服。

　　讲析:这是个虚实夹杂证,第一患者体质差,动则气喘,提示气虚,故用生
脉散;第二,黄腻苔加滑数脉,是痰热阻塞胸膈,故用桑贝小陷胸汤。

案例六　少腹疼痛兼黄带案

黎某,女,38 岁。湖南洞口人。

患者因左下腹疼痛及黄带就诊。

患者 2004 年曾行"卵巢畸胎瘤切除手术",2006 年行"卵巢囊肿切除术",
今年 7 月体检,彩超又发现"卵巢囊肿、子宫肌瘤"。现症见:左下腹疼痛,白带
多,有黄带,月经量不多,面色淡黄,精神疲倦。舌苔薄黄腻,脉细数。

　　辨证:湿热兼气虚。

临床现场教学第 7 讲

治法:清热祛湿,益气理气。

选方:当归芍药散合易黄汤、金铃子散加味。

处方:西洋参6g,当归10g,白芍10g,川芎8g,炒白术10g,茯苓30g,泽泻15g,黄柏15g,芡实15g,怀山药15g,白果10g,车前子10g,川楝子10g,玄胡10g,香附15g,浙贝母30g。30剂,水煎服。

讲析:当归芍药散出自《金匮要略》,本治"妇人怀娠腹中疠痛"。然此方是治肝脾不和之腹痛,一者肝虚血滞,二者脾虚水湿停聚,临床上用此方治疗卵巢囊肿,每获良效。

案例七　痛经案

邓某,女,30岁。湖南宁乡人。

患者因痛经10余年就诊。

患者从初潮开始一直痛经,近几年症状加重,妇科彩超提示:卵巢囊肿、子宫肌瘤。现症见:经前下腹部及腰部疼痛,月经量不多,白带不多,精神疲乏,面色淡黄。舌边紫苔薄白,脉细而弦。

辨证:血瘀兼气虚。

治法:化瘀止痛兼补气。

选方:琥珀散加参。

处方:西洋参6g,琥珀10g,当归10g,酒白芍10g,生地10g,丹皮10g,三棱6g,莪术6g,官桂3g,玄胡10g,乌药10g,刘寄奴15g,木香6g。30剂,水煎服。

讲析:女子痛经,当分虚实论治。《医宗金鉴·妇科心法要诀》云:"腹痛经后气血弱,痛在经前气血凝,气滞腹胀血滞痛,更审虚实寒热情。"又云:"经后腹痛当归建(指当归建中汤),经前胀痛气为殃(用加味乌药汤)……血凝碍气疼过胀,本事琥珀散最良。"本例病证属血瘀为主,故用琥珀散治疗。

案例八　胃中烧灼案

苏某,男,38岁。湖南炎陵人。

患者因胃脘部有烧灼感4年就诊。

患者近4年来自觉胃脘部烧灼,反酸,在外院行胃镜检查提示:非浅表性胃炎、反流性食管炎。现症见:胃中烧灼,反酸,无明显胃胀、腹胀及嗳气,但大便溏。舌红苔薄黄,脉弦滑数。

辨证:肝火犯胃。

治法:清肝和胃。

选方:化肝煎合连朴饮加贝母、瓦楞子、乌贼骨。

处方:青皮10g,陈皮10g,丹皮10g,栀子10g,白芍10g,浙贝母30g,泽泻10g,瓦楞子15g,乌贼骨20g,黄连5g,厚朴20g,甘草6g。30剂,水煎服。忌酒、忌辣椒、忌酸。

讲析:胃中烧灼,若舌苔黄白腻,兼胃中有嘈杂感,当属湿热郁滞,用越鞠丸治疗;若舌苔黄而兼口苦便秘,当属胃肠实火,可用栀子泻心汤治疗;若舌红少苔或无苔,兼口干心烦,当属胃阴虚,可用益胃汤或叶氏养胃汤治疗。此患者胃中烧灼而兼反酸、脉弦数,是肝郁化火犯胃证,故用化肝煎,以其大便溏,故用连朴饮。

案例九　癣疹案

安某,男,32岁。湖南长沙人。

患者因全身皮肤散发皮疹、瘙痒1年多就诊。

患者去年6月开始全身皮肤散发皮疹,且瘙痒,在外院诊断为"银屑病"。现症见:全身散发皮疹,色红而瘙痒,以面额、胸背部明显。苔薄黄,脉弦滑。

辨证:风热夹瘀。

治法:疏风清热,化瘀止痒。

选方:乌蛇消风散。

处方:乌蛇肉15g,羌活6g,独活6g,僵蚕10g,蝉衣10g,黄芩10g,黄柏10g,生地15g,防风10g,银花10g,赤芍10g,丹皮10g,丹参10g,苦参10g,白鲜皮10g。20剂,水煎服。另包:熊胆粉20g,装胶囊,1g/d,吞服。忌饮酒。

讲析:皮肤痒疹,常见的有风疹、风疹块、湿疹、癣疹。当分风热、湿热、瘀热以及血虚风痒等主要证型分别辨证施治。

案例十　久病腰痛案

王某,女,43岁。湖南涟源人。

患者长期腰痛,曾做2次宫外孕手术、2次剖宫产手术。现症见:晨起腰痛甚,活动后减轻,兼双下肢酸胀,疲乏,失眠。舌苔薄黄腻,脉细数。

辨证:湿热瘀阻腰痛。

治法:清热祛湿,化瘀止痛。

选方:加味二妙散加减。

处方:党参 15g,苍术 5g,黄柏 10g,川牛膝 20g,萆薢 10g,秦艽 10g,当归 10g,玄胡 10g,桃仁 10g,小茴香 10g,木香 6g。20 剂,水煎服。

讲析:此证腰痛已久,显属内伤腰痛,其特点是晨起腰痛明显,活动后即见减轻,显然是腰部有气血瘀滞。而其舌苔黄腻,当属湿热,故用加味二妙散以祛湿热,加桃仁、玄胡、小茴香、木香等以理气活血、祛瘀止痛。

现场答疑

熊教授:中医看病是有章法的,要遵循理、法、方、药四步。"理"就是辨证分析,而分析要依据"望、闻、问、切",根据病人的主症、兼症综合分析,分析出病因、病位、病性,这就是辨证,这是第一步。第二步就是选方,把方确定以后第三步才能开药,这就是中医治病的步骤。我们现在加了一个步骤,就是西医检查,比如 CT 显示肺部有结节,B 超提示有子宫肌瘤、卵巢囊肿,诊断结论清清楚楚,这可以给我们提供参考和帮助。

但西医检查仅仅只能作为参考,我们必须在辨证的基础上开处方,要搞清楚表里、寒热、虚实,而且必须要有汤方,绝不能拼凑开药,没有汤方的医生不是正规的中医。我在北京、上海都讲过,开不出汤方的中医,无论你招牌有多大,都是没入门的。现在没入门的医生太多了,所以我们大家一定要下点苦功夫多背点汤方,对汤方熟练了开处方就很轻松了,这样才能当个好医生。

学好方剂学很重要,在实战中读书,做到辨证施治、因证选方、依方用药,这就是中医看病的方法。

我开处方有的医生跟不上,不要紧,这就是逼着你学习。比如今天开了什么方,大家回去就要查:这个汤方是哪本书上的? 由什么药组成? 有什么作用? 出自哪位医家? 对某个具体的病例为什么要用这个方? 你就要想啊,这不就能学好了吗? 我现在带的好多学生都是这样学的,我没时间给他们讲,因为一个门诊下来我要开几百个汤方,我看一百多个病人一般要用 300 个汤方,当然这 300 个汤方有重复的,同样的病用到同样的方。你看一个月下来他们要接触多少汤方,这些汤方他们就要去学,去查书,查的过程就是一个学习的过程。所以我建议大家把方剂学学好,重点掌握方剂的主治功用以及药物组成,再上升一点,就是搞清楚我当时用这个方的时候为什么要加某味药或减某味药。

我们的基层医生的优势就是专业学得比较好，因为你们天天在实战中学习，有很多的经验，所以大家不要低估自己。当然光在经验中打圈圈水平是提不高的，一定要读书。我们中医的书要融会贯通，你不能只读一本书，要读很多书。在座的都还年轻，你们有条件读书，在诊疗之余必须读书。

我当年在农村看病，白天要看100号病人，没时间读书，我的书都是晚上读的。看的病越多就越要读书，而且都是在实战中读书，所以水平自然就容易提高，因为中医学是理论和实践相结合的。大家现在都有个好的基础，有的当了十几年医生了，肯定有很多的经验，再一读书，一提高，就走上了正轨。我们中医看病一定要按照理、法、方、药这四个步骤，就是我经常讲的辨证施治、因证选方、因方遣药，你只要按照这个原则，水平没有提不高的。这就是我想跟大家讲的核心意思，至于哪些病怎么看那都是小事，大家慢慢就学会了。别看我看病快，其实每个病人我都是按照这个步骤来的，每一个病人都是有汤方的，没有一个处方是乱开的，对不对？中医看病一定要有规矩，一定要有章法。

学员：请问中医如何治疗女性的乳腺小叶增生、纤维瘤、乳腺囊肿？

熊教授：乳腺小叶增生、囊肿、纤维瘤、癌等，这是西医的分类，中医治疗要辨证。首先病因是肝气郁结，什么人容易肝气郁结呢？主要是情绪不舒畅的，比如夫妻吵架、离婚的、寡妇，或者工作压力大的。由于气郁导致痰滞，造成血瘀，形成肿块。囊肿侧重于痰饮，纤维瘤侧重于瘀血，因此凡是乳腺疾病都是气郁、痰、瘀三者合而起病的，这就是我的经验啊！西医常采取手术治疗，但有80%~90%的复发率，中医治疗应疏理肝气、化痰、祛瘀，其基本方为疏肝消瘰丸，在临床因个人差异有所侧重，以瘀为主加祛瘀药，以痰为主加化痰药等等。

学员：请问中医如何治疗子宫肌瘤、子宫腺肌症、卵巢囊肿？

熊教授：这些都是西医的病名，子宫肌瘤中医称之为"癥瘕积聚"，"癥"就是以瘀血为主的积，"瘕"就是以气为主的聚。癥积就是以瘀血为主，在治疗子宫肌瘤时要散瘀，如果患者月经量多，治疗就比较麻烦，此时要先治疗月经；子宫肌瘤很大，治疗比较缓慢，建议西医手术后再治疗。但多发性子宫肌瘤手术后容易复发，要避免手术，基本方是桂枝茯苓丸。

而卵巢囊肿以"水饮、痰饮"为主，西医彩超一般会提示伴有盆腔积水、炎症，所以卵巢囊肿的患者要问有无白带、黄带，治疗就是消水、清湿热，常用方为香贝三甲散、当归芍药散、易黄汤。

子宫腺肌症主症就是痛经，中医治疗痛经分虚实，虚证常见是虚寒，症状有月经量多、腹痛、恶寒，用温经汤，实证中有两个《医宗金鉴》的方，其中以气滞为主的用加味乌药散;以血瘀为主的用琥珀散。当医生要全方面地学好内科、妇科、儿科,都要学会辨证论治。

学员:请问顽固性肩周炎的中医治疗。

熊教授:肩周炎是西医病名,最常见的病因是风湿导致经络不通,以风湿为主,还有痰饮、血瘀的影响。通过针灸、按摩、理疗,可以疏通局部经络,减轻疼痛。中医治疗方法就是祛除风湿、疏通经络,以瘀为主加大化瘀方药用量,有痰饮阻塞的加用化痰方药,有明显的恶寒、畏冷者,要祛寒。

有一个湖南农业大学的教师,每次肩周炎发病时,局部皮肤起白色疙瘩、痛得大喊大叫,她用开水熨烫肩膀才能缓解,其疼痛局部全都烫破皮了,这不是典型的寒证吗? 寒证加痰饮,所以用五积散加川乌、草乌,一下就治好了。这个功夫在哪里呢? 功夫在辨证。证辨准了,方药才能准。我们中医并没有专门的止痛药,中医止痛是根据病的性质来止痛的,比如乳香、没药是通过散瘀而止痛,玄胡是理气而止痛,白芷是祛风湿而止痛,所以治病的关键在于辨证。

另外,肩周炎往往与颈椎病有联系,如果有颈椎病,就合用葛根姜黄散。总而言之,肩周炎的基本治法是祛除风湿、疏通经络。

学员:原发性血小板增多、痛风中医怎么治疗?

熊教授:血小板减少和血小板增多是两个方面的病,原发性血小板减少一般皮肤都会有斑疹、紫癜、出血、齿衄等,属于中医的"血证"。它分虚实,虚证主要是气虚,气虚不能摄血;实证常见血热,因血热迫血妄行,在临床上绝大多数都是血热引起的血小板减少。虚证少见,要么就是虚实夹杂。血小板增多是气虚,没有出血的症状,以疲乏、女子则月经过多为主,无斑疹。

痛风就是西医讲的尿酸偏高,其实中医也有痛风,属于"湿热痹证"的范畴。朱丹溪有一个方"上中下通用痛风丸",就是治痛风的,它还有个名字叫"白虎历节风"。当痛风急性发作时,或手足关节及足踝红肿疼痛,舌紫苔黄腻;未发作时,尿酸高。因此,痛风多半是湿热夹瘀引起的,治疗要清湿热、散瘀。西医提出痛风患者不能吃海鲜、豆制品、啤酒等,这是必须遵守的。

学员:在案例五中,患者明显气短,但是按照中医的观点"呼出心与肺,吸入肾与肝",请您谈一下该病的辨证依据以及对这句话的理解。

熊教授:《难经》说:"呼出心与肺,吸入肾与肝",此语本指脉搏而言,呼气自内而出,出于上焦之阳分,故曰"呼出心与肺";吸气由外而入,由上达下,纳于下焦之阴分,故曰"吸入肾与肝"。一呼一吸为一息,以定脉搏至数,其中就贯穿了五脏之气的运转,所以《难经》原文又说:"呼吸之间,脾也,其脉在中"。

而引申理解则"呼出心与肺"是指呼吸出于心肺,肺朝百脉,而肺与心同居于胸中,呼吸要靠心的动力,肺心互相影响;"吸入肾与肝"是指气随吸而入于肾肝,肾主纳气,肾不纳气出现呼吸气短、乏力、腰膝酸软、遗精等典型肾气虚的症状。肺为金脏,肾为水脏,金水相滋,临床上常见肺肾两虚。六味地黄汤加五味子称为七味都气丸,加麦冬叫麦味地黄汤,都是治疗肺肾气虚的。是不是我们呼气就靠肺和心,吸气都靠肾和肝呢? 不是这个意思,古人写文章喜欢用互文的修辞手法,这句话的意思就是呼吸上至心肺,下至肝肾,实际上是与五脏都有关系。案例五是典型的虚实夹杂,气虚,所以动则气短,苔黄腻脉细滑数,是痰热阻塞胸膈。因此,既要治虚又要治实,肺气虚用生脉散,痰热阻塞用桑贝小陷胸汤。

学员:一个患者出现胃脘部烧灼感,但腹部冷,饮酒后烧心感反而减退,这个病怎么治疗?

熊教授:胃中烧有几种情况:第一种是胃阴虚,主症是胃中烧灼、善饥、口渴,舌红无苔,用益胃汤治疗。我曾经治过一个老人,她70天整整瘦了10.5kg,每天瘦3两,一天吃6~7餐还喊饿,每餐只能吃一点点,检查不是癌症,也不是糖尿病,我一看舌红无苔,典型的胃阴虚,一下子就治好了。第二种是气郁化火,是肝气犯胃化火,症状是胃痛胃胀、嗳气、反酸,甚至口苦,用化肝煎。第三种是湿热阻滞,就是你说的这个患者,他胃中烧,但喝酒后就不烧了,他还怕冷,这是湿热阻滞。确切地说,这不是胃中烧而是胃中嘈杂,他喝了酒好一点,很可能吃了肉也好一点,过一会又会发作,这叫胃中嘈杂,用越鞠丸治疗。

学员:一个患者小腿外伤后住院10多天,伤口未愈合,不流血也不流脓,稍微有一点水,伤口周围青紫而硬,舌紫黯苔薄白,我叫他停用抗生素,开了桃红四物汤加乳香、没药、三棱、莪术,但是只吃了2剂就出现呕吐,怎么治疗?

熊教授:这个患者伤口不愈合,不流血也不流脓,稍微有一点水,伤口周围青紫而硬,但不红不热,建议用黄芪透脓散。重用黄芪,一边消脓散瘀、一边补气,就是行血先行气,气能行血的原理。王清任不是有个补阳还五汤吗? 黄芪重用4两,当归尾、赤芍、川芎、红花、桃仁这五味药加起来不到2两,什么原因呢? 补气行血而散瘀。如果没有水了,就说明里面的邪气没有了,再加白及收口。至于服用桃红四物汤加乳香、没药之后出现呕吐,应该是乳香、没药没有煅炒的缘故。生乳香、生没药气味较特殊,不经煅炒,服后会引起呕吐。

临床现场教学第 8 讲

时间:2014 年 10 月 25 日

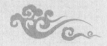

案例一 唇部血管瘤案

王某,女,10 岁。湖南岳阳人。

患者因发现上唇部血管瘤 10 年就诊。

患者出生时上唇部有黄豆大血管瘤,以后逐渐长大,曾在外院行激光治疗。现症见:上唇部血管瘤,其质软、不痛,平素痰多,时有皮肤瘙痒,生红色疹点,苔薄黄稍腻,脉滑。

辨证:痰浊内停。

治法:化痰散结。

选方:芥贝二陈汤加三棱、莪术。

处方:白芥子 10g,浙贝母 30g,陈皮 10g,法夏 8g,茯苓 15g,三棱 8g,莪术 8g,银花 10g,连翘 10g,甘草 6g。30 剂,水煎服。

讲析:此患者的血管瘤特点是皮色不变、不坚硬、不疼痛,且无脓,因此,此种类型的血管瘤是以痰浊为主,治疗主要是化痰,类似的还有皮下脂肪瘤、舌下肿块等。而有的血管瘤是以瘀血为主,其色或黑、或红、或紫,且局部坚硬、疼痛,要注意鉴别。

案例二 头痛案

李某,女,31 岁。湖南湘潭人。

一诊:2014 年 8 月 22 日

患者因头痛 16 年就诊。

患者头痛 16 年,以头顶以及两侧头痛为主,有时痛及前额,伴头昏,疼痛时眼睛有昏蒙感,时有后颈痛、耳鸣,失眠,牙龈肿痛,便秘。舌苔薄黄腻,脉弦细。

辨证:风热头痛。

治法:祛风清热,通络止痛。

选方:清上蠲痛汤加减。

处方:川芎 15g,羌活 10g,栀子 10g,荆芥 10g,防风 10g,白芷 30g,薄荷 10g,葛根 30g,黄芩 10g,菊花 10g,细辛 3g,麦冬 10g,野天麻 20g,僵蚕 30g,酒大黄 3g。30 剂,水煎服。

讲析:患者头痛 16 年,多方诊治,曾服前诊医生所开柴胡龙骨牡蛎汤、血府逐瘀汤等均未见效。西医称为"血管神经性头痛",中医辨证为"风热头痛"。为什么是风热头痛呢? 因为她这个头痛时发时止,且部位不定,有时是头顶、有时到两侧或后头部,这是风的特点,"风者善行而数变"。而且病人易上火,牙龈肿痛、便秘,因此有热,所以是风热头痛。这是个很顽固的病,病程长,用清上蠲痛汤加减。平日最好不要晒太阳。

二诊:2014 年 10 月 25 日

患者服中药后两侧头痛及前额部疼痛减轻,兼颈胀、目痛,耳鸣,口苦、便秘。舌苔薄黄,脉弦略数。

辨证:风热头痛。

治法:疏风清热,通络止痛。

选方:清上蠲痛汤合天麻止痉散加葛根。

处方:天麻 20g,僵蚕 30g,全蝎 5g,蜈蚣 1 只(去头足),黄芩 10g,栀子 10g,酒大黄 3g,川芎 15g,荆芥 10g,防风 10g,细辛 3g,白芷 30g,薄荷 10g,羌活 10g,菊花 10g,葛根 30g,甘草 6g。40 剂,水煎服。

讲析:此患者头痛兼口苦、便秘,舌苔薄黄,脉弦略数,为风热头痛,服清上蠲痛汤已有好转,因头痛日久,久病入络,故合天麻止痉散搜风通络,有颈胀症状,所以加葛根。

案例三 斑疹合鼻衄案

李某,男,5 岁。湖南涟源人。

患者因发现血友病 4 年余就诊。

患儿出生 8 个月开始常发鼻衄,在省儿童医院确诊为"血友病"。现症见:全身散发紫斑,以腰部为主,常鼻衄,兼膝关节疼痛,面色淡白。舌紫红苔薄少,纹淡紫。

辨证:阴虚内热。

治法:清热化斑,益气养阴。

选方:消斑青黛饮加续断、木瓜。

处方:党参 10g,青黛粉(吞服)6g,知母 10g,生石膏 12g,水牛角片 20g,玄参 10g,生地 15g,栀子炭 10g,白茅根 15g,续断 15g,木瓜 10g,甘草 6g。20 剂,水煎服。忌食牛、羊、狗肉。

讲析:西医认为血友病与先天遗传因素有关,而中医将其归属于"血证"范畴。血证包括吐血、衄血、咯血、尿血、便血、斑疹等,又分实证、虚证两大类,虚证主要是气虚不能摄血,实证是血热。该患儿出现斑疹、衄血、面色淡白,舌红少苔,提示是阴虚有热,是个虚实夹杂证。治疗上一方面要益气养阴,另一方面要清血热,用消斑青黛饮,再加续断、木瓜治疗下肢关节疼痛。

案例四　哮喘案

李某,女,30 岁。湖南涟源人。

一诊:2014 年 9 月 13 日

患者因反复哮喘、咳嗽 6 年就诊。

患者反复哮喘、咳嗽 6 年,在当地医院诊断为"支气管哮喘"。现症见:气喘,咳嗽,咯白痰,声音嘶哑,兼疲倦,自汗,口苦,易感冒,月经量少。舌苔薄黄腻,脉细滑。

辨证:肺气虚兼痰热郁肺。

治法:补肺降气,化痰定喘。

选方:定喘汤合黄芪龙牡散、葶苈大枣泻肺汤。

处方:黄芪 30g,麻黄根 5g,杏仁 10g,炙冬花 10g,桑白皮 15g,法夏 10g,苏子 10g,黄芩 10g,白果 8g,葶苈子 10g,川贝 10g,大枣 6g,煅龙骨 30g,煅牡蛎 30g,甘草 6g。20 剂,水煎服。

讲析:患者因有自汗,故用黄芪龙牡散益气固表敛汗,定喘汤中麻黄改成麻黄根。

二诊:2014 年 10 月 25 日

患者服中药后自汗已止,咳喘减轻,但仍咳嗽,咯黄痰,疲倦。舌苔薄黄腻,脉细滑。

辨证:痰热内蕴。

治法:宣肺降气,清热化痰。

选方:定喘汤合葶苈大枣泻肺汤加黄芪、石膏。

处方:黄芪30g,麻黄根5g,杏仁10g,炙冬花10g,桑白皮15g,法夏10g,苏
　　　　子10g,黄芩10g,白果10g,川贝母10g,葶苈子10g,大枣6g,生石膏
　　　　15g,甘草6g。30剂,水煎服。

讲析:哮与喘分而论之,喉中痰鸣声明显,兼以气喘,经久不愈者为哮;以
气喘为主,或喉中痰鸣,或无痰鸣声,为喘,有急性发作之喘,有慢性发作之喘。
临床上哮必兼喘,而喘不一定兼哮。故哮喘亦可合而称之。治哮以辨寒热为纲,
治喘以辨虚实为纲,辨清寒热虚实方可准确施治。

案例五　肠癌转肺癌案

徐某,女,60岁。湖南岳阳人。

一诊:2014年8月22日

患者因"直肠癌根治术后肺转移"求诊。

患者2012年曾行"直肠癌根治术",今年六月复查发现"双肺大小不等,有
多发性结节",并确诊为"肺癌"。现症见:微感胸闷,偶有呼吸困难,口苦,但无
明显咳嗽,痰不多,胸部不痛,无腹胀,大便正常。舌苔薄黄,舌边有紫点,脉滑。

辨证:热毒蕴肺,痰瘀互结。

治法:清肺化痰,化瘀散结。

选方:桑贝小陷胸汤合千金苇茎汤、西黄丸加味。

处方:桑白皮10g,浙贝30g,黄连3g,法夏10g,炒瓜蒌6g,芦根10g,桃仁
　　　　10g,薏苡仁15g,炒冬瓜子15g,煅乳香10g,煅没药10g,三棱8g,莪
　　　　术8g,蛇舌草20g。30剂,水煎服。另包:麝香6g,牛黄6g,各0.2g/d,
　　　　冲服。

讲析:中医有个"肺与大肠相表里"的理论,肺的经脉与大肠是相连接的。
手太阴肺经起于中焦,下络大肠,还循胃口,穿过膈肌,属肺,这就是肺经的体
内循行部分。肺的经脉和胃、肠是相通的,因此胃有病会影响到肺。所以我们
冷饮喝多了会造成咳嗽,胃里水饮多了还会影响到肺导致气喘。肺与大肠的
病变也会相互影响,现在肺癌转移到肠,或肠癌转移到肺的情况都比较多,这
就与我们中医讲的经络有联系。

此病人虽然肺部发现了结节,但是症状不明显,不咳嗽、不胸痛,更不咯血,只是微感胸闷气喘,所以肺上的肿瘤还不是很严重,但是要防微杜渐。好在患者的肠胃没什么症状,现在主要给她治肺上的结节。

二诊:2014 年 9 月 13 日

患者仍感胸闷,咳嗽,头晕,口干,大便干。舌边紫苔薄白,脉细滑略数。

辨证:痰瘀阻肺。

治法:清热化痰,化瘀散结。

选方:千金苇茎汤合小陷胸汤加浙贝母、蛇舌草。

处方:芦根 20g,桃仁 10g,薏苡仁 20g,炒冬瓜子 20g,黄连 5g,炒瓜壳 6g,法夏 10g,浙贝母 30g,蛇舌草 20g,夏枯草 15g,三棱 8g,莪术 8g。20剂,水煎服。

讲析:肺与大肠相表里,肺有疾可传大肠,大肠有疾亦可传于肺。肺部占位病变,其主要病邪乃是痰瘀阻滞凝聚而成积块,但要分清其寒热虚实。有属于寒热夹瘀者;有属于痰浊夹瘀者;有属于实证体未虚者;也有属于体已虚而虚实夹杂者,当明辨之。

三诊:2014 年 10 月 25 日

患者服药后症状减轻,现症见:不咳、不喘,胸部不痛,但头晕,足后跟疼痛,大便溏。舌紫红苔薄黄,脉细滑。

辨证:痰热瘀阻于肺。

治法:化痰清热,化瘀散结。

选方:千金苇茎汤合连朴饮加味。

处方:芦根 20g,桃仁 6g,薏苡仁 20g,炒冬瓜子 15g,黄连 4g,厚朴 15g,法夏 10g,天麻 15g,香附 15g,浙贝母 30g,三棱 10g,莪术 10g。30 剂,水煎服。忌辣椒、忌酒。

案例六 头痛失眠案

金某,女,43 岁。湖南双峰人。

患者因反复头痛、失眠就诊。

患者反复出现前额及两侧头痛,遇事或有压力则发作,头痛则不安眠,兼口干,舌红苔薄白,脉细弦。

辨证:少阳阳明头痛。

治法:祛风通络止痛兼养心安神。

选方:葛根选奇汤合散偏汤、百合汤加枣仁、龙齿、夜交藤。

处方:葛根 30g,黄芩 10g,防风 10g,羌活 10g,川芎 15g,白芷 20g,柴胡 10g,白芍 10g,香附 10g,法夏 10g,百合 30g,生地 15g,炒枣仁 30g,龙齿 30g,夜交藤 15g,甘草 6g。30 剂,水煎服。

讲析:头痛病,当辨部位与性质,前额痛者,属阳明,也有鼻渊头痛者,亦属肺经与阳明经病变;两侧头痛者属少阳,属胆经病变。

案例七　舌謇语涩案

齐某,男,66 岁。湖南长沙人。

患者因舌謇语涩半年就诊。

患者近半年来逐渐出现舌体运动不灵活,但不麻木,轻度舌謇语涩,口干,口中多痰涎,兼四肢畏冷,时有头晕。裂痕舌,苔薄黄,脉细滑略数。

辨证:风痰阻络。

治法:息风化痰通络。

选方:解语丹加黄连、麦冬。

处方:石菖蒲 20g,炙远志 10g,法夏 10g,胆南星 6g,羌活 10g,木香 5g,天麻 20g,僵蚕 30g,全蝎 5g,黄连 5g,麦冬 30g,甘草 6g。20 剂,水煎服。

讲析:裂痕舌是阴虚的表现,但这个病人应该是生来就有的,与其舌謇语涩没有必然联系。他的舌謇语涩是风痰阻络导致的,因此以解语丹为主方,他素体阴虚,有火热之象,且有口干症状,故加黄连、麦冬。

案例八　不孕案

李某,女,23 岁。湖南衡阳人。

患者因不孕 3 年就诊。

患者 3 年前曾有一次宫外孕手术史,近 3 年一直未孕。妇科彩超提示"右侧输卵管堵塞",卵泡监测发现"不排卵"。现症见:不孕 3 年,月经量少,腰部冷痛,夜尿 1 次。舌苔薄白,脉细。

辨证:精血不足兼下焦虚寒。

治法:滋养精血兼温肾散寒。

选方:养精种玉汤加鹿角霜。

处方:当归 10g,白芍 10g,熟地黄 20g,枣皮 15g,巴戟天 20g,菟丝子 20g,

鹿角霜 20g,肉桂 2g。30 剂,水煎服。

讲析:不孕症颇复杂,当首辨虚实。虚者有阴虚阳虚之别,但总属精血不足;实者有痰湿、瘀阻之分,必须分辨之。

案例九　咳嗽案

罗某,女,46 岁。湖南新化人。

患者因反复咳嗽 3 年就诊。

患者近 3 年来反复咳嗽,感冒则咳,每次咳嗽持续 2~3 个月。西医诊断为"慢性支气管炎、慢性咽炎"。现症见:咳嗽,痰白,质黏难咯、甚则胸闷,喘促,兼咽痒,时发口腔溃疡,头晕、失眠、精神疲乏,大便干。舌苔薄黄腻,脉滑略数。

辨证:痰热阻肺。

治法:化痰清热,宣肺止咳。

选方:小陷胸汤合桑贝止嗽散加天麻。

处方:黄连 5g,炒瓜蒌 10g,法夏 10g,桑白皮 10g,川贝 10g,杏仁 10g,桔梗 10g,炙紫菀 10g,百部 10g,白前 10g,陈皮 10g,荆芥 10g,天麻 15g,炒枣仁 20g,甘草 6g。20 剂,水煎服。

讲析:该患者舌苔黄腻,脉滑数,痰黏难咯、时发口腔溃疡,均提示有痰热内阻,用小陷胸汤、桑贝止嗽散化痰清热、宣肺止咳,再加天麻治眩晕,加炒枣仁以安神。

案例十　哮喘案

陈某,男,50 岁。湖南新化人。

患者因哮喘多年就诊。

患者反复哮喘多年。现症见:气喘,微咳,咯白黏痰,感冒时加重,兼胸闷,胸腹部畏冷。舌苔薄白腻,脉细滑。

辨证:冷哮。

治法:宣肺散寒,化痰平喘。

选方:射干麻黄汤加味。

处方:射干 10g,炙麻黄 5g,细辛 3g,法夏 10g,炙紫菀 15g,炙冬花 10g,五味子 6g,大枣 6g,生姜 3 片,炒莱菔子 15g。15 剂,水煎服。

讲析:哮分寒热,喘辨虚实,此乃哮喘辨证的纲领。

案例十一　失眠案

唐某,女,45 岁。湖南永州人。

患者因长期夜寐不安就诊。

患者长期睡眠不安,多梦,晨起则头晕、巅顶头痛,精神疲乏、面色淡黄,口干、口苦,偶有牙龈出血,素情志不畅,多思虑。舌苔薄白,脉细略数。

辨证:心阴虚。

治法:滋阴宁心安神。

选方:百合汤合酸枣仁汤、枕中丹加黄连。

处方:百合 30g,生地黄 15g,炒枣仁 30g,知母 10g,川芎 10g,茯神 15g,石菖蒲 10g,炙远志 10g,龙齿 30g,炒龟板 20g,天麻 20g,白芷 20g,黄连 3g,甘草 6g。20 剂,水煎服。

讲析:失眠,常见病也,当辨虚实施治。虚者有心肝阴虚致神魂不宁证;有阴虚火旺证;有卫阳虚而阳不入阴证。实者有痰热内扰心神证;有胃中不和证,当分辨以施治。

案例十二　颤证案

胡某,女,67 岁。江西上饶人。

患者因时有神志蒙昧,四肢颤抖半年就诊。

患者既往有"脑出血"病史,轻度言语謇涩,行步不正,近半年逐渐出现四肢颤抖,神志蒙昧,西医诊断为"脑萎缩、帕金森病"。现症见:神志时而蒙昧,轻度言语謇涩,四肢颤抖,行步不正,兼头晕、失眠,便秘。舌苔黄白腻,脉弦滑。

辨证:气血亏虚,风痰阻络。

治法:息风化痰,补益气血。

选方:定振丹合解语丹加大黄。

处方:黄芪 40g,炒白术 10g,防风 10g,当归 10g,白芍 15g,川芎 8g,熟地黄 10g,天麻 20g,僵蚕 30g,全蝎 5g,秦艽 10g,威灵仙 10g,荆芥炭 10g,石菖蒲 20g,炙远志 10g,法夏 10g,胆南星 5g,羌活 10g,酒大黄 4g,木香 5g,炒枣仁 20g,钩耳 20g,甘草 6g。30 剂,水煎服。

讲析:震颤证,以动为特点。《素问·阴阳应象大论》云:"风胜则动。"《素问·五运行大论》云:"风以动之。"《素问·至真要大论》云:"诸风掉眩,皆属于肝。"故治震颤症,必须以息风为要务,或养血以息风,或滋阴以息风,或潜阳以息风,总要因证而施治。

案例十三　胃痛案

廖某,女,45 岁。湖南常德人。

患者因胃脘疼痛 3 月余就诊。

胃镜提示:慢性糜烂性胃炎、反流性食管炎。现症见:胃脘部疼痛,呃逆,胃中无烧灼感、无反酸,情绪波动及夜间加重,伴头晕、口干、咽干,睡眠不安,大便干结,3 天一行。舌苔薄白,脉弦细。

辨证:肝气犯胃。

治法:疏肝理气,和胃止痛。

选方:柴胡疏肝散合金铃子散、厚朴三物汤。

处方:柴胡 10g,白芍 15g,枳实 15g,陈皮 10g,香附 10g,川芎 8g,川楝子 10g,玄胡 10g,厚朴 10g,生大黄 3g,广香 6g,炒麦芽 20g,炒枣仁 20g,甘草 6g。30 剂,水煎服。

讲析:患者胃脘部胀痛,呃逆,因此是以气滞为主,且症状与情绪变化有关,是典型的肝气犯胃证,用柴胡疏肝散疏肝和胃;患者疼痛明显,合用金铃子散;大便干结,加用厚朴三物汤,另外,加麦芽既可消食,又可以疏肝气。

案例十四　失眠案

许某,女,45 岁。湖南娄底人。

患者因失眠 5 年余就诊。

患者失眠 5 年,口干,口苦,月经量时多、时少,经前乳房胀痛。舌红苔薄黄,脉细略数。

辨证:阴血不足,虚热内扰。

治法:养血安神,清热除烦。

选方:枣仁汤合枕中丹加黄连。

处方:炒枣仁 30g,知母 10g,川芎 10g,茯神 15g,石菖蒲 10g,炙远志 10g,龙齿 30g,炒龟板 20g,珍珠母 30g,黄连 5g,甘草 6g。30 剂,水煎服。

讲析:酸枣仁汤是治疗虚烦不眠的主方,《金匮要略》云:"虚劳虚烦不得眠,酸枣仁汤主之。"枕中丹原名孔圣枕中丹,出自《备急千金要方》,亦为养心安神之剂。

案例十五　痹证案

梁某,女,52岁。湖南岳阳人。

患者因双下肢疼痛麻木就诊。

患者原有胸闷、胸痛,双下肢疼痛兼麻木,服中药后胸闷、胸痛已止,双下肢疼痛减轻,但仍麻木,以左侧为甚,时有腰痛,活动后气促、口干,精神疲乏。舌紫苔薄黄,脉弦细。

辨证:气阴两虚兼湿热瘀阻经络。

治法:补气阴,清湿热,化瘀通络。

选方:生脉散合身痛逐瘀汤加减。

处方:党参10g,麦冬20g,五味子6g,黄芪15g,苍术5g,黄柏6g,川牛膝20g,地龙10g,独活10g,秦艽10g,香附10g,当归10g,川芎6g,煅没药10g,桃仁10g,红花5g,蜈蚣1只(去头足),木瓜15g,甘草6g。30剂,水煎服。

讲析:身痛逐瘀汤中的五灵脂去掉了,因为"人参最怕五灵脂"(见十九畏歌诀)。

案例十六　咳嗽气喘案

刘某,男,67岁。湖南长沙人。

患者因长期咳嗽、气喘就诊。

患者有"慢支、肺气肿、糖尿病"病史,长期咳嗽、气喘,2010年行"肺大泡切除术"。现症见:咳嗽,咽痒,动则气喘,下肢轻度水肿,精神疲乏。舌红苔薄黄,脉细滑数。

辨证:气阴两虚兼肺热。

治法:益气滋阴,清肺泻热。

选方:生脉散合加味泻白散。

处方:西洋参8g,麦冬30g,五味子6g,桑白皮15g,地骨皮10g,浙贝母30g,知母15g,桔梗10g,黄芩10g,天花粉15g,茯苓皮10g,甘草6g。30剂,水煎服。忌烟酒。

讲析:肺气肿病属中医肺胀病范畴。而肺胀病多为饮邪所阻,肺失肃降为喘为咳。但肺胀日久,往往虚实夹杂,或饮从热化,一方面肺气肺阴亏虚,一方面痰饮化热阻滞肺气,此时必须虚实兼顾,方不顾此失彼。

现场答疑

学员:在临床实践中,脉诊要不要具体到寸、关、尺三部?

熊教授:从理论上讲,脉象分寸、关、尺三部,左手心肝肾,右手肺脾命,但在临床上不必拘泥于此,因为在一般情况下,六指脉都是基本相同的,即使有区别也是很细微的。寸为阳,尺为阴,一般都是寸脉大,尺脉小。左手为血,以心脏为主;右手为气,以肺脏为主,这些是基本的规律。但也有极个别的特殊情况,如吴鞠通的《温病条辨》云:"喘促不宁,痰涎壅滞,右寸实大,肺气不降者,宣白承气汤主之。""右寸实大"意味着肺热壅盛,再比如,"形似伤寒,但右脉洪大而数,左脉反小于右,口渴甚,面赤,汗大出者,名曰暑温。""右脉洪大而数,左脉反小于右"指出部位是肺胃气分热证,这就是暑温的表现,是特殊情况。

学员:熊老师,我看您看病的时候条理清晰,思维敏捷,我们看病的时候主次很容易混淆,我想请您讲讲辨证思路。

熊教授:中医看病是整体水平的体现,它取决于三个方面:第一是要有扎实的理论功底,所谓理论水平就体现在你读书读得好不好,熟不熟,多不多。第二就是临证经验,经验不是一天两天、一年两年就能积累的,需要长期扎扎实实搞临床才会有。第三就是思维反应要快。

我16岁开始看病时也很迷惑,有的病人一来就给你讲很多的症状,给你看西医的检查报告单,他有多种疾病,好像无从下手,那到底如何辨证呢? 这是有方法的。第一就是抓住主症。不管病人讲多少病,先搞清楚他这次来最主要是解决什么问题,这就是抓主症。第二就是辨证,首先辨病变部位,其次辨病邪性质。

要注意我们中医讲病变部位不是解剖部位,我们讲的是脏腑、经络部位。比如肝藏血,血液的调节,由肝脏所主;肝主筋,出现抽筋、麻木、痉挛,这是肝的病;肝开窍于目,眼睛的病主要在肝;肝主气机疏泄,容易发脾气、心情不好、抑郁这是肝的病;血压升高、血液不稳定这也是肝的病;肝主风,风以动之,凡是动的病都是风,也就是要治肝啊,比如现在的小儿抽动症、癫痫都是风啊。那肝的经脉呢,过阴器,抵小腹,走胁下,上巅顶,经乳房,如果这些地方出了病,比如疝气,少腹疼,女子、男子的阴部疼,胁下疼,乳房胀痛,巅顶头痛,都是肝脏的病,这就是辨病位。当然还要辨在上在下,在表在里,明明在表你把它当做里证治就错了,所以病位很重要。

病性就是病的性质——寒热虚实。有的是有瘀血的、有的是有痰饮的,有的是有食积的,这些都属于实证。有的是虚证,是气虚还是血虚,是阴虚还是阳虚,在五脏里面侧重于哪一脏虚,都要搞清楚。这就是辨证的思路。

学员:案例十中的哮喘患者用射干麻黄汤,为何不用小青龙汤、定喘汤?

熊教授:哮喘,有哮必然有喘,有喘不一定有哮。喘,气喘,哮,喉中有水鸡声、有痰鸣声,是慢性病。哮证分冷哮、热哮;喘分虚、实。比如动则气短、乏力、少气懒言、脉体虚弱,是虚喘;痰涎壅盛、面部发红、舌苔黄腻,脉弦滑数,是实喘;或者受到风寒以后,形寒畏冷、突然发作的气喘,是实喘,是小青龙汤证。哮分冷热,而案例十的患者,舌苔薄白,胸腹部明显畏冷,是冷哮,用射干麻黄汤。而定喘汤是治疗热哮的。

学员:请问失眠的中医辨证治疗。

熊教授:失眠是现在的常见病,很多患者因长期精神压力大导致失眠。失眠的常见证型有以下几种:第一是心肾不交,它有两个特点,一是心烦、口苦或口疮,二是下肢冰冷,这才叫心肾不交,用交泰丸治疗,方中黄连清心火、肉桂温下焦阳气。第二是心阴虚弱,即阴虚火旺,"心烦不得卧,黄连阿胶汤主之"出自张仲景的《伤寒论》。以口苦、口干、心烦,舌苔黄为主症,可用黄连阿胶汤。第三种是痰热内扰,以口苦、痰多、胸闷、呕逆,舌苔黄腻为主症,用黄连温胆汤;第四种是心血不足,以心悸、怔忡、口干、疲乏为主症,用天王补心丹。第五种是心肝阴血不足,《金匮要略》云:"虚烦不得眠,酸枣仁汤主之。"第六种是胃中不和,由食积引起,常见于小儿,用保和丸。

还有一种是《中医内科学》上没有的,我曾经讲过一个特殊的病案:福建中医药大学有个博士,他的妈妈 70 岁,已经失眠 30 年,特别怕冷,大热天胸腹部要裹着棉毯,吃东西、喝水要滚烫的,别人说是热的她都觉得是冰的,必须滚烫。我问她哪里最冷,她说就是胸腹部,不口干。因为人在外地,我没摸到脉,就详细地询问了她的病情,判断她是一个标准的寒证。用什么方呢?用半夏秫米汤合桂枝甘草龙骨牡蛎汤,30 年的失眠 3 个月治好了。这就是非常特殊的,叫阳不入阴,阳虚失眠,此理论出自《黄帝内经》。

临床现场教学第9讲

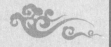

时间:2014 年 11 月 22 日

案例一　三叉神经痛案

刘某,男,43 岁。湖南岳阳人。

患者因右侧下巴连及面颊部疼痛半年就诊。

患者因半年前开始出现右侧下巴连及面颊部疼痛,检查发现血肌酐、尿素氮升高,血压升高(最高达 190/130mmHg),诊断为"右侧三叉神经痛,慢性肾功能不全"。现症见:右侧下巴连及面颊部阵发抽掣样疼痛,无烧灼感,1 个月前左侧胁肋部并发带状疱疹,舌苔薄黄,脉细而弦。

辨证:风阳上亢。

治法:潜阳息风。

选方:镇肝熄风汤合天麻止痉散加栀子、黄芩。

处方:代赭石 15g,龟板 30g,生龙骨 30g,生牡蛎 30g,白芍 20g,怀牛膝 20g,玄参 10g,天冬 10g,天麻 20g,僵蚕 30g,全蝎 5g,蜈蚣 1 只(去头足),地龙 10g,黄芩 10g,栀子 10g,夏枯草 15g,甘草 6g。30 剂,水煎服。

讲析:患者主要症状是右侧下巴部连及右侧脸部三叉神经痛,呈抽掣样疼痛,抽掣是风,脉细而弦也是风,舌苔黄,因此属于风热。他的血压高只是一个现象,是因为风阳上亢引起的,所以用镇肝熄风汤潜镇风阳,合天麻止痉散搜风通络止痛,加栀子黄芩清肝胆之火热。

案例二　腰腿痛案

文某,女,67 岁。湖南岳阳人。

患者因腰痛连及左下肢疼痛 1 年余就诊。

患者近 1 年多来反复出现腰痛及左下肢疼痛,西医诊断为"腰椎间盘突出症"。现症见:腰部连及左下肢疼痛,时有小腿挛急,兼胸闷。舌边紫苔薄黄腻,脉弦。

辨证:瘀血兼湿热阻络。

治法:化瘀通络,兼清湿热。

选方:身痛逐瘀汤加丹参、酸枣仁。

处方:黄芪 20g,苍术 5g,黄柏 8g,川牛膝 20g,地龙 10g,独活 10g,秦艽 10g,香附 10g,当归 10g,川芎 5g,煅乳香 8g,煅没药 8g,桃仁 10g,红花 6g,蜈蚣 1 只(去头足),丹参 30g,炒枣仁 20g,炙甘草 10g。30 剂,水煎服。

讲析:腰椎间盘突出引起坐骨神经疼痛,有属于湿热所滞,有属于寒湿所凝,但总为瘀阻经络所致,治法必须以通络祛瘀为要务。

案例三　腹胀案

王某,女,53 岁。湖南长沙人。

一诊:2014 年 10 月 25 日

患者因反复脘腹胀 3 年就诊。

患者 3 年前出现脘腹胀,西医诊断为"慢性胃炎",兼有"糖尿病(注射胰岛素治疗)、脂肪肝、胆囊炎"病史。现症见:胃中胀而硬满,脐凸,口中反酸,饮食基本正常,大便时溏时硬,面色淡黄,精神疲倦。舌苔薄白,脉弦细。

辨证:湿浊中阻。

治法:健脾祛湿,行气导滞。

选方:神术散加味。

处方:党参 10g,苍术 6g,厚朴 30g,砂仁 10g,陈皮 10g,木香 6g,三棱 8g,莪术 8g,神曲 10g,炒麦芽 15g,鸡内金 15g,枳壳 10g,瓦楞子 10g,甘草 6g。20 剂,水煎服。

讲析:看病应抓住主症,通过望面色、问主症、看舌脉等,再辨疾病的寒、热、虚、实。该患者以胃中胀为主症,是由胃中湿浊引起的,用神术散加神曲、麦芽;腹胀硬满提示可能有积聚,所以加了三棱、莪术消积除胀;其体质弱,加党参;口中反酸水故不用山楂而加瓦楞子制酸。

二诊:2014 年 11 月 22 日

患者服中药后胃胀、腹部硬满已止,但精神疲乏,消瘦,面色淡黄,食纳可,矢气多,大便正常。舌苔薄白,脉细。

辨证:脾虚气滞证。

治法:健脾行气。

选方:香砂六君子汤加厚朴、鸡内金。

处方:党参 20g,炒白术 10g,茯苓 15g,陈皮 10g,法夏 10g,砂仁 10g,木香 6g,厚朴 30g,鸡内金 20g,甘草 6g。20 剂,水煎服。忌生冷。

讲析:患者初诊是脘腹胀而硬满、食纳差,用神术散治疗。现腹胀已除,目前治疗主要是健脾胃,而脾虚易气滞,所以用香砂六君子汤加厚朴、鸡内金。

案例四　腹痛案

刘某,女,30 岁。湖南新化人。

患者因小腹及右下腹疼痛 3 月余就诊。

患者近 3 月反复出现小腹及右下腹疼痛,常因运动诱发,痛时不呕、不胀,月经色黑,白带多,二便正常。舌红紫苔薄白,脉细弦。

B 超提示:卵巢囊肿、盆腔积液。

辨证:血气兼水饮阻滞。

治法:养血活血,行气利水。

选方:当归芍药散合金铃子散加乌药、木香、槟榔。

处方:当归 10g,白芍 10g,川芎 10g,炒白术 10g,茯苓 30g,泽泻 15,玄胡 10g,川楝子 10g,乌药 15,槟榔 10g,木香 6g。20 剂,水煎服。

讲析:诊治腹痛一定要看清部位,右侧上腹部为肝胆,左侧为脾,中间为胃脘、胰腺。女子的小腹部还有子宫、附件等。该患者大便正常,可见不是肠子的问题,是妇科的疾患。而患者白带多,月经色黑,舌红紫,所以按血瘀湿阻气滞来治疗。

案例五　头痛案

王某,女,40 岁。湖南新化人。

患者因巅顶头痛 8 年余就诊。

患者巅顶头痛 8 年,痛时头顶部有发热感,兼膝关节疼痛,手指麻木,食后脘胀,口苦,大便干结。舌红苔薄黄腻,脉弦细数。

辨证:肝阳上扰兼湿热痹阻。

治法:平肝潜阳,清热祛湿。

选方:天麻钩藤饮合四妙散加减。

处方:天麻 20g,钩藤 20g,石决明 20g,黄芩 10g,酒大黄 3g,桑寄生 10g,益母草 10g,夜交藤 10g,川牛膝 20g,苍术 5g,黄柏 8g,木瓜 15g,藁本 15g,僵蚕 20g,木香 6g,甘草 6g。20 剂,水煎服。忌酒、并忌食羊肉、牛肉等辛热之品。

讲析:巅顶属足厥阴肝经,凡巅顶头痛者,需辨清寒、热。如果巅顶头痛而局部畏冷、呕逆、吐白色涎沫,是寒证,用吴茱萸汤,《伤寒论》曰:"干呕,吐涎沫,吴茱萸汤主之。"如果巅顶头痛有局部发热感,有热的征象,是热证,重则是肝火,轻则是肝阳上亢或肝经风热上犯,该患者火热并不是很重,结合舌脉,是肝经风热上亢引起的巅顶疼痛。膝盖疼痛是湿热阻塞经络。因此,治疗分两个方面:第一治疗巅顶痛,第二治疗膝盖疼痛,用天麻钩藤饮加减以治巅顶头痛,用四妙散加减以治膝痛。

案例六　痹证案

张某,女,29 岁。湖南娄底人。

患者因周身疼痛 1 年余就诊。

近 1 年来周身肢节疼痛,以腰腿痛明显,手指关节亦疼痛,夜晚及天气冷时加重,时有胃胀,月经正常。舌边紫苔黄腻,脉细。

辨证:气血不足兼湿热。

治法:补益气血兼清热祛湿。

选方:独活寄生汤合二妙散。

处方:党参 10g,当归 10g,白芍 10g,熟地黄 10g,川芎 10g,独活 10g,防风 10g,秦艽 10g,细辛 3g,桑寄生 10g,杜仲 15g,川牛膝 15g,茯苓 10g,苍术 6g,黄柏 10g,木香 6g,甘草 6g。20 剂,水煎服。

讲析:患者周身肢节疼痛而脉细,是气血不足,但舌苔黄腻,兼有湿热,所以用独活寄生汤合二妙散。

案例七　鼻渊案

李某,男,25 岁。湖南怀化人。

患者因反复鼻塞、流涕就诊。

患者经常鼻塞、流涕,伴前额头痛,在当地医院诊断为"慢性鼻窦炎、鼻息肉",已行"鼻息肉切除术"。现症见:鼻塞、流黄白浊涕,伴前额头痛,喉中多痰,咽中红。舌苔薄白,脉滑略数。

辨证:风热上攻。

治法:疏散风热、通窍。

选方:苍耳子散合金沸草散、葛根选奇汤。

处方:苍耳子 10g,辛夷 10g,白芷 30g,薄荷 10g,旋覆花 10g,细辛 3g,荆芥 10g,法夏 10g,前胡 10g,茯苓 15g,葛根 30g,黄芩 10g,羌活 10g,防风 10g,浙贝母 30g,甘草 6g。30 剂,水煎服。

讲析:鼻乃肺之窍,额部属阳明经所主,而足太阳经脉亦达眼额部,故治鼻渊流涕必须宣肺气;治额头痛必须清阳明经与太阳经之风热。

案例八　泄泻案

姜某,男,38 岁。湖南长沙人。

患者因反复大便溏泄数年就诊。

现症见:大便溏泄,但大便频而不畅,且大便中夹有黏液,食辣则甚,兼脐腹胀痛,精神疲倦。舌苔黄腻,脉细。

辨证:湿热阻滞肠道。

治法:清热祛湿,行气导滞。

选方:木香导滞丸合厚朴人参汤。

处方:西洋参 6g,厚朴 30g,枳实 10g,生大黄 2g,槟榔 10g,木香 6g,黄芩 10g,黄连 6g,炒白术 10g,茯苓 15g,泽泻 10g,神曲 10g,甘草 6g。20 剂,水煎服。

讲析:患者以大便溏而不爽兼腹胀、腹痛为主症,是典型的结肠炎,其舌苔黄腻,属于湿热阻滞肠道,用木香导滞丸清湿热、除气滞,加厚朴人参汤健脾固本而消胀。并嘱患者注意饮食,忌辛辣、忌酒。

案例九　头痛及不孕案

王某,女,33 岁。湖南平江人。

患者因偏头痛及不孕就诊。

患者曾行"输卵管结扎术",现欲求二胎,自诉已做两次试管婴儿均失败,其月经大致正常,但宿患左侧偏头痛,时有头晕、腰酸。舌苔薄白,脉细略弦。

辨证:气郁少阳兼精血不足。

治法:疏肝解郁兼补精血。

选方:散偏汤合养精种玉汤加味。

处方:党参 15g,当归 10g,白芍 10g,熟地黄 15g,枣皮 15g,巴戟天 20g,川芎 10g,白芷 20g,柴胡 10g,香附 10g,天麻 20g,法夏 10g,白芥子 10g,甘草 6g。20 剂,水煎服。

讲析:女子不妊,其因颇多,有虚有实,虚者多为肾虚而精血不足之证,或为冲任不足的虚寒证,实者有水湿痰饮停聚证,有瘀血阻滞证。此外,还有抑郁不孕证,当仔细分辨,方可准确施治。

案例十　痹证案

易某,女,43 岁。湖南蓝山县人。

患者因双手指关节疼痛 10 年余就诊。

患者双手指关节疼痛 10 年多,在当地医院诊断为"类风湿关节炎",长期口服激素治疗。现症见:双手指关节肿大变形、疼痛,遇寒加重,晨僵。舌苔薄白,脉细。

辨证:风寒湿痹。

治法:祛风除湿,散寒止痛。

选方:三痹汤合三藤饮加煅乳香、煅没药。

处方:党参 10g,黄芪 30g,当归 10g,白芍 10g,生地 10g,川芎 10g,独活 10g,防风 10g,细辛 3g,桂枝 6g,茯苓 10g,杜仲 10g,川牛膝 10g,秦艽 10g,茯苓 10g,鸡血藤 15g,海风藤 15g,络石藤 10g,煅乳香 10g,煅没药 10g,甘草 6g。30 剂,水煎服。

讲析:《黄帝内经》云:"风寒湿三气杂至,合而为痹也",但痹病日久,或气

临床现场教学第 9 讲

血亏虚,或气血阻滞,则一方面出现一派虚象,一方面出现关节肿大变形之实象。此时当虚实并治,一方面益气养血,一方面疏风散寒除湿,有明显关节肿大变形者,当兼以祛瘀消肿以止痛。

案例十一 癥积案

王某,男,54 岁。湖南岳阳人。

患者因发现肝硬化、脾大 1 年余就诊。

患者既往有"慢性乙肝"病史,1 年前 B 超检查提示:肝硬化、脾大。现症见:颈部皮肤有蜘蛛痣,偶有齿衄,无明显腹胀、呕血及口苦,但小便黄,大便正常。舌紫苔黄腻,脉弦细。

辨证:湿热瘀阻。

治法:清热祛湿,化瘀消癥。

选方:甘露消毒丹加味。

处方:茵陈 20g,通草 6g,滑石 20g,连翘 10g,黄芩 15g,石菖蒲 10g,浙贝母 15g,藿香 10g,射干 10g,白蔻仁 6g,丹皮 10g,赤芍 10g,栀子 10g,炒 鳖甲 30g。30 剂,水煎服。忌饮酒。

讲析:治疗肝硬化病,要抓住三个关键点:一是湿热之邪,二是水饮停聚,三是血脉瘀阻,此三者孰轻孰重,当仔细辨证而施治。

案例十二 肺痨案

柳某,女,67 岁。湖南涟源人。

一诊:2014 年 9 月 13 日

患者因咳嗽,疲乏气短就诊。

患者因咳嗽,消瘦在当地医院检查,诊断为"肺结核",予抗结核治疗。现症见:轻微咳嗽,痰少,疲乏气短,形体消瘦,食纳差,面色淡黄。舌苔薄黄,脉细数。

辨证:脾肺气虚兼肺热。

治法:健脾益气,兼清肺热。

选方:六君子汤加百合、百部、黄芩。

处方:西洋参 8g,炒白术 10g,茯苓 15g,陈皮 10g,法夏 10g,百合 30g,百部 15g,黄芩 10g,甘草 6g。30 剂,水煎服。

讲析:此患者是虚证,疲乏气短是肺气不足,要补肺,食纳较差提示脾虚,要健脾益气,补脾即可以补肺,也就是培土生金法,用六君子汤加味。此外加黄芩是用以清肺热。

二诊:2014 年 11 月 12 日

患者服药后咳嗽、纳差、口干等症状显著改善,但仍时有头晕,兼左侧偏头痛,皮肤干燥、瘙痒,形体消瘦,二便正常。舌苔薄黄,脉细略数。

辨证:肺脾气虚兼风热。

治法:健脾养肺,兼祛风热。

选方:六君子汤加味。

处方:西洋参 8g,炒白术 10g,茯苓 15g,陈皮 10g,法夏 10g,苦参 10g,黄柏 10g,天麻 20g,蝉衣 10g,麦冬 20g,甘草 6g。30 剂,水煎服。

案例十三　咽干咽痛案

刘某,男,45 岁。湖南娄底人。

一诊:2014 年 10 月 25 日

患者因咽喉干燥、疼痛 5 年就诊。

患者因职业关系平日说话较多,咽喉干燥、疼痛 5 年,西医诊断为“慢性咽喉炎”。现症见:微咳嗽,咯痰,咽中红。舌红苔黄腻,脉细滑数。

辨证:肺胃热盛兼阴虚。

治法:滋阴清热,解毒利咽。

选方:玄贝甘桔汤合银翘马勃饮加黄芩、黄连、大黄。

处方:玄参 20g,麦冬 20g,浙贝母 30g,桔梗 10g,金银花 10g,连翘 10g,马勃 6g,射干 10g,牛蒡子 10g,黄芩 10g,黄连 5g,生大黄 2g,甘草 10g。20 剂,水煎服。

二诊:2014 年 11 月 12 日

患者服中药后咽痛、咽干均减轻,大便较干。舌红苔黄,脉细数。

辨证:肺胃热盛兼阴虚。

治法:滋阴清热,解毒利咽。

选方:玄贝甘桔汤合银翘马勃饮加栀子、黄芩、板蓝根。

处方:玄参 30g,麦冬 20g,浙贝母 30g,桔梗 10g,金银花 10g,连翘 10g,马勃 6g,射干 10g,牛蒡子 10g,板蓝根 10g,黄芩 15g,栀子 10g,甘草 10g。20 剂,水煎服。

讲析:咽喉炎,临床上有属阴虚者,治当滋肺阴;有属风热者,治当宣肺清风热;有属火热者,治当泻肺胃之火热;有属痰气交阻者,治当化痰理气。此外尚有属局部瘀阻者,王清任创会厌逐瘀汤治咽哽咽痛,即是其义。

案例十四　狂躁案

李某,男,23 岁。湖南娄底人。

患者因间歇性失眠、狂躁 5 年余就诊。

患者因高考失利后,出现精神异常,西医诊断为"精神分裂症",长期口服镇静药治疗。现症见:间歇性发作失眠,烦躁,时欲打人,时感恐惧,痰多,怕热,善饥,口干、大便干。舌红苔薄黄腻,脉弦滑数。

辨证:痰火扰心。

治法:泻火祛痰。

选方:礞石滚痰丸加丹皮、栀子、石菖蒲、远志。

处方:礞石 30g,黄芩 30g,生大黄 5g,降香 15g,石菖蒲 30g,炙远志 10g,丹皮 10g,栀子 15g,胆南星 6g,浙贝母 30g。30 剂,水煎服。

讲析:患者以失眠、狂躁为主症,又有痰多,怕热,善饥等症,舌红苔薄黄腻,脉弦滑数,说明是痰火扰心所致。用礞石滚痰丸加味,服药后大便稀是好现象,痰火一去,神志自然安定了。

案例十五　腹胀便溏案

张某,男,40 岁。湖南汉寿人。

患者因长期腹胀、大便溏就诊。

患者长期腹胀、大便溏,肠镜检查提示:慢性结肠炎。现症见:腹胀,大便溏而不爽,次数多,口干,精神疲乏。舌苔薄黄,脉数。

辨证:湿热阻滞。

治法:清热除湿,行气止痛。

选方:香砂连朴饮合四苓散加葛根、车前子。

处方:木香 6g,砂仁 10g,黄连 6g,厚朴 30g,茯苓 15g,猪苓 10g,炒白术 10g,泽泻 10g,葛根 30g,车前子 15g,花粉 15g。20 剂,水煎服。忌饮酒、少吃辣椒。

讲析:泄泻多由湿邪所致。《医学三字经》云:"湿气胜,五泻成。"然有湿热、寒湿之别。腹胀多因气滞所致,治当详辨之。

案例十六　乳癖案

龙某,女,36 岁。湖南湘西人。

患者因经前乳房胀痛就诊。

患者时有经前乳房胀痛,情志不畅则加重,乳腺彩超提示:双乳腺小叶增生、腋下淋巴结肿大。现症见:经前乳房胀痛,月经推迟,兼有黄带,时有腰痛。舌苔薄黄腻,脉弦滑细数。

辨证:气郁痰结。

治法:疏肝行气,化痰散结。

选方:疏肝消瘰丸加黄柏、薏苡仁。

处方:柴胡 10g,当归 10g,川芎 10g,郁金 15g,橘核 10g,白芍 10g,香附15g,青皮 10g,玄参 10g,浙贝母 30g,生牡蛎 20g,黄柏 10g,薏苡仁15g,甘草 6g。30 剂,水煎服。

讲析:治女子乳腺结节,首须疏理肝气,有瘀者,兼祛瘀;有痰者,兼化痰;有火者,兼清郁火。此乃治疗大法。

现场答疑

学员:请问乳腺疾病的中医辨证思路。

熊教授:乳腺疾病常见有以下几种:第一是乳腺小叶增生,这种增生有的是一个,有的是多个,它可以推动,质中等,往往在月经期或经前乳中胀痛;第二是乳腺纤维瘤,它稍大点,有明显结块,可推动,时有疼痛;第三是乳腺癌,其质地坚硬、有凹凸不平的结节,推之不移。西医通过乳腺彩超检查可以确诊,中医治疗则需要辨证。乳腺疾病的常见病因,第一是气滞,第二是痰浊,第三是血瘀。其中乳腺小叶增生以气滞为主,常夹痰浊、瘀血,因乳房归肝经所主,往往是因情志不畅、肝气郁结,导致气滞,进而产生痰饮、瘀血阻滞而产生。乳腺纤维瘤则以痰、瘀为主,痰浊会出现舌苔腻、脉滑,血瘀会有舌紫、月经量少等症状。临床上都是通过辨证分清是痰是瘀,但前提都有气滞。乳腺癌的西医治疗是手术、化疗、放疗等,但患者手术和化疗后往往体质虚弱,体质弱则癌症容易复发和转移,乳腺癌常转移至胸部、肺部、淋巴,个别会转移至肝。因此,可以通过中医辨证治疗帮助患者恢复体质、增强体质,减少癌症的复发和转移。

学员：请问鼻炎、鼻息肉等鼻部疾病的中医辨证论治。

熊教授：鼻炎病位在鼻，而鼻为肺之窍，是肺系疾病，主要考虑三种情况：风热、阴虚，以及痰浊夹寒。风热证常见有鼻塞、多黄涕、鼻衄、口苦、舌苔黄等症状，主方是苍耳子散加黄芩、栀子；阴虚证有鼻塞、鼻干、口干、咽干、鼻衄，舌红少苔等症状，要用甘露饮；痰浊夹寒的患者遇冷则打喷嚏、流清涕，舌苔薄白，脉细或滑，但其口不渴、不干、不苦，此时要用金沸草散，古人还用过桂枝汤或五苓散。另外还有一种鼻炎，发生在老年人或小儿，他们体质弱，易感冒，受寒后出现打喷嚏，流鼻涕，常用苍耳子散合玉屏风散。

学员：案例十一的"肝硬化、脾大"患者，请问中医长期治疗是否有效？

熊教授：中医认为肝硬化是肝脏血脉不通，其常见症状有腹水，或因血瘀、肝火引起的上消化道出血，这两种情况都很严重。治疗方面，有腹水则利水、血瘀则祛瘀、火热导致出血则清热凉血。而西医治疗脾肿大经常用手术切除脾脏，食管静脉曲张采用套扎术，这些都是有效的，在于患者的选择。案例十一的患者是湿热夹瘀，所以治疗上是清湿热、化瘀。

学员：卵巢早衰的患者，西医常予以激素治疗，请问中医的治法。

熊教授：治疗卵巢早衰，首先从症状考虑。卵巢早衰会有性功能下降，停经、阴干，严重者阴毛脱落、阴部萎缩，会提前衰老。中医讲女子"二七而天癸至，任脉通，太冲脉盛，月事以时下……七七任脉虚，太冲脉衰少，天癸竭，地道不通，故形坏而无子也。"意思是女子来月经、可以生育，主要是由于肾气盛、天癸至，天癸是肾气所生的一种特殊物质、一种激素。卵巢早衰就是肾气衰、天癸竭，治疗上要补肾。但补肾要有侧重，根据患者的症状特点，来判断是阴虚还是阳虚，如果出现手足心热、舌红少苔、脉细等阴虚证候，则补肾阴，用张景岳的左归饮；如果出现形体畏寒、夜尿频、面色淡白、口不干等阳虚证候，则补肾阳，用右归丸，可酌情加鹿角霜、巴戟天等。

学员：请问鼻咽癌的中医治法。

熊教授：西医对于鼻咽癌一般行手术，或放、化疗等治疗，对于这种病，最好是中西医结合治疗，术后配合中医治疗恢复体质。根据我的经验，鼻咽癌术后一般都是阴虚火旺，会有口干、鼻干、咽干、鼻衄等症状，主方是甘露饮加蛇舌草；切忌用辛温热药，切忌用麻黄、桂枝、细辛、干姜等一类药，否则会出现鼻衄、咽喉痛。

学员：请问癌症手术后的中医治疗方法。

熊教授：中医治疗需辨证，分清寒热虚实，如果是寒证，用温热药；热证，就用寒凉药；如果有阴虚，就用滋阴药；有气虚，就用补气药，要因病证而异。根据我的经验，其中鼻咽癌、胆囊癌、肺癌、前列腺癌、膀胱癌术后多偏热证，但子宫癌术后，患者可能以白带多、黄带或下血为主证，这时就必须分清寒热虚实进行治疗。

学员：中医如何治疗帕金森综合征？

熊教授：帕金森病是西医病名，属于中医"震颤"的范畴，是很难治的疾病，其症状有手足颤抖、头部摇动等。常见的病因分三种：第一种是气血不足造成的，常见于老年人、虚证之人，出现脉细、舌淡、面色淡黄、疲乏等症状，要用定振丹；第二种是阴虚引起的，会出现颤抖，舌红无苔、手足心热、脉细数，则用大定风珠；第三种是纯粹以风为主的，有颤抖、四肢麻木、痉挛、兼头晕，则用黄芪虫藤饮。

学员：请问慢性咽喉炎的中医治疗。

熊教授：咽喉炎的易发人群，比如教师、歌唱演员，它是职业病。它有急性、慢性之分，急性咽喉炎称为喉痹，而这里主要讲慢性咽喉炎。慢性咽喉炎主要是两种情况，一是阴虚，二是痰阻，或者痰气交阻。阴虚证用玄贝甘桔汤，痰气交阻则用半夏厚朴汤，其急性发作时，用吴鞠通的银翘马勃饮。

学员：请问中风的中医辨证治疗。

熊教授：西医诊断中风必须做 CT 检查，分清是脑梗死还是脑溢血。中医辨证治疗中风，分为中经络、中脏腑两大类。中经络有半身不遂、口眼㖞斜、舌謇语涩、肢体麻木等症状；中脏腑则是神志昏迷、痰涎上涌。中风的病因是多方面的，外风只是诱因，关键是内在因素。中风的致病因素除了有风、瘀外，更重要的是痰。中风以痰为主的，只要看到患者半身不遂兼舌謇语涩、口角流涎、舌苔腻，就提示有痰，一定要化痰。如果这时候用补阳还五汤，用桃仁、红花之类，痰容易滞涩，所以治疗重点是祛风、通络、化痰，最好用解语丹、虫藤饮。如果中风后半身不遂、甚至疼痛、肿胀，或兼有火象的，用大秦艽汤；口眼歪斜的用牵正散。而中脏腑的病情就比较危重，临床上分闭证、脱证。闭者，邪气闭阻，属于实证；脱者，元气虚脱，属于虚证。同样都是昏迷，如果出现猝倒无知、牙关紧闭、痰涎上涌、两手紧握、加半身不遂、口角㖞斜、舌謇语涩等症状，提示是闭证；如果出现口开目合、手撒遗尿、声如酣睡、汗出如珠（油），这是脱证。

临床现场教学第10讲

案例一 血证案

周某,男,32 岁。湖南娄底人。

一诊:2014 年 11 月 22 日

患者因反复齿衄、鼻衄、皮肤发斑 1 年多就诊。

患者因反复齿衄、鼻衄、皮肤发斑,去年 10 月被诊断为"再生障碍性贫血、血小板减少、慢性乙肝"。现症见:时有齿衄、鼻衄及皮肤紫斑,但自汗、易感冒,易生疮疹,口干,二便正常。舌红苔黄,脉细数。

辨证:血热证。

治法:清热凉血。

选方:犀角地黄汤合化斑汤加栀子、黄芩。

处方:水牛角片 30g,生地 30g,白芍 10g,丹皮 15g,黄芩 10g,栀子 10g,玄参 10g,知母 10g,生石膏 20g,甘草 6g。20 剂,水煎服。忌酒、忌食羊肉、狗肉、牛肉。

讲析:血证分虚实,虚证一般是气虚,实证是血热,该患者恰好是血热。我们不要一看到"再生障碍性贫血"就认为是缺血,临床上经常通过看眼睑来判断贫血。如果眼睑发白,提示重度贫血,而此患者眼睑是红的,因此,他现在主要问题不是缺血,而是血热,容易出血,他也曾经有过鼻衄和齿衄。因此,防止出血是关键点,不是要吃补药而是要清热,所以用犀角地黄汤、化斑汤加栀子、黄芩。

二诊:2014 年 12 月 20 日

患者服中药后斑疹已消,鼻衄显减,面部痤疮减少,仍口干,精神疲倦,舌红苔薄黄,脉细数。

辨证:血热兼气阴两虚。

治法:清热凉血,益气养阴。

选方:化斑汤合犀角地黄汤、生脉散去五味子。

处方:西洋参 8g,麦冬 30g,生地 30g,水牛角片 30g,丹皮 10g,白芍 10g,知母 10g,生石膏 15g,玄参 10g,甘草 6g。30 剂,水煎服。忌酒、辛辣、狗肉、羊肉等。

讲析:因为他的血热很重,像归脾汤这样的温补方不能用,仍用化斑汤合犀角地黄汤清血热、加生脉散益气养阴,因五味子是温药,故去掉。

案例二　痿证案

杨某,男,40 岁。湖南新化人。

一诊:2014 年 10 月 23 日

患者因四肢无力、两眼睑下垂半年就诊。

患者近 2 年精神疲倦,四肢无力,近半年两眼睑下垂,西医诊断为"重症肌无力"。现症见:精神疲倦,两眼睑下垂,目矇,目胀,视歧,左眼外凸,头晕耳鸣,四肢酸重无力、麻木,自汗。舌苔薄黄,脉细。

辨证:清气下陷。

治法:益气升清。

选方:益气聪明汤加天麻、钩藤、菊花。

处方:西洋参 6g,黄芪 40g,葛根 30g,升麻 6g,白芍 10g,蔓荆子 10g,黄柏 6g,菊花 10g,天麻 15g,钩耳 20g,炙甘草 10g。30 剂,水煎服。

讲析:重症肌无力是西医病名,中医认为是气虚下陷,此患者主要表现在眼睑下垂,是清气下陷证,用益气聪明汤治疗,再加天麻、钩耳治疗头晕,加菊花来减轻目矇、视歧(指一个事物看成两个)。

二诊:2014 年 12 月 20 日

患者服中药后眼睑下垂减轻,四肢无力、头晕均减轻,但仍自汗,口中多涎,口中有甜味,时有四肢抽搐。舌苔薄黄,脉细。

辨证:气虚夹湿。

治法:益气化湿。

选方:益气聪明汤加味。

临床现场教学第 10 讲

处方:西洋参 8g,黄芪 40g,葛根 50g,白芍 10g,蔓荆子 10g,黄柏 6g,升麻 6g,佩兰 15g,茯苓 30g,天麻 15g,钩耳 20g,僵蚕 20g,炙甘草 10g。30 剂,水煎服。

讲析:中医认为重症肌无力是气虚,有的是气虚夹湿,有的是气虚有热。该患者口水多,口中甜,提示是饮、是痰湿,因此用益气聪明汤加佩兰、茯苓,因四肢抽筋,加天麻、僵蚕、钩耳。

案例三 眩晕案

陈某,女,75 岁。海南海口人。

一诊:2014 年 11 月 22 日

患者因反复头晕 10 余年就诊。

患者原有"高血压、糖尿病、高脂血症"病史,反复头晕 10 余年,近 2 年来头晕加重,伴胸闷,腰痛,左下肢麻木、肿胀,无明显颈胀、耳鸣。舌红苔薄黄,脉弦数。

辨证:肝阳上亢。

治法:平肝潜阳。

选方:天麻钩藤饮加石菖蒲。

处方:天麻 30g,钩藤 30g,石决明 20g,黄芩 10g,栀子 10g,桑寄生 10g,益母草 10g,夜交藤 10g,川牛膝 20g,杜仲 15g,茯苓 10g,石菖蒲 15g,甘草 6g。30 剂,水煎服。

讲析:老年患者出现脉象弦数,是肝阳上亢之象,首先要注意她的血压,要预防中风,这就是中医讲的治未病,如果等中风发病了再去治疗就晚了。

二诊:2014 年 12 月 20 日

患者服药后头晕减轻,但口干,手足心热,小腿疼痛,大便干。舌红略紫苔薄黄,脉弦数。

辨证:肝阳上亢。

治法:平肝潜阳。

选方:天麻钩藤饮加麦冬、天花粉、知母、木瓜。

处方:天麻 30g,钩藤 30g,石决明 20g,黄芩 10g,栀子 10g,桑寄生 10g,益母草 10g,夜交藤 10g,怀牛膝 20g,杜仲 20g,麦冬 30g,天花粉 15g,知母 10g,木瓜 15g。30 剂,水煎服。

讲析:患者血压高,脉弦数,头晕,是典型的肝阳上亢,因此用天麻钩藤饮,同时她又有消渴,可见口干,手足心热等阴虚燥热的症状,故加麦冬、天花粉、知母滋阴清热,患者腿痛,加木瓜。

案例四　胁痛案

李某,男,39 岁。湖南株洲人。

患者因右胁隐痛 3 年就诊。

患者 3 年前因右胁隐痛检查发现"转氨酶"升高,B 超提示有"胆囊结石",在当地医院诊断为"慢性乙肝、胆囊结石"。现症见:食后脘腹胀,右胁隐痛,小便黄,大便略溏。舌苔薄黄腻,脉弦细数。

辨证:肝胆湿热。

治法:清利肝胆湿热。

选方:甘露消毒丹合金铃子散加味。

处方:茵陈 20g,通草 6g,滑石 15g,连翘 10g,黄芩 15g,石菖蒲 10g,藿香 10g,浙贝母 20g,白蔻仁 6g,鸡内金 20g,木香 6g,川楝子 10g,玄胡 10g。30 剂,水煎服。另包:胆粉 30g 装胶囊,1g/d,吞服。忌酒。

讲析:此患者既有乙肝病史,又有胆石症。其主症是右胁下疼痛而兼脘腹胀,且舌苔黄腻,显属肝胆湿热而兼气滞之证,故治以清利湿热为主,兼以理气止痛。

案例五　黄疸案

邓某,男,54 岁。湖南邵阳人。

患者因发现"转氨酶升高"10 年就诊。

患者有长期饮酒史,近 10 年来转氨酶反复升高,时有黄疸、腹胀,西医诊断为"酒精性肝硬化"。现症见:腹微胀,食纳不佳,目睛微黄,面色黯黄,嘴唇发黯,口苦,时有齿衄,夜寐不安,尿黄,大便正常。舌边紫苔薄黄,脉弦滑数。

辨证:湿热瘀阻。

治法:清热祛湿,化瘀软坚。

选方:甘露消毒丹加味。

处方:茵陈 40g,通草 6g,滑石 30g,连翘 10g,黄芩 15g,石菖蒲 10g,浙贝母 15g,藿香 10g,白蔻仁 6g,栀子 10g,丹皮 15g,赤芍 15g,当归尾 10g,炒鳖甲 30g。30 剂,水煎服。忌酒。

讲析:患者目黄、面黄、尿黄、口苦、齿衄、脉弦滑数,是典型的肝胆湿热。但同时他又有面色黯、嘴唇发黯、舌边紫,这是瘀阻的表现,继续发展就会变成黑疸。因此,既要清热除湿,又要化瘀软坚,故用甘露消毒丹加丹皮、当归尾、赤芍、鳖甲。

案例六　肾病案

廖某,46岁,成人。湖南娄底人。

患者因发现蛋白尿、血尿10余年就诊。

患者10年前因水肿,在医院检查发现"蛋白尿、血尿",被诊断为"慢性肾炎",虽经治疗,病情逐渐加重,血压升高,现蛋白尿持续(+++),隐血(+),血肌酐、尿素氮均升高,西医诊断为"慢性肾炎,肾功能不全"。现症见:自汗,头晕,腰痛,乏力,夜寐不安,尿黄。舌红苔薄黄,脉细数。

辨证:阴虚火旺兼气虚。

治法:滋阴降火兼益气。

选方:知柏地黄汤合黄芪龙牡散。

处方:黄芪40g,煅龙骨30g,煅牡蛎30g,熟地黄15g,怀山药15g,茯苓15g,泽泻10g,丹皮10g,枣皮10g,黄柏10g,知母10g,玉米须10g,川牛膝15g,炒枣仁20g。30剂,水煎服。

讲析:慢性肾病多属虚证,主要为肾虚、气虚、血虚,亦有兼脾虚者。然虚中往往夹实,有夹水饮者,有兼热者,有兼寒者,必须分辨治之。

案例七　纳差案

秦某,女,45岁。湖南长沙人。

患者因纳差1月就诊。

患者1月前感冒发热后出现食纳极差,近日发现体重减轻1.5kg,无明显腹痛,腹胀,失眠,精神很是疲乏,大便正常。舌红苔薄白,脉细。

患者有"胆囊多发性息肉、慢性胆囊炎"病史。

辨证:脾胃气虚。

治法:益气健脾。

选方:六君子汤加三仙。

处方:西洋参6g,炒白术10g,茯苓15g,陈皮10g,法夏10g,鸡内金20g,山楂 10g,炒麦芽 15g,神曲 10g,甘草 6g。20 剂,水煎服。

讲析:患者虽有"胆囊多发性息肉、慢性胆囊炎"病史,但无胁痛及脘腹胀痛,亦无口苦、舌苔不黄,因此不是实证。她目前主要是精神疲乏,食纳甚差,舌苔薄白,脉细,属于脾胃气虚,因此要用六君子汤益气健脾,再加三仙消食开胃。

案例八 肝癌案

周某,男,60 岁。湖南怀化人。

患者因发现"肝脏占位性病变"就诊。

患者 CT 检查发现"肝脏占位性病变"。现症见:腹胀,右胁腹疼痛连及腰部,但近日咳嗽较甚,咽痒,动则气促,大便正常。舌边紫,舌上有裂痕,舌苔黄白腻,脉细滑。

辨证:湿热瘀结。

治法:清热除湿,化瘀消癥。

选方:①贝夏止嗽散;②二金汤合金铃子散加鳖甲。

处方:①川贝母 10g,法夏 10g,杏仁 10g,桔梗 10g,炙紫菀 10g,百部 10g,白前 10g,陈皮 10g,薄荷 6g,矮地茶 15g,蛇舌草 20g,甘草 6g。10 剂,水煎服。

②鸡内金 20g,海金沙 20g,厚朴 20g,猪苓 20g,茯苓 30g,大腹皮 10g,通草 6g,川楝子 10g,延胡索 10g,炒鳖甲 30g,蛇舌草 20g,青皮 10g,丹皮 10g,栀子 10g。20 剂,水煎服。

讲析:患者目前咳嗽严重,急则治标,先用贝夏止嗽散止咳化痰,俟咳嗽好转后,再予二金汤合金铃子,加鳖甲散清热除湿,化瘀消癥。建议住院行西医的介入治疗。

案例九 咽痛干咳案

华某,女,30 岁。湖南安化人。

患者因反复咽痛、干咳 2 月余就诊。

患者原有甲状腺功能减退病史,现症见:咽痛,咽中红,干咳,面部痤疮,精神疲乏,月经后期,性欲明显减退。舌苔薄黄,脉细滑。

辨证:气阴不足兼痰热。

治法:益气养阴,清热化痰利咽。

选方:玄贝甘桔汤合银翘马勃饮加西洋参、淫羊藿、巴戟天。

处方:西洋参 8g,玄参 15g,浙贝母 30g,桔梗 10g,金银花 10g,连翘 10g,牛
蒡子 10g,射干 10g,马勃 6g,淫羊藿 10g,巴戟天 15g,甘草 6g。20 剂,
水煎服。

讲析:咽痛不咳,此风热夹痰之咽喉病。而其年仅 30 岁,却诉精神疲乏而
性功能明显减退,乃气虚兼肾虚之征,故于清咽之方中加西洋参、淫羊藿、巴戟
天以治之。

案例十　月经量少案

李某,女,35 岁。湖南安化人。

患者因疲乏,月经量少,大便秘结而就诊。

自诉曾有 3 次"刮宫术"史,已行"输卵管结扎术"。现症见:疲乏,月经量
少,色黯,经前心烦,兼痛经,口干,面色淡黄,失眠,并反复诉说大便干结。舌
淡紫苔薄白,脉细。

辨证:气阴血不足兼血瘀。

治法:益气滋阴养血,兼化瘀通便。

选方:新加黄龙汤合桃红四物汤加枣仁、柏子仁。

处方:西洋参 8g,当归 10g,白芍 10g,熟地 15g,川芎 6g,桃仁 10g,红花
6g,玄参 30g,麦冬 30g,炒枣仁 20g,柏子仁 10g,火麻仁 20g,甘草
6g。30 剂,水煎服。

讲析:女子 30 多岁,月经量少而兼痛经,一般多为实证。但此人疲乏而舌
淡、脉细,当属虚证为主,故在益气养阴血之方中再加桃仁、红花。

案例十一　腹痛便秘案

陈某,女,71 岁。湖南新化人。

患者因脘腹胀痛,便秘半年就诊。

患者 3 年前因直肠癌行手术治疗,有"慢性胃炎"病史。现症见:脘腹胀痛,
胃中有烧灼感,口干、口苦,嗳气,大便较秘。舌苔薄黄而干,脉弦细。

辨证:肝火犯胃。

治法:疏肝理气,泄热通便。

选方：四逆散合麻子仁丸加栀子。

处方：柴胡 10g，白芍 15g，枳实 15g，火麻仁 30g，厚朴 30g，杏仁 10g，蛇舌草 30g，陈皮 10g，生大黄 3g。栀子 10g。30 剂，水煎服。若大便稀则去大黄。

讲析：肠部占位性病变手术之后，最多虚实两端。虚者，表现食少、便溏、食后腹胀、精神疲乏等症。实者，表现腹胀、腹痛、便秘等症。此人属实证。

案例十二　痹证案

赵某，女，37 岁。湖南新化人。

患者因右膝红肿疼痛 1 年半就诊。

自诉有"系统性红斑狼疮"病史，现症见：右膝红肿、疼痛，痛时局部发热，口苦，尿黄。舌苔薄黄腻，脉沉数。

西医检查提示：膝关节腔积液（曾在右膝抽液两次）。

辨证：湿热痹阻。

治法：清热祛湿，活血通痹。

选方：加味二妙散。

处方：苍术 5g，黄柏 10g，川牛膝 20g，萆薢 10g，秦艽 10g，当归 10g，汉防己 6g，木瓜 15g，赤小豆 15g，煅乳香 8g，煅没药 8g，茯苓 20g。30 剂，水煎服。

讲析：膝关节肿痛俗称"鹤膝风"，此病当分虚实，虚者是气血不足而兼风寒之邪；实者是气血瘀阻而兼湿热之邪。此证正属后者。

现场答疑

学员：请您讲一讲案例五"肝硬化"患者的中医辨证思路。

熊教授：乙肝、肝硬化都是西医病名，乙肝症状明显时，会有口苦、尿黄、食纳差、恶心、干呕、腹胀等症状，病机是肝经湿热，治疗要清湿热，用甘露消毒丹。有的乙肝患者，仅仅是检查出乙肝表面抗原阳性，但症状不明显，这时要抓特点。大部分患者会有精神疲乏的症状，病机是气虚夹湿，要调理肝脾，疏肝健脾祛湿，用逍遥散加减。

而肝硬化，是血脉瘀阻引起，因为肝藏血，病邪在肝脏，日久导致肝血失调，会出现肝脾肿大、腹胀、面色发黯，严重时有黑疸等症状。肝硬化的病变倾向，一个是肝腹水，一个是肝血瘀阻。其病机都有湿热伤肝，因此，治疗上都要清湿热,再加上消腹水、治肝瘀等。

学员:请问月经先期、量少的中医辨治思路。

熊教授:月经先期主要是两种情况:一是气虚,二是血热。《医宗金鉴》认为月经先期量多是实热证,月经先期量少是虚热证。实热证用芩连四物汤,虚热证用地骨皮饮或用两地汤(出自《傅青主女科》),因此,月经先期需辨清虚实寒热。还有一种情况,是多次刮宫术后,子宫内膜变薄,轻则月经量少,重则停经,可用傅青主的益经汤,合《医宗金鉴》的柏子仁汤。

学员:请问中医对于"再生障碍性贫血"的辨证治疗。

熊教授:"再生障碍性贫血"是西医病名,中医叫"血虚""血亏""脱血"。脱血有两种原因:一种是大出血之后造成的血亏,女子的大崩、血证的齿衄、尿血、吐血、便血等。第二种是血的生成过程受阻。中医认为"血之道,化中焦""中焦受气取汁,变化而赤,是谓血",血从脾胃生,原料是水谷,水谷进入中焦,经过脾胃的运化,其中一部分精微化赤而成血。所以治疗虚证贫血,主要就是解决脾胃的运化功能。因此补血第一方是归脾汤,归脾汤的基础方是什么呢? 是四君子汤和当归补血汤,当归补血汤的主药不是当归而是黄芪,意思是补气以生血。因此,中医遇到血虚的不是单纯开四物汤补血,而是用归脾汤健脾益气生血。

但是案例一之患者病情复杂,是再生障碍性贫血合并血小板减少,其血热征象明显,舌红苔黄脉数、唇红、面疮、尿黄、齿衄等,所以要先清血热。而对于单纯的再生障碍性贫血治疗,是要通过补脾胃来生血进行治疗的。此外有肾病引起的贫血,因"精血同源",可以补精补血,用归芍地黄汤。

学员:案例四、五都是肝病,伴有腹胀,您用甘露消毒丹,不用茵陈四苓散的原因是什么?

熊教授:肝硬化腹胀,如果以水为主,就用茵陈四苓散,这两个患者的腹胀不是很严重,是以湿热为主,用甘露消毒丹,加了丹皮、赤芍、当归尾、鳖甲是为了化瘀而防止出现黑疸并消积除肝脾之肿胀。

学员:甲亢经西医治疗后易成甲减,中医如何治疗?

熊教授:中医是从整体观出发来治病,重视一个"调"字。甲亢会出现阳热上亢的症状,如心悸、心烦、恶热、自汗、失眠、目胀、口苦,治疗要潜阳育阴,甚至泻火;甲减常常会出现气虚加阴虚证候,主要是气虚,治疗要补气,有津亏的要生津。这是辨证施治的大原则。

临床现场教学第 11 讲

时间:2015 年 1 月 23 日

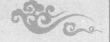

案例一　白血病并发瘰疬案

韩某,男,10 岁。湖南娄底人。

患者因发现"白血病"1 年求诊。

患者发现"白血病"1 年,现症见:颈部淋巴结肿大,微咳,痰中带有血丝,精神疲乏,面色淡黄,饮食尚可。舌苔薄黄腻,脉细。

辨证:痰热兼气虚。

治法:清热化痰兼益气。

选方:普济消毒饮加减。

处方:党参 15g,黄芩 8g,黄连 3g,陈皮 8g,桔梗 10g,柴胡 6g,连翘 10g,板蓝根 10g,牛蒡子 10g,僵蚕 10g,马勃 5g,玄参 10g,浙贝 30g,夏枯草 10g,甘草 6g。30 剂,水煎服。

讲析:西医讲的"白血病"是血液方面的病,而中医没有"白血病"这一病名。白血病有很多症状。有的以发热为主,为血热;有的以贫血为主,因血热动血所以就贫血;因热伤阴,也有以阴伤为主的,表现为口干舌燥,烦热;有的还有合并症,如扁桃体肿大、咳嗽、身上长斑疹、淋巴结肿大等。我们中医治疗疾病,是针对病人目前的主要矛盾治疗。他现在主要是淋巴结肿大,淋巴结肿大中医称为"瘰疬","瘰疬"主要是痰,但是它有偏热与不偏热之分,有的是痰热结聚,有的是只有痰没有热。这个小孩舌苔薄黄腻,显然是痰热结聚,所以要清热化痰。但是,患者同时还有一个问题,那就是面色淡黄,脉很细,体质很弱。他为什么做不了化疗呢? 就是因为他体质弱,做化疗伤元气,到时候虚衰的症状就出来了,是很危险的。因此,正确治法是既要化痰热,又要补气,还要注意别吃羊肉、狗肉等上火的东西。

案例二　腰痛案

徐某,男,34 岁。湖南长沙人。
患者因腰痛 16 年求诊。

16 年前患者因体育运动不慎摔倒后出现腰痛,当时并无骨折,但此后经常腰部隐隐作痛,酸胀不适,久坐或久站后加重,连及右下肢,右腿不麻不胀。舌红紫苔薄黄,脉弦细。

辨证:瘀血兼湿热阻络。

治法:化瘀通络,清热祛湿。

选方:身痛逐瘀汤加减。

处方:黄芪 10g,苍术 5g,黄柏 5g,川牛膝 20g,地龙 10g,独活 10g,秦艽 10g,五灵脂 10g,当归 10g,香附 10g,川芎 6g,煅乳香 10g,煅没药 10g,桃仁 10g,红花 6g,玄胡 10g,甘草 6g。30 剂,水煎服。

讲析:身痛逐瘀汤出自王清任的《医林改错》,他说:"凡肩痛、臂痛、腰痛、腿痛,或周身疼痛,总名曰痹症。……总逐风寒、去湿热,已凝之血,更不能活。……用身痛逐瘀汤。"

案例三　痹证案

刘某,女,40 岁。湖南郴州人。
患者因反复手指关节疼痛、肿胀 7 年就诊。

患者反复手指关节疼痛、肿胀 7 年,兼手臂及腿部疼痛,颈部亦胀痛,鼻旁生疮,素易上火。舌苔薄黄,脉细。

辨证:气血不足,湿热痹阻。

治法:补益气血,祛湿热,通痹。

处方:独活寄生汤合二妙散加减。

选方:党参 10g,当归 10g,白芍 10g,川芎 10g,生地 10g,独活 10g,防风 10g,桑寄生 10g,秦艽 10g,杜仲 10g,川牛膝 10g,茯苓 10g,苍术 5g,黄柏 8g,煅乳香 8g,煅没药 8g,甘草 6g。30 剂,水煎服。

讲析:独活寄生汤是治疗风寒湿痹而兼气血不足的常用方,二妙散是治疗湿热痹的常用方。若无湿热者,则不用二妙散。

案例四　痛经案

赵某,女,28 岁。湖南平江人。

患者因痛经 2 年就诊。

患者原有"子宫腺肌症、卵巢囊肿"病史,经期腹痛,腰痛,以前曾来我门诊部就诊,服药后痛经已止,卵巢囊肿减小,月经基本正常,小便黄,大便干。舌苔薄白,脉弦细。

辨证:肝郁血虚兼气滞。

治疗:疏肝理气,养血散结。

选方:当归芍药散合二甲散加味。

处方:当归 10g,白芍 10g,川芎 10g,炒白术 10g,泽泻 10g,茯苓 30g,炒鳖甲 30g,生牡蛎 20g,玄胡 10g,香附 15g,浙贝 20g。30 剂,水煎服。

讲析:

(此次缺)。

案例五　消渴案

舒某,男,67 岁。湖南新化人。

患者因疲倦、便秘 2 月就诊。

患者原有"糖尿病、高血压"10 余年,3 年前曾发生"脑梗死"。现症见:疲倦乏力,不欲饮食,大便秘结,5~6 日一行,时有胃胀痛、头晕。舌红苔薄黄,脉细而弦。

辨证:气阴两虚,兼阳明腑实。

治法:益气养阴,通腑泄热。

选方:二冬汤合小承气汤加减。

处方:西洋参 6g,麦冬 30g,天冬 15g,知母 10g,花粉 15g,黄芩 10g,生地15g,石斛 10g,厚朴 10g,枳实 10g,大黄 3g,天麻 20g,甘草 6g。30 剂,水煎服。注意:若大便变稀则去掉大黄。

讲析:虽然患者一来就诉说自己患有"脑梗",但我们不能按照"脑梗"来治疗,因为他没有明显的舌謇语涩,也没有明显的头晕、半身不遂及手足麻木,只是口齿没有以前清楚了。他的主症是便秘,不欲饮食,这是阳明腑实轻症。

患者有"消渴"病史,消渴的主要病机就是阴虚燥热。阴虚会导致口干、便秘、燥热可以引起虚热,也可以引起实热,精神疲倦是气虚。因此,益气养阴兼清热是针对这个病的治法。解决不欲饮食的问题不能用补脾胃的方法,因为他是阴虚有热造成的,所以用二冬汤合小承气汤。二冬汤解决气虚和阴虚,小承气解决肠胃中的燥热,加天麻是因为脉弦,血压高且有头晕。

案例六　胸痹案

江某,男,38 岁,湖南衡阳人。

患者因阵发胸闷、心悸 1 年余就诊。

患者自诉阵发胸闷、心悸 1 年,时有胸骨后胀痛,连及背痛,甚则气促,二便正常。舌苔薄黄腻,脉细而结。

辨证:气虚血瘀,痰热扰心。

治疗:益气活血,清热化痰宁心。

选方:十味温胆汤合小陷胸汤加减。

处方:西洋参 6g,丹参 20g,炒枣仁 20g,炙远志 10g,陈皮 10g,法夏 10g,茯苓 15g,枳实 10g,竹茹 10g,黄连 3g,炒瓜壳 6g,广香 6g,炙甘草 10g。30 剂,水煎服。

讲析:关于胸痹证,张仲景指出,其病机是"阳微阴弦",即胸阳不布,饮邪为患。而临床所见,有心气虚者,有胸阳虚者,有痰饮阻滞者,有痰热结聚者,有血脉瘀阻者,且虚实相兼之证最多,必须明辨以施治。

案例七　腿肿案

王某,女,68 岁。广东广州人。

患者因右腿肿胀 3 年余就诊。

患者 2010 年因"宫颈癌"行手术及化疗,后进行腹腔淋巴结清扫,有"放射性结肠炎",时有便血,2012 年右腿出现象皮样肿大,2013 年因"主动脉夹层"行手术治疗。现症见:右腿象皮样肿胀,偶感麻木、疼痛,但无灼热感。腹部疼痛,口干,大便干。舌边紫苔薄白,脉细。

辨证:血瘀水停。

治疗:祛瘀通络,利水消肿。

选方:防己黄芪汤合活络效灵丹加减。

处方：黄芪 30g，汉防己 6g，木瓜 15g，当归 10g，丹参 10g，煅乳香 6g，煅没药 6g，水蛭粉 6g，茯苓皮 10g。20 剂，水煎服。

讲析：患者的腿肿不是普通水肿，普通水肿是两条腿都肿，她只有一条腿肿大，因而不是水，是血络不通，血液循环障碍导致肿。有没有水呢？有。但是肿的不是只水，而是夹瘀血，也可以说是血与水结。一般像这样的病湿热都很重。但是她舌苔不腻，腿也没有烧灼感，说明湿热不重，只给她祛瘀通络就可以达到消肿的目的。

案例八　痹证案

杨某，男，45 岁。湖南娄底人。

患者因腰腿疼痛 1 年余就诊。

患者 1 年前因腰痛去医院检查，发现"肺部占位性病变、腰椎间盘突出"，后进行五次化疗。现症见：腰及双腿疼痛，疲倦，纳差，形体消瘦，但无咳嗽，胸痛及咯血。舌边紫，舌苔薄黄腻，脉细滑数。

辨证：湿热痹阻经络。

治法：清热利湿，宣痹通络。

选方：加味二妙散加减。

处方：党参 15g，黄芪 20g，黄柏 10g，苍术 5g，川牛膝 20g，萆薢 10g，秦艽 10g，当归 10g，木瓜 15g，煅乳香 10g，煅没药 10g，甘草 6g。30 剂，水煎服。

讲析：患者本来是肺部占位性病变，但是没有气短、咳嗽、胸痛、咯血这些肺部症状，而现在的主症是腰腿疼痛，这是湿热痹阻所致，另外患者食少形瘦、身体虚弱，与化疗的副作用有关系，所以加参芪以补正气。

案例九　咳喘案

常某，女，35 岁。湖南娄底人。

患者因反复咳嗽、哮喘 6 年就诊。

患者反复咳嗽、哮喘 6 年。现症见：咳嗽、哮喘，以夜间为甚，痰多而黄。舌苔薄黄，脉滑有力。

辨证：热哮。

治疗：清热化痰，宣肺定喘。

选方:定喘汤合葶苈大枣泻肺汤加减。

处方:炙麻黄 5g,杏仁 10g,炙冬花 10g,苏子 10g,黄芩 10g,白果 8g,生石膏 15g,桑白皮 15g,法夏 10g,葶苈子 10g,大枣 6g,川贝 10g,甘草 6g。40 剂,水煎服。

讲析:哮喘有冷哮和热哮之分。冷哮的特点是痰稀白,舌苔白;热哮的特点是痰黄稠,口苦,苔黄腻,脉滑有力或者滑数。患者目前舌苔薄黄,脉滑有力,所以辨证为热哮。

案例十　中风案

尹某,男,40 岁。湖南娄底人。

患者因双腿痿弱不用 5 年,左半身不遂 1 月就诊。

患者自诉双腿无力,站立不稳 5 年,1 月前出现左半身麻木,无力,活动不利,兼舌謇语涩,口中多痰,大便秘结,3 天一行。舌红苔薄黄腻,脉细。

辨证:气虚风痰阻络。

治疗:益气化痰,搜风通络。

选方:黄芪虫藤饮合解语丹加减。

处方:黄芪 40g,鸡血藤 10g,海风藤 10g,钩藤 20g,地龙 10g,僵蚕 20g,天麻 10g,全蝎 5g,蜈蚣 1 只(去头足),石菖蒲 20g,炙远志 10g,胆星 6g,法夏 10g,木瓜 20g,羌活 10g,大黄 3g,甘草 6g。40 剂,水煎服。

讲析:患者双腿痿弱肯定是痿证,但他不是单纯的痿证,他还有半身不遂、舌謇语涩,因此他还有中风症状,中医讲他是"风中经络证"。

现场答疑

(此次缺)。

临床现场教学第 12 讲

时间:2015 年 3 月 27 日

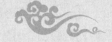

案例一　紫斑案

王某,男,10 岁。湖南岳阳人。

患者因发现下肢斑疹 1 年就诊。

去年患儿因出现腹痛,当地医院考虑为"肠系膜淋巴结炎",半年前再次出现腹痛,下肢紫癜,诊断为"过敏性紫癜",并开始激素治疗,发病初有鼻出血。现症见:下肢紫癜时隐时现,无齿衄、鼻衄,痰多,大便干结。舌红苔薄黄,脉细数。

辨证:血热发斑。

治法:清热凉血消瘀。

选方:消斑青黛饮加味。

处方:党参 10g,青黛粉(吞服)6g,知母 10g,生石膏 15g,水牛角片 30g,黄连 3g,栀子炭 10g,大黄 2g,玄参 10g,生地 10g,茜草炭 10g,大青叶10g,浮萍 10g,赤芍 10g,甘草 6g。20 剂,水煎服。

讲析:该病属于中医"斑疹",小儿斑疹有阳斑和阴斑,阴斑主要是气虚不能摄血,阳斑主要是血热。该患儿为阳斑,因此用消斑青黛饮清热凉血、消瘀化斑。消斑青黛饮里面没有大青叶、浮萍,这两味药是我加进去的,因为他有过敏,所以加浮萍祛风,兼凉血解毒,有抗过敏的作用,大青叶凉血解毒、化斑疹。另外,激素药暂时不能停,先吃 20 剂后,激素药可慢慢减量,不能突然停。过敏性紫癜要注意忌口,多留心哪些食物不能吃,也可以去医院做过敏原筛查。

案例二　神志蒙昧案

杨某,男,7 岁。湖南常德人。

患者因神志时昧、舌謇语涩 6 年就诊。

此患儿 1 岁时发现不能站立,口中流涎,舌不能上翘,后曾发作两次抽搐、倒地,查脑电图无异常。现症见:神志时昧,智力低下,舌謇语涩,听力正常,时流口水,可走路,但一些精细动作无法完成,二便正常。舌红苔白腻,脉细滑。

辨证:痰蒙心窍。

治法:豁痰开窍。

选方:涤痰汤合解语丹。

处方:党参 10g,丹参 10g,石菖蒲 15g,炙远志 10g,陈皮 10g,法夏 8g,茯苓 10g,胆南星 3g,枳实 8g,竹茹 10g,天麻 20g,僵蚕 20g,羌活 6g,全蝎 3g,木香 3g,甘草 6g。30 剂,水煎服。

讲析:此患儿舌苔白腻,脉细滑,属痰证,痰浊蒙蔽心神,故出现神志时昧,智力低下,舌謇语涩,用涤痰汤合解语丹治疗。这是个慢性病,需要服药几个月,经治疗后一般可以讲话、神志也会转清醒。

案例三　月经量多痛经案

唐某,女,47 岁。湖南岳阳人。

患者因月经量多、痛经 10 余年就诊。

患者月经量多,经期下腹及腰背部剧烈疼痛 10 余年,在当地医院诊断为"子宫腺肌症",痛经较甚常需服止痛药。现症见:月经提前,量多,色不黯,但有鲜红血块,经期下腹及腰背部疼痛较甚,且痛处怕冷,经期视物不清。舌边齿痕,舌淡苔薄白,脉细。

辨证:冲任虚寒。

治法:养血固冲,温经化瘀止痛。

选方:胶艾汤合失笑散加乌药、吴茱萸。

处方:当归 10g,白芍 10g,熟地 10g,川芎 3g,阿胶珠 20g,艾叶炭 15g,蒲黄炭 20g,五灵脂 10g,吴茱萸 3g,乌药 15g。30 剂,水煎服。

讲析:该患者齿痕舌,舌淡苔薄白,脉细,是典型的虚寒证。她有两大主症,一是月经量多,二是腹痛。经期视物不清,是失血过多导致的,而失血过多不只会出现视力下降,还有头昏、心慌、疲乏等症状。所以要同时解决两个问题,一是止血,不能让她失血过多,二是止痛。所以用胶艾汤养血固冲止血,合失笑散化瘀止痛,再加乌药、吴茱萸温经散寒。

案例四　腹满泄泻案

牛某,女,42 岁。湖南衡阳人。

患者因腹部硬满、大便溏泄 3 月余就诊。

患者腹部硬满、大便溏泄 3 个月,前次就诊给服中药后腹胀本有所减轻,但近几日患者腹胀硬满再次加重。腹部可见青筋,大便溏泄,精神较差,较前消瘦,月经量少,尿黄。舌红苔薄白,脉弦细。

辨证:中焦气滞湿阻。

治法:行气化湿。

选方:神术散加三仙、三棱、莪术。

处方:苍术 6g,厚朴 30g,陈皮 10g,砂仁 10g,木香 6g,茯苓 20g,三棱 10g,莪术 10g,神曲 10g,山楂 10g,炒莱菔子 20g,鸡内金 15g,甘草 6g。30 剂,水煎服。

讲析:该患者腹硬、青筋显露,是臌胀的先兆,一定要抓紧治疗。臌胀的特点就是腹胀硬满、青筋显露,腹部越胀大,四肢就越来越瘦小,它是成正比的。这是由于湿阻中焦,用神术散加减。另外,病人的饮食一定要小心,生冷的食物最好加温后吃。

案例五　紫斑案

胡某,女,10 岁。湖南湘阴人。

患者因双下肢紫癜 1 年余就诊。

患者 2013 年 10 月起病,出现下肢斑疹、发作时皮肤瘙痒,诊断为"过敏性紫癜",斑疹反复发作,去年检查发现蛋白尿、血尿。现症见:双下肢斑疹时作时止,无齿衄、鼻衄,无口干、无盗汗,大便不干。舌红少苔,脉细数。

辨证:阴虚火旺。

治法:滋阴降火,凉血止血。

选方:知柏地黄丸合犀角地黄汤、二至丸加黄芪、紫草。

处方:黄芪 15g,紫草 10g,生地 20g,黄柏 5g,知母 10g,怀山药 10g,茯苓

10g,泽泻 6g,丹皮 10g,枣皮 10g,水牛角片 30g,白芍 10g,女贞子 10g,旱莲草 15g。30 剂,水煎服。忌食海鲜及牛、羊肉,狗肉。

讲析:该患儿因过敏性紫癜导致蛋白尿、血尿,已经伤了肾脏,她舌红少苔,脉细数,是肾阴虚证。治疗要全面考虑,所以用知柏地黄丸合二至丸滋阴降火,控制蛋白尿、血尿,用犀角地黄汤加紫草凉血止血、消斑。

案例六 疲乏嗜睡案

黄某,男,63 岁。湖南韶山人。

患者因精神疲乏,嗜睡 1 年就诊。

1 年前患者因精神疲乏、嗜睡在当地医院检查,发现颌下淋巴结肿大,诊断为"骨髓增生异常综合征"。现症见:疲乏,嗜睡,偶有头昏,口苦,无发热、无自汗、无腰痛及鼻衄、齿衄等,食纳、二便正常,舌边齿痕,苔薄白,脉细略数。

辨证:气阴两虚。

治法:养阴补气。

选方:参芪归芍地黄丸加味。

处方:西洋参 6g,黄芪 20g,当归 10g,白芍 10g,熟地黄 15g,怀山药 10g,茯苓 15g,泽泻 10g,丹皮 10g,枣皮 10g。30 剂,水煎服。

讲析:该患者以疲乏,嗜睡为主症,兼口苦,脉细略数,为气阴两虚证,故以归芍地黄丸滋阴养血,再加参芪益气。

案例七 咳嗽案

张某,男,60 岁。湖南邵阳人。

患者因反复咳嗽 2 月就诊。

患者长期抽烟,有"慢性支气管炎、胃溃疡、高血脂、高血糖、高血压"等病史。现症见:咳嗽,咯黄痰,咽痒,咽不痛,胃脘部不痛不胀,偶有头晕手麻。舌红苔黄腻,脉弦滑。

辨证:痰热咳嗽。

治法:疏风宣肺,止咳化痰。

选方:贝夏止嗽散加味。

处方:川贝 10g,法夏 10g,杏仁 10g,桔梗 10g,炙紫菀 10g,百部 10g,白前 10g,陈皮 10g,荆芥 10g,矮地茶 15g,黄芩 10g,天麻 20g,钩耳 20g,

甘草 6g。20 剂,水煎服。

讲析:该患者目前以咳嗽,咯痰为主症,应先止咳化痰,用贝夏止嗽散加黄芩治疗,再加天麻、钩耳控制高血压。

案例八　阴茎胀痛案

石某,男,55 岁。湖南邵阳人。

患者因阴茎根部胀痛 10 余年就诊。

患者阴茎根部胀痛 10 余年,前列腺 B 超提示:前列腺炎。现症见:阴茎根部胀痛,偶有灼热感,无尿痛,无腰痛,夜尿 1 次,夜寐不安,大便溏,一日 2 次。舌苔薄黄,脉弦细数。

患者有"高脂血症、胃溃疡、风湿性关节炎"病史。

辨证:肾阴虚火旺。

治法:滋阴降火。

选方:知柏济生丸合金铃子散。

处方:黄柏 10g,知母 10g,熟地 10g,怀山药 10g,茯苓 30g,泽泻 10g,丹皮 10g,枣皮 10g,川牛膝 15g,车前子 10g,川楝子 10g,玄胡 10g,黄芩 10g,砂仁 10g,生甘草 10g。20 剂,水煎服。

讲析:患者阴茎根部胀痛,有灼热感,且舌苔薄黄,脉弦细数,为肾阴虚火旺证,故用知柏济生丸滋阴降火、通利小便,再加黄芩以加强降火的力度;合金铃子散行气活血止痛。此外,患者诉喝绿茶后,出现胃部痞闷不适,故加砂仁行气和胃。

案例九　口疮案

殷某,女,45 岁。湖南益阳人。

患者因反复口腔溃疡 5 年余就诊。

现症见:口腔溃疡、疼痛,面色淡黄,精神疲乏,腰痛。舌红苔薄黄腻,脉细数。

辨证:心脾积热。

治法:清心脾之热。

选方:泻黄散合清心导赤散加参。

处方:西洋参 6g,黄连 5g,连翘 15g,生地 15g,木通 6g,灯心草 6g,土茯苓

15g,藿香10g,防风6g,栀子10g,生石膏15g,甘草6g。30剂,水煎服。

讲析:此病非常顽固,经常反复,西医称其为"复发性口疮"。病人要注意饮食,油炸的食物及干炒食品(比如炒瓜子、炒花生)以及姜、辣椒等辛辣之品不要吃。

案例十　胃癌案

陈某,女,66岁。湖南长沙人。

患者因"胃部占位性病变部分切除术后"就诊。

患者去年10月发现"胃部占位性病变",在当地医院行"胃部分切除手术、胃肠吻合术",后化疗4次。现症见:胃脘部不胀、不痛,无呕吐,但面色淡黄,食纳一般,口干,大便干,无便血。舌淡苔薄白,脉细。

辨证:气血两虚。

治法:益气养血。

选方:香贝养荣汤加火麻仁、蛇舌草。

处方:西洋参6g,炒白术10g,茯苓30g,陈皮10g,当归10g,白芍10g,川芎5g,生地10g,香附15g,浙贝20g,蛇舌草20g,火麻仁20g,甘草6g。30剂,水煎服。

讲析:这是一个胃癌手术化疗后的患者,她面色淡黄,舌淡脉细,是典型的虚证。因此,现在首要是顾护正气、增强体质,减轻化疗的副作用。治疗用香贝养荣汤益气养血,因其大便干结,故加火麻仁润肠通便,再加蛇舌草抗肿瘤。

案例十一　肺癌案

张某,男,58岁。湖南浏阳人。

患者因肺部占位性病变伴胸腔积液就诊。

患者因反复咳嗽,在当地医院诊断为"肺癌",并行手术治疗,目前在外院化疗,检查发现有"胸腔积液"。现症见:阵发咳嗽,无咯血,偶有气促,口不苦,舌淡苔白滑,脉细。

辨证:饮停胸胁。

治法:攻逐痰饮。

选方:瓜蒌椒目汤合西黄丸。

处方:桑白皮15g,浙贝母30g,炒瓜蒌6g,椒目10g,茯苓30g,猪苓20g,泽泻 10g,滑石 20g,杏仁 10g,葶苈子 10g,大枣 6g,蛇舌草 20g,煅乳香 6g,煅没药 6g。30 剂,水煎服。另包:麝香 6g,牛黄 6g,各 0.2g/d,冲服。

讲析:患者是肺部占位性病变伴有胸腔积液,其舌苔白滑也提示有胸腔积液。虽然患者现在体质虚弱,但目前不宜吃补药,应先消胸腔积液。因此,用瓜蒌椒目汤先控制胸腔积液,再合西黄丸清热解毒、消肿瘤。

案例十二 肺癌案

阳某,男,45 岁。湖南浏阳人。

患者因气短、腰腿痛 1 年余就诊。

患者 2014 年在当地医院诊断为"肺癌"并行手术治疗,后在外院复查 CT 发现"肺癌伴骨转移",现已化疗 5 次。现症见:气短,口干,腰腿痛明显,但不咳、不喘,面色淡黄,形体消瘦,食纳较差。舌苔薄黄腻,脉细数。

辨证:气阴两虚兼湿热瘀阻。

治法:益气滋阴,清热化湿,活血止痛。

选方:生脉散合加味二妙散。

处方:西洋参 6g,麦冬 20g,五味子 6g,苍术 3g,黄柏 10g,川牛膝 20g,秦艽 10g,薏苡仁 20g,草薢 10g,汉防己 6g,木瓜 15g,煅乳香 10g,煅没药 10g,玄胡 10g,蛇舌草 20g。30 剂,水煎服。

讲析:患者目前情况是"肺癌伴骨转移",且体质虚弱,因此,治疗首先要顾护体质,用生脉散益气滋阴,再合加味二妙散清热化湿,加煅乳香、煅没药活血止痛。

案例十三 疮疹案

温某,男,34 岁。陕西榆林人。

患者因面、颈及背部疮疹 2 年就诊。

患者面、颈及背部疮疹反复发作 2 年,背部皮肤瘙痒明显,抓破后无渗水,每日大便 2~3 次,略溏。舌苔薄黄,脉滑。

辨证:风热夹湿。

治法:清热解毒,祛风除湿止痒。

选方:消风败毒散。

处方:金银花 10g,连翘 10g,黄芩 10g,黄柏 10g,黄连 5g,荆芥 6g,防风

6g,赤芍 10g,花粉 10g,牛蒡子 10g,滑石 15g,蝉衣 10g,当归尾 10g,
丹皮 10g,土茯苓 30g,蒲公英 15g,甘草 6g。20 剂,水煎服。嘱患者
少饮酒,少吃辛辣之品。

讲析:患者面、颈及背部疮疹乃因风热兼湿邪侵袭肌肤所致,大便溏也是
有湿,故用消风败毒散清热解毒、祛风止痒,加土茯苓祛湿解毒。

案例十四　泄泻案

杨某,女,34 岁。湖南石门县人。

患者因反复腹痛、腹泻就诊。

患者长期大便不成形,饮食不慎则腹中肠鸣、易腹泻,口苦,面色淡黄,食
纳不佳。舌苔薄白,脉细。

辨证:脾虚湿热。

治法:健脾行气,祛湿清热。

选方:香砂六君子汤合连朴饮。

处方:西洋参 6g,炒白术 10g,茯苓 15g,陈皮 10g,法夏 10g,砂仁 10g,木香
6g,黄连 3g,厚朴 20g,炒扁豆 15g,神曲 10g,甘草 6g。20 剂,水煎服。
嘱少吃辣椒、少饮酒、少吃生冷食品。

讲析:患者面色淡黄,易腹泻,口苦是脾胃虚弱兼肠中湿热。用香砂六君
子汤合连朴饮健脾行气,祛湿清热,加扁豆健脾化湿,神曲消食和胃。

现场答疑

学员:请问过敏性紫癜的中医治疗。

熊教授:中医儿科里面有句话:"红紫成片是阳斑,淡红稀黯是阴斑",这就
是临床上斑疹的诊断标准。斑,即成片成块;疹,则成点、分散。但相对而言,
红赤色成片的是阳斑,淡红色、稀黯的是阴斑,就像黄疸的诊断,"黄色鲜明是
阳黄,黄色黯晦是阴黄"。除此之外,中医诊病要四诊合参,即望、闻、问、切,还
要看舌脉,问兼症。如果舌苔黄脉数,尿黄,这是阳证,如果舌淡、纹淡、脉细,
这是阴证。斑疹如果是阳热证,要清热凉血,如果是虚寒证,要益气敛血,根据
阴阳性质来确定治法。

学员:一面瘫患者,面口㖞斜,舌苔黄腻,请问中医如何治疗?

熊教授:引起口眼㖞斜的病邪主要是风邪,有时可能还会伴有舌体麻木、
面肌痉挛等症状,但痰瘀之邪在中风病中不容忽视。该患者舌苔黄腻,是痰热

内阻夹风邪,治疗上应疏风通络、清热化痰,方用天麻止痉散或用牵正散。这里我要强调一点,牵正散中有白附子(即白附片),中药白附子分两种,一种是附子类的,有黑附子、白附子,有温阳之效;另一种是天南星科类,即白附片,其性辛热,有化痰息风的功效。我用牵正散一般不用里面的白附片,因为怕药店拿错药。

学员:很多人认为中医是玄学,请您简单讲解一下中医望、闻、问、切的重要性。

熊教授:首先必须明确中医不是玄学,是实实在在的医学,它有几千年的实践经验。有人把中医当玄学,主要是没有深入了解中医,或者没有学好中医。我的《中医创造奇迹》一书里面,主要是讲治疗疑难病、危重病的一些经验,但书的开篇我讲了中医治病三要素:第一,必须四诊合参;第二,必须辨证分析;第三,必须因证选方。今天就重点讲一下四诊合参。四诊即望、闻、问、切。望诊,即望神、色、形态、望舌。其中通过望舌可以了解正气虚实、了解病变性质的寒热、了解病因是湿、是痰、是食积,还是瘀血等。尤其是诊断温病,望舌可以辨别病邪在表、在里,辨别病变的浅深与属性的卫气营血,辨别伤津耗阴的程度,因此望舌非常重要。闻诊,即听声音、闻气味。有些病有一些特殊气味,比如肝炎、肝癌有肝臭味;听声音,比如声音嘶哑、舌謇语涩很容易听出来。问诊,中医有《十问歌》:"一问寒热二问汗,三问头身四问便,五问饮食六胸腹,七聋八渴俱当辨……"但不是对每个人都要一条一条地问,而是要围绕主症有目的、有针对性地进行问诊。比如头痛,首先问头痛时间,如果头痛3天,那就是外感头痛;如果头痛3年,那就是内伤头痛。其次,要问头痛部位,是前额痛、两侧痛、后头痛,还是巅顶痛,辨清所属经脉。然后还要问原因,是否吹风受凉,是否有外伤,有无痰浊等。最后,通过看舌脉,证实你的判断,寒热虚实如何,是痰还是瘀等等,再根据辨证结果选取合适的处方。切诊,主要是切脉,但切脉不是一两天的功夫,需要长期实践经验的积累,越是疑难重症越是要仔细切脉。

临床现场教学第12讲

临床现场教学第 13 讲

时间:2015 年 4 月 25 日

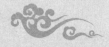

案例一　不孕案

邓某,女,24 岁。深圳南山人。

患者因不孕 2 年就诊。

患者因不孕 2 年,检查发现"输卵管阻塞",后行"输卵管疏通手术",日前在郴州某医院检查提示:一侧输卵管上段梗阻,另一侧输卵管粘连,卵泡功能正常。现症见:做试管婴儿失败后月经量减少,腰酸,疲乏,白带不多。舌苔薄黄,脉细。

辨证:肾虚兼气血不足。

治法:补肾益气养血。

选方:毓麟珠加减。

处方:党参 15g,炒白术 10g,茯苓 10g,当归 10g,白芍 10g,熟地 15g,川芎
　　　6g,杜仲 10g,菟丝子 15g,鹿角霜 20g,川椒 6g,甘草 6g。20 剂,水
　　　煎服。

讲析:患者月经量少,腰酸,疲乏,脉细是肾虚兼气血不足之证,用毓麟珠补肾益气养血,促输卵管通畅。

案例二　月经后期案

唐某,女,37 岁。湖南益阳人。

患者因月经后期、量多就诊。

患者月经推后,周期由 30 多天逐渐推后至每 2 月行经 1 次,月经量多,无痛经,经期腰酸,自诉输卵管结扎术后畏冷,易腹泻,形体肥胖。舌胖大苔薄白,脉细。

辨证:冲任虚寒。

治法:温经散寒。

选方:温经汤。

处方:党参 15g,官桂 5g,当归 10g,白芍 10g,川芎 10g,吴茱萸 3g,丹皮 10g,法夏 10g,麦冬 10g,砂仁 10g,田七片 15g,甘草 6g。20 剂,水煎服。

讲析:月经后期、量多是这个病人的主症,她的特点是畏寒,舌体胖大,苔薄白,脉细,因此是个虚寒证,所以用温经汤。因患者易腹泻,故去阿胶,加砂仁。

案例三　小便失禁案

刘某,男,56 岁。湖南常德人。

患者因小便失禁、尿液浑浊就诊。

患者发现"膀胱占位性病变",已行"膀胱、前列腺全切、回肠再造手术"。但术后小便失禁、尿液浑浊。查泌尿系彩超提示:双侧输尿管堵塞。右侧输尿管处已置管。现症见:夜间小便失禁,尿液浑浊如淘米水样,有分泌物,时有尿痛,无尿血,下腹部有坠胀感,腰部酸胀,阵发寒战,兼面部疮疹、瘙痒,皮肤干燥,口苦,大便正常。舌苔黄腻,脉细。

辨证:湿热兼气虚。

治法:利湿清热兼益气。

选方:萆薢分清饮加黄芪、紫草、浮萍。

处方:萆薢 15g,苦参 10g,薏苡仁 20g,茯苓 20g,黄柏 15g,石韦 10g,石菖蒲 10g,滑石 20g,黄芪 30g,紫草 10g,浮萍 10g,甘草 6g。20 剂,水煎服。

讲析:虽然患者膀胱占位性病变已动了手术,可湿热仍很重,脸上长疮也是湿热导致的,脉细,提示气虚,故患者是湿热兼气虚。所以要清湿热兼益气,用萆薢分清饮加黄芪,方中加紫草、浮萍是控制脸上疮疹,建议患者药后复诊。

案例四　失眠案

易某,女,62岁。湖南长沙人。

患者因长期失眠就诊。

现症见:失眠,心烦,疲倦,面色淡白,饮食、二便正常。舌淡苔薄白,脉细。

辨证:心血亏虚。

治法:养心安神。

选方:酸枣仁汤合枕中丹加味。

处方:炒枣仁 30g,知母 10g,川芎 6g,茯神 15g,柏子仁 10g,石菖蒲 10g,远志 10g,龙齿 30g,炒龟板 20g,夜交藤 15g,甘草 6g。20 剂,水煎服。

讲析:该患者长期失眠,且面色淡白、精神疲倦,舌淡脉细,提示是个虚证,是血不养心,所以要养心安神。《金匮要略》云:"虚劳虚烦不得眠,酸枣仁汤主之。"因此用酸枣仁汤合枕中丹加味。但此病是慢性病,需要一个过程才能慢慢好转。

案例五　失眠案

李某,女,40岁。湖南宁乡人。

患者因失眠 4 年余就诊。

患者失眠 4 年,时觉心烦、口苦口干,时有头昏,腰部酸痛。舌红苔薄少,脉细滑。

辨证:肝血不足,虚热内扰。

治法:养血安神,清热除烦。

选方:百合汤合酸枣仁汤加黄连、夜交藤。

处方:百合 30g,生地 20g,炒枣仁 30g,知母 10g,川芎 6g,茯神 15g,龙齿 30g,黄连 5g,夜交藤 15g,甘草 6g,20 剂,水煎服。

讲析:患者失眠,舌苔薄少,提示有阴虚;虽无明显心烦、口苦,但脉滑,仍提示有热象。因此,治疗需滋阴兼清热,故用百合汤合枣仁汤加黄连、夜交藤。

案例六　腰痛案

刘某,女,76岁。湖南株洲人。

患者因腰痛,左下肢疼痛、麻木就诊。

患者腰部疼痛,左下肢疼痛、麻木,腰椎MRI检查提示有"腰椎间盘突出",前诊服中药后上症减轻。现症见:腰痛及左下肢麻木、疼痛减轻,伴左下肢浮肿。舌边紫,舌苔薄黄,脉弦细数。

辨证:湿热瘀阻。

治法:清利湿热,活血止痛。

选方:身痛逐瘀汤加味。

处方:黄芪20g,苍术5g,黄柏6g,川牛膝20g,地龙10g,独活10g,秦艽10g,香附10g,当归10g,川芎6g,煅乳香8g,煅没药8g,桃仁10g,红花5g,蜈蚣1只(去头足),木瓜15g,汉防己6g,茯苓皮15g,五加皮10g,水蛭粉5g,甘草6g。30剂,水煎服。

讲析:腰椎间盘突出引起一侧腰腿痛,西医称为"坐骨神经痛",此症主要在于经络不通,王清任的身痛逐瘀汤是主选方之一。

案例七　血证案

陈某,女,9岁。湖南韶山人。

患者因鼻衄,下肢紫斑反复发作半年就诊。

患者因鼻衄,下肢紫斑反复发作,去年检查发现"特发性血小板减少"。现在当地医院予"激素"治疗。现症见:近日鼻衄已止,下肢仅少许斑疹,但明显盗汗,大便干结。舌苔薄黄,脉滑。

辨证:热盛发斑。

治法:清热凉血消斑。

选方:消斑青黛饮合黄芪龙牡散。

处方:党参10g,青黛粉6g,知母10g,生石膏15g,栀子炭10g,水牛角片20g,黄芪20g,煅龙骨20g,煅牡蛎20g,大黄2g,玄参15g,生地15g,浮萍10g,大青叶10g,甘草6g。20剂,水煎服。

讲析:患儿鼻衄,下肢紫斑反复发作,且大便干结,盗汗,苔黄脉滑,是热盛发斑证,因此用消斑青黛饮清热凉血消斑,再合黄芪龙牡散敛汗固表。该病久用激素治疗,副作用也多,用中药后尽量减少激素用量,目前暂不能停激素。

案例八　胸痹案

冯某,男,60 岁。湖南郴州人。

患者因活动后胸闷、心悸、气促就诊。

患者有"高血压、脑梗死"病史,活动后胸闷、心悸、气促,时有左胸部疼痛、头晕、精神疲倦,记忆力减退,轻度舌謇语涩。舌苔薄白,脉细滑而结。

辨证:心气虚,风痰阻络。

治法:补益心气,化痰息风。

选方:十味温胆汤加天麻、钩耳。

处方:党参 20g,丹参 15g,炒枣仁 20g,远志 10g,陈皮 10g,法夏 10g,茯神 15g,枳实 10g,竹茹 10g,石菖蒲 15g,天麻 20g,钩耳 20g,炙甘草 10g。20 剂,水煎服。

讲析:患者脉结,并且在走路、上楼时会有胸痛、胸闷、气促,说明心脏有问题,他精神疲倦,中医诊断称为心气虚。心气虚弱,容易导致痰瘀互结,阻滞心脉,所以用十味温胆汤治疗,他血压偏高,经常头晕,故加天麻、钩耳息风定眩。

案例九　肾癌案

赵某,男,65 岁。湖南桃江人。

患者因右肾占位性病变切除术后伴肺转移就诊。

PET-CT 提示:右肾占位性病变切除术后出现肺部转移。现症见:咳嗽,咽痒,痰少,无咯血,无胸闷胸痛及气促,无明显腰痛,小便基本正常。舌红苔薄黄,脉沉而数。

辨证:痰热犯肺。

治法:清肺化痰止咳。

选方:桑贝止嗽散合小陷胸汤。

处方:桑白皮 15g,浙贝母 30g,杏仁 10g,桔梗 10g,炙紫菀 10g,百部 10g,白前 10g,陈皮 10g,黄连 5g,炒瓜蒌 6g,法夏 10g,蛇舌草 20g,甘草 6g。20 剂,水煎服。忌抽烟、喝酒。

讲析:患者腰部及小便症状不明显,现在唯一症状就是咳嗽,所以治疗重点在肺而不是肾,用桑贝止嗽散合小陷胸汤清肺化痰止咳。

案例十　不孕案

李某,女,38 岁。湖南浏阳人。复诊。

患者因发现卵巢囊肿 1 年就诊。

患者 1 年前因痛经在当地医院检查,发现卵巢囊肿,经首次就诊,服中药治疗后痛经已止,比较两次妇科 B 超结果显示卵巢囊肿减小。现欲求二胎,有少量黄带。舌苔薄白,脉细数。

辨证: 肾虚兼湿热。

治法: 利湿清热,补肾助孕。

选方: 当归芍药散合养精种玉汤加味。

处方: 当归 10g,白芍 10g,川芎 6g,炒白术 10g,茯苓 30g,泽泻 15g,熟地黄 15g,枣皮 15g,巴戟天 20g,菟丝子 15g,黄柏 10g,薏苡仁 15g。30 剂,水煎服。

讲析: 该患者经中药治疗后痛经已停止,卵巢囊肿也明显减小,但有黄带,提示有湿热,用当归芍药散加黄柏、薏苡仁养血和血,利湿清热,合养精种玉汤补肾助孕。

案例十一　痫证案

卢某,女,7 岁。湖南宁乡人。

患者因阵发抽搐就诊。

患儿阵发抽搐,发作时清醒,无口吐白沫,但下肢动弹不得,流涎,每日发作 3~4 次,经脑电图检查诊断为"癫痫"。现症见:阵发抽搐,兼有头痛、耳痛、鼻衄,大便较干。舌苔薄白,脉滑。

辨证: 风痰闭阻。

治法: 涤痰开窍,息风定痫。

选方: 定痫丹加黄芩、栀子、白芷。

处方: 丹参 10g,麦冬 10g,陈皮 10g,法夏 6g,茯苓 10g,天麻 15g,川贝母 8g,胆南星 3g,石菖蒲 15g,炙远志 8g,僵蚕 20g,全蝎 3g,白芷 15g,黄芩 6g,栀子 10g,甘草 6g。20 剂,水煎服。

讲析: 癫痫是个顽固病,需长期服药才能慢慢起效。

临床现场教学第 13 讲

案例十二　痛经案

胡某,女,33 岁。湖南浏阳人。

患者因痛经 20 年就诊。

患者从初潮起即痛经,在经期前后均有小腹及腰部疼痛,逐渐加重。自诉每个月只有 10 天不痛,发作时疼痛欲死,伴呕吐,得温稍减,且月经量多。在当地医院行"子宫肌瘤切除术"后痛经并未减轻,其性情急躁,时有巅顶头痛,畏寒怕冷,大便干。舌苔薄白,脉沉细。

辨证: 寒滞经脉。

治法: 温经散寒,理气止痛。

选方: 温经汤加玄胡、乌药、广香、藁本。

处方: 党参 10g,官桂 6g,当归 10g,白芍 15g,川芎 8g,吴茱萸 4g,丹皮 10g,阿胶珠 10g,法夏 10g,麦冬 10g,玄胡 10g,乌药 15g,广香 6g,藁本 15g,甘草 6g。30 剂,水煎服。

讲析: 患者痛经剧烈,且有畏寒怕冷,得温痛减,属于寒滞经脉证。故用温经汤温经散寒,加玄胡、乌药、广香加强理气止痛的功效。肝经有寒,也可导致巅顶疼痛,故加藁本止痛。建议患者药后复诊,平时尽量不受寒,注意腰、腹部保暖。

现场答疑

(此次缺)。

临床现场教学第 14 讲

时间:2015 年 5 月 23 日

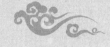

案例一 眩晕案

许某,男,66 岁。湖南新化人。

患者因反复眩晕 3 年,加重 1 月就诊。

患者反复眩晕 3 年,头晕发作时天旋地转、欲呕,近 1 个月眩晕加重,昏倒 2 次,摔倒后意识丧失,大约 5 分钟后慢慢恢复,但无抽搐。兼颈胀,时有胸闷、心悸,失眠。舌苔白滑腻,脉细而结。

辨证:气虚痰阻。

治法:益气化痰。

选方:十味温胆汤加味。

处方:西洋参 6g,丹参 15g,炒枣仁 30g,炙远志 10g,石菖蒲 20g,陈皮 10g, 法夏 10g,茯苓 30g,枳实 10g,竹茹 10g,天麻 20g,钩耳 20g,炙甘草 10g。30 剂,水煎服。

讲析:该患者是重度眩晕,眩晕甚至昏倒,不省人事,伴胸闷、心悸,因此,他有眩晕和心悸两个病。首先舌象提示病因是痰,而脉是典型的结脉,提示有心气不足。西医讲是心脏有问题,血液循环差,导致大脑供血不足,再加上痰饮,就会加重眩晕,所以才昏倒。治疗上既要解决痰饮的眩晕,又要解决心气不足,从两头着手,标本兼施,用十味温胆汤加天麻、钩耳、石菖蒲。

案例二　水肿案

陆某,女,60岁。湖南新化人。

患者因头面及下肢浮肿就诊。

患者头面及下肢浮肿,检查发现"尿蛋白(+++)",西医诊断为"慢性肾炎"。既往有"脑溢血"病史,无明显后遗症状。现症见:疲乏,头晕,面足浮肿,腰痛,小腿抽筋。舌苔薄白,脉细略数。

辨证:气虚水湿内停。

治法:健脾益气,利水消肿。

选方:防己黄芪汤合五皮饮加川牛膝、杜仲、玉米须。

处方:黄芪30g,炒白术10g,汉防己6g,茯苓皮15g,五加皮10g,大腹皮10g,陈皮10g,姜皮6g,川牛膝20g,杜仲15g,玉米须10g,木瓜20g,黄柏6g。20剂,水煎服。

讲析:该病属于中医的"水肿"范畴,中医的水肿有风水、皮水、正水、石水、黄汗五种,还有阴水、阳水之分。在临床上不要看到肾炎就补肾,那是错误的,中医需要辨证。望诊水肿病可通过查看眼睑及面部,水肿病起于目下,其中老年人眼胞浮肿,但面部不肿就不是水肿病,年轻人眼胞水肿连及面部则提示水肿初起,然后水肿可能会进一步波及全身。该患者主症是疲乏、浮肿、腰痛及头晕,这是一个气虚兼水湿内停的病,治疗上主要是消肿,还要缓解腰痛,所以用防己黄芪汤合五皮饮加牛膝、杜仲、玉米须。

案例三　目蒙案

张某,女,49岁。湖南岳阳人。

患者因视物模糊,精神疲乏就诊。

患者为聋哑人,家属代述:患者视物不清,晨起眼眵多,目胀,但不痛、不痒,兼疲倦,头昏,颈胀,失眠。查:双目眦赤缕、胬肉攀睛。舌苔薄黄,脉细。

辨证:气虚兼火热上炎。

治法:益气升清,清火明目。

选方:益气聪明汤去升麻加栀子、丹皮、青葙子、菊花。

处方:党参15g,黄芪15g,葛根30g,黄柏10g,蔓荆子10g,白芍10g,菊花10g,青葙子10g,栀子10g,丹皮10g,炒枣仁30g,炙甘草10g。30剂,水煎服。

讲析:患者视物模糊、精神疲乏,这是个虚证,清气不升,血不能上承以濡养目。又因目眦赤缕、胬肉攀睛,提示有心肝火旺。眼睛疾病不只是涉及肝,还与五脏相关。中医有"五轮学说",内外眦属心,称为"血轮",内外眦赤缕,而且胬肉攀睛,这是心火旺,所以有失眠。因此,用益气聪明汤益气升清,加栀子、丹皮、青葙子、菊花清火明目。

案例四　腰痛案

刘某,女,76 岁。湖南娄底人。

患者因腰痛伴左下肢麻木、肿胀就诊。

患者腰痛伴左下肢麻木、肿胀,西医诊断为"腰椎间盘突出症"。前诊服中药后腰部及左下肢疼痛已止,但仍有左下肢麻木、肿胀,下肢静脉曲张,皮肤生疮,抓破后渗水,二便正常。舌紫红苔薄黄,脉细数。

辨证:湿热瘀阻经络。

治法:活血通瘀,清热利湿。

选方:补阳还五汤合四妙散。

处方:黄芪 30g,当归尾 10g,赤芍 10g,桃仁 10g,红花 6g,川芎 5g,地龙 10g,水蛭粉 6g,苍术 5g,黄柏 10g,川牛膝 15g,薏苡仁 15g,土茯苓 30g,茯苓皮 15g,赤小豆 15g。30 剂,水煎服。

讲析:该患者左下肢水肿,且静脉曲张明显,舌紫,提示有瘀阻。如果是双腿肿胀可能是一般的水肿病,而患者仅仅是左腿肿,则提示左下肢的经络不通。其次,患者左下肢皮肤有疮,溃后渗水,舌苔黄,脉细数,这是湿热,总的病机是湿热加瘀阻。因此,用补阳还五汤通瘀阻、四妙散清湿热,加土茯苓、赤小豆加大清湿热的作用,从而减少疮疹。只要辨证搞清楚了,加上准确的方药,治病就有把握了。

案例五　痿证案

周某,男,7 岁。湖南娄底人。

患者因下肢瘫痪 3 年就诊。

患者 3 年前因车祸损伤脊柱。现症见:下肢瘫痪,臀部以下感觉消失,自汗,大便先干后溏,2~3 天一行。舌苔薄白,脉细。

辨证：肝肾不足，经脉不通。

治法：滋肝肾，强筋骨，补气血，通经络。

选方：加味金刚丸加黄芪。

处方：黄芪 15g，炒鹿筋 15g，熟地 10g，菟丝子 15g，萆薢 10g，怀牛膝 15g，木瓜 15g，续断 20g，杜仲 15g，巴戟天 10g，肉苁蓉 10g，蜈蚣 1 只（去头足），全蝎 2g，甘草 6g。30 剂，水煎服。

讲析：该患儿因外伤引起瘫痪，其病难治，用加味金刚丸加黄芪以滋肝肾，强筋骨，补气血，通经络，以期能逐渐恢复部分下肢功能。

案例六 嗳气案

陶某，男，52 岁。湖南浏阳人。

患者因反复嗳气 30 余年就诊。

患者 30 年前开始频频嗳气，后逐渐出现呃逆，时有脘闷腹胀，手足畏冷，小便黄，大便溏。舌苔薄黄腻，脉细滑数。

辨证：寒热夹杂，胃气上逆。

治法：寒温并用，和胃降逆。

选方：旋覆代赭石汤合半夏泻心汤。

处方：党参 10g，旋覆花 15g，代赭石 20g，黄连 3g，黄芩 10g，干姜 6g，法夏 10g，柿蒂 20g，甘草 6g，大枣 6g，生姜 3 片。20 剂，水煎服。

讲析：无论是嗳气还是呃逆，其病机都是胃气上逆，该患者是寒热夹杂气逆。如果没有舌苔黄腻，脉一息少于五至，就是标准的丁香柿蒂汤证，然而该患者舌苔根部是黄腻苔，嘴唇发红，脉象较数，所以是寒热夹杂的病，所以用旋覆代赭石汤合半夏泻心汤。

案例七 手足心热案

李某，男，38 岁。湖南长沙人。

患者因手足心发热、伴腰膝酸软 10 余年就诊。

患者自觉手足心热，腰膝酸软 10 余年，兼头昏、口干，多梦，时而齿衄，尿黄。舌红苔薄黄，脉细略数。

辨证：肾阴虚。

治法：滋阴清热。

选方:六味地黄汤合大补阴丸、二至丸加地骨皮。

处方:熟地黄 20g,怀山药 10g,茯苓 10g,丹皮 10g,枣皮 10g,泽泻 10g,黄柏 10g,知母 15g,地骨皮 15g,炒龟板 30g,女贞子 15g,旱莲草 15g。30 剂,水煎服。忌羊肉、狗肉,不宜饮酒。

讲析:该患者是典型的肾阴虚,诊断依据:一是患者主症是手足心热,兼齿衄、舌红苔薄黄,脉细略数,这不就是阴虚火旺吗? 二是腰膝酸软,说明阴虚定位在肾。因此用大补阴丸滋阴降火,加用六味地黄丸滋阴补肾;还有齿衄症状,再加二至丸滋阴止血;加地骨皮退虚热。这些都是针对肾阴虚来治疗的,可谓目标明确,药力集中。

案例八　痿证案

胡某,男,62 岁。湖南桃源人。

患者因双下肢乏力伴四肢阵发痉挛 4 年就诊。

4 年前,患者因抬树时扭伤,后逐渐出现双下肢乏力,伴四肢阵发痉挛。现症见:下肢痿软无力,肌肉消瘦,四肢阵发痉挛,下肢有烦热感。舌紫苔薄黄,脉细。

辨证:瘀血兼湿热阻络。

治法:祛瘀通络,清热祛湿。

选方:补阳还五汤合虫藤饮、四妙散加减。

处方:黄芪 30g,当归尾 10g,赤芍 10g,川芎 5g,桃仁 10g,红花 6g,地龙 10g,僵蚕 15g,全蝎 5g,蜈蚣 1 只(去头足),鸡血藤 15g,海风藤 15g,钩藤 20g,苍术 5g,黄柏 10g,川牛膝 20g,木瓜 20g,甘草 6g。30 剂,水煎服。

讲析:患者以下肢痿软无力、肌肉消瘦为主症,属于中医"痿证"。他舌紫苔薄黄,且下肢有烦热感,因此是瘀血兼湿热痿,用补阳还五汤、虫藤饮祛瘀通络,合四妙散清湿热。

案例九　手足心热案

赵某,男,65 岁。湖南桃江人。

患者因手足心发热就诊。

患者有"右肾切除术后、肺部结节、慢性前列腺炎"病史,原有咳嗽、腰痛、前诊服中药后,咳嗽、腰痛已止,但仍痰多,手足心发热,失眠,尿频、尿不尽,夜尿 3~4 次。舌红苔薄黄,脉细略数。

辨证:肾阴虚。

治法:滋阴降火。

选方:知柏地黄丸加牛膝、车前子、枣仁。

处方:熟地黄 15g,怀山药 15g,茯苓 15g,泽泻 10g,丹皮 10g,枣皮 15g,黄柏 10g,知母 10g,怀牛膝 20g,车前子 10g,浙贝母 30g,法夏 10g,炒枣仁 30g。30 剂,水煎服。

讲析:患者原有肺部结节,咳嗽,现咳嗽已愈,因此现在主要是治肾阴虚证。用知柏地黄丸滋阴降火,小便频数加车前子、牛膝;以其痰多故再加贝母、法夏;夜寐不安,加枣仁安神。

案例十 鼻渊案

郑某,男,38 岁。湖南澧县人。

患者因鼻塞、鼻流黄涕就诊。

患者鼻塞、鼻流黄涕已数年,西医诊断为"慢性鼻炎"。现症见:鼻塞、鼻干、流黄涕、涕有臭味,时有鼻衄、咽痛。舌红苔少薄黄,脉滑数。

辨证:风热犯肺兼阴虚。

治法:清热通窍,滋肺阴。

选方:苍耳子散合甘露饮加减。

处方:苍耳子 10g,辛夷 10g,白芷 20g,薄荷 10g,藿香 10g,玄参 10g,生地 10g,麦冬 20g,天冬 10g,黄芩 10g,栀子 10g,白茅根 15g,浙贝母 20g,炙枇杷叶 10g,甘草 6g。20 剂,水煎服。

讲析:该患者鼻塞、流黄涕、且有臭气,这属于中医的"鼻渊"。鼻衄,舌红苔少薄黄,脉滑数,属于风热犯肺证,要清肺火、滋肺阴,所以用苍耳子散合甘露饮加减。

案例十一 少腹痛案

刘某,女,33 岁。湖南长沙人。

患者因反复少腹疼痛就诊。

患者曾因少腹部疼痛,甚则不能走路,查妇科彩超提示:卵巢囊肿、子宫炎性肿块、伴盆腔积水、输卵管炎。诉少腹部疼痛,月经色黑,量较少,有黄带,未生育。舌边紫苔薄黄,脉细。

辨证:湿热瘀阻胞宫。

治法:清热祛湿,化瘀止痛。

选方:当归芍药散合金铃子散、易黄汤。

处方:当归 10g,白芍 10g,川芎 8g,炒白术 10g,茯苓 30g,泽泻 15g,川楝子 10g,玄胡 10g,黄柏 10g,芡实 15g,怀山药 15g,车前子 10g,橘核 15g,三棱 6g,莪术 6g。30 剂,水煎服。

讲析:腹痛患者一定要查看疼痛的具体部位,脐上属胃,脐周是肠,脐下是小腹,即少腹,女子则包括子宫、盆腔病变。该患者是少腹部疼痛,彩超提示有卵巢囊肿、子宫炎性包块、盆腔积水,且月经色黑,有黄带,舌紫苔薄黄,因此是湿热瘀阻胞宫。建议服药后 2 月复查彩超。

案例十二 眩晕案

王某,男,43 岁。湖南湘潭人。

患者因疲倦、头晕 1 年余就诊。

患者有"高血压、糖尿病"病史。现症见:精神疲倦,头晕,甚则站立不稳,兼颈胀、手足麻木、耳鸣,面色淡黄,自汗,食纳较差。舌苔薄黄,脉细。

辨证:气血亏虚。

治法:益气养血。

选方:益气聪明汤去升麻、加天麻、当归、龙骨、牡蛎。

处方:西洋参 8g,黄芪 30g,葛根 40g,白芍 10g,当归 10g,黄柏 6g,蔓荆子 10g,天麻 20g,钩耳 15g,煅龙骨 20g,煅牡蛎 20g,炙甘草 10g。30 剂,水煎服。

讲析:患者是典型的虚证,西医认为是大脑供血不足,中医病机是气虚导致血液不能上行头目,头部失养。头晕、耳鸣、面色淡黄、脉细均提示是虚证,用益气聪明汤治疗,去升麻加天麻是因为患者有高血压,加龙骨、牡蛎以敛汗。

案例十三 肺痨案

彭某,女,49 岁。湖南平江人。

患者因"抗肺结核治疗"后疲乏就诊。

患者于单位体检时发现"肺结核",用"抗结核药物"治疗后出现肝损伤(转氨酶升高)、脱发,后住院经护肝治疗,现转氨酶正常,不咳、不喘,但精神疲乏、自汗、失眠、心悸、脱发、食纳可、大便干。舌苔薄黄腻,脉细。

辨证:脾肺气虚兼痰热。

治法:健脾益气,化痰清热。

选方:六君子汤加黄芩、百部、百合。

处方:西洋参 8g,炒白术 10g,茯苓 15g,陈皮 10g,法夏 10g,黄芩 10g,百合 20g,百部 15g,甘草 6g,炒枣仁 30g。30 剂,水煎服。

讲析:患者不咳、不喘、无咯血,肺部本身症状并不明显,所以治疗的焦点不在肺。患者主症是疲倦,脉细而虚,提示是虚证,所以要健脾、补中气,更主要的是"培土生金",通过补脾来补肺气。服用异烟肼、利福平等抗结核药都要防止伤肝。补脾也可以间接治肝,又可养肺、照顾体质。体质越弱、肺气就越虚,这样肺结核不光治不好,还有加重的趋势。如果转氨酶高,还需要专门治肝,苔黄腻提示有痰热。所以用六君子汤健脾益气化痰,加黄芩以清热,加百部、百合来治肺,用西洋参而不用党参是因为其元气虚衰,用党参力量不够。

案例十四　腹痛兼四肢掣痛案

杨某,男,45 岁。广东广州人。

患者因反复左下腹胀痛及四肢掣痛就诊。

患者有"慢性结肠炎、糖尿病"病史,血糖偏高,服降糖药治疗,无明显口干、尿多、疲乏、形体消瘦等症状。现症见:左侧下腹胀痛,大便溏,兼见四肢阵发性抽掣样疼痛。舌苔薄白,脉细滑。

辨证:湿热阻滞兼经络不通。

治法:理气祛湿,疏通经络。

选方:香砂连朴饮合加味三藤饮加减。

处方:黄连 4g,厚朴 30g,砂仁 10g,木香 6g,鸡血藤 15g,海风藤 15g,络石藤 10g,秦艽 10g,防风 10g,葛根 30g,甘草 6g。20 剂,水煎服。

讲析:患者消渴病的症状不明显,需针对现在的主症进行治疗。用香砂连朴饮理气祛湿热,治疗腹痛便溏,加味三藤饮通络止痛,嘱患者不要停服降糖西药。

现场答疑

学员:请问中西医治疗水肿的差异。

熊教授：首先，西医的病名跟中医是不能等同的，再者，西医看病的思维模式跟中医不一样。比如水肿，西医认为水肿有心源性水肿、肝病水肿、肾病水肿等，中医不是这样认为的。中医认为有五脏水肿，而且主要分阴水、阳水，要分清水肿部位是以上半身为主，还是下半身为主，或者是全身肿胀。中医是辨证治疗，它不是靠检验的结果去开处方，这跟西医不一样。如果是上半身水肿，称之为风水；如果是下半身肿的，中医称之为水湿；全身肿的有属于阳水的、有属于阴水的，阳水是湿热证、阴水是阳虚水饮。中医看病都要搞清病变部位、病性等关键问题，再有目的地去开处方。中医看病是从整体去考虑的，西医是局部治疗，中医治病都是要从五脏系统及全身情况全面进行考虑。

学员：请问第三个案例的患者目胀、目赤，为什么不选龙胆泻肝汤而用益气聪明汤？

熊教授：那位患者是个虚证，而非实证。我仔细询问了患者，她虽然目赤、目矇，但目不痛、不痒，且脉细，面色淡黄，精神疲乏，这是典型的虚证；目眦有胬肉攀睛，伴有失眠，是有点心火，但主要还是虚证。如果舌红苔黄，脉弦数，且目中通红，这才是龙胆泻肝汤的适应证。这个患者不是典型的肝火，如果舌红、目中红、目痛、火气很大，用栀子清肝饮，栀子清肝饮和龙胆泻肝汤一样，都是清肝火的。这个患者是气虚，气虚精气不能上承，夹有一点心火，就用益气聪明汤加了栀子、丹皮清心火、青葙子、菊花明目。中医辨证就是要学会辨虚实、辨寒热，如果辨证错了，选方用药就会错误，就治不好病。这个病人的主症是目矇，就是视物不清、模糊，眼科著作《审视瑶函》记载有"瞻视昏渺症"。这个病人视物昏蒙，兼气虚之征，故选益气聪明汤为主方。

学员：治疗甲亢后常常引起甲状腺功能减退，中医如何治疗？

熊教授：甲亢变成甲减，一般都是用药太过出现的变化。甲亢的时候病人是亢奋、多汗、烦躁、脖子肿大、眼突等一派燥热之象。甲减后，还是眼突、脖子肿大，但燥热、多汗就没了，出现新的症状，如全身疲乏无力，原因是由于燥热等功能亢奋症状消退后，病人出现了气虚。甲亢跟消渴病一样，本质是阴虚燥热，有失眠、心悸、盗汗、手足心热、口渴等阴虚症状，甲亢的治疗是要养阴清热。对于甲减的患者，尤其是由甲亢引起的甲减，阴虚并未解决，又有气虚，就要益气养阴。所以治疗甲亢要养阴清热，治疗甲减要益气养阴。

临床现场教学第 15 讲

时间:2015 年 6 月 27 日

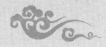

案例一　痫证案

卢某,男,7 岁。湖南娄底人。

一诊:2015 年 5 月 23 日

患者因阵发性抽搐 4 年就诊。

患儿 4 年前开始出现阵发抽搐,发作时查脑电图异常,伴脑萎缩,起初发作频率为每天 4 次,发作时昏倒、四肢抽搐,喉中痰鸣,口吐白沫,发作后尿频,不发作时经常烦躁,甚则打人,痴呆,胆小易惊,食纳一般,大便溏,2 次 / 日。舌苔白滑腻,脉细滑。

辨证:痰蒙清窍。

治法:化痰息风,开窍醒神。

选方:定痫丹。

处方:丹参 15g,麦冬 10g,陈皮 10g,法夏 8g,茯苓 10g,天麻 15g,川贝母 10g,胆南星 3g,石菖蒲 15g,炙远志 8g,僵蚕 15g,全蝎 3g,琥珀(吞服)5g,天竺黄 10g,甘草 6g。30 剂,水煎服。

讲析:癫痫是一个很顽固的病,其常见病因,一是痰,二是风,它有阴痫、阳痫之分。阴痫是只晚上发作,白天不发作;阳痫是白天发作。其中阳痫以痰热为主,阴痫是以痰饮加寒为主,就是一个寒热的区别。这个患儿舌苔薄腻,脉滑,病因主要是痰,就是属于痰涎,没有偏寒偏热的倾向,所以治法就是要化痰息风,用定痫丹。

二诊:2015 年 6 月 27 日

患儿服中药后癫痫发作减少，每 2 天发作一次，受惊吓后易于发作，发作时口中尖叫，口吐白沫，四肢痉挛、眼睑上翻。现神志蒙昧，目光痴呆，行走不稳，饥饱不知，手心出汗，时遗尿。舌苔黄白滑腻，脉滑。

辨证：痰蒙清窍。

治法：化痰息风，开窍醒神。

选方：定痫丹加减。

处方：丹参 10g，麦冬 6g，陈皮 10g，法夏 8g，茯苓 15g，茯神 15g，天麻 15g，川贝母 10g，胆南星 3g，石菖蒲 15g，炙远志 8g，僵蚕 10g，全蝎 3g，地龙 6g，蜈蚣 1 只（去头足），竹茹 10g，甘草 6g，生姜 2 片。20 剂，水煎服，一剂药服两天。另：鲜竹沥 1 支 /d，冲服。

案例二　膝冷案

张某，女，34 岁。湖南岳阳人。

患者因双膝畏冷 2 年余就诊。

患者居处潮湿，逐渐出现双膝畏冷，时而足部微肿，每到天气变化及经期加重。兼腰膝酸软，黄带，经期延长。舌淡苔薄白，脉细滑。

辨证：气血亏虚兼湿热。

治法：清热祛湿，益气补血。

选方：防己黄芪汤合加味四妙散加当归。

处方：黄芪 30g，当归 10g，白术 10g，汉防己 6g，苍术 6g，黄柏 10g，薏苡仁 20g，川牛膝 20g，茯苓 20g，木瓜 15g。20 剂，水煎服。

讲析：该患者双膝畏冷、腰膝酸软，而且舌淡脉细，是肾阳虚现象，但患者有黄带，这就提示有湿热，而不是肾阳虚，是气血不足加湿热，所以不能补肾阳，要用防己黄芪汤、加味四妙散，一以补气，一以清湿热。

案例三　面肌萎缩案

刘某，男，17 岁。湖南桃江人。

患者因左侧面部肌肉萎缩 8 年余就诊。

患者从 9 岁起，逐渐开始左侧面部肌肉萎缩，西医诊断为"左侧面肌营养不良"。现症见：左侧面部肌肉萎缩，无面部麻木及抽搐，伸舌居中，偶有胃部胀痛，伴灼烧感，无反酸、嗳气，二便可。舌苔薄黄，脉细。

辨证:肝血不足兼胃热气滞。

治法:养血生肌,清胃行气。

选方:补肝汤合栀子厚朴汤。

处方:当归 10g,白芍 15g,川芎 10g,熟地 10g,炒枣仁 15g,麦冬 10g,木瓜
    20g,栀子 6g,厚朴 20g,枳壳 10g,甘草 6g。20 剂,水煎服。

讲析:该患者如果面部皮肤发黑、变硬,可考虑硬皮病,但现在仅仅是一侧
面部肌肉萎缩,且无麻木、抽搐等症状,先用补肝汤来养血、促进肌肉生长,合
栀子厚朴汤治疗胃部胀痛灼热。

案例四　失眠案

谭某,女,40 岁。湖南长沙人。

患者因失眠多年就诊。

患者失眠多年,每晚睡 4 个小时左右,心烦,面部生斑,阴部瘙痒,尿频量
多。舌苔薄黄,脉弦细。

辨证:肝郁化火。

治法:疏肝清热,宁心安神。

选方:丹栀逍遥散加枣仁、龙齿、夜交藤、珍珠母。

处方:当归 10g,白芍 10g,炒白术 10g,茯神 15g,丹皮 10g,栀子 10g,柴胡
    6g,炒枣仁 30g,龙齿 30g,珍珠母 30g,夜交藤 10g,益智仁 20g,甘草
    6g。20 剂,水煎服。

讲析:此患者以失眠为主症,兼心烦、舌苔薄黄、脉弦细,乃因肝郁化火扰
心所致,故以丹栀逍遥散为主方,加枣仁、龙齿、夜交藤、珍珠母安神,又因患者
尿频而量多,故加益智仁补肾缩尿。

案例五　眼眶疼痛案

寻某,男,10 岁。湖南长沙人。

患者因间断发作眼眶疼痛 2 年就诊。

患者近 2 年来间断发作眼眶疼痛,痛时畏冷、呕逆、自汗出,休息 1 小时左
右自行缓解。目中不红、不痒,无鼻塞及耳鸣,大便干,舌苔薄黄腻,脉滑。

辨证:风热夹痰。

治法:疏风清热,化痰止痛。

选方:葛根选奇汤合温胆汤加菊花、白芷。

处方:葛根20g,白芷20g,防风10g,羌活10g,陈皮10g,黄芩10g,菊花10g,法夏10g,茯苓10g,枳实10g,竹茹10g,甘草6g。15剂,水煎服。

讲析:眼科五轮八廓学说指出,眼睑乃肉轮,属脾经所主;眼睑之上下胞为地廓,属胃经所主。以此推之,眼眶疼痛,当首责脾胃二经,故此证选用葛根选奇汤合温胆汤主治。

案例六　神经纤维瘤案

杨某,女,31岁。湖南宁乡人。

一诊:2014年8月22日

患者因全身皮下散发肿块6年就诊。

患者全身皮下散发肿块6年,头部、颈部、胸腔、手腕等处均有,大者如鸡卵,小者如黄豆大小,微有压痛。近日在当地医院行MRI检查,发现"胸腔、颅内多发神经纤维瘤",西医建议手术治疗,但手术风险高,故来寻求中医治疗。患者素易上火,时发口疮,有痔疮。舌苔黄白而腻,脉滑。

辨证:痰瘀互结兼火热。

治法:化痰祛瘀清火。

选方:普济消毒饮加三棱、莪术。

处方:黄芩10g,黄连5g,玄参10g,板蓝根10g,连翘10g,牛蒡子10g,桔梗10g,陈皮10g,柴胡6g,僵蚕10g,马勃6g,白芥子15g,浙贝30g,三棱10g,莪术10g,甘草6g。40剂,水煎服。忌辛辣刺激之品。

讲析:此患者的主症是全身皮下散发肿块,西医诊断是"神经纤维瘤",中医认为是痰瘀互结所致,另外,患者火热内盛,故用普济消毒饮加三棱、莪术治疗。

二诊:2014年10月23日

患者服中药后口腔溃疡已消,但自觉左耳有压迫感、疼痛,颈部及胸腔有多个结节。舌红略紫苔薄黄腻,脉滑。

辨证:痰瘀互结兼火热。

治法:化痰祛瘀清火。

选方:加味普济消毒饮。

处方:黄芩10g,黄连5g,陈皮10g,桔梗10g,板蓝根10g,柴胡6g,连翘10g,牛蒡子10g,僵蚕10g,马勃6g,玄参10g,浙贝母30g,夏枯草10g,三棱10g,莪术10g,甘草6g。30剂,水煎服。

三诊:2015 年 3 月 27 日

病史如前,患者左侧颈部肿块渐长、质硬、压之不痛,伴左上肢麻木,口中有痰涎,偶有心悸,多梦,精神尚可,既往月经规律。舌边略紫,舌苔薄黄腻,脉滑。

辨证:痰火瘀阻。

治法:化痰散结,滋阴泻火。

选方:海藻玉壶汤加味。

处方:海藻 20g,昆布 10g,独活 10g,青皮 10g,陈皮 10g,法夏 10g,浙贝 40g,白芥子 20g,三棱 10g,莪术 10g,黄芩 10g,夏枯草 10g,煅乳香 10g,煅没药 10g。30 剂,水煎服。

讲析:患者颅内、胸腔及左侧颈部均有神经纤维瘤,且手术风险均高,因此,尽量用中药控制,避免手术。根据患者的症状及舌脉,提示体内有一点火,但不是很明显,虽舌边略紫,但舌下紫筋不是很明显,重点是黄腻苔,因此是痰火瘀阻,治疗重在化痰以散结,故先用普济消毒饮,然后用海藻玉壶汤加味。

四诊:2015 年 6 月 27 日

患者服药后口中痰涎减少,颈部肿块变软,但胸部仍有压迫感,伴心悸。舌边紫苔薄黄腻,脉细滑。

辨证:痰瘀互结。

治法:化痰祛瘀散结。

选方:芥贝二陈汤加乳香、没药、三棱、莪术。

处方:白芥子 20g,浙贝母 30g,陈皮 10g,法夏 10g,茯苓 30g,煅乳香 8g,煅没药 8g,三棱 10g,莪术 10g。30 剂,水煎服。

案例七 胃胀案

陈某,男,52 岁。湖南安化人。

患者因反复胃脘部胀满不适 10 年余就诊。

10 年前患者因胃脘部胀痛反复发作,检查胃镜提示:十二指肠溃疡,一直口服西药治疗。现症见:胃胀,时呕逆,伴烧灼感,反酸,嗳气,食后甚,无黑便。舌苔黄厚腻,脉滑。

辨证:胃热食滞。

治法:清胃行气,消食导滞。

选方:神术散合保和丸加栀子、瓦楞子、浙贝母。

处方:苍术 8g,厚朴 30g,陈皮 10g,砂仁 10g,广香 6g,法夏 10g,茯苓 20g,神曲 10g,炒麦芽 10g,炒莱菔子 10g,栀子 10g,枳实 10g,鸡内金 15g,瓦楞子 10g,浙贝母 30g,甘草 6g。20 剂,水煎服。

讲析:胃中胀,有烧灼感,并反酸、嗳气,当属化肝煎证;但其食后益甚,显属消化功能减弱,易为食滞,故取神术散合保和丸加栀子治之。

案例八 痿证案

邓某,女,39 岁。湖南永州人。

一诊:2015 年 5 月 23 日

患者因双下肢乏力 10 个月就诊。

患者无明显诱因出现双下肢乏力,麻木,西医诊断为"吉兰-巴雷综合征",在永州市中心医院予"激素"治疗 1 月。现症见:双下肢乏力,略浮肿,但不痛,四肢麻木,小腿抽筋,手心发热,面部生疮,食纳可,二便正常。舌红苔黄腻,脉细。

辨证:湿热阻络。

治法:清热利湿通络。

选方:加味二妙散合黄芪虫藤饮。

处方:黄芪 40g,鸡血藤 10g,海风藤 10g,钩藤 20g,地龙 10g,僵蚕 20g,全蝎 5g,蜈蚣 1 只(去头足),苍术 6g,黄柏 15g,怀牛膝 20g,薏苡仁 20g,秦艽 10g,萆薢 15g,汉防己 6g,木瓜 20g,炒龟板 20g。30 剂,水煎服。

讲析:这个病的中医诊断是湿热痿,诊断依据:一是舌苔黄腻;二是下肢浮肿。另外,口苦、尿黄、面部生疮,这些也都是湿热引起的。她还有个症状就是四肢麻木、痉挛,这是由于经络不通,要疏通经络。所以这个病人要用加味二妙散合黄芪虫藤饮。其中加味二妙散出自《医宗金鉴》,不是朱丹溪的二妙散、四妙散,是在朱丹溪的二妙散基础上加药而成,是专门用于治疗湿热痿的,再合用黄芪虫藤饮补气通络。

二诊:2015 年 6 月 27 日

患者服药后四肢麻木已减,但仍全身乏力,四肢酸软,不能行走,后颈部时有抽筋,食纳差。舌苔黄厚腻,脉细。

辨证:湿热阻络兼气虚。

治法:清热利湿,益气通络。

选方：加味二妙散加西洋参、黄芪、葛根。

处方：西洋参 6g，黄芪 30g，葛根 30g，苍术 6g，黄柏 15g，薏苡仁 20g，怀牛膝 20g，秦艽 10g，萆薢 15g，当归 10g，汉防己 6g，木瓜 20g，炒龟板 20g。15 剂，水煎服。

讲析：患者全身乏力，四肢酸软，舌苔黄厚腻，脉细，是湿热痿证，还兼有气虚，故仍用加味二妙散为主方治疗。

案例九　鼻渊案

罗某，男，5 岁。湖南长沙人。

患儿因反复鼻塞、咽痛就诊。

患儿反复鼻塞、流黄浊涕，兼有咽痛，自汗，易感冒，大便溏。查扁桃体红肿，舌苔薄黄，脉细滑。

辨证：肺经风热。

治法：疏风清热，利咽通窍。

选方：玄贝甘桔汤合苍耳子散、芪防散。

处方：黄芪 20g，防风 6g，玄参 10g，浙贝母 20g，桔梗 10g，苍耳子 8g，辛夷 8g，白芷 10g，薄荷 6g，连翘 10g，板蓝根 10g，牛蒡子 10g，黄芩 6g，甘草 8g。30 剂，水煎服。避风寒，防感冒。

讲析：扁桃体红肿，为小儿常见病之一，鼻渊鼻塞亦临床常见病。对小儿而言，凡气虚自汗而抵抗力较弱者，最易感冒引发其症状加重，故治必兼以益气固表，以防其发作。此亦所谓"治未病"也。

案例十　中风后遗症案

曾某，男，54 岁。湖南娄底人。

患者因右半身不遂，舌謇语涩 5 月余就诊。

患者有"高血压"病史，5 个月前突发右半身不遂，西医诊断为"脑梗死"。现症见：右半身不遂，口眼㖞斜，舌謇语涩，二便正常。舌边紫舌苔黄腻，脉弦滑数。

辨证：气虚痰瘀阻络。

治法：益气活血，化痰通络。

选方：黄芪虫藤饮合解语丹加黄芩。

处方：黄芪 40g，鸡血藤 15g，海风藤 15g，钩藤 30g，地龙 10g，僵蚕 30g，全
　　　蝎 5g，蜈蚣 1 只（去头足），天麻 20g，石菖蒲 20g，炙远志 10g，法夏
　　　10g，胆南星 6g，羌活 10g，黄芩 15g，木香 6g，红花 6g，甘草 6g。30 剂，
　　　水煎服。

讲析：凡中风中经络者，当以搜风化痰为主治，不可滥用血分药，以防滞留
风痰邪气。

案例十一　神志蒙昧案

袁某，男，3 岁。湖南浏阳人。

患儿因神志蒙昧，四肢痉挛 3 年就诊。

患儿因出生时发生意外导致窒息，后出现神志蒙昧、口角流涎等症，西医
诊断为"脑瘫"。现症见：神志蒙昧，口角流涎，四肢强直痉挛，便秘。舌苔薄白
腻，纹淡。

辨证：痰蒙清窍。

治法：化痰息风，开窍醒神。

选方：涤痰汤加天麻、僵蚕、大黄。

处方：党参 8g，石菖蒲 15g，炙远志 6g，陈皮 6g，法夏 6g，茯苓 15g，枳实
　　　6g，竹茹 10g，胆南星 3g，天麻 15g，僵蚕 10g，大黄 2g，甘草 6g，30 剂，
　　　水煎服。1 剂药服 1 天半。

讲析："脑瘫"为西医病名，临床所见以痰蒙清窍为主，或夹气虚，或兼风
动，或为痰热蒙扰，当辨而治之。

案例十二　瘿病案

董某，男，32 岁。湖南长沙人。

患者因烦热、自汗盗汗 7 年余就诊。

7 年前患者发现甲状腺肿大，西医诊断为"甲状腺功能亢进"，后一直服西药
治疗，各项指标基本正常，但烦热、自汗盗汗、心悸等症状明显。现症见：甲状腺
肿大，眼突，烦热，自汗盗汗，心悸，痰多，口干，无齿龈。舌苔薄黄，脉细略数。

辨证：阴虚火旺。

治法：滋阴清火，消瘿散结。

选方：当归六黄汤合消瘰丸加夏枯草、丹皮、栀子。

处方：黄芪 40g，当归 10g，生地 15g，熟地黄 15g，黄连 5g，黄柏 10g，黄芩 10g，玄参 10g，浙贝母 30g，生牡蛎 30g，夏枯草 15g，丹皮 10g，栀子 10g。30 剂，水煎服。

讲析："甲亢"是西医病名，临床所见，此病有几个主要表现：或以心悸怔忡心烦为主；或以潮热自汗盗汗为主；或以目突颈部瘿肿为主。当根据其不同主症特点，视其主要矛盾而治之。

案例十三 不孕案

李某，女，38 岁。湖南娄底人。复诊。

患者因求孕就诊。

患者原有"卵巢囊肿"及痛经，经前诊服中药治疗后卵巢囊肿减小，痛经已止，此次欲求孕。现症见：精神疲乏，面色淡黄，白带较多。舌淡苔薄白，脉细数。

辨证：脾肾两虚。

治法：健脾补肾，养血祛湿。

选方：养精种玉汤合当归芍药散加参。

处方：西洋参 8g，当归 10g，白芍 10g，熟地 15g，枣皮 15g，巴戟天 20g，菟丝子 20g，炒白术 10g，川芎 6g，茯苓 30g，泽泻 15g。20 剂，水煎服。

讲析：此人原患卵巢囊肿，虽囊肿已小，但仍需进一步治疗。然其表现为气血不足之象，且又要求再孕，故必补其气血，化其水湿，以期病愈而再孕。

案例十四 胆管癌案

梁某，男，58 岁。

患者因"胆总管占位性病变术后"就诊。

患者因"胆总管占位性病变"行手术治疗，现症见：小腹部胀痛，大便溏而不爽，为稀便及果冻样粪便，5~6 次 /d，口干，纳差。舌苔黄白厚腻，脉弦滑。

辨证：湿热阻滞肠道。

治法：清热利湿，行气导滞。

选方：木香导滞丸。

处方：枳实 10g，厚朴 20g，槟榔 10g，木香 6g，黄芩 10g，黄连 5g，神曲 10g，

炒白术 10g,茯苓 30g,泽泻 10g,蛇舌草 20g。30 剂,水煎服。忌酒、忌辣椒。

讲析:胆属传导之腑,与肠胃共司传导之责,胆有病最易影响胃肠功能。而此人表现为一派肠中湿热之征,故治必清除湿热,以正传导之腑的功能。

案例十五　肾癌案

王某,男,52 岁。湖南宁远人。

患者因右侧腰腹部胀痛 3 月余就诊。

患者右侧腰腹部胀痛 3 月余,西医诊断为"右肾占位性病变伴腹膜后淋巴结转移"。现症见:右侧腰腹胀痛,尿频,无尿痛、尿血,大便先干后稀,口苦。舌紫苔薄黄腻,脉弦数。

辨证:湿热瘀滞。

治法:清热利湿,行气活血。

选方:二金汤合金铃子散加牛膝、黄柏、蛇舌草。

处方:鸡内金 20g,海金沙 20g,大腹皮 10g,猪苓 20g,茯苓 30g,川楝子 10g,玄胡 10g,黄柏 15g,川牛膝 15g,蛇舌草 20g。20 剂,水煎服。

讲析:二金汤出自吴鞠通《温病条辨》,谓:"湿热气蒸……黄疸而肿胀者……二金汤主之。"此方为清湿热而行气利水消肿胀的良方。

案例十六　喉癌案

肖某,男,39 岁。湖南衡阳人。

患者因"喉癌"术后就诊。

患者"喉癌"手术后,未做化疗。现症见:时有咽干、咽痛,无齿衄、鼻衄,颈部淋巴结肿大。舌苔薄黄腻,脉细滑数。

辨证:痰热瘀结。

治法:化痰清热、化瘀散结。

选方:普济消毒饮加减。

处方:玄参 15g,黄芩 10g,黄连 5g,陈皮 10g,桔梗 10g,板蓝根 10g,连翘 10g,牛蒡子 10g,僵蚕 15g,马勃 6g,浙贝母 30g,夏枯草 10g,蛇舌草 15g,三棱 8g,莪术 8g,甘草 6g。30 剂,水煎服,忌烟、酒、槟榔及烧烤、辛辣之品等。

讲析：凡癌症术后，须防癌变转移或复发，当依据病人表现特点，分辨其虚实寒热及病变部位而施治。

现场答疑

学员：案例十六患者喉癌手术后为什么用普济消毒饮而不用消瘰丸？

熊教授：这个患者是个癌症，癌症在手术之后有几种倾向：第一种是化疗之后以虚弱为主，要么是气虚，要么是阴虚；第二种是西医讲的炎症，中医讲的火，癌症本来就是痰、瘀证。如果这个患者的痰和瘀还没有清除掉，并且有火，就很容易复发，复发最明显的表现就是淋巴结肿大，舌边紫，舌苔黄腻，脉细滑数，为防止淋巴结进一步长大，防止癌症复发，要用普济消毒饮，而消瘰丸只能化痰。普济消毒饮的作用主要是清火，这个患者加了浙贝、三棱、莪术化痰化瘀，另外，这个方是针对咽喉这个部位的。因为有火毒，暂时不能吃补药。我们中医用方既要根据病性，又要针对病变部位。

学员：案例十二甲亢患者辨证处方的依据是什么？

熊教授：这个病人的甲亢比较严重，具备甲亢的几个主症：烦热、自汗、盗汗、心慌、心悸、口干等，查体可见甲状腺肿大、眼睛凸出。我问了患者的症状以哪个为主，患者说是怕热、自汗、盗汗为主。甲亢跟消渴的病机是一样的，都是阴虚燥热、虚阳上亢，这个患者不饮酒，血压不高，开当归六黄汤是针对自汗、盗汗这个主症的，加栀子、丹皮清心火，治心烦，加夏枯草控制眼睛外凸，消瘰丸是控制甲状腺的进一步肿大。甲亢是慢性病，先把自汗、怕热控制下来，患者就会感觉明显好转，再进一步治疗。如果这个患者以心烦、心悸、心慌为主，仍然是阴虚阳亢，但重点是心阴虚，就用天王补心丹；如果这个患者是以头晕为主，是肝阳上亢，就改用镇肝熄风汤或者天麻钩藤饮。选方是根据患者的主症选的，但前提是要抓住病机。

学员：案例一中患儿癫痫如何辨证论治？

熊教授：癫痫是个顽固病，可由多种原因引起，有的是脑膜炎引起，有的是脑部外伤引起，有的是难产时引起。癫痫发病有基本的规律，发病越晚，治疗效果越好；发病越早，治疗越困难，因为有先天因素影响。《黄帝内经》指出，小儿在母腹中受惊，气机逆乱就发为癫痫，即孕妇受惊吓后影响到胎儿，胎儿出生后就有癫痫，这种癫痫是难治的。癫痫的致病因素首先是痰，其次是风。痰影响到神志，会出现突发性的昏倒，其潜有风，所以昏倒后就抽搐，所以癫痫的关键是痰和风。从根本上化痰，首先要健脾，所以既要化痰、又要健脾；风来自肝，所以病位在肝。在发作期严重时，要化痰、息风，在未发作时，就要健脾、养肝,这就是基本的治法。这个患儿每次发作都伴有口吐白沫,提示体内痰特别多,所以用定痫丹。定痫丹是程钟龄《医学心悟》里治疗癫痫的主方,如果癫痫控制后,后期往往要健脾,在我的书中,记录了一个姓唐的顽固性癫痫患儿,那时发作非常严重,最后治好了,用的方是定痫丹合六君子汤。癫痫有两种,阳痫是只在白天发作,往往有热象,案例一的患者就有热象,舌苔黄,加了味黄芩;而阴痫则是只在晚上发作,也会用定痫丹加桂枝龙牡汤,这是根据阴阳寒热来辨证的。总之,癫痫基本治则就是化痰、息风、健脾、养肝。

学员:请问强直性脊柱炎中医如何辨证论治?

熊教授:强直性脊柱炎是湿热伤于筋骨、筋脉,首先是要清湿热,其次要通经活络,可选用加味二妙散,再加点通经活络的中药。加味二妙散出自《医宗金鉴·杂病心法要诀》,不是朱丹溪的二妙散、三妙散、四妙散。中医开处方要有汤方,中医是讲究方剂组合、整体观念的,方剂里有君、臣、佐、使,配伍不一样,作用就不一样。所以中医需要多读书,夯实基本功,熟记方剂学,掌握方剂组成及作用。比如:麻黄汤用于治疗外感风寒,恶寒无汗、头痛、身痛;而麻杏石甘汤,改桂枝为石膏,用于治疗肺热壅盛、喘促。这两个方相差一味药,治疗截然不同,所以要熟记方剂的主要作用,抓住主症进行治疗。

学员:案例十六患者用了普济消毒饮,请问普济消毒饮与五味消毒饮的区别是什么?

熊教授:普济消毒饮是由苦寒药加治咽喉、加消肿块三种药合在一起的,最初用于治疗颐毒,即西医讲的流行性腮腺炎,它是传染病,方中苦寒的黄连、黄芩清火解毒,又有消瘰丸的成分,是几个方组合成的。其具体药物是黄连、黄芩、桔梗、板蓝根、陈皮、升麻、柴胡、薄荷、牛蒡子、僵蚕、马勃、玄参等,它是在解毒的同时,兼消肿块,具体治疗部位是头面部两侧及颈部的淋巴结肿大,这是普济消毒饮的主治,病性是火证,病位是头面及颈部。

而五味消毒饮是解毒消疮的方剂,具体药物有金银花、蒲公英、紫花地丁、野菊花、天葵子五味药,用于治疗一般的疮疹,无消肿块的作用。

临床现场教学第 16 讲

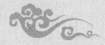

案例一 月经后期案

黄某,女,26 岁。海南海口人。

一诊:2015 年 5 月 23 日

患者因月经后期 5 年就诊。

患者于 5 年前生产后出现月经后期,西医诊断为"多囊卵巢综合征",月经数月不行,靠服用西药维持月经。现症见:月经后期,心烦易怒,时有乳房胀痛,眼圈发黯。舌红苔黄,脉弦细数。

辨证:肝郁化火。

治法:疏肝清火,活血调经。

选方:丹栀逍遥散加味。

处方:丹皮 10g,栀子 8g,当归 10g,赤芍 15g,炒白术 10g,茯苓 10g,柴胡 10g,桃仁 10g,红花 6g,郁金 15g,甘草 6g。30g 剂,水煎服。嘱月经来时需停药。

讲析:该患者月经不行,兼有明显的心烦易怒,乳房胀痛,舌红苔黄,脉弦细数,这是肝郁化火之象。肝郁则血瘀,所以眼圈发黯。因此,治疗用丹栀逍遥散疏肝清火,加桃仁、红花、郁金活血通经。

二诊:2015 年 7 月 18 日

服中药后患者月经量增加,经期心烦较前减轻,眼圈发黯亦改善。舌红苔薄黄,脉弦细。

辨证:肝郁气滞血瘀。

治法:疏肝理气活血。

选方:丹栀逍遥散加味。

处方:丹皮 10g,栀子 8g,桃仁 10g,当归 10g,赤芍 10g,柴胡 10g,茯神 15g,炒白术 10g,丹参 15g,红花 6g,郁金 15g,香附 10g,甘草 6g。30 剂,水煎服。

讲析:患者月经量少,但不贫血,不疲倦,因此不是虚证,她有经期心烦,兼眼圈发黯,月经后期,是由于肝郁气滞血瘀所致,用丹栀逍遥散再加桃仁、红花、丹参、郁金等活血化瘀的药物治疗。

案例二　胆石症案

石某,男,25 岁。湖南宁乡人。

一诊:2015 年 6 月 27 日

患者因发现"胆结石"3 月余就诊。

患者体检 B 超提示:胆囊多发泥沙样结石。现症见:食后脘胀,口苦,大便基本正常。舌苔薄黄,脉弦。

辨证:肝胆湿热。

治法:疏肝利胆,清热利湿化石。

选方:四逆散合左金丸、四金散。

处方:柴胡 10g,白芍 10g,枳实 15g,黄连 5g,吴茱萸 3g,木香 6g,鸡内金 20g,海金沙 20g,金钱草 20g,郁金 15g,山楂 15g,甘草 6g。30 剂,水煎服。

二诊:2015 年 7 月 18 日

患者服药后尚未复查肝胆 B 超,现症见:食后脘胀,口苦,二便正常。舌苔薄白,脉弦滑数。

辨证:肝胆湿热。

治法:疏肝利胆,清热利湿化石。

选方:四逆散合左金丸、四金散加减。

处方:柴胡 10g,白芍 10g,枳实 10g,黄连 5g,吴茱萸 3g,广木香 6g,金钱草 20g,海金沙 20g,鸡内金 20g,郁金 20g,山栀子 15g,山楂 15g,甘草 6g。20 剂,水煎服。

讲析:患者舌苔薄白,脉弦滑数,舌象无火,脉象有火。

临床现场教学第 16 讲

案例三　头痛案

王某,男,43 岁。湖南韶山人。

一诊:2015 年 6 月 27 日

患者因右侧偏头痛 1 年余就诊。

患者原有"糖尿病"病史,血压偏低,时感右侧偏头痛及头昏,兼颈胀、自汗,精神疲乏。苔薄白,脉细。

辨证:气虚头痛。

治法:益气升清止痛。

选方:益气聪明汤加川芎、白芷、天麻、藁本。

处方:西洋参 8g,黄芪 30g,葛根 40g,蔓荆子 10g,白芍 10g,川芎 10g,白芷 30g,天麻 20g,藁本 10g。30 剂,水煎服。

二诊:2015 年 7 月 18 日

服中药后右侧头痛及头晕均减轻,颈胀亦减轻,精神好转,血压正常,现时有右侧偏头痛连及巅顶头痛。苔薄黄,脉细滑。

辨证:气虚头痛。

治法:补气升清止痛。

选方:益气聪明汤加减。

处方:西洋参 8g,黄芪 20g,葛根 30g,白芍 10g,蔓荆子 10g,川芎 15g,藁本 15g,白芷 30g,天麻 20g,炙甘草 10g。20 剂,水煎服。

讲析:该患者以头痛、疲倦为主症,且血压偏低,属气虚头痛,以其兼有颈胀,故用益气聪明汤加味治疗。

案例四　头痛案

汤某,女,56 岁。湖南益阳人。

患者因头目胀求诊。

患者有"腔隙性脑梗死、胆结石"病史,时有头目胀,以前额为主,时而恶心欲呕,兼后头胀及麻木、耳鸣。舌苔薄黄腻,脉细。

辨证:阳明经风热夹痰。

治法:疏风清热,理气化痰。

选方:葛根选奇汤合天麻温胆汤加减。

处方:葛根 50g,黄芩 15g,法半夏 10g,竹茹 10g,茯苓 20g,陈皮 10g,枳实 10g,川芎 10g,防风 10g,羌活 10g,天麻 20g,甘草 6g。20 剂,水煎服。

讲析:前额为阳明经循行部位,故前额胀主要为阳明经风热,舌苔薄黄腻是兼有痰热,故用葛根选奇汤合温胆汤加减。胆结石不是患者当前的主症,暂时不处理。《金匮要略》指出:"夫病痼疾加以卒病,当先治其卒病,后乃治其痼疾也。"

案例五　臌胀案

黄某,女,32 岁。湖南长沙人。

患者因腹胀、腹痛 3 年就诊。

患者腹胀 3 年,腹部硬满疼痛,时小腹疼痛,肠鸣,矢气频作,腹部青筋暴露,四肢消瘦,口苦,精神疲倦,大便溏秘不调,时有黏液,一日 2~3 次,小便黄。舌苔白滑,脉弦细数。

患者 6 年前曾患"急性胰腺炎",现血糖偏高。

辨证:气滞血瘀,湿热蕴结。

治法:行气活血,清热利湿除胀。

选方:神术散合四苓散加减。

处方:黄连 5g,厚朴 30g,苍术 6g,陈皮 10g,砂仁 10g,广木香 6g,炒白术 10g,茯苓 30g,猪苓 15g,泽泻 10g,枳壳 10g,鸡内金 20g,炒莱菔子 20g,三棱 8g,莪术 8g,甘草 6g。30 剂,水煎服。

讲析:此患者属中医所称"臌胀"病,臌胀典型临床表现为腹部硬满、青筋暴露、四肢消瘦,一般是气臌或水臌,严重者有血臌。此患者矢气频作即是气滞,腹部硬满、青筋暴露即是瘀,舌苔白滑即是水湿,水湿蕴久化热,大便溏为肠中湿热阻滞。建议进一步做腹部 B 超检查。

案例六　消渴案

史某,男,35 岁。河南人。

患者因发现"血糖高"2 月就诊。

患者 2 月前发现空腹血糖 11.2mmol/L,在医院用胰岛素治疗后现已停药,通过控制饮食及运动,空腹血糖在 6.3~7.8mmol/L。现症见:疲乏,时口干,微口苦,大便时秘时溏。舌苔薄黄,脉细。

辨证:气阴两虚。

治法:益气养阴。

选方:二冬汤加减。

处方:西洋参 6g,麦冬 30g,天冬 15g,天花粉 15g,五味子 6g,黄芩 10g,知母 10g,葛根 30g。30 剂,水煎服。

讲析:患者运动锻炼值得提倡,但应根据自己的身体情况适度进行,不能过度剧烈运动。忌食燥热之物以及甘蔗、红薯等甜食。

案例七　嘈杂案

杨某,女,65 岁。湖南临湘人。

患者因胃中饥饿、嘈杂 2 年求诊。

患者胃中不适,有饥饿、嘈杂感,微有烧灼感,嗳气,甚则胃痛、反酸,精神疲乏,睡眠不安,口干,大便时秘时溏,无便血。舌上干燥,苔薄黄,脉细。

辨证:胃阴虚兼气郁化热。

治法:养阴益胃兼清热理气。

选方:益胃汤合化肝煎加减。

处方:玉竹 10g,沙参 15g,麦冬 15g,生地 15g,青皮 10g,陈皮 10g,白芍 10g,栀子 15g,丹皮 10g,浙贝母 20g,瓦楞子 10g,乌贼骨 20g,甘草 6g。30 剂,水煎服。

讲析:患者胃中嘈杂,善饥,口干,舌上干燥,是胃阴虚;胃中烧灼感,胃痛,嗳气,是气郁化火,故以养阴益胃兼清热理气为治。胃不和则卧不安,胃病治好了,失眠的问题自然迎刃而解。

案例八　面部生斑案

徐某,男,18 岁。湖南衡阳人。

患者因面部生斑 6 年就诊。

患者 6 年前开始面部生斑,集中在眼后耳前,颜色逐渐加深呈褐青色,兼有疮疹,大便不干。舌苔薄黄,脉细数。

辨证:瘀热蕴结。

治法:活血祛瘀,清热解毒。

选方:血府逐瘀汤合五味消毒饮加减。

处方:当归 10g,赤芍 10g,川芎 6g,生地 10g,柴胡 10g,枳实 10g,桃仁 10g,红花 6g,桔梗 10g,金银花 15g,连翘 10g,蒲公英 10g,紫花地丁 10g,天葵子 10g,野菊花 10g,甘草 6g。30 剂,水煎服。

讲析:无。

案例九 舌尖脱皮案

肖某,女,51 岁。湖南安化人。

患者因舌尖脱皮求诊。

患者舌尖脱皮,但不痛,咽红,口干不欲饮,大便不干。舌苔薄黄,脉细略数。

辨证:心经火热。

治法:清心泻火。

选方:清心导赤散加减。

处方:黄连 5g,栀子 10g;生地 30g,木通 6g,竹叶 6g,灯心草 10g,麦冬 20g,莲子心 6g,玄参 10g,甘草 6g。20 剂,水煎服。

讲析:心开窍于舌,故舌生疮、脱皮往往是心火旺盛,该患者脉细略数,兼有阴虚证候。

案例十 咳嗽案

罗某,男,5 岁。湖南长沙人。

患者因反复咳嗽 2 月余求诊。

患者反复咳嗽 2 月,近日受凉加重,兼鼻塞,流浊涕,扁桃体肿大,素自汗,易感冒。舌苔薄白,脉滑。

辨证:风热犯肺。

治法:疏风清热,化痰止咳。

选方:玄贝止嗽散合翘荷汤加减。

处方:玄参 10g,川贝 6g,杏仁 6g,桔梗 10g,炙紫菀 10g,百部 8g,白前 10g,陈皮 8g,桑叶 10g,矮地茶 10g,连翘 10g,薄荷 6g,甘草 6g。7 剂,水煎服。

讲析:患儿易出汗,易感冒,等咳嗽表证治好以后,应服用一些益气固表的汤药,增强免疫力。

案例十一　痹证案

刘某,女,55 岁。湖南衡阳人。

患者因"骨髓增生异常综合征"求诊。

患者原因"髌骨骨折"行手术,且患"骨髓增生异常综合征",化疗后出现一身痛,痛处不定,不时发作,下肢无力,精神疲倦,时有失眠,面色淡黄,食纳可,时有口苦,小便黄。苔薄黄腻,脉细。

辨证:气虚夹湿热。

治法:补气兼清利湿热。

选方:参芪四妙散合宣痹汤加减。

处方:党参 15g,黄芪 30g,苍术 5g,黄柏 8g,川牛膝 15g,薏苡仁 20g,汉防己 6g,滑石 15g,杏仁 10g,姜黄 10g,连翘 10g,栀子 6g,法半夏 10g,蚕沙 15g,赤小豆 15g,海桐皮 10g,甘草 6g。20 剂,水煎服。

讲析:患者以身痛为主症,舌苔薄黄腻,为湿热痹阻所致;又兼疲倦无力,脉细,是气虚之象。故以四妙散合宣痹汤清热利湿通痹,再加党参、黄芪补气。

案例十二　失眠案

唐某,女,36 岁。湖南城步苗族自治县人。

患者因失眠 3 年就诊。

患者失眠 3 年,甚则彻夜不眠,心神不宁,阵发烦热,时恶心,口苦,遇热则汗出身痒。舌苔薄黄腻,脉细滑。

辨证:痰热扰心。

治法:清热化痰,宁心安神。

选方:黄连温胆汤合酸枣仁汤加减。

处方:黄连 5g,陈皮 10g,法夏 10g,茯神 15g,枳实 10g,竹茹 10g,炒枣仁 30g,知母 10g,川芎 6g,龙齿 30g,珍珠母 30g,夜交藤 15g,甘草 6g。30 剂,水煎服。

讲析:无。

案例十三　肾病案

邓某,男,12 岁。

患者因反复蛋白尿、血尿 10 年就诊。

患者反复出现蛋白尿、血尿 10 年,西医诊断为"肾病综合征"。现症见:轻微浮肿,小便黄,易出汗,面色淡黄。舌苔薄黄,脉细数。

辨证:气虚兼肾阴虚。

治法:益气消肿,滋阴清热。

选方:防己黄芪汤合知柏地黄丸加减。

处方:黄芪 20g,炒白术 10g,防己 5g,煅龙骨 20g,煅牡蛎 20g,熟地黄 10g,怀山药 15g,茯苓 10g,泽泻 6g,山茱萸 10g,丹皮 10g,黄柏 6g,知母 10g,玉米须 10g,白茅根 10g,墨旱莲 10g。30 剂,水煎服。

讲析:无。

案例十四　动则气促案

曾某,男,51 岁。湖南城步苗族自治县人。

患者因动则气促 6 年求诊。

患者动则气促 6 年,疲乏口干,遇冷风则咳嗽,痰多,色白而黏,口苦。舌红苔少,舌根苔薄黄腻,脉细滑数。

辨证:肺气阴两虚兼痰热。

治法:补气养阴,清热化痰。

选方:生脉散合桑贝散、葶苈大枣泻肺汤加减。

处方:西洋参 8g,浙贝母 30g,麦冬 30g,五味子 6g,桑白皮 15g,杏仁 10g,黄芩 8g,大枣 6g,葶苈子 10g。30 剂,水煎服。忌烟戒酒。

讲析:无。

案例十五　肺痨案

彭某,女,48 岁。湖南长沙人。

患者因发现"肺结核"就诊。

患者有"肺结核"病史,服"抗结核"药物后肝功能异常,转氨酶明显偏高。

前诊服中药后疲乏气短、自汗较前好转,食纳尚可,近日偶有血尿,咽喉痛。舌苔黄腻,脉细数。

辨证:湿热并重。

治法:清热解毒,利湿化浊。

选方:甘露消毒丹合栀子柏皮汤加减。

处方:黄芩 10g,通草 6g,滑石 15g,连翘 10g,石菖蒲 8g,浙贝母 20g,藿香 8g,白蔻仁 6g,栀子炭 10g,薏苡仁 15g,黄柏 10g,射干 10g,白茅根 15g,甘草 6g。20 剂,水煎服。另包:胆粉 20g,装胶囊,1g/d,吞服。忌吃上火燥热之品。

讲析:患者目前体内火盛,宜先清热泻火,用甘露消毒丹合栀子柏皮汤加减。待火热清除后再补脾肺。治病当分轻重缓急,《素问·标本病传论》指出:"谨察间甚,以意调之,间者并行,甚者独行。"此人病本在肺,当治肺;而此时病在肝经湿热,故当先治其肝。

现场答疑

学员:请问臌胀的中医治疗思路。

熊教授:臌胀患者腹大胀满,主要表现为四个特点:第一,肚子大;第二,腹部硬满;第三,腹部表皮青筋暴露,也就是西医讲的静脉曲张;第四,四肢消瘦。以前臌胀的"臌"字写作"蛊"。临床上常见有四种:气臌、血臌、水臌和食臌。另外,还有一种叫虫臌,主要有血吸虫臌和蛔虫臌。现在人们讲卫生,血吸虫消灭得比较彻底,虫臌发病减少了。临床诊断臌胀时应考虑是以气为主,还是以血为主,是以水为主,还是以食为主。不同的臌胀,只是侧重点不同,一般不是单一的,比如今天的病人,她既有水,又有气。治疗臌胀时,根据病人临床表现辨别疾病的本质,可参考《中医内科学》"臌胀"一章。臌胀初期多实臌,以满为主,当化积消臌,如利水消臌、疏理气机、化瘀和祛湿等。虚臌有两种情况,一种是久病酿生湿热,症见口苦,尿黄,大便秘结,心烦,口舌生疮等;另一种为脾胃虚弱,应虚实兼顾,消臌同时注意补益脾胃。

学员:对于年轻人便秘,您有什么治疗方法?

熊教授:便秘有急慢性之分,慢性便秘西医称"习惯性便秘"。无论什么年龄,中医诊断便秘应辨清虚实,实证便秘,除了大便干结,兼见腹胀、嗳腐吞酸的,是食积引起的便秘;兼嗳气、矢气频频,大便难下,这是气滞引起的,可以用四磨汤,甚则用六磨饮子;还有肝硬化引起的便秘,这些多为实秘。虚秘,多见于老人气虚者,肠道功能减退,推动无力,大便难解,有时大便稀也解不出来;

还有肾虚便秘者，兼见腰腿酸痛、头昏；贫血者、产后大失血者易出现血虚便秘；此外还有大热之后，口干、津亏肠燥，无水舟停而便秘，用增液汤治疗。需要强调的是，中医不是一种药治一种病，必须搞清楚疾病的本质。老百姓不懂中医，要医生开通便方、退烧方等，这是不对的。中医的奥妙在于辨证，辨清虚实寒热。

学员：请问怎么治疗消渴病？

熊教授：消渴是中医病名，《黄帝内经》中称为"消瘅"，瘅者，热也。西医称"糖尿病"。中医是根据疾病病机和症状特点来取病名的。比如消渴，又消又渴，消，即消灼人体津液，什么能消灼津液呢？热邪。这是从病机上说的；从症状上讲，消即消瘦。中医论消渴有"四大主症"，即三多一少：饮多，就是喝水多；食多，就是容易饥饿；尿多，就会津液消耗；体重减少，就是消瘦。临床上常见以上消、中消、下消为主的不同情况，即"三消"。上消，是肺阴不足，肺上有热，以口渴为主症；中消，热邪在胃，以多食善饥为主症；下消，病位在肾，以多尿为主症，肾主真阴，肾水消耗，甚至饮一溲一，即喝一杯水排出一杯尿，重者饮一溲二，是由于人体本身的水被消耗了，所以人消瘦得特别快。该病早、中期往往是上消或中消，晚期往往是下消。病位及肾，病情就复杂了，除了肾阴虚还有肾阳虚，出现面色黧黑、腰膝酸冷、遗尿等。《金匮要略》记载："男子消渴，小便反多，以饮一斗，小便一斗，肾气丸主之。"此为阴损及阳的消渴治法。今天其中一位患者的消渴病属于上消，疲乏，口干，舌苔薄黄，脉细，是上消的主症，是肺气阴不足。消渴病病机是阴虚燥热，阴虚指津液匮乏，燥热指热邪内扰，肺阴不足所以要养肺阴清热，主方是二冬汤；如果是以善饥为主则用加减玉女煎、调胃承气汤；若是下消，用麦味地黄汤或知柏地黄汤。

学员：请问"多囊卵巢综合征"的中医治疗思路。

熊教授：首先，"多囊卵巢综合征"是西医的病名，它属于中医"月经后期"或"闭经"的范畴。闭经有实证、有虚证，实证多，虚证少。实证有属于血瘀的、有气郁的、有寒滞的。月经后期有虚寒证、气滞证，还有寒气伤了胞宫的，要根据具体的情况来辨证。今天这个多囊卵巢的患者，是属于气郁的，用了加味逍遥散；有的患者属于血虚气滞的，可以用过期饮，过期饮出自《证治准绳》。

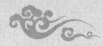

案例一　痹证案

阳某,女,60 岁。湖南邵阳人。

患者因双手关节疼痛、肿大变形 10 余年就诊。

患者双手关节疼痛、肿大变形 10 余年,在西医院诊断为"类风湿关节炎"。现症见:双手关节疼痛、肿大变形,局部发热,晨僵,兼有手足心瘙痒,但无疮。舌边紫,苔薄黄腻,脉细。

辨证:气血不足,湿热痹阻。

治法:补益气血,清热祛湿。

选方:独活寄生汤合二妙散加减。

处方:党参 10g,当归 10g,川芎 10g,赤芍 10g,独活 10g,防风 10g,秦艽 10g,
　　　　杜仲 10g,川牛膝 15g,桑寄生 10g,茯苓 15g,苍术 6g,黄柏 10g,白鲜
　　　　皮 10g,苦参 10g,煅乳香 10g,煅没药 10g,甘草 6g。30 剂,水煎服。

讲析:类风湿关节炎是个很顽固的病,病程日久,导致肝肾亏虚,气血不足,故用独活寄生汤为主方。患者还有患处发热,舌苔黄腻,是湿热之象,故合二妙散。因患者湿气重,去掉生地,双手关节疼痛、舌边紫是有瘀之象,加乳香、没药活血祛瘀止痛,再加苦参、白鲜皮以止手足心瘙痒。

案例二　癥积案

李某,女,37 岁。湖南娄底人。复诊。

患者因发现"卵巢囊肿"1 年就诊。

患者因痛经在外院检查,发现"卵巢囊肿、盆腔积液、输卵管粘连"。服中药后痛经已止,现月经量少,白带不多,想生二胎。舌淡苔薄白,脉细滑。

辨证:痰瘀互结。

治法:活血化瘀,化痰散结。

选方:当归芍药散合香贝二甲散。

处方:当归 10g,白芍 10g,川芎 10g,炒白术 10g,茯苓 30g,泽泻 15g,香附 15g,浙贝 30g,生牡蛎 20g,炒鳖甲 20g。30 剂,水煎服。

讲析:患者痛经已缓解,目前治疗主要是针对卵巢囊肿,嘱患者此次服药后复查 B 超,看卵巢囊肿及盆腔积液的消减情况,下一步治疗就是用药帮助其怀孕。

案例三 痹证案

张某,男,71 岁。湖南桃源人。

患者因双手指关节疼痛多年就诊。

患者因手指关节疼痛多年,在西医院检查发现"血尿酸"偏高,诊断为"痛风"。现症见:手指关节疼痛,有痛风结节。舌苔黄白腻,脉弦滑。

自诉有"高血压"病史,平素口服"降压药"。

辨证:湿热阻络。

治法:祛湿清热。

选方:加味二妙散。

处方:苍术 6g,黄柏 6g,川牛膝 15g,薏苡仁 20g,萆薢 20g,秦艽 10g,汉防己 6g,当归 10g,浙贝 30g,白芥子 15g,煅乳香 10g,煅没药 10g,滑石 15g。30 剂,水煎服。忌啤酒、海鲜、动物内脏等。

讲析:痛风是个慢性病,痛风结节一般长在四肢,常见于手指、足趾关节,主要症状是疼痛。该患者的治疗首先是清湿热,祛瘀结,控制痛风发展,但痛风结节不可能马上消下去,用药可使其慢慢软化。

案例四 鼻渊案

谢某,男,54 岁。湖南桃源人。

患者因反复流脓鼻涕就诊。

患者两侧鼻孔常流脓浊涕、气味臭,自诉每周用盐水洗鼻 1 次,无鼻衄,咽痛,但声音未见嘶哑,前额不痛,大便干。舌红苔黄腻,脉滑。

辨证:肺经风热。

治法:疏风清热,宣肺通窍。

选方:苍耳子散合玄贝甘桔汤、藿胆丸加减。

处方:苍耳子 10g,辛夷 10g,白芷 30g,薄荷 10g,藿香 10g,黄芩 15g,玄参 10g,浙贝 30g,桔梗 10g,荆芥 10g,连翘 15g,甘草 6g。30 剂,水煎服。

另包:胆粉 30g,装胶囊,1g/d,吞服。

案例五　肾病案

邓某,男,11 岁。湖南南山人。

患者因反复出现蛋白尿、血尿 10 年就诊。

患者从 1 岁多开始反复出现蛋白尿、血尿,诊断为"肾病综合征"。近日尿常规检查示:尿蛋白(+++),隐血(+++)。症见:面色无华,自汗,无腰痛及头晕,无明显浮肿及齿衄,但小便黄。舌红苔黄腻,脉滑。

辨证:脾肾两虚。

治法:健脾固摄,滋阴清热。

选方:防己黄芪汤合知柏地黄丸加减。

处方:黄芪 20g,炒白术 10g,汉防己 6g,煅龙骨 20g,煅牡蛎 20g,熟地 10g,怀山药 15g,茯苓 15g,泽泻 10g,知母 5g,黄柏 5g,枣皮 15g,丹皮 10g,玉米须 10g,白茅根 15g,旱莲草 15g。40 剂,水煎服。

讲析:无。

案例六　消渴案

彭某,男,31 岁。湖南长沙人。

患者因疲乏、消瘦 5 年就诊。

患者有"糖尿病"史 10 年,"无精症"3 年。近 5 年体重减轻 10kg,精神疲倦,并兼阳痿,烦热口干。舌苔薄黄,脉细。

辨证:气阴两虚。

治法:补气养阴。

选方:二冬汤合大补阴丸加减。

处方:西洋参 8g,麦冬 30g,天冬 15g,花粉 15g,黄芩 10g,五味子 6g,黄柏

10g,知母 10g,熟地 15g,炒龟板 20g,淫羊藿 10g,枸杞子 15g。30 剂,水煎服。

讲析:此病人除了消渴之外,还有一个特殊的病——"无精症",因其有肾阴虚,所以我给他用了大补阴丸,枸杞子能助大补阴丸之力;又因其阳痿,加了淫羊藿。

现场答疑

学员:有一 50 岁男性患者因"消瘦 2 月"求诊,外院诊断为"糖尿病、糖尿病肾病、低钾血症、酒精肝",我给他服补中益气汤加减后,血钾恢复正常,但仍口干、食少、四肢乏力、进行性消瘦,14 天内体重减轻 4kg。我想请问您这个患者如何治疗?

熊教授:糖尿病,中医称"消渴",临床主要表现是"三多一少",其中消瘦是主要症状,另外还有口干、善饥、多尿等。对糖尿病而言,进行性消瘦往往是由于阴虚火旺所致。对于杂病而言,消瘦的病因很多,最常见的有脾胃功能衰弱,出现食少、腹泻等等。中医治病应该抓住疾病的本质,消渴病的病机本质是阴虚燥热。因此,患者尽管口不渴,但也会有阴虚的其他表现,如舌苔薄少,脉细数,手足心烦热等。该患者出现的进行性消瘦,就是阴虚火旺的表现。若大便溏,自汗,当用四君子汤或参苓白术散加减治疗,若大便干则用益胃汤加西洋参治疗。

学员:患者是 10 岁女童,表现为神疲乏力,消瘦,纳差,易感冒,常有腹痛、流鼻血,睡觉时打鼾,舌红,苔薄白。西医诊断为"慢性扁桃体炎"。我想请问您,这个病人如何治疗?

熊教授:此患者主要是针对她的扁桃体炎和流鼻血来治疗。患者常感冒发烧,是因其扁桃体肿大,而感冒最容易导致扁桃体炎,反复感冒必定会出现扁桃体慢性肿大,扁桃体肿大则打鼾,流鼻血是肺部有热的表现。扁桃体所在部位为咽喉,咽喉实际上是两个部位。《黄帝内经》说:"喉主天气,咽主地气。"意思是,喉是管呼吸的,咽是管食纳的,二者合称为咽喉。这个部位不可小视,因为它是人体的一个重要关隘,它与肺、胃两个脏腑相关,肺主呼吸,胃主受纳。扁桃体发炎主要是由于痰热阻塞导致的,而痰是热邪凝聚津液而成,所以,治疗扁桃体炎重在化痰、清肺胃之热邪,这是基本原则,当然,扁桃体炎病久还有瘀。治疗扁桃体炎的主方是杨栗山的升降散,也可以用吴鞠通的银翘马勃散,若流鼻血较明显,可加栀子炭、白茅根。

学员:糖尿病能不能用"半夏"这味药治疗?

熊教授：首先明确一个基本概念，中医治病不是用单味药，而是用的方剂，方剂是药物配伍而成。我们与西医不同，西医看病开的是某一种药，中医必须讲方，如果中医只讲一味药物的作用，这在原则上是不对的。半夏是什么？半夏是一味药，它的功效一是化痰，二是降逆止呕，除此以外还有清咽喉的作用。比如张仲景的半夏厚朴汤和大半夏汤，是治咽喉的方，还有一个半夏散，也是治咽喉的方。但我们开药的时候不能开半夏，开半夏是错误的，因为生半夏有毒，我们使用的是法半夏或姜半夏，也就是如法炮制好的半夏，是无毒的，但是它有燥性。所以张仲景的麦门冬汤，止呕用半夏，同时又用了大量的麦冬来监制半夏的燥性，麦冬和半夏的比例是 7∶1，七分麦冬，一分半夏。此方出自《金匮要略》，"火逆上气，咽喉不利，止逆下气者，麦门冬汤主之。"这说明半夏虽有燥的一面，但用大量的麦冬就能制约其燥性。所以糖尿病依然可以用半夏治疗，但是要在养阴、滋阴的同时才能使用。比如，用二冬汤的时候，你可以用点半夏止呕，因为方子里面已经有天冬、麦冬、花粉、知母等滋阴药了。

学员：治疗红斑狼疮时，可不可以不管西医诊断，只按中医辨证用药？红斑狼疮是否有中医经验方？

熊教授：中医治病时要参考西医的检查结果，但是不要把西医的检查结果作为依据。比如说西医讲的红斑狼疮，中医就没有固定的方去治疗，包括中医经典、内科学和方剂学里面都没有。因为红斑狼疮是西医的病名，不能拿西医的病名来套中医的基础方，这样套是错误的，必须要辨证。中医也有经验方，经过我们若干年实际应用，确实有效，才叫经验方，但我们不能总是用经验方。因为每一个病种，每一个病人，都有各自的特殊情况，不是千篇一律的。所以中医治病既有强烈的原则性，又有高度的灵活性。中医治病还要抓住三点：第一是病人的主症；第二是病变部位，我们讲的部位是五脏系统部位，是表里和上下，而不是西医讲的部位；第三是病邪性质，比如寒热、燥湿、痰瘀等。把这三点抓住以后，这个病就清楚了。

就红斑狼疮这个病来讲，看到这个检查结果，就知道它的关键点在哪里。红斑狼疮的关键点是湿热，常见症状一是全身疼痛，二是红斑，湿热夹瘀以后，血瘀在体表表现为红斑。一身疼痛可以用吴鞠通的宣痹汤，《温病条辨》说："湿聚热蒸，蕴于经络，寒战热炽，骨骱烦疼，舌色灰滞，面目萎黄，病名湿痹，宣痹汤主之。"说明宣痹汤是治疗湿热阻滞经络引起的一身疼痛、甚至寒战发热，是治湿热痹的标准方。这里是湿热阻塞经络，而不是骨节，这一点很重要。还有的患者，表现为皮肤瘀紫粗糙，有硬皮病趋势，而且皮肤干燥瘙痒，面色发黯，脉细，是气血不足，不能营养肌肤，可以选用《医宗金鉴》的当归饮子。当归饮子不是专门治硬皮病的,但它能补气养血,滋润肌肤,防止其发展成硬皮病。

学员:有一位患者干咳好几年,饭后咳嗽较甚,表现为闷咳,咳后全身冷汗,兼胸闷,大便干燥,舌淡,去年连续服药两月后好转,今年复发来诊,治疗效果不佳,怎么办?

熊教授:长期咳嗽的病人,首先应检查肺部情况,排除肺癌或肺结核。如果检查没有问题,你所说的病人以干咳为主,干咳无痰是燥咳,所以他大便干燥,很可能还有口干、咽干、舌红少苔等症状。若如此,有两个方可供选择,清肺救燥汤和桑杏汤。若病人不仅咳嗽,还有消瘦、纳差,则选叶天士的沙参麦冬汤。

临床现场教学第 18 讲

时间:2015 年 9 月 26 日

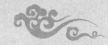

案例一 目蒙案

周某,女,60 岁。湖南永州人。

患者因视物不清 1 年就诊。

患者 1 年前发病时突然视物不清,双目红肿,外院确诊为"右眼黄斑病变",经治疗病情好转。现症见:视物模糊,眼胀,精神疲乏,瞳仁发绿,晨起眼眵较多。舌淡苔薄黄,脉细。

辨证:清气不升。

治法:益气升清。

选方:益气聪明汤加味。

处方:党参 15g,黄芪 20g,葛根 30g,升麻 3g,黄柏 10g,蔓荆子 10g,白芍
　　　10g,菊花 10g,青葙子 10g,丹皮 10g,栀子 10g,炙甘草 10g。30 剂,
　　　水煎服。

讲析:根据此患者的症状,中医辨证属于清气不升,其特点就是目蒙、目胀,精神疲乏。所以选方益气聪明汤,加菊花及青葙子以明目,加栀子、丹皮以清泄肝热。

案例二 痹证案

唐某,女,60 岁。湖南祁东人。

患者因双下肢疼痛 4 年就诊。

患者双下肢疼痛 4 年,以两膝关节为甚,下肢浮肿,轻度静脉曲张,屈伸行走不利,兼颈胀、头晕,腰臀部疼痛,口苦,小便黄。舌边紫苔薄黄,脉细。

既往有"腰椎间盘突出症、哮喘、甲亢、高血压、子宫脱垂"病史。

辨证:湿热下注。

治法:清热利湿。

选方:加味二妙散。

处方:苍术 6g,黄柏 10g,川牛膝 20g,萆薢 10g,秦艽 10g,当归 10g,汉防己 6g,木瓜 20g,五加皮 10g,续断 20g,煅乳香 6g,煅没药 6g,天麻片 20g。30 剂,水煎服。

讲析:我们看病一定要抓住主要矛盾,此患者虽然病史复杂,但哮喘并不在发作期,高血压、甲亢均已得到控制,而目前最主要的是双下肢疼痛,导致无法行走的问题,如果不控制病情发展,就会影响其生活质量。所以选用加味二妙散为主方清利下肢湿热。因为患者头晕,故加天麻;患者下肢肿,静脉曲张,所以再加乳香、没药、木瓜活血通络止痛消肿。

案例三　不育案

赵某,男,31 岁。湖南邵东人。

患者因不育 3 年就诊。

患者结婚 3 年不育,兼腰酸腿软,下肢乏力,不能久立,精神可,时发口疮。舌苔薄白,脉细。

曾因"精索静脉曲张"行手术治疗,外院检查示:"精子成活率偏低"。

辨证:肾虚精亏。

治法:补肾填精。

选方:赞育丹合五子衍宗丸加味。

处方:熟地黄 15g,山茱萸 15g,杜仲 15g,当归 10g,枸杞 20g,菟丝子 20g,覆盆子 10g,五味子 6g,肉苁蓉 15g,巴戟天 20g,仙茅 10g,淫羊藿 10g,黄柏 10g,车前子 10g。30 剂,水煎服。

讲析:患者以腰酸腿软为主症,腰为肾之府,很明显是肾虚的表现。肾主生殖,所以检查发现精子成活率偏低,更加证实了肾虚的诊断。予赞育丹合五子衍宗丸治疗,同时考虑到患者有口腔溃疡的现象,加黄柏以防上火。

临床现场教学第 18 讲

案例四　痿证案

熊某,男,51 岁。湖南益阳人。

患者因四肢痿弱无力 3 年就诊。

患者四肢痿弱无力 3 年,双膝酸痛,下肢略浮肿,上肢麻木、震颤,时有头晕,无自汗,食纳可。舌苔薄黄腻,脉细数。

辨证:湿热阻络。

治法:清热利湿通络。

选方:加味二妙散。

处方:苍术 6g,黄柏 10g,怀牛膝 10g,萆薢 10g,秦艽 10g,当归 10g,汉防己 6g,木瓜 20g,薏苡仁 20g,炒龟板 30g,钩耳 20g,天麻片 20g。30 剂,水煎服。

讲析:痿证有很多种,有气虚的,有肝肾阴虚的,也有湿热的,这个患者食纳正常,没有明显的自汗,说明不是气虚;他双膝酸痛,下肢浮肿,黄腻苔,明显是湿热导致的痿证。所以用加味二妙散治疗,再加天麻、钩耳治疗头晕。

案例五　痹证案

邓某,男,38 岁。湖南郴州人。

患者因一身肢节疼痛 3 年余就诊。

患者一身肢节疼痛 3 年余,西医诊断为"类风湿关节炎",予激素治疗。现症见:一身肢节疼痛,痛甚则双膝关节肿大,伴有烧灼感,甚则全身发热,双腿遍发疮疹,口苦,尿黄。舌苔黄腻,脉弦滑数。

辨证:湿热痹阻。

治法:清化湿热,宣痹通络。

选方:宣痹汤合四妙散。

处方:汉防己 6g,杏仁 10g,滑石 15g,片姜黄 15g,连翘 10g,栀子 10g,法半夏 10g,海桐皮 15g,薏苡仁 20g,蚕沙 10g,赤小豆 15g,苍术 6g,黄柏 10g,秦艽 10g,川牛膝 20g,知母 10g,煅乳香 8g,煅没药 8g。30 剂,水煎服。

讲析:此患者的症状是一身肢节疼痛,伴有烧灼感,甚则全身发热,舌苔黄腻,脉弦滑数,这是典型的湿热痹,因此用宣痹汤合四妙散治疗。湿热缠绵难去,所以这个病的病程很长,治疗上只能徐徐图之,不能心急。患者同时在服用激素类药物,这个药只能慢慢减量,不能马上停,否则会出现反弹。

案例六 直肠癌案

刘某,男,68 岁。湖南常德人。
一诊:2015 年 6 月 27 日
患者因"直肠占位性病变术后伴肺部转移"就诊。
患者因"直肠占位性病变"行改道手术,术后化疗 1 次,现症见:精神疲乏,面色淡黄,食纳少,偶有腹胀,不咳、不喘,大便较溏。舌苔薄黄腻,脉细滑。
辨证:脾虚气滞湿阻。
治法:益气健脾,行气导滞。
选方:香砂六君子汤合连朴饮加香附、浙贝母、蛇舌草。
处方:党参 15g,炒白术 10g,茯苓 20g,陈皮 10g,法夏 10g,砂仁 10g,黄连 5g,厚朴 15g,香附 10g,浙贝母 30g,蛇舌草 20g,甘草 6g。30 剂,水煎服。忌酒。

二诊:2015 年 9 月 26 日
患者服药后病情好转,目前无咳嗽气喘,但食纳偏少,稍觉疲乏,大便稍溏。舌苔薄黄腻,脉细。
辨证:脾虚湿阻。
治法:健脾行气祛湿。
选方:香砂六君子汤合连朴饮加减。
处方:西洋参 8g,炒白术 10g,茯苓 20g,陈皮 10g,法半夏 10g,砂仁 10g,广木香 5g,黄连 3g,厚朴 15g,蛇舌草 20g,神曲 10g,甘草 6g。30 剂,水煎服。

讲析:此患者是直肠癌肺转移,肺与大肠相表里,因此是表里同病。目前患者处于恢复期,没有明显症状,所以治疗关键在于恢复胃肠功能,这也是防止复发的关键。用香砂六君子汤健脾行气祛湿,合连朴饮治疗大便溏泄。

案例七 卵巢囊肿切除术后疲乏自汗案

李某,女,36 岁。湖南郴州人。
患者因"左侧卵巢囊肿切除术后"疲乏、自汗就诊。

患者半月前行"左侧卵巢囊肿切除术",病理检查提示:卵巢卵泡膜细胞瘤。术后出现疲乏、自汗、动则气喘,面色淡黄,食纳可,二便正常。舌淡苔薄白,脉细。

辨证:气血两虚。

治法:益气养血兼敛汗。

选方:香贝养荣汤合黄芪龙牡散加味。

处方:西洋参 6g,炒白术 10g,茯苓 30g,陈皮 10g,当归 10g,白芍 10g,熟地黄 10g,川芎 8g,香附 15g,浙贝母 30g,蛇舌草 20g,黄芪 30g,煅龙骨 20g,煅牡蛎 20g,炙甘草 10g。30 剂,水煎服。

讲析:患者卵巢囊肿切除术后出现疲乏、自汗、气喘,这是气虚的表现,同时又有面色淡黄,舌淡、脉细,提示还有血虚,因此,这是一个气血两虚证。治疗应当益气养血为主,用香贝养荣汤,其中香附、浙贝可以理气化痰散结,合黄芪龙牡散益气敛汗。总之,治疗此类病证要把握"恢复体质,防止复发"的原则。要知"正气存内,邪不可干",这是《黄帝内经》一贯的思想。

案例八　咳嗽案

王某,男,4 岁。湖南娄底人。

患者因反复咳嗽 2 年余就诊。

患者反复咳嗽 2 年余,吹风受凉则加重,咳甚则呕,素易自汗,现流清涕。舌淡苔薄白,纹紫。

辨证:风邪袭肺。

治法:疏风宣肺,化痰止咳。

选方:贝夏止嗽散加减。

处方:川贝 6g,法夏 6g,杏仁 6g,桔梗 6g,炙紫菀 6g,百部 6g,白前 6g,陈皮 6g,荆芥 6g,薄荷 6g,矮地茶 6g,甘草 6g。15 剂,水煎服。

讲析:此患儿是因体质较差,正气不能抗邪,故反复咳嗽。目前咳嗽明显,流清涕,应疏风宣肺、化痰止咳,用贝夏止嗽散加减。待咳嗽治好以后,再益气固表、增强体质,防止咳嗽反复发作。

案例九　月经量多案

沈某,女,32 岁。上海人。

患者月经量多 3 年就诊。

患者月经量多3年,经期短则7天,甚则10天,经前面部长疮,兼口苦,心烦,近1月失眠,平日自觉疲乏无力,白带量多,色黄。舌苔薄黄腻,脉细。

辨证:气虚冲任不固兼湿热。

治法:益气固冲兼清湿热。

选方:加参胶艾汤合易黄汤加味。

处方:西洋参6g,当归10g,熟地黄10g,白芍10g,川芎3g,艾叶炭10g,阿胶珠15g,怀山药20g,薏苡仁20g,黄柏10g,白果10g,芡实15g,炒枣仁30g,栀子10g,车前子10g,地榆炭30g,炙甘草10g。30剂,水煎服。

讲析:患者目前的主要问题,一是月经量多而经期较长,日久会损伤正气,导致气血两虚,所以她有明显的疲乏无力、形体消瘦;另一个问题就是妇科炎症,也就是中医所说的湿热,导致她黄带较多。因此,治疗当益气固冲兼清湿热,用加参胶艾汤合易黄汤。患者火重,口苦心烦,易生疮疹,故加栀子;失眠加酸枣仁;再加地榆炭凉血止血。

案例十　痛经案

李某,女,38岁。湖南涟源人。

一诊:2014年10月22日

患者因痛经3年就诊。

患者痛经3年,经前乳房胀痛,B超提示:卵巢囊肿、乳腺结节。西医诊断为"子宫腺肌症"。前诊服药后痛经显减,月经量较前减少,经期仍有腰痛。舌苔薄白,脉弦滑而数。

辨证:瘀阻胞宫。

治法:逐瘀止痛。

选方:琥珀散加香附、郁金、黄柏。

处方:琥珀(吞服)10g,三棱10g,莪术10g,丹皮10g,玄胡10g,乌药15g,刘寄奴15g,当归10g,赤芍10g,广香6g,香附15g,郁金15g,黄柏8g。30剂,水煎服。

二诊:2014年12月20日

患者服中药后痛经减轻,月经量较前减少,但四肢畏冷。舌苔薄白,脉弦细。

辨证:脾虚湿阻兼气滞血瘀。

治法:健脾利湿,行气活血散结。

选方:当归芍药散合金铃子散、二甲散。

处方:当归 10g,白芍 10g,川芎 8g,炒白术 10g,茯苓 30g,泽泻 15g,川楝子 10g,玄胡 10g,炒鳖甲 20g,生牡蛎 15g,乌药 10g。30 剂,水煎服。

讲析:患者痛经已明显减轻,此次重点治疗卵巢囊肿,予当归芍药散、金铃子散、二甲散。

三诊:2015 年 9 月 26 日

患者服药后痛经及乳房胀痛显减,但此次经前 1 周心烦易怒,面部长疮疹,晨起口苦,易疲劳,面色淡白。舌苔薄白,脉细略数。

辨证:肝郁化火兼气虚。

治法:疏肝清火兼补气。

选方:丹栀逍遥散加味。

处方:西洋参 8g,炒白术 10g,丹皮 10g,栀子 10g,当归 10g,茯苓 30g,白芍 10g,柴胡 10g,银花 10g,连翘 10g,甘草 6g。20 剂,水煎服。

讲析:患者此次以经前心烦、面部生疮为主症,是肝郁化火之象,加之容易疲劳,面色淡白是气虚,因而是肝火兼气虚之证。故用丹栀逍遥散为主方,加参以益气;加银花、连翘清热解毒消疮疹;因其有卵巢囊肿,故重用茯苓 30g 防其盆腔积液。

案例十一　痛风案

梁某,男,71 岁。湖南涟源人。

患者因"痛风"21 年就诊。

患者有痛风病史 21 年,现症见:四肢关节疼痛,手足部有多个痛风石并伴有溃破、化脓,下肢大面积脱屑,动则心慌气促。舌紫苔薄黄腻,脉细数。

辨证:湿热瘀阻,气阴两虚。

治法:清热祛湿,祛瘀止痛,益气养阴。

选方:加味二妙散合生脉散加减。

处方:西洋参 6g,麦冬 20g,五味子 6g,苍术 5g,黄柏 10g,川牛膝 20g,秦艽 10g,萆薢 15g,薏苡仁 20g,海桐皮 10g,赤小豆 15g,当归 10g,虎杖 10g,煅乳香 10g,煅没药 10g,银花 15g。30 剂,水煎服。

讲析:此患者痛风 21 年,有多个痛风石,并发生溃烂,严重影响生活质量,当务之急是控制其痛风的发展,同时兼顾治疗心慌气促。痛风石往往是湿热瘀阻在关节局部而形成,久之则耗损正气,导致气阴两虚,故用加味二妙散合生脉散治疗,重点还是清热祛湿,祛瘀止痛。

案例十二　颈部淋巴结肿大案

曾某,女,50岁。湖南邵阳人。

患者因"甲状腺肿瘤术后"4年,右侧颈部淋巴结肿大1年就诊。

患者4年前行"甲状腺肿瘤切除"手术,1年前出现右侧颈部淋巴结肿大,无疼痛,兼失眠,耳鸣,阵发潮热、自汗。舌边紫苔薄黄,脉细滑数。

辨证:痰热互结。

治法:清热化痰散结。

选方:普济消毒饮加味。

处方:黄芩10g,桔梗10g,连翘10g,马勃6g,夏枯草10g,黄连3g,板蓝根10g,牛蒡子10g,玄参10g,陈皮10g,柴胡6g,僵蚕10g,浙贝30g,三棱10g,莪术10g,甘草6g。30剂,水煎服。

讲析:患者以淋巴结肿大为主症,舌边紫苔薄黄,脉细滑数,为痰热互结之证,予普济消毒饮清热化痰散结。

现场答疑

学员:有一位70岁男性病人,患风湿病30多年,原来四肢关节疼痛,舌红苔黄腻,我给他用过宣痹汤,关节疼痛减轻,现在患者肌肉瘦削,大便秘结,舌红苔薄少。我给他用了新加黄龙汤14剂,方中用了红参,便秘改善,请问下一步如何治疗?

熊教授:中医治病有几个基本要求,首先就是要诊断明确,也就是"望闻问切"四诊要到位,主症、兼症要清楚,其次就是辨证分析要准确,关键是抓住主症。刚刚这个老同志讲的病例是风湿病,而且是多年的风湿病,现在有大便秘结的表现,但这是一个兼症,不是主症。从这个患者的年龄以及病程来看,这肯定是一个虚实夹杂的疾病,从大便秘结、舌红苔薄来看,有阴虚的表现。《金匮要略》中有一种痹证名"尪痹","尪"就是羸瘦、虚弱的意思,尪痹的主要特点就是形体消瘦,关节疼痛肿大,说明气血津液已经不足了。《黄帝内经》中讲到了风、寒、湿痹,《素问·痹论》说:"风寒湿三气杂至,合而为痹也。其风气胜者为行痹,寒气胜者为痛痹,湿气胜者为着痹也。"究竟是何种痹证,要靠医生去辨证分析,得出结论。此外,风寒湿邪在体内,日久可随体质和治疗因素而转化，产生热痹，比如《素问·痹论》说："其热者，阳气多，阴气少，病气胜，阳遭阴，故为痹热。"孙思邈的犀角汤就是治疗热痹的，除此之外，还有湿热痹，二妙散、四妙散以及《医宗金鉴》的加味二妙散都是治疗湿热痹的，吴鞠通的宣痹汤也是治疗湿热痹的。所以，痹证至少就有风、寒、湿、热痹，湿热痹，尪痹这几种。刚刚讲的这个风湿病的老人，年龄大，病程长，四肢痿弱，肌肉瘦削，治疗这个病人一定要兼顾气血津液，然后治痹，如果一味用攻邪之药会进一步损伤患者正气。

另外，辨证是有诀窍的。因为中医的辨证方法特别多，有脏腑辨证、气血津液辨证、经络辨证、六经辨证、卫气营血和三焦辨证，还有八纲辨证，临证如何选择和运用这些辨证方法呢？我认为所有这些辨证都是以八纲辨证为纲领，而八纲辨证的关键就是辨清病性和病位。八纲是阴阳、表里、寒热、虚实，表里辨的是部位，寒热、虚实辨的是性质。张仲景的六经辨证，表面上是六经，实际也是病位加性质，从整体上看，三阳证是表证、实证、热证，三阴证是里证、虚证、寒证。所以，临床辨证的关键就是抓住两点，一是病位、二是病性。首先搞清楚是表证还是里证，然后再搞清虚实、寒热。临床的真功夫就在于辨证，而不只是我告诉你们几个汤方，那都是小伎俩。当然，要做到这些不是一朝一夕的功夫，需要长期实践。

辨证之后是施治，施治要因证选方。在辨证之后脑海里要有清晰的选方思路，这就要求有很扎实的方剂学基础和临床经验，心里一定要有汤方，不能把药物堆砌成一个处方，开一个药再想下一个药，这样不仅没有章法，而且看病会很慢。学习汤方需要多读书多积累，比如，刚才这位同志他就开了两个很好的汤方，一个新加黄龙汤，一个宣痹汤。新加黄龙汤出自于《温病条辨》。说到新加黄龙汤，在这里我要讲一下"人参"的应用。人参包括高丽参、红参、西洋参、白参以及我们现在所用的党参。在抢救病人的时候，比如心衰的病人，必须用上等的高丽参，如果是开生脉散，那就得用西洋参，因为西洋参偏凉性可以益气养阴，高丽参偏温性，而党参药性就很平和，补性不强、价格不高。用药的时候除了考虑药性，还要考虑患者的经济情况。经济情况较差的人，给他用西洋参和高丽参显然不合适，患者承受不起，而某些经济条件比较好的人，你开党参他会觉得你药太便宜而不满意。

总之，想要好的临床疗效，至少要做到以下三条：一、要认真进行四诊；二、要认真进行辨证分析；三、要认真地因证选方。如果做好了这三条，至少可以成为中等偏上的医生，当然与《黄帝内经》所要求的"十全九"的"上工"还有一定距离。

学员:对于案例八"咳嗽2年"的小儿,中医后期如何调理?玉屏风散可以长期使用吗?

熊教授:小孩咳嗽2年,这种长时间的咳嗽首先要看咽喉有没有病变,看扁桃体有没有肿大。如果排除了咽喉和扁桃体的问题,那么这个病一定是气管的问题。再通过四诊,如果舌苔薄白,纹红,鼻流清涕,这就是个表寒证。而且这个小孩每次受风、受寒就咳嗽发作,面色淡、纹淡,这是肺脾气虚的表现,主要是肺气虚,其次是脾气虚。因为肺主皮毛,肺气虚则表不固,易感冒,脾气虚则食纳差,气血不足,抵抗力弱。那么治疗就要分两步走,首先用止嗽散治好咳嗽,接下来就是补脾补肺。补肺气可以用直接补肺的方法,也可以根据五行学说用培土生金的方法,因为肺属金,脾属土,健脾也可以补肺气。刚刚这位同志提出用玉屏风散,这是很有道理的,但是我觉得还不够,应该加上六君子汤,这样健脾益气补肺,1个月左右小孩的体质就会明显改善。

学员:怎样才能扎实地学好中医?

熊教授:要学好中医,首先要做到"专",也就是专心。专心于专业,不能分心。张仲景所批评的"孜孜汲汲,惟名利是务"的人是不可能学好中医的。第二,要勤奋读书,刻苦实践。我对自己研究生的要求是至少要背一本中医原著,背500个汤头,不背书不可能有扎实的基本功。第三,要有丰富的临床经验。中医学博大精深,古今医书汗牛充栋,因此是学无止境的。而且只看书上记载的病案是不够的,需要大量临床实践来验证自己所学的知识,不断地学习和充实自己,并且在前人的基础上不断总结、发现新的治疗方法。

学员:请问您辨证治疗疑难杂症有何心得?

熊教授:所谓疑难病就是长期诊断不明、病情复杂、治疗乏效的病。如何治疗疑难病呢?要治疗疑难病,首先,要掌握常见病的治疗,常见病都治不好,何谈治疑难病?第二,应该有理论功底;第三,应该有临证经验;第四,应该头脑清醒。关于头脑清醒,我的体会是头脑中就好像是充满了电,在患者描述症状的时候一些细微动作我都能捕捉到,并且能很快地分析并得出治疗方案,这就是我看病比别人快的原因。跟我上门诊抄方的学生有100多个,但是能给我写病历、处方的目前也就是5~6个人,给我写病历、处方必须要反应快,书写速度快,我通常先说处方名称,再报具体药物和剂量,这就要求学生对方剂特别熟练,必须在我说出方名的时候就想到药物组成,这样才能跟上我的速度。我一直强调中医的生命力在于临床,而临床要靠疗效来说话,要有扎实的理论功底,丰富的临床经验,正确地辨证论治,才能提高疗效。

学员:请问三叉神经痛怎么辨证?

熊教授:三叉神经痛是一个顽症,首先要辨虚实、寒热。其实证主要是胃火、肝火、肝风,如果有出现牙龈肿痛,那是有胃火;如果一侧疼痛伴口苦和目赤,那是有肝火;如果面部抽筋、麻木,甚至口眼㖞斜的,那是肝风。以胃火为主的用清胃散,以肝火为主的用泻青丸,以肝风为主用天麻止痉散,也就是止痉散加天麻。其虚证主要是虚风和虚热,如果是虚风,也就是三叉神经痛的同时会伴有头昏、口渴、舌红脉细之类症状,要用镇肝熄风汤。除此之外还有一种特殊的情况,我也只见过一次。有个老太太,三叉神经痛发作,疼痛剧烈,痛不欲生,自杀未遂。观其舌苔白而厚腻,脉细,问诊得知其口干口苦,予三石汤而愈。三石汤本不是治疗三叉神经痛的,是清化湿浊兼火热的,这就是中医的辨证论治。当然,这种类型极少见到。

学员:一位年轻女性,月经周期紊乱,月经量少,自汗,心慌,乏力,欲孕。服补血药效果不佳,该如何补血?

熊教授:根据"气为血帅"的理论,补血应该先补气。就拿归脾汤来说,其基本方就是补气的黄芪四君子汤,其中只有当归是补血药,龙眼肉勉强算补血药,但是归脾汤的功效是补益心脾,治气血两虚。再比如李东垣的当归补血汤,5份黄芪1份当归,以大剂量的补气药来达到补气生血的效果。因为中焦脾胃为气血生化之源,脾胃之气充足才能运化水谷精微,化生气血。所谓"中焦受气取汁,变化而赤,是谓血"。而这个病人有明显的疲乏、自汗,当然有气虚,所以,我建议这位同志用归脾汤来调补,或者用人参养荣汤也可以。

临床现场教学第 19 讲

时间:2015 年 10 月 31 日

案例一　呕吐案

饶某,男,8 岁。湖南人。

患者因反复呕吐 5 年就诊。

患者反复呕吐 5 年余,运动即发作,兼呃逆,为过敏体质(对花粉、螨虫、牛奶过敏),有"哮喘"病史,受凉即发作。服中药后呕吐、呃逆均减轻,仅在剧烈运动后发作,大便溏。舌苔薄白,脉滑。

辨证:胃虚痰阻气逆。

治法:降逆化痰,和胃平喘。

选方:旋覆代赭石汤合温胆汤、葶苈大枣泻肺汤。

处方:党参 10g,旋覆花 10g,代赭石 15g,陈皮 10g,法半夏 10g,茯苓 15g,竹茹 10g,葶苈子 8g,大枣 6g,枳实 10g,生姜 2 片,甘草 6g。30 剂,水煎服。

讲析:患者以呕吐为主症,并常有哮喘发作,舌苔薄白,脉滑,属于痰证。痰阻于胃,胃气上逆则呕吐、呃逆;痰阻于肺,肺气上逆则哮喘。治疗要抓住主要矛盾,以旋覆代赭石汤合温胆汤化痰降逆和胃以止呕,再以葶苈大枣泻肺汤治疗哮喘。

案例二　嗜睡案

张某,男,9 岁。湖南人。

患者因困倦嗜睡就诊。

患者困倦嗜睡,口中多涎,鼻塞多涕,食纳可。舌苔薄白,脉细滑。

脑电图检查正常。

辨证:痰阻清窍。

治法:化痰升清,醒脑开窍。

选方:涤痰汤合葛根苍耳子散加味。

处方:党参 15g,石菖蒲 15g,炙远志 10g,陈皮 10g,法半夏 10g,茯苓 15g,枳实 6g,竹茹 10g,胆南星 3g,苍耳子 10g,辛夷 10g,白芷 15g,薄荷 10g,葛根 20g,升麻 3g,炙甘草 10g。30 剂,水煎服。

讲析:此患者的主要病机在于痰阻清窍,判断依据有两点:一是口中多痰涎,二是鼻塞、多涕。痰浊阻于清窍,鼻窍不通则鼻塞,痰浊居上,清气不升则嗜睡,所以用涤痰汤化痰醒脑开窍,用苍耳子散疏风通鼻窍,再加葛根、升麻升清阳。

案例三　月经后期案

钱某,女,23 岁。湖南长沙人。

一诊:2015 年 5 月 23 日

患者因月经后期 9 年就诊。

自 13 岁初潮起月经后期,甚至闭经,月经 2~3 月一行,最久一次停经半年,且量少,色黯,西医诊断为"多囊卵巢综合征",依靠服"达英 -35"等维持月经,但停药后月经不来。现症见:月经后期,面色淡白,精神疲倦,兼便秘。舌边紫苔薄白,脉细。

辨证:气虚血瘀。

治法:益气活血。

选方:过期饮加味。

处方:西洋参 6g,当归 10g,赤芍 10g,川芎 10g,熟地黄 10g,桃仁 10g,红花 6g,香附 10g,莪术 10g,肉桂 2g,木香 6g,甘草 6g,酒大黄 3g。20 剂,水煎服。

二诊:2015 年 7 月 18 日

病史如前,患者无明显心烦及腹痛,乳房时有胀痛,大便秘结。舌边紫苔薄白,脉细弦。

辨证:瘀阻胞宫。

治法:活血祛瘀。

选方:血府逐瘀汤加减。

处方:当归 10g,赤芍 10g,川芎 10g,熟地 10g,桃仁 10g,红花 6g,柴胡 10g,
枳实 10g,川牛膝 15g,酒大黄 3g,甘草 6g。20 剂,水煎服。

讲析:本来她的证可以用桃核承气汤,但桃核承气汤祛瘀力量弱,所以用
力量较强的血府逐瘀汤加酒大黄治疗。

三诊:2015 年 10 月 31 日

患者服药后月经已行,但经前乳房胀,兼心烦,口苦。舌边紫苔薄黄腻,脉
弦细。

辨证:肝郁化火兼血瘀。

治法:疏肝清火,活血通经。

选方:丹栀桃红逍遥散。

处方:当归 10g,赤芍 10g,炒白术 10g,茯苓 10g,柴胡 10g,丹皮 10g,栀子
6g,桃仁 10g,红花 6g,香附 15g,郁金 15g,甘草 6g。20 剂,水煎服。

讲析:患者从初潮起月经周期就不正常,总是月经后期,甚至闭经。初诊
时表现一派虚寒证,次诊亦为虚寒夹瘀证,三诊时病人表现有乳房胀、心烦、口
苦,说明是肝郁化火,为肝郁血瘀之象,故用丹栀桃红逍遥散疏肝清火,活血
通经。

案例四　头痛案

胡某,女,68 岁。湖南长沙人。

患者因头痛 50 年就诊。

患者头痛 50 年,头部 CT、磁共振等各项检查均无异常。头痛以两侧及左
耳后胀痛明显,疼痛发作时目胀,恶心,兼腰痛,口干。舌苔薄黄,脉弦细。

辨证:风痰上扰。

治法:化痰祛风,通络止痛。

选方:散偏汤合天麻止痉散加减。

处方:川芎 15g,白芷 30g,柴胡 10g,白芍 10g,香附 10g,法半夏 10g,白
芥子 10g,天麻片 20g,僵蚕 30g,全蝎 5g,葛根 30g,藁本 15g,黄芩
10g,甘草 6g。30 剂,水煎服。

讲析:患者头痛反复发作 50 年,发作时恶心,头痛部位在两侧及左耳后,因
此属于偏头痛,西医称为"血管神经性头痛",可因劳累、受风、情绪变化等多种
因素诱发。偏头痛多为肝风夹痰上扰清阳所致,常选用散偏汤合天麻止痉散治疗。

案例五　咽痛案

陶某,女,61 岁。湖南衡阳人。

患者因咽痛就诊。

患者自觉咽痛,咽干,喉中有痰,兼白带多而有异味,下肢酸软乏力,上腹胀,大便时干时稀。舌苔薄白腻,脉细滑数。

辨证:痰热阻咽,湿热下注。

治法:化痰利咽,清热祛湿止带。

选方:玄贝甘桔汤合半夏厚朴汤、易黄汤加味。

处方:玄参 15g,麦冬 15g,桔梗 10g,射干 10g,浙贝母 30g,法半夏 10g,厚朴 30g,苏梗 10g,茯苓 10g,黄柏 10g,芡实 15g,怀山药 15g,白果 10g,车前子 10g,鱼腥草 10g,甘草 10g。30 剂,水煎服。忌辛辣刺激的食物。

讲析:患者以咽痛及白带多而有异味为主症,这是两个病证,一个是咽喉炎,一个是阴道炎。故以玄贝甘桔汤、半夏厚朴汤化痰利咽、行气散结,再合易黄汤清下焦湿热。

案例六　直肠癌案

魏某,男,68 岁。岳阳平江人。

患者因"直肠癌术后肝肺转移"就诊。

患者因"直肠癌"行手术治疗,术后化疗数次,近 3 月发现肝肺转移。现症见:无明显咳嗽及右胁痛,无腹胀,但精神疲倦,大便溏而不爽,次数较多,肠鸣,食纳可。舌苔薄黄腻,脉细滑。

辨证:脾虚湿热内阻。

治法:健脾行气,清热祛湿。

选方:香砂六君子汤合连朴饮。

处方:党参 15g,炒白术 10g,茯苓 20g,陈皮 10g,法半夏 10g,砂仁 10g,广木香 5g,黄连 5g,蛇舌草 20g,厚朴 20g,车前子 10g,甘草 6g。30 剂,水煎服。

讲析:患者虽然有肝肺的转移病灶,但是并没有明显的症状,目前主症是精神疲倦、大便溏泄,根据其舌脉表现可知是由于脾虚,湿热阻滞肠道,故以香砂六君子汤健脾行气,合连朴饮加车前子清热祛湿。治疗重点还是要补正气,增强体质,以防癌症复发。

案例七　左侧胸背痛案

龚某,女,63 岁。湖南邵阳人。

患者因左侧胸背部疼痛就诊。

患者有"肝血管瘤、肺部感染"病史。现症见:左侧胸背部连及腋下疼痛,右肋下疼痛,轻微咳嗽、无明显气喘,睡眠不安,二便正常。舌紫苔薄黄腻,脉滑略数。

辨证:痰热夹瘀。

治法:清热化痰,祛瘀止痛。

选方:千金苇茎汤合丹参颠倒散、桑贝小陷胸汤加味。

处方:芦根 20g,桃仁 10g,薏苡仁 15g,炒冬瓜子 15g,桑白皮 15g,浙贝母 20g,黄连 4g,炒瓜壳 6g,法半夏 10g,郁金 15g,广木香 6g,丹参 15g,甘草 6g。30 剂,水煎服。

讲析:患者以胸背部及腋下疼痛为主症,而见舌紫苔薄黄腻,脉滑略数,为痰热瘀阻于胸胁所致,予千金苇茎汤、丹参颠倒散以祛瘀理气;合桑贝小陷胸汤以清化痰热。

案例八　疮疹案

兰某,女,成年人。湖南长沙。复诊。

患者因一身疮疹就诊。

患者全身散发红色疮疹,身痒,前诊服药后疮疹、身痒均减轻,现症见:面部有疮疹,大便干。舌红紫苔薄黄,脉细数。

辨证:风热证。

治法:疏风清热。

选方:消风败毒散加味。

处方:金银花 10g,连翘 10g,栀子 10g,黄芩 10g,黄柏 10g,防风 6g,赤芍 10g,花粉 10g,牛蒡子 10g,滑石 15g,蝉蜕 10g,归尾 10g,丹皮 10g,蒲公英 10g,紫草 10g,浮萍 10g,甘草 6g。20 剂,水煎服。另包:胆粉 20g,装胶囊,1g/d,吞服。

讲析：患者服中药后疮疹、身痒均减轻，目前除面部疮疹未痊愈、稍有便秘外，余无不适，继予消风败毒散疏风清热止痒，另加胆粉增强清热解毒之效。

案例九　背冷颈痛案

麻某，女，52 岁。湖南常德人。

患者因背中冷、肩颈胀痛 13 年就诊。

患者背中冷、肩颈痛 13 年，加重半年，西医诊断为"颈椎病"。时有颈胀、头昏，每日晨起后大便 4 次，质稀溏。舌苔薄白，脉细。

辨证：寒饮阻络兼肾阳虚。

治法：散寒化饮通络，温肾止泻。

选方：苓桂术甘汤合葛根姜黄散、四神丸。

处方：茯苓 30g，桂枝 6g，炒白术 10g，炙甘草 10g，葛根 40g，片姜黄 15g，威灵仙 15g，白芥子 20g，羌活 10g，补骨脂 15g，吴茱萸 4g，肉豆蔻 6g，五味子 6g。20 剂，水煎服。

讲析：此患者情况比较特殊，根据主诉来看应该有三个病，一个是背中冷，一个是颈椎病，还有一个是泄泻。关于背中冷，《金匮要略》说："夫心下有留饮，其人背寒冷如掌大。"此为寒饮客于背部，苓桂术甘汤主之。再合葛根姜黄散治疗颈肩痛，另加羌活、白芥子两味药，羌活是入背部的引经药，白芥子能消皮里膜外之痰。再加四神丸温肾止泻。

案例十　月经后期案

李某，女，41 岁。湖南郴州人。

患者因月经后期数年就诊。

患者有"多囊卵巢综合征"病史，长期月经推后，2~3 月一行，月经色黯，兼精神疲乏，自汗易感冒，头晕。舌边紫苔薄白，脉细。

辨证：气血不足，瘀阻胞宫。

治法：益气固表，养血活血。

选方：加参玉屏风散合桃红四物汤。

处方：西洋参 8g，黄芪 30g，炒白术 10g，防风 10g，当归 10g，赤芍 10g，川芎 10g，熟地 10g，桃仁 10g，红花 5g。30 剂，水煎服。

讲析：患者月经后期、色黯、舌紫，为血瘀之象，同时她还有气血不足，气虚则疲乏,自汗易感冒,血虚则头晕,脉细。所以用加参玉屏风散益气固表,桃红四物汤养血活血。

现场答疑

学员: 患者惊悸、失眠、多梦、伴有背痛,脉短而动,请问如何治疗?患者脉短,是不是"脉长寿亦长,脉短寿亦短"?

熊教授: "脉长寿亦长"这句话是陈修园讲的,《黄帝内经》讲到:"长则气治,短则气病。"一般而言,脉长主气血充足,脉短主元气亏虚。如果寸、关有脉,尺部无脉,就是脉短。短主气虚、元气不足,但是临证的时候不一定把握得准。

刚刚这位同志问的"惊悸、失眠多梦、伴有背痛"的情况,在中医诊断称为"心胆气怯",又叫"心胆虚怯",患者往往心神不宁,有恐惧感。但是在临床上也要辨证,如果兼见舌苔黄、口苦,脉数,就是有火;如果脉细,那就是典型的虚证。心胆气虚证应该用安神定志丸,如果同时伴有失眠,则要加酸枣仁。至于背痛,如果疼痛以颈部为主,多是由颈椎病引起的,我曾经公开过一个验方叫"葛根姜黄散"。如果单纯背痛或者背痛连及后脑部的话,一般用羌活胜湿汤,或者九味羌活汤。

学员: 70岁的女性,患"血小板减少症"3年,一直用"强的松"治疗,有高血压病史,请问用中医辨证施治能不能治好?

熊教授: 我一直强调,西医的优势在于外科与急救,中医的长项在于内科。中医的辨证施治法则对内科、妇科、儿科及外科疾病都是行之有效的,特别是有些西医无法确诊的疾病和疗效不显的疾病,中医也可以通过辨证施治给出有效的治疗方案,中医的辨证施治是奥妙无穷的。

血小板减少症常常有出血现象,有的是皮下紫癜,有的是鼻衄,有的是齿衄,中医认为有两种情况:一种是血热,这种在临床大概占80%;一种是气虚加阴虚,临床上占20%。如果是血热,就要清血热,临床可用的方很多,要看具体情况。如果是以斑疹为主的,用化斑汤、犀角地黄汤、消斑青黛饮;以齿衄为主的,用茜根散;以鼻衄为主的,用加味甘露饮。总之,血小板减少症临床表现多以斑疹为主,斑疹分阳斑和阴斑,阳斑由血热引起,阴斑就是气虚加阴虚,气虚的用归脾汤,气虚加阴虚的用归脾汤加二至丸。以上就是我提供给大家的基本方法,但是具体的治疗还是要根据病人的具体情况分析判断之后,再定法选方。

学员: 您今天看那个"背冷"的病人时说了"背中寒冷如掌大,苓桂术甘汤主之",我曾经也看过一个类似的病人,用真武汤效果不好,是什么原因?

熊教授:我今天列举了《金匮要略》的原文:"背中寒冷如掌大,苓桂术甘汤主之。"但我们不能千篇一律都用这个,病情是千变万化的,现在的怪病特别多。就拿身体局部冷这个病来说,比如《素问·痹论》中提到过一种"皮痹",就是由邪气客于肌肉、皮肤或者血络,导致局部气血不畅、营卫不通而出现的局部冷,可以用外治法治疗,例如贴膏药、艾灸之类,也可以辨证施治。如果是属于风寒阻滞的可以用五积散,而今天这个病人她舌苔薄白,脉细,而且病程很长,有十几年,我才考虑她是寒饮,所以用苓桂术甘汤。你还要问她痛不痛,如果痛就是风寒,如果皮肤发紫,就有血络瘀阻。所以局部冷也有各种情况,治疗的时候一定要根据病人当时的表现,辨清楚他是什么证,而不能因为是某个部位就用某个方。比如脂肪瘤,它可以长在很多部位,比如头上、背上、手上,不是说头上就用什么方,背上就用什么方,要根据病邪性质治疗,这才是正确的方法。

学员:您今天给案例一的病人用了旋覆代赭汤,我想请问一下您用这个方子的经验。

熊教授:旋覆代赭汤是《伤寒论》里面的方,可以治疗嗳气、呃逆等症,西医认为呃逆是膈肌痉挛,但是这种痉挛用祛风的方法是治不好的。胃炎也常见嗳气症状,还有胃胀、矢气等,用柴胡疏肝汤,如果是痞满、嗳气可以用半夏泻心汤、旋覆代赭汤。旋覆代赭汤主要是针对气逆兼痰浊,其中旋覆花、代赭石、半夏是主药,降逆气、化痰浊,加党参扶胃气。案例一的患儿不仅是呕吐,还伴有呃逆等气逆的症状,所以用这个方,但止呕的主方是温胆汤,当然旋覆代赭汤也可以止呕。

学员:请问寒邪导致的呃逆可不可以用苓桂术甘汤?

熊教授:不能。因为我们选方有两个原则,第一就是针对主症,第二就是针对病机,也就是我经常讲的病邪性质和病变部位。比如病人头痛,我开左归丸行不行?当然不行。那么藿香正气散呢?里面虽然有治头痛的药,比如白芷、苏叶,也不行,它主要是治腹痛。那我用川芎茶调散治腰痛可不可以?当然不可以,它主要是治头痛的。要知道,中医用方剂是有主症的。为什么不能用苓桂术甘汤治疗呃逆呢?因为苓桂术甘汤是温阳化饮的处方,方中桂枝温阳,茯苓化饮。张仲景说:"病痰饮者,当以温药和之。"此病患不是因为寒饮导致的呃逆,就不能用。

学员:临床上很多慢性肾病的病人都在服用激素,请问有什么办法能够慢慢把激素停掉?

熊教授：激素不能突然停用，突然停药会引起反跳，甚至危及生命。包括降压药、安神镇静药也一样，都不能突然停药。用这些西药就好像压弹簧，突然松手则反弹更厉害，所以，不能突然停药。只有当中药完全见效的情况下，逐步减小剂量，慢慢地把激素停掉。有人说，西药治标，中医治本，这句话不完全对。但有时候西医确实就是针对现象治疗的，比如失眠用安眠药，停药就睡不着了。

又比如说发热的治疗，西医用的退烧药，过去用安乃近、复方氨基比林，现在用泰诺林，一吃就出身大汗，很快就退烧了，病情轻的可能就好了，但厉害的两个小时就重新发热了，于是再吃退烧药，再发汗，如此反反复复，病人体质就搞垮了，这种现象我见得太多了。而中医认为发热有很多类型，有感冒发热的，有夏季热的，有湿热导致发热的，有阳明腑实发热的，中医没有所谓的"退烧药"。书上说石膏、知母可以退热，那是治阳明实证的，如果是阳明腑实证，用大承气汤，如果是表证，用了石膏、知母反而会坏事，所以中医看病要看病人本人，要望闻问切，明确诊断，辨证施治，这才是中医的根本。

学员：40岁的肝硬化腹水病人，有门静脉高压，曾因消化道出血反复住院，目前主要是腹水。我想请问您中医如何预防门静脉高压引起的消化道出血？

熊教授：中医认为肝硬化有三种倾向：第一是肝腹水；第二是瘀血导致黑疸，面部发黑，腹胀大，腹部青筋暴露，我们称为"臌胀"；第三是出血，如牙龈出血、鼻子出血、大便出血、呕血。以腹水为主的用二金汤或中满分消丸，腹胀有火的用中满分消丸，单纯腹水的用二金汤；以血瘀为主的面部发黑、肝区疼痛、腹部硬满，用膈下逐瘀汤；以出血为主的用犀角地黄汤。以上只是基本方，具体情况还是要具体分析。

临床现场教学第 20 讲

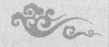

时间:2015 年 11 月 28 日

案例一　黄疸案

蔡某,男,60 岁。湖南益阳人。

患者因身黄、目黄就诊。

患者因"胆管占位性病变"行手术治疗,复查怀疑有肝转移。现症见:身黄,目黄,口干口苦,低热,尿少而黄,大便溏。舌苔薄黄,脉细略数。

辨证:肝胆湿热。

治法:清热祛湿退黄。

选方:茵陈四苓散合栀子柏皮汤。

处方:茵陈 60g,炒白术 10g,茯苓 30g,猪苓 15g,泽泻 10g,栀子 10g,黄柏 10g。20 剂,水煎服。

讲析:胆管占位性病变最要注意的是腹水,因此我先观察了他的腹部,腹部不胀大,且腿不肿;其次要注意是否有腹痛,患者腹痛不明显。目前患者的主症是黄疸,身黄,目黄,小便黄,且有低热,因此,现在的重点是给他退黄。因其大便溏,我们不能用茵陈蒿汤,要用栀子柏皮汤,若患者大便结,可用茵陈蒿汤。因其小便不多,为了防止腹水,要合用茵陈四苓散,清热祛湿、利水退黄。

案例二　疲乏头晕案

宁某,男,33 岁。湖南邵阳人。

患者因疲乏,头晕就诊。

患者自觉疲乏气短,头晕,时有耳鸣,颈胀,兼失眠,心悸,时有口疮。舌苔薄黄,脉细。

辨证:气虚夹热。

治法:益气兼清热。

选方:益气聪明汤加减。

处方:西参片 8g,黄芪 20g,葛根 30g,白芍 10g,蔓荆子 10g,黄连 5g,炒枣仁 30g,龙齿 30g,炙甘草 10g。20 剂,水煎服。

讲析:患者以疲倦气短,头晕,耳鸣为主症,是典型的气虚证,予益气聪明汤为主方治疗。同时患者兼有失眠、口疮,舌苔黄,是火热扰乱心神,故将原方中黄柏改黄连清心火,加酸枣仁、龙齿安神。

案例三　尿频案

覃某,女,20 岁。湖南衡阳人。

一诊:2015 年 9 月 26 日

患者因尿频 5 年就诊。

患者 15 岁开始出现尿频,每日小便多达 20 多次,尿急而不痛,每次尿量不多,颜色不黄,兼精神疲乏,自汗,汗出后畏寒,双手冰凉,口苦,时发口疮。舌红苔薄黄,脉细。

辨证:气虚兼肾阴虚热。

治法:益气固表,滋肾清热。

选方:参芪龙牡汤合知柏济生丸。

处方:西洋参 8g,黄芪 30g,煅龙骨 30g,煅牡蛎 30g,熟地黄 10g,怀山药 10g,茯苓 10g,泽泻 10g,丹皮 10g,山茱萸 10g,黄柏 10g,知母 10g,怀牛膝 20g,车前子 10g。30 剂,水煎服。

讲析:患者以尿频而疲乏、自汗为主症,主要是气虚,但她舌红苔薄黄,说明肾阴虚有热。所以,一方面要益气固表敛汗,用参芪龙牡汤;另一方面要清肾中之热,用知柏济生丸。知柏济生丸即济生肾气丸去附子、肉桂,加知母、黄柏,因为重点不是温阳而是清热。

二诊:2015 年 10 月 31 日

患者服药后小便次数减至每日 10 余次,精神好转,仍有自汗,畏寒,下肢尤甚,口干,月经正常。自诉 7 岁时曾因车祸头部受伤昏迷 3 天,被诊断为"脑震荡",时发右侧头痛。舌苔薄白,脉细略数。

辨证:气虚兼湿热。

治法:补气兼清湿热。

选方:补中益气汤加味。

处方:西洋参 8g,黄芪 40g,炒白术 10g,当归 10g,陈皮 10g,升麻 5g,柴胡 10g,黄柏 10g,车前子 10g,川芎 15g,白芷 30g,田七片 15g,炙甘草 10g。30 剂,水煎服。

讲析:中医把小便频急、淋沥不尽,甚则尿道涩痛、小腹拘急为主要表现的病证称为淋证。淋证分为六种,分别为膏淋、石淋、热淋、劳淋、气淋、血淋。其中气淋有虚实两种情况,如果是实证就有少腹胀,虚证就有疲乏、自汗,这位患者显然属于气淋虚证。而她的脉虽细但兼数,说明体内有火,所以用补中益气汤,加黄柏、车前子以清湿热,再加白芷、川芎、田七治疗外伤所遗留的头痛。

三诊:2015 年 11 月 28 日

患者服药后小便次数减至每日 10 余次,精神好转,仍有自汗,畏寒,腿酸,口干,便秘。舌红苔薄白,脉细。

辨证:气虚兼湿热。

治法:补气兼清湿热。

选方:补中益气汤加味。

处方:西参片 8g,黄芪 40g,炒白术 10g,升麻 5g,柴胡 10g,当归 10g,陈皮 10g,防风 10g,白芷 15g,川芎 10g,黄柏 10g,车前子 10g,炙甘草 10g。30 剂,水煎服。

讲析:患者小便频数而疲倦、自汗,所以辨证以气虚为主,经过补气治疗,小便次数已减半,效不更方,继续用补中益气汤,再加防风、川芎、白芷治头痛,加黄柏、车前子清湿热利小便。

案例四　小儿抽动症案

周某,男,13 岁。湖南涟源人。

患者因面肌抽动 1 年余就诊。

患者面肌抽动 1 年余,表现为频频眨眼,嘴角抽动,口中有响声,双手指亦颤动,腹部肌肉痉挛,口干,视力下降。舌苔薄白,脉弦。

辨证:肝阳化风。

治法:镇肝潜阳,息风止痉。

选方:镇肝熄风汤合天麻四虫饮。

处方:代赭石 15g,生牡蛎 30g,天冬 10g,菊花 10g,炒龟板 30g,玄参 10g,怀牛膝 15g,僵蚕 20g,全蝎 3g,地龙 10g,蜈蚣半只(去头足),生龙骨 20g,白芍 15g,天麻片 20g,钩耳 20g,草决明 20g,甘草 6g。30 剂,水煎服,久煎。忌食狗肉及母猪肉。

讲析:患者频频眨眼,嘴角抽动,口中有响声,腹部肌肉痉挛等都是抽动症的表现。予镇肝熄风汤合天麻四虫饮镇肝潜阳、息风止痉,加草决明、菊花清肝明目。

案例五 胃痛失眠案

杨某,女,65 岁。湖南岳阳人。

一诊:2015 年 9 月 26 日

患者因胃脘灼痛、焦虑失眠 2 年就诊。

患者有"慢性糜烂性胃炎"及"抑郁症"病史,服"米氮平"等药物治疗。自觉胃脘灼热疼痛,胃中嘈杂善饥,嗳气,反酸,口苦,兼失眠,情绪焦虑,烦躁欲死,甚则大哭大闹,大便溏。舌红而紫,苔薄黄,脉弦细数。

辨证:肝火犯胃扰心。

治法:清肝和胃,养心安神。

选方:化肝煎合连朴饮、酸枣仁汤、甘麦大枣汤加味。

处方:丹皮 10g,栀子 10g,白芍 10g,泽泻 10g,浙贝 30g,青皮 10g,陈皮 10g,黄连 5g,厚朴 10g,炒枣仁 20g,知母 10g,茯神 15g,龙齿 30g,琥珀(吞服)6g,瓦楞子 15g,乌贼骨 15g,大枣 10g,炒浮小麦 30g,甘草 10g。30 剂,水煎服。

讲析:此患者有两大症状,一是胃脘灼痛,二是焦虑失眠,这两种情况从中医理论分析都是肝气郁结,气郁化火所致。肝火犯胃则胃脘灼痛,胃中嘈杂善饥,嗳气,反酸,口苦;肝火扰心则心烦失眠,故应肝胃同治,宁心安神。将化肝煎、连朴饮、枣仁汤、甘麦大枣汤四方合用,另外还要加龙齿、琥珀镇静安神,瓦楞子、乌贼骨制酸。目前患者还服用了有镇静作用的精神类药物,不能马上停,否则会有反跳。

二诊:2015 年 10 月 31 日

患者服中药后情绪焦虑、烦躁减轻,但仍失眠,时悲哭,胃中灼热疼痛,嘈杂,嗳气,反酸,口苦,大便略溏。舌红而紫,苔薄白,脉弦滑。

辨证:肝火犯胃扰心。

治法:清肝和胃,养心安神。

选方:化肝煎合香砂连朴饮、甘麦大枣汤加味。

处方:青皮10g,陈皮10g,丹皮10g,白芍10g,栀子10g,浙贝母30g,瓦楞子10g,乌贼骨20g,炒麦芽20g,黄连3g,厚朴30g,砂仁10g,浮小麦30g,广木香5g,大枣10g,龙齿30g,甘草10g。30剂,水煎服。

讲析:此患者病情复杂,胃脘灼痛、焦虑失眠均因肝郁化火所致,肝火犯胃,导致胃部不适,肝火上扰心神导致烦躁失眠,在治疗上要多管齐下,三方合用。用化肝煎清肝除烦和胃,治疗胃中灼热、嘈杂,加瓦楞子、乌贼骨制酸,炒麦芽助消化;香砂连朴饮治疗腹胀、便溏;甘麦大枣汤加龙齿宁心安神,治疗抑郁、失眠。

三诊:2015年11月28日

患者服中药后胃中灼痛、饥饿减轻,情绪焦虑、烦躁亦减轻,已无悲哭,但仍胃中嘈杂,口苦,反酸,失眠,喉中多痰,易出汗,大便已成形。舌紫苔薄黄腻,脉细。

辨证:心气虚,热郁痰扰。

治法:清热化痰,养心安神。

选方:栀连温胆汤合甘麦大枣汤。

处方:栀子10g,黄连5g,法半夏10g,竹茹10g,茯神15g,炒酸枣仁30g,乌贼骨20g,陈皮10g,枳实10g,炒浮小麦30g,大枣10g,瓦楞子10g,龙齿30g,浙贝母20g,甘草10g。30剂,水煎服。

讲析:患者以胃中灼痛、嘈杂饥饿以及精神抑郁、时而烦躁为主症。前诊服药后,诸症已明显减轻,现改用栀连温胆汤治疗胃中嘈杂,合甘麦大枣汤治抑郁悲哭,加瓦楞子、乌贼骨、浙贝以制酸,加枣仁、龙齿以安神。

案例六 痹证案

李某,女,65岁。湖南涟源人。

患者因肢体关节疼痛9年就诊。

患者肢体关节疼痛9年,以肩背、膝关节疼痛为甚,面部生斑,爪甲紫黯,夜寐差。舌边紫苔薄黄腻,脉细。

辨证:气虚血瘀兼湿热。

治法:补气活血,清热祛湿通络。

选方:补阳还五汤合四妙散加味。

处方：黄芪 30g，归尾 10g，赤芍 10g，川芎 10g，桃仁 10g，红花 6g，地龙 10g，苍术 5g，黄柏 8g，川牛膝 20g，薏苡仁 15g，羌活 10g，防风 10g，秦艽 10g。30 剂，水煎服。

讲析：望诊十分重要，此患者爪甲紫黯，面部生斑，舌边紫，均是瘀血的表现，舌苔薄黄腻提示有湿热，脉细为气虚。因此，患者是气虚兼瘀血、湿热阻滞经络导致的疼痛，用补阳还五汤补气活血通络，合四妙散祛湿热，再加秦艽、防风、羌活祛风除湿。

案例七　胃胀案

李某，男，66 岁。湖南益阳人。

患者因胃胀、胃中灼热就诊。

患者胃胀，食后甚，胃中有灼热感，时反酸、嗳气、矢气，口不苦，大便时干时溏，2 日一行。舌紫苔薄黄腻，脉细而弦。

辨证：肝热犯胃。

治法：疏肝清热，理气和胃。

选方：柴胡疏肝散合栀子厚朴汤。

处方：柴胡 10g，陈皮 10g，广木香 6g，白芍 10g，香附 10g，炒莱菔子 20g，枳实 15g，青皮 10g，鸡内金 15g，栀子 10g，厚朴 30g，甘草 6g。30 剂，水煎服。

讲析：患者以胃胀、胃中灼热为主症，兼嗳气、矢气，这是肝气郁滞化热，横逆犯胃所致，故以柴胡疏肝散疏肝行气，合栀子厚朴汤清热行气，再加莱菔子、鸡内金消食除胀。

案例八　肺癌案

李某，男，36 岁。湖南汨罗人。

一诊：2015 年 10 月 31 日

患者因"右肺癌术后"就诊。

患者因"右肺癌"行手术治疗，术后化疗 4 次，又发现"右肺部小结节"。刻下自觉疲乏，无咳嗽及气喘，食量较大，易饥饿，二便正常。舌边紫苔薄黄，脉细。

辨证：气阴两虚，热瘀胸肺。

临床现场教学第 20 讲

189

治法:益气养阴,清肺祛瘀。

选方:生脉散合千金苇茎汤加味。

处方:西洋参6g,麦冬20g,五味子6g,芦根20g,桃仁10g,薏苡仁20g,炒冬瓜子15g,蛇舌草20g,栀子10g。30剂,水煎服。忌烟酒。

讲析:此患者体质较好,肺癌手术及化疗后几乎无任何症状,且食纳较多而善饥。但其舌苔薄黄,脉细,提示有气阴不足,且有热,而且右肺部有小结节,所以仍然要益气养阴以固本,清肺祛瘀以防复发,予生脉散合千金苇茎汤加味。

二诊:2015年11月28日

患者病情稳定,自觉症状不明显,无咳嗽、咯痰及气喘,偶有齿衄,目胀、目赤、目痒,食量大,易饥饿,二便正常。舌苔薄黄,脉细。

辨证:肺胃阴虚。

治法:养阴清热。

选方:麦门冬汤加味。

处方:西参片6g,麦冬30g,浙贝母30g,丹皮10g,栀子炭15g,藕节10g,菊花10g,蝉蜕10g,刺蒺藜10g,甘草6g。30剂,水煎服。

讲析:患者肺癌术后无明显症状,情况较好,但有齿衄,易饥饿,舌红,苔薄黄,脉细,为肺胃阴虚之征。故当养阴清热,用麦门冬汤加减,再加丹皮配合栀子炭、藕节以凉血止血,去法夏而改用浙贝母以清热化痰、消肿散结,加菊花、蝉蜕、刺蒺藜以清肝祛风明目。

案例九　银屑病案

曾某,男,50岁。湖南邵阳人。

患者因皮肤瘙痒1年就诊。

患者皮肤瘙痒1年,全身多处可见淡褐色片状皮疹,皮肤粗糙,剧痒时作,夜间尤甚,小便正常,经常大便干结。舌红苔黄,脉滑数。

辨证:风热兼瘀。

治法:疏风清热化瘀。

选方:紫红消风散加减。

处方:紫草10g,红花6g,知母10g,防风6g,蝉蜕10g,生石膏20g,生地15g,牛蒡子10g,苦参10g,荆芥6g,归尾10g,黄连5g,黄柏10g,白鲜皮10g,乌梢蛇15g,甘草6g。30剂,水煎服。

讲析:此患者诊断为"银屑病",俗称"牛皮癣",此病十分顽固难治。此患者皮疹色褐,瘙痒剧烈,舌红苔黄,脉滑数,主要是由风热兼瘀郁于肌表所致,治宜疏风清热化瘀,用紫红消风散加减。同时嘱患者不吃牛、羊、狗肉、生姜等辛辣食物,不宜直接晒太阳。

案例十　血证案

刘某,女,70 岁。湖南长沙人。

患者因反复齿衄、紫斑 1 年就诊。

患者反复牙龈出血,全身散在紫斑 1 年,在外院检查发现"血小板减少",血小板最低为 $8 \times 10^9/L$,平时波动在 $(10\sim20) \times 10^9/L$,多次输血小板治疗。时发口疮,口干口苦,大便干结。舌红紫苔薄黄,脉细数。

辨证:阴虚火旺。

治法:滋阴降火,凉血消斑。

选方:茜根散合化斑汤加减。

处方:水牛角片 40g,玄参 15g,栀子炭 15g,阿胶珠 15g,藕节 15g,知母 10g,生地 20g,黄芩 15g,茜草炭 15g,大青叶 10g,生石膏 20g,丹皮 15g,侧柏炭 10g,蒲黄炭 15g,大黄 3g,甘草 6g。30 剂,水煎服。

讲析:"血小板减少症"属于中医"血证"范畴,血证有多种,有衄血、咳血、吐血、便血、尿血、紫斑等,衄血又有鼻衄和齿衄。血证有实证和虚证之分,实证为血热,虚证为气虚。此患者主要表现为齿衄及紫斑,口苦口干,大便干结,舌红紫,苔薄黄,脉细数,因此属于阴虚火旺证,且火热较盛。治疗宜滋阴降火,清热凉血消斑,故选用茜根散合化斑汤。

案例十一　面部麻木案

曾某,女,57 岁。湖南安化人。

患者因右侧面部麻木不仁就诊。

患者右侧面部麻木不仁,偶有疼痛,遇气候变化则加重,兼有头晕,口中多痰涎,时有恶心欲呕,口干口苦,纳寐可,二便调。舌苔黄腻,脉细滑。

辨证:痰热阻络。

治法:清热化痰,通络散结。

选方:黄芩温胆汤加味。

处方：黄芩 10g，茯苓 30g，陈皮 10g，法半夏 10g，竹茹 10g，枳实 10g，白芷 20g，浙贝母 40g，白芥子 20g，莪术 8g，三棱 8g，甘草 6g。30 剂，水煎服。

讲析：患者口中多痰涎，口干口苦，舌苔黄腻，脉细滑是痰热之象，痰热阻络导致面部麻木不仁。而西医检查发现患者头部有囊肿，囊肿非肿瘤，属于中医"痰饮"的范畴。故用黄芩温胆汤化痰清热，再重用浙贝母、白芥子化痰，配合三棱、莪术化积以消囊肿。

案例十二　崩漏案

李某，女，42 岁。湖南湘潭人。

患者因月经推后、量多、经期延长 5 年就诊。

患者近 5 年月经推后，常 40~50 天一行，行经期长达 10~20 天，经量多，兼白带量多，清稀如水样，神疲乏力，睡眠欠佳，平时畏风寒。舌淡红，苔薄白，脉细。

辨证：脾虚不固。

治法：健脾益气固冲任。

选方：健固汤合胶艾汤加减。

处方：西参片 8g，炒白术 10g，茯苓 10g，巴戟天 10g，薏苡仁 20g，阿胶珠 15g，艾叶炭 10g，熟地 15g，当归 10g，川芎 3g，白芍 10g，乌贼骨 30g，地榆炭 30g，炒枣仁 20g，炙甘草 10g。30 剂，水煎服。

讲析：患者月经周期紊乱、量多而淋漓不断，属于中医"崩漏"的范畴。患者崩漏 5 年，精神疲乏，苔薄白，脉细，是气虚证无疑。但她还有一个复杂的因素，就是经前白带如水，此乃脾虚不运，湿浊下注所致，所以用健固汤合胶艾汤加减。健固汤为傅青主的方，原为"经前泄水"而设，亦可益气健脾，祛湿止带，合用胶艾汤，养血固冲治其崩漏。加地榆炭凉血止血，乌贼骨既可收涩止血，又可止带下，再加炒枣仁安神助眠。

案例十三　心悸案

王某，女，45 岁。海南人。

患者因阵发胸闷、心悸就诊。

患者阵发胸闷、心悸，怔忡，兼疲倦气短，头晕，睡眠欠佳，易心烦，近日眼睛发胀。舌苔薄白,脉细滑。

辨证:气阴两虚,痰阻心脉。

治法:益气养阴,养心安神。

选方:生脉散合十味温胆汤加减。

处方:西参片 8g,麦冬 30g,五味子 6g,丹参 15g,炒枣仁 20g,陈皮 10g,炙
　　　远志 10g,柏子仁 10g,枳实 6g,茯神 15g,法半夏 10g,竹茹 10g,葛根
　　　30g,天麻片 15g,炙甘草 10g。30 剂,水煎服。

案例十四　肾病案

王某,男,21 岁。湖南岳阳人。

一诊:2015 年 6 月 27 日

患者因发现足肿、蛋白尿 3 年就诊。

患者近 3 年反复出现足肿,查尿常规示:尿蛋白(+++),在当地诊断为“肾
病综合征”,住院治疗 1 年半,现仍有尿蛋白(+++)。兼见手足心汗出,尿黄,无
头昏及腰痛。舌苔薄黄腻,脉细略数。

辨证:肾阴虚兼脾虚水停。

治法:滋阴清热,健脾利水。

选方:防己黄芪汤合知柏地黄丸加减。

处方:黄芪 30g,炒白术 10g,汉防己 6g,熟地 10g,怀山药 10g,茯苓 15g,泽
　　　泻 10g,丹皮 10g,枣皮 15g,黄柏 10g,知母 10g,玉米须 10g,茯苓皮
　　　10g,五加皮 10g,赤小豆 15g。30 剂,水煎服。

二诊:2015 年 7 月 18 日

病史如前,患者疲倦,自汗,尿黄,大便干结,浮肿显减。舌苔薄白,脉
细数。

辨证:肾阴虚兼脾虚水停。

治法:滋阴清热,健脾利水。

选方:防己黄芪汤合知柏地黄汤加龙骨、牡蛎。

处方:黄芪 30g,黄柏 10g,煅牡蛎 30g,煅龙骨 30g,熟地 10g,泽泻 10g,炒
　　　白术 10g,知母 10g,怀山药 15g,玉米须 10g,丹皮 10g,汉防己 6g,茯
　　　苓 15g,山茱萸 10g。30 剂,水煎服。

讲析:患者以疲倦、自汗为主症,大量蛋白尿,是脾肾亏虚,不能固摄,尿黄
而反复水肿,是肾中有湿热。

临床现场教学第 20 讲

三诊:2015年9月26日

患者昨日受凉后出现咽干、轻微咽痛,痰黏难咯,双下肢轻微浮肿,查尿蛋白(+++)。舌苔薄黄,脉浮数。

辨证:燥热犯肺,脾肾两虚。

治法:清肺润燥,健脾利水。

选方:①玄麦甘桔汤合银翘马勃散;

②防己黄芪汤合知柏地黄丸加味。

处方:①银花10g,射干10g,麦冬15g,浙贝30g,连翘10g,玄参15g,薄荷10g,桔梗10g,牛蒡子10g,马勃6g,甘草6g。10剂,水煎服。

②黄芪30g,炒白术10g,汉防己6g,熟地10g,怀山药15g,茯苓15g,泽泻10g,丹皮10g,山茱萸10g,黄柏10g,知母10g,玉米须10g,茯苓皮10g。30剂,水煎服。

讲析:患者有肾炎病史,常因外感而使肾病复发加重,近日因感冒后出现了咽干、咽痛等症状,属于燥热之邪犯肺。根据急则治标的原则,应先治外感,再治肾病。由于病人是外地人,且挂号排队很困难,所以我一次性给他开了两个处方,先吃1号处方治疗外感咽痛,待外感病痊愈之后再服用2号处方治肾病。

四诊:2015年10月31日

患者服上方后精神好转,足肿消退,但仍尿蛋白(+++),鼻衄,自汗已止,但偶有遗精,大便干。舌苔薄白,脉细滑略数。

辨证:脾肾亏虚兼湿热。

治法:健脾补肾固精,清热利湿。

选方:防己黄芪汤合知柏地黄丸、水陆二仙丹。

处方:黄芪40g,炒白术10g,汉防己6g,煅龙骨30g,煅牡蛎30g,芡实20g,金樱子20g,熟地黄15g,茯苓15g,泽泻10g,丹皮10g,知母10g,枣皮15g,黄柏10g,玉米须10g。30剂,水煎服。

讲析:患者服上方后水肿已消,精神好转,但仍有大量蛋白尿,提示脾肾亏虚,不能固摄,且兼肾精固摄不足,故在原方基础上合用水陆二仙丹,再加煅龙骨、煅牡蛎以固精。

五诊:2015年11月28日

患者服药后仍有尿蛋白(++),小便色黄,鼻衄,咽中红,咽痛,稍有口干,无腰酸腰痛。舌苔薄黄,脉沉细数。

辨证:阴虚火旺。

治法:滋阴清火。

选方:玄贝甘桔汤合甘露饮加减。

处方:玄参 20g,浙贝母 30g,麦冬 15g,桔梗 10g,生地 15g,栀子炭 10g,白茅根 15g,枳实 10g,天冬 10g,藕节 15g,黄芩 10g,甘草 6g。30 剂,水煎服。

讲析:此患者诸症悉减,然其反复蛋白尿,服药后未见明显减轻,兼见鼻衄,咽红咽痛,因此,此次转换思路,重点治其鼻衄与咽痛,以养肺阴为主,喻金水相滋之意,改予玄贝甘桔汤合甘露饮加减滋阴清火。

现场答疑

学员:案例三"尿频、疲乏、自汗"的女病人为何用知柏济生丸治疗?

熊教授:这个病人是气虚夹热,她每日小便 20 多次,身体十分疲乏,面色淡白,是很明显的气虚症状。但是她又有尿黄、口苦、口疮,所以是气虚兼肾虚有热。知柏济生丸是我自己取的名字,其实是济生肾气丸去肉桂、附子,加知母、黄柏而成,济生肾气丸是治疗肾阳虚水肿的,而她是肾阴虚有热,所以改桂附为知母、黄柏。因为她有气虚,所以我加了参、芪。总的来说,病人的病机未变,这是在济生肾气丸的基础上进行了调整。

学员:案例七患者因胃胀、胃中灼热就诊,为何用柴胡疏肝散合栀子厚朴汤?

熊教授:胃炎也好,胃溃疡也好,症状都有胃痛、胃胀、反酸或烧灼感等,我们都要抓主症。而这个患者有一个重要的特点,就是兼有明显的嗳气、矢气,这就是肝气犯胃,所以用柴胡疏肝散。并且此人胃中有烧灼感,所以合用栀子厚朴汤,我还加了鸡内金和莱菔子,加强消胀的作用。如果这个患者是以胃痛为主,就应该用柴胡疏肝散合金铃子散;如果患者有呕血或者大便色黑,那就要止血。总之,我们治病选方应该随机应变。

学员:请问在治疗中如何把握肺气的宣散与肃降问题?

熊教授:肺主宣发肃降,如果是外邪犯肺,容易伤皮毛,导致肺气不宣,就必须用宣散的方法,比如用麻黄汤、小青龙汤、杏苏散、止嗽散和麻杏石甘汤等,有的是宣肺散寒,有的是宣肺清热。另一方面,肺气也容易上逆,气喘、咳嗽都是肺气上逆的表现,这种情况就要肃降肺气,代表方有泻白散、葶苈大枣泻肺汤、苏子降气汤等。所以治疗肺病一般有外邪就宣散,没外邪就要肃降肺气。

学员:请问升清降浊治法怎么把握?

熊教授:清和浊是中医独有的理论,清气主升,浊气主降。从五脏六腑来

临床现场教学第 20 讲

说,五脏藏精,主升,六腑传化物,主降。《素问·阴阳应象大论》云:"清阳出上窍,浊阴出下窍。"但是真正升清降浊的枢纽是脾胃,中焦是全身气机升降的枢纽,所以,我们通常说脾主升清,胃主降浊。六腑是传导之腑,《黄帝内经》称为"传化之腑",传化物而不藏,实而不能满,以通为用。所以,治疗腑病以降浊为主。比如治疗胆囊炎,用补中益气汤就是傻瓜,我们一般用大柴胡汤。比如三焦气机不利,就要疏泄三焦气机。我们治疗大肠、小肠的疾病,经常用厚朴三物汤、大承气汤、小承气汤等,而不用补药。我们治疗呕吐,因呕吐是胃气上逆,必须降胃浊,用温胆汤、二陈汤、大黄甘草汤,甚至治呃逆的旋覆代赭汤都是降胃浊的。升清,则是补益中气,升提清阳之气,主要见于脾胃中气不足,心肺气虚而不能升清者,如补中益气汤、益气聪明汤、升阳益胃汤、清暑益气汤、调中益气汤等皆属升清类方剂。

学员:为何您治疗心脏病喜欢用十味温胆汤?

熊教授:首先必须强调,中医开方用药不是喜欢用某方、某药,而是根据病人的实际情况来的。如果病人有心脏病,症状为舌红少苔、口干、心悸怔忡,这是个阴虚证,应该用天王补心丹;如果病人出现舌淡、面黄、脉细弱,这是严重的心血不足,应该用归脾汤;如果是脉结或脉代,心动悸,甚至怕冷、口干,这是炙甘草汤证;如果心悸气促而自汗不止,这是心脏病急性发作,应该用救逆汤;如果以心痛为主,则用丹参饮。因此,治疗心脏病绝对不是守着一个十味温胆汤。今天这个患者是气虚有痰,所以采用十味温胆汤,痰的表现是胸部以闷为主,甚至有呕逆,舌苔腻,脉滑。如果舌苔黄,再加小陷胸汤。如果是以胸痛为主,伴有舌紫,则是血瘀。今天有个病人,一身疼痛,爪甲青紫,再结合舌脉,很明显能判断这是血瘀证。张仲景有一个条文描述瘀血,说的是"病人胸满,唇痿舌青,口燥,但欲漱水不欲咽,无寒热,脉微大来迟,腹不满,其人言我满,为有瘀血。"王清任也描述过"胸闷痛,不能近衣被",就是胸部闷痛,衣被都不能太紧,说明胸部有瘀血。我们一定要记住古人总结的这些症状,同时要细心观察有无唇舌、爪甲青紫,有无胸痛,但欲漱水不欲咽等,就不会漏诊。不能一看到心脏病就破血化瘀。另外,在心脏病的治疗中要抓住"气能行血"这个关键,无论是化痰还是活血,一定要补心气,补气才能行血,这样才可以事半功倍。

学员:一例难治性关节疼痛合并颈椎病的患者,症见颈、肩、手指关节疼痛,手指麻木,关节肿大,请问如何治疗?

熊教授:建议用葛根姜黄散合蠲痹汤。

学员:我鼻塞、流清涕1月,无咽痛及咳嗽,无前额痛,请问如何治疗?

熊教授:建议用金沸草散合苍耳子散治疗。

临床现场教学第 21 讲

案例一　鼻窒案

姜某,男,31 岁。湖南岳阳人。

患者因反复鼻塞、流涕就诊。

患者反复鼻塞、流涕多年,西医诊断为"鼻窦炎",曾行手术治疗。现症见:鼻塞、鼻干、鼻中多痰涕,兼前额胀痛,咽中红,无鼻衄。舌苔薄白,脉细滑数。

既往有"慢性乙肝、慢性胃炎"病史。

辨证:风热兼阴虚。

治法:疏风清热兼滋阴。

选方:玄贝甘桔汤合苍耳子散加葛根、黄芩、法夏。

处方:玄参 20g,浙贝母 30g,麦冬 30g,桔梗 10g,苍耳子 10g,辛夷 10g,白芷 30g,薄荷 10g,葛根 30g,黄芩 10g,法夏 10g,甘草 8g。30 剂,水煎服。

讲析:鼻炎常见四种类型:第一是风热型,特点是遇冷空气发作,流黄涕;第二种是阴虚型,以鼻干为主、兼鼻衄;第三种是寒饮型,特点是流清涕,甚则如水样;最后一种是肺火盛,特点是口苦、苔黄,流黄色脓涕,甚则鼻衄。鼻炎常与咽喉炎同发,该患者咽中红提示咽喉有慢性炎症,因此用玄贝甘桔汤、苍耳子散,再加葛根以治前额头痛,加黄芩以清热,加法夏以增强化痰之力。

案例二　眩晕案

艾某，男，40 岁。湖南益阳人。

患者因眩晕 1 年余就诊。

患者去年 6 月卧起后突发眩晕，西医诊断为"耳石症"，经 4 次手法复位后不再天旋地转，但仍头晕，平躺则发作，晕时不呕，食纳正常，但精神疲乏，易头部出汗，无颈胀肢麻。舌苔薄白腻，脉细。

辨证：风痰上扰兼气虚。

治法：化痰息风兼益气。

选方：半夏白术天麻汤合人参龙牡汤。

处方：党参 15g，炒白术 10g，天麻 30g，钩藤 30g，陈皮 10g，法夏 10g，茯苓 30g，生牡蛎 20g，生龙骨 20g，甘草 6g。30 剂，水煎服。

讲析：患者眩晕而见舌苔薄白腻，为风痰上扰；但精神疲乏，脉细，提示兼有气虚。因此用半夏白术天麻汤化痰息风，加党参补气。患者易头部出汗，是风阳上扰之象，故加生牡蛎、生龙骨镇肝潜阳。

案例三　痹证案

胡某，女，58 岁。湖南长沙人。

患者因腰部连及左腿疼痛 3 年余就诊。

患者腰部连及左腿疼痛 3 年，西医诊断为"腰椎间盘突出症、左侧坐骨神经痛"。兼颈胀，头晕。舌边紫苔薄，脉弦。

辨证：瘀血阻络。

治法：活血化瘀，行气止痛。

选方：身痛逐瘀汤合葛根姜黄散。

处方：黄芪 15g，苍术 6g，黄柏 6g，川牛膝 20g，地龙 10g，独活 10g，秦艽 10g，香附 10g，当归 10g，川芎 8g，煅乳香 8g，煅没药 8g，桃仁 10g，红花 6g，葛根 30g，威灵仙 15g，片姜黄 15g，甘草 6g。30 剂，水煎服。

讲析：无。

案例四　痹证案

黄某,女,60 岁。长沙人。

患者因双下肢疼痛 10 年,加重 7 年就诊。

患者双下肢疼痛,时有灼热感,但不麻、不肿,兼有头胀头晕。舌苔薄黄,脉弦略数。

既往有"高血压"病史。

辨证:湿热痹阻。

治法:清热祛湿,通络止痛。

选方:加味二妙散加天麻、钩藤。

处方:苍术 6g,黄柏 8g,川牛膝 20g,萆薢 10g,秦艽 10g,当归 10g,汉防己 6g,木瓜 20g,薏苡仁 15g,天麻 20g,钩藤 20g。30 剂,水煎服。

讲析:患者双下肢疼痛,兼有灼热感,且舌苔薄黄,脉弦略数,为湿热痹证,故用加味二妙散清热祛湿、通络止痛,加天麻、钩藤治疗高血压所致的头胀头晕。

案例五　消渴案

黄某,女,41 岁。湖南长沙人。

患者因疲乏,口干 2 年就诊。

患者疲乏,口干 2 年,西医诊断为"糖尿病",注射"胰岛素"治疗。现症见:疲乏,口干,善饥,形体肥胖,咳时尿失禁,大便干。舌苔薄黄,脉细略数。

辨证:气阴两虚。

治法:滋阴益气。

选方:二冬汤加菟丝子、覆盆子。

处方:西洋参 6g,麦冬 30g,天冬 15g,天花粉 15g,知母 10g,五味子 6g,黄芩 10g,菟丝子 20g,覆盆子 20g。30 剂,水煎服,嘱暂时不能停用胰岛素。

讲析:无。

案例六　肺癌案

李某,男,36 岁。湖南长沙人。

患者因"右上肺癌手术化疗后"就诊。

患者因"右上肺癌",已行手术及化疗,复查 CT 示:胸腔积液已吸收,合并肺部感染。现症见:咳嗽,口干,活动后气喘,饮食可,二便正常。舌苔薄黄,脉细滑。

辨证:气阴亏虚,痰热内阻。

治法:补肺养阴,清热化痰。

选方:生脉散合桑贝小陷胸汤加味。

处方:西洋参 6g,麦冬 30g,五味子 6g,桑白皮 15g,浙贝母 30g,黄连 3g,炒瓜壳 6g,法夏 10g,蛇舌草 15g,茯苓 20g。30 剂,水煎服。忌烟酒。

讲析:肿瘤患者体质越差,越容易复发及转移,所以中医治疗此类手术及化疗之后的患者,主要在于恢复体质、防止复发。予生脉散以补肺养阴,桑贝小陷胸汤以清肺部痰热,加茯苓防止胸腔积水。

案例七 肾病案

邓某,男,39 岁。湖南蓝山县人。

患者因疲乏、头晕 3 年就诊。

患者 3 年前因疲乏、头晕在当地医院检查发现"高血压、尿蛋白阳性、血肌酐升高",诊断为"慢性肾炎,肾功能不全"。近日检查示:血尿酸 584μmol/L、血肌酐 931μmol/L。现症见:疲乏,自汗,头晕,腰痛,面色淡黄,尿黄。舌苔黄白薄腻,脉细。

辨证:肾气虚兼湿热。

治法:补肾益气,兼清湿热。

选方:黄芪龙牡散合知柏地黄丸加味。

处方:黄芪 40g,煅龙骨 30g,煅牡蛎 30g,熟地黄 15g,怀山药 15g,茯苓 15g,泽泻 10g,丹皮 10g,枣皮 10g,黄柏 8g,知母 8g,杜仲 20g,怀牛膝 20g,玉米须 10g,天麻 15g。40 剂,水煎服。

讲析:患者尿酸、肌酐升高,提示肾脏受损,但中医并不是看这些指标就可以开处方的,我们要根据他的症状辨证。他的主症是疲乏,自汗,腰痛,尿黄,舌苔黄白薄腻,脉细。说明是肾气虚兼有湿热,头晕是血压高所致,面色淡黄是血虚。因此,主方用黄芪龙牡散、知柏地黄丸,其中黄芪龙牡散益气敛汗,兼控制蛋白尿,知柏地黄丸是补肾、清湿热的,加杜仲、牛膝治腰痛及控制血压,加玉米须、天麻控制肾病高血压头晕。

案例八 盗汗案

童某,男,42 岁。湖南长沙人。

患者因盗汗 1 月余就诊。

现症见:盗汗、潮热、口苦,兼颈胀、心悸,夜寐不安,形体壮实。舌苔薄黄,脉细。

辨证:阴虚火旺。

治法:滋阴降火敛汗。

选方:当归六黄汤合葛根姜黄散加减。

处方:黄芪 40g,当归 10g,熟地黄 15g,黄芩 10g,黄连 3g,黄柏 10g,葛根 40g,片姜黄 15g,威灵仙 10g,炒枣仁 30g,浮小麦 30g,煅龙骨 20g,煅牡蛎 20g。20 剂,水煎服。

讲析:患者主症为盗汗,脉细而不数,但有潮热、口苦,舌苔薄黄,因此仍然考虑是阴虚火旺,用当归六黄汤为主方,加浮小麦、龙骨、牡蛎敛汗。因兼颈胀、心悸,夜寐不安,故合用葛根姜黄散,再加枣仁安神。

案例九 中风后遗症案

黄某,男,65 岁。湖南长沙人。

患者因左半身不遂 8 个月就诊。

患者 8 个月前中风,住院治疗后病情略有好转,现症见:左半身不遂,口中多痰涎,大便 3 日未解,小便时遗,昨日受凉出现发热恶寒(T:38.0℃)。舌苔薄黄腻,脉滑数。

辨证:风中经络、痰热内阻。

治法:清热化痰、疏风通络。

选方:①大小柴胡汤加荆芥、防风。

②黄芪虫藤饮合大黄黄芩温胆汤加菟丝子、覆盆子、益智仁。

处方:①党参 10g,黄芩 10g,柴胡 20g,法夏 10g,生大黄 4g,荆芥 10g,防风 10g,生姜 3 片,大枣 6g,甘草 6g。4 剂,水煎服。

②黄芪 40g,鸡血藤 10g,海风藤 10g,钩藤 30g,地龙 10g,僵蚕 30g,全蝎 5g,蜈蚣 1 只(去头足),黄芩 10g,酒大黄 3g,陈皮 10g,法夏 10g,茯苓 10g,枳实 10g,菟丝子 20g,覆盆子 20g,益智仁 20g,天麻

20g,甘草6g。30剂,水煎服。

讲析:患者为"中风后遗症",神志清醒,仅左半身不遂,口中多痰涎,舌苔薄黄腻,脉滑数,属风中经络、痰热内阻,予黄芪虫藤饮、大黄黄芩温胆汤治疗。但患者近日感冒发热,急则治标,先治发热,予以大小柴胡汤加荆芥、防风。待发热停止后,再服处方②。

案例十　阴痒案

刘某,女,35岁。湖南娄底人。

患者因反复阴部瘙痒、白带多7年余就诊。

患者反复阴部瘙痒、白带多7年余,西医检查诊断为"霉菌性阴道炎",既往有"支原体、HVP感染"病史。现症见:阴部瘙痒,诉无疮疹,白带多。舌苔薄黄,脉细数。

辨证:湿热下注。

治法:清热祛湿止痒。

选方:①易黄汤合薏苡败酱散加味。

　　　②外洗方。

处方:①黄柏10g,芡实15g,怀山药15g,白果10g,车前子10g,薏苡仁20g,败酱草15g,鱼腥草10g,蛇舌草20g,土茯苓30g,苦参10g,白鲜皮10g。20剂,水煎服。

　　　②苦参50g,黄柏40g,青蒿30g,蛇床子40g。15剂,水煎外洗。

讲析:无。

案例十一　漏下案

李某,女,42岁。湖南湘潭人。复诊。

患者因月经漏下4年余就诊。

患者近4年来月经漏下,最长达50余天,白带如水,腰部酸痛,精神疲乏,畏冷,前诊服中药后上症均有减轻。但近日小腹及胃脘时有胀痛,大便溏。舌苔薄白,脉细。

辨证:脾虚冲任不固。

治法:健脾益气,固冲止血。

选方:香砂六君子汤合胶艾汤加菟丝子、续断、薏苡仁。

处方：党参 20g，炒白术 10g，茯苓 10g，陈皮 10g，法夏 10g，砂仁 10g，木香 5g，薏苡仁 20g，菟丝子 20g，续断 20g，阿胶珠 15g，艾叶炭 10g，当归 10g，白芍 10g，川芎 3g，熟地黄 15g，地榆炭 20g，炙甘草 10g。40 剂，水煎服。

现场答疑

学员： 中医如何区别治疗过敏性紫癜与血小板减少性紫癜？

熊教授： 无论是过敏性紫癜还是血小板减少性紫癜，都属于中医所称"斑疹"范畴，大则为斑，小则为疹，斑是成片成块的，疹是分散成点的。过敏性紫癜常因过敏而诱发，如食物、气候等因素，一些传染病如流行性脑膜炎、乙型脑炎患者也常有斑疹。其中斑疹要与风疹相鉴别，斑疹在皮肤以内，摸不碍手，风疹会突出皮肤。中医治疗斑疹主要是辨虚实，实证是血热引起，称为阳斑，虚证是气虚引起，称为阴斑。阳斑会出现斑疹发红、成片成块、有出血的症状（齿衄、鼻衄、月经过多等），舌红，苔黄，脉细数，要用化斑汤、消斑青黛饮、犀角地黄汤等；阴斑特点为斑疹稀疏、色黯淡，无热象，舌不红、苔不黄，脉不数，有典型的疲乏症状，用归脾汤。

学员： 患者小便频数，排尿无力，尿道有白色成片絮状物流出，气短，疲倦，脉细滑数，中医如何辨证治疗？

熊教授： 举个例子，上次门诊一个怀化的女患者，自诉每天 20 多次小便，病已 10 余年，服药后现已减至每日 10 余次小便，辨证是气虚加湿热，用补中益气汤加黄柏、车前子，病情大有好转。

该患者有气短、疲乏、排尿无力均提示是气虚，尿道有白色成片絮状样物流出是尿浊，辨证是气虚尿浊，用程钟龄的萆薢分清饮加人参、黄芪，它有治尿浊、清湿热、补气的功效，或用补中益气汤合程氏萆薢分清饮。

学员： 一个 33 岁的女性患者，月经稀少，经前烦躁易怒，腰酸腰痛 3 年，请熊老师指导治疗。

熊教授： 这是个肝郁证。肝藏血，主气机疏泄，肝失疏泄，肝郁化火则烦躁易怒，肝郁血瘀则月经量少，用丹栀逍遥散加桃仁、红花。

学员： 16 岁患者，患过敏性鼻炎 2 年，主症为鼻塞、喷嚏、口臭、大便干，请问中医如何辨证治疗？

熊教授： 这是个风热鼻渊，口臭、大便干提示是肺火，用苍耳子散合藿胆丸加大黄治疗。

学员： 请问肝硬化腹水的中医治疗。

临床现场教学第 21 讲

熊教授:肝硬化要考虑几种情况:第一,以腹水为主的,腹胀、足肿,用茵陈四苓散或者是二金汤;如果舌苔黄腻,腹胀有水,用中满分消丸;第二,以瘀血为主的,表现为肝脾肿大,嘴唇、面色发黯,腹胀如鼓,腹部青筋暴露,舌紫,用膈下逐瘀汤加鳖甲或丹栀逍遥散(芍药用赤芍)加鳖甲;第三,是以出血为主的,肝硬化往往有阴虚,易引起肝不藏血而出血,兼口干、舌红少苔、鼻衄、齿衄等,严重者呕血、便血,用泻心汤合犀角地黄汤,这个泻心汤是由大黄、黄连、黄芩组成,这里大黄的作用是泻热而不是通便。但当大便溏时,应去掉大黄改用栀子,"诸逆冲上,皆属于火",用泻心汤可以降火。这些都是危重情况,应全面把握。

学员:肝硬化腹水患者在使用西医利尿剂失效的情况下,用了附子理中汤效果不明显,请您指导治疗。

熊教授:附子理中汤不合适,用了会有大出血的风险,如果舌苔黄,建议用中满分消丸,舌苔不黄,用二金汤。附子理中汤不是治水肿病的,阳虚水肿可以用济生肾气丸,特别强调一点,没有典型的阳虚症状,不可随意用肉桂、附子等药物。

学员:患者双膝关节疼痛,疼痛部位有热感,在受寒后加重,大便溏,阳痿,请问中医如何辨证?

熊教授:你说的这个病例没有舌脉,症状不典型,因此要看病人才能确诊。

"膝者,筋之府",膝为关节骨也,骨为肾所主,筋为肝所主,是肝肾两脏的病,应分清实证、虚证。虚证用鹿茸四斤丸。实证常有湿热阻滞、风寒阻滞、瘀血阻滞几种类型。湿热阻滞用加味二妙散;风寒阻滞轻则用独活寄生汤,重则用乌头汤;瘀血阻滞用身痛逐瘀汤;如果足膝肿痛,以肿为主,全身湿象明显的,用薏苡仁汤。

案例一　痹证案

曾某,男,60 岁。湖南岳阳人。

一诊:2015 年 10 月 31 日

患者因双下肢酸重疼痛 1 年余就诊。

患者双下肢酸重疼痛 1 年余,西医诊断为"腰椎滑脱",既往有"糖尿病"史。现症见:双下肢酸重疼痛,活动后加重,兼腰痛,精神疲乏,口苦,大便干结,小便黄。舌边紫苔薄黄腻,脉细。

辨证:湿热瘀阻。

治法:清热祛湿,化瘀通络。

选方:加味二妙散。

处方:黄芪 30g,苍术 6g,黄柏 10g,川牛膝 20g,萆薢 15g,秦艽 10g,当归 10g,汉防己 6g,薏苡仁 20g,木瓜 20g,桃仁 10g,杜仲 15g,续断 20g。30 剂,水煎服。

讲析:患者以下肢酸重疼痛为主症,小便黄,舌边紫,苔薄黄腻,是典型的湿热瘀阻经络,精神疲乏为气虚的表现,故以加味二妙散为主方,加黄芪补气,加桃仁活血通络,加杜仲、续断治腰痛。

二诊:2015 年 11 月 28 日

患者服药后精神好转,双下肢酸重疼痛减轻,但下肢浮肿,麻木,乏力,饮食正常,大便通畅,唇黯,舌紫苔黄腻,脉细。

辨证:湿热瘀阻,筋骨失养。

治法:祛湿热,化瘀血,强筋骨。

选方:加味二妙散合四斤丸。

处方:苍术 6g,黄柏 10g,川牛膝 20g,萆薢 10g,秦艽 10g,当归 10g,汉防己 6g,木瓜 20g,肉苁蓉 10g,菟丝子 15g,杜仲 15g,续断 20g,桃仁 10g,薏苡仁 15g,炒鹿筋 15g。30 剂,水煎服。

讲析:患者以双下肢酸重疼痛为主症,兼腰痛,下肢浮肿,唇黯舌紫苔黄腻,是湿热夹瘀,阻滞经络,加之年龄较大,肝肾亏虚,筋骨失养,故用加味二妙散祛湿热,加桃仁祛瘀,合用四斤丸强壮筋骨。

三诊:2016 年 1 月 9 日

患者双下肢酸痛、无力减轻。舌边紫苔薄黄腻,脉弦。

辨证:湿热瘀阻。

治法:清热祛湿,化瘀通络。

选方:加味二妙散加减。

处方:苍术 6g,黄柏 10g,川牛膝 20g,萆薢 15g,秦艽 10g,当归 10g,汉防己 6g,炒龟板 20g,薏苡仁 20g,木瓜 20g,桃仁 10g。30g 剂,水煎服。

讲析:患者以双腿疼痛为主症,属于痹证。其中痹证应与痿证相鉴别,痿证无疼痛,特点是四肢痿弱、无力,逐渐肌肉消瘦;而痹证是以疼痛为主,痹证日久也可出现痿证。该患者是湿热夹瘀,用加味二妙散治疗,加薏苡仁是为了加强清湿热的功效,木瓜通经络,桃仁祛瘀活血络,这是针对主症、针对病机进行加减。

案例二　硬皮病案

邵某,女,35 岁。广东珠海人。

患者因面部及四肢皮肤顽厚就诊。

患者面部及四肢皮肤顽厚数年,西医诊断为"红斑狼疮合并硬皮病"。现症见:四肢皮肤顽厚,且关节疼痛,面部皮肤粗糙、青紫,兼一身皮肤干燥、瘙痒,月经量少,色黑。舌苔薄白,脉细。

辨证:气虚血滞。

治法:补气养血兼活血。

选方:当归饮子合得效方加味。

处方:黄芪 40g,当归 15g,川芎 5g,白芍 10g,生地 15g,制首乌片 10g,荆芥 10g,防风 10g,刺蒺藜 15g,枣皮 15g,广木香 8g,红花 6g。50 剂,水煎服。

讲析:硬皮病是西医病名,中医无此病名,但在巢元方的《诸病源候论》中有"皮肤顽厚"的记载。在《灵枢·水胀》中有"肤胀者,寒气客于皮肤之间,鼜鼜然不坚"的记载,意思是触皮肤就像按鼓一样,鼓皮外面是厚的,里面是空的。这些实际上就是对硬皮病的描述。

该患者四肢皮肤顽厚、关节疼痛,且面色紫,月经色黑,说明气血不畅通,于是血不能滋养肌肤,出现皮肤瘙痒、干燥的症状,这与常见的风疹是完全不同的。《素问·调经论》云:"血气者,喜温而恶寒,寒则泣不能流,温则消而去之。"因此,这些症状会在冬天加重。该患者的皮肤顽厚并不是全身性的,它只局限于面部及四肢,《黄帝内经》云:"四肢者诸阳之本也。"是讲面部及四肢属阳,治疗应滋养气血。用当归饮子(出自《医宗金鉴·外科心法要诀》)加红花。再合用《世医得效方》中治"四肢坚如石"的两味药——枣皮(山茱萸)、广木香。

案例三 消瘦案

寇某,男,48 岁。河南郑州人。

患者因消瘦、疲乏 1 年就诊。

患者自诉近 1 年来体重减轻 10kg,精神疲倦,检查发现"血糖偏高、脾肿大",西医诊断为"骨髓异常增生综合征"。现症见:精神疲乏,左胁部稍有疼痛,口苦、口干,食纳可,大便溏。舌苔薄黄腻,脉沉细数。

辨证:脾胃气虚兼湿热。

治法:益气健脾,清热祛湿。

选方:六君子汤合连朴饮加麦冬、石斛。

处方:西洋参 8g,炒白术 10g,茯苓 10g,陈皮 10g,法夏 10g,黄连 5g,厚朴
　　　20g,麦冬 15g,石斛 15g,甘草 6g。30 剂,水煎服。

讲析:消瘦常见于阴虚证,其特点是舌红无苔或少苔,如果是胃阴虚,常兼口渴,如果是肺阴虚则有咳嗽症状。而该患者舌苔薄黄腻,脉数,兼口苦、口干,大便溏,是湿热的表现;精神疲乏,是气虚,因此是脾胃气虚,兼湿热。治疗重点在治脾,用六君子汤合连朴饮加麦冬、石斛。因为方中黄连苦从燥化、法夏辛燥,故加麦冬、石斛防辛燥。虽然他的西医诊断是"骨髓异常增生综合征",但这方面的症状不明显,比如低热、贫血、出血、腰腿酸胀疼痛都没有。所以临床西医的相关检查结果可以参考,但中医辨证还是要从病邪性质、病变部位出发,来搞清疾病的虚、实、寒、热。

案例四 中风后遗症案

童某,女,54 岁。湖南长沙人。

患者因右半身不遂 2 年余就诊。

患者 2 年前出现右侧半身不遂,行步不正,言謇语涩,在当地医院诊断为"脑梗死"。现症见:轻度右侧半身不遂,轻度言謇语涩,兼头晕、颈胀、肢麻、便秘。舌苔黄腻,左脉弦滑数,右脉细滑。

辨证:风痰阻络。

治法:化痰息风通络。

选方:黄芪虫藤饮合大黄解语丹、葛根姜黄散。

处方:黄芪 40g,鸡血藤 10g,海风藤 10g,钩藤 30g,地龙 10g,僵蚕 30g,全蝎 5g,蜈蚣 1 只(去头足),生大黄 3g,石菖蒲 20g,炙远志 10g,天麻 20g,法夏 10g,胆南星 6g,羌活 10g,木香 3g,葛根 40g,片姜黄 15g,威灵仙 15g,甘草 6g。30 剂,水煎服。

讲析:患者以半身不遂 2 年,言謇语涩为主症,所以诊断是"中风后遗症",她舌苔黄腻,脉滑数,大便秘结,是风痰阻络兼有热象。黄芪虫藤饮息风通络,可治疗中风半身不遂;解语丹祛风化痰,治疗言謇语涩,程钟龄的解语丹是有白附子的,但白附子辛温,因患者有热象,故去掉;葛根姜黄散用于治疗颈椎病。

案例五 肺癌案

郑某,女,63 岁。湖南汨罗人。

患者因发现"肺部占位性病变"2 月余就诊。

患者 2 月前因右背部疼痛在医院行胸部 CT 检查,发现"肺部占位性病变",尚未手术及放化疗。现症见:右胁下连及右侧背部疼痛,无明显咳嗽及气喘,但痰中带血,时有呕吐、口苦,大便正常。舌边紫,苔薄黄腻,脉细。

辨证:胆火内扰。

治法:清胆和胃止呕,兼止痛。

选方:黄芩温胆汤合金铃子散加蛇舌草。

处方:黄芩 15g,陈皮 10g,法夏 10g,茯苓 15g,枳实 15g,竹茹 20g,川楝子 10g,玄胡 10g,蛇舌草 20g,甘草 6g。20 剂,水煎服。

讲析:该患者是肺部占位性病变,但肺部症状不明显,不咳、不喘,其主症皆与胆相关,如胁痛、呕吐。现右胁下连及右侧背部疼痛,但目不黄、面不黄、腹不胀,可能是肺部肿瘤转移至肝胆,也可能是转移至骨。因此治疗上主要注重两点:一是清胆火止呕,二是止痛,用黄芩温胆汤合金铃子散,再加蛇舌草抗肿瘤。本应合用西黄丸的,但乳香、没药之气味颇辛,易引起呕吐,故暂时不用。

案例六　面部肿块案

黎某,男,66岁。湖南益阳人。

患者因发现右颊部巨大肿块就诊。

患者右颊部生巨大肿块,已行4次化疗,有"冠心病"史。现症见:右颊部肿块质坚硬、凹凸不平、上有结节,固定不移,不痛、不热,口干,饮食尚可,二便正常。舌边紫,舌苔白腻,脉滑。

辨证:痰瘀互结。

治法:化痰祛瘀,消肿散结。

选方:海藻玉壶汤去甘草加三棱、莪术。

处方:海藻20g,昆布15g,青皮10g,陈皮10g,法夏10g,浙贝30g,连翘15g,独活10g,当归10g,三棱10g,莪术10g。30剂,水煎服。

讲析:患者右颊部肿块质地坚硬、凹凸不平、上有结节,且固定不移,多为恶性肿瘤。海藻玉壶汤出自《外科正宗》,主要用于治疗坚硬如石的巨大肿块,在《医宗金鉴》中也有记载。原本海藻玉壶汤中有甘草,虽然古人也是这么用的,但这违背了"十八反"的原则,故去掉甘草,再加三棱、莪术,活血化瘀散结。建议患者服中药的同时,还要进行化疗。

案例七　水肿案

邓某,男,13岁。湖南长沙人。

患者因面目浮肿1年就诊。

患者面目浮肿1年,检查发现"有蛋白尿、血尿",西医诊断为"肾病综合征"。近日尿常规检查提示:蛋白尿(++)、隐血(+)。现症见:面目浮肿,精神疲乏,面色淡黄,食纳差。舌苔薄黄,脉细略数。

辨证:肾阴虚兼脾虚水停。

治法:滋阴清热,健脾利水。

选方:防己黄芪汤合知柏地黄丸加玉米须。

处方:黄芪 30g,炒白术 10g,汉防己 6g,熟地 10g,怀山药 15g,茯苓 10g,
　　 泽泻 10g,枣皮 10g,丹皮 10g,黄柏 5g,知母 6g,玉米须 10g,茯苓皮
　　 15g。30 剂,水煎服。

讲析:患者以面目浮肿及蛋白尿、血尿为主症,是慢性肾病。如果有典型
的四肢畏冷,明显浮肿,脉沉细,则属于肾阳虚证。但该患者轻度面部浮肿,尿
黄,有潜血,往往属于肾阴虚有热,而面色淡黄、疲乏则属于脾虚,所以治疗上
应脾肾同治。用防己黄芪汤健脾利水,这个方出自于张仲景《金匮要略》;合用
知柏地黄丸补肾滋阴,再加一味玉米须,它有治慢性肾病、控制血压、防止水肿
的功效。

案例八　黄疸案

苏某,女,23 岁。广东茂名人。

患者因发现身目发黄 3 年就诊。

患者发现身目发黄 3 年,西医检查提示:脾脏肿大,先天性右肾缺如。现
症见:面色黧黄,目黄,尿黄,月经基本正常,大便 3 日一次,无齿衄及紫癜。舌
苔薄黄,脉细数。

辨证:湿热蕴结。

治法:清热祛湿退黄。

选方:茵陈蒿汤合四苓散。

处方:茵陈 40g,栀子 10g,生大黄 2g,炒白术 10g,茯苓 15g,猪苓 10g,泽泻
　　 10g。30 剂,水煎服。

讲析:中医诊断黄疸有“三黄”,包括目黄、身黄、尿黄,以目黄为主。脾脏
肿大易产生腹水及出血。因为脾恶湿,外湿易于困脾,脾虚又生内湿,脾主运
化,脾虚则运化功能减弱,导致水湿停聚。另外,脾肿大也可能由慢性肝病引
起,肝藏血,脾虚生湿,造成血与水湿互结。所以,脾脏肿大要防止腹水及出血。
患者黄疸而见舌苔薄黄,脉细数,为湿热互结,用茵陈蒿汤合四苓散。还要特
别注意观察是否有腹胀,若腹胀,则加厚朴、鸡内金。

案例九　头胀案

李某,女,50 岁。河南许昌人。

患者因头部发胀就诊。

患者既往有"脑梗死、高血压"病史,现症见:头胀、面色潮红,阵发潮热、自汗,兼目胀,胸闷,口干、口苦。舌苔黄腻,脉细而滑。

辨证:肝阳上亢兼痰热。

治法:镇肝潜阳,兼清痰热。

选方:镇肝熄风汤合小陷胸汤。

处方:代赭石 15g,炒龟板 30g,生龙骨 30g,生牡蛎 30g,炒麦芽 10g,白芍 15g,玄参 10g,天冬 10g,怀牛膝 15g,黄连 5g,炒瓜蒌 6g,法夏 10g,甘草 6g。30 剂,水煎服。

讲析:该患者以头胀、面色潮红、阵发潮热、自汗、脉细为特点,提示是虚阳上亢,故容易血压升高,用镇肝熄风汤以滋阴潜阳,如果脉象弦数,则用天麻钩藤饮。因其胸闷、舌苔黄腻,为痰热阻塞胸膈,故加小陷胸汤以清热化痰。

现场答疑

学员:中医诊脉时寸、关、尺三部在临床上需要细分吗?

熊教授:无论是王叔和的《脉经》还是李时珍的《濒湖脉学》都认为看脉要分三部,即寸、关、尺。其中"左心膻中肝胆肾,右肺胸中脾胃命",还有一种说法是:"左心小肠肝胆肾,右肺大肠脾胃命"。但总的来说,诊脉分左右,左边以血为主,右边以气为主。这句话的意思不是说左边血多,右边气多,而是说诊脉分阴阳、分脏腑。左边是心肝的脉象,心肝主血,属阴;右边是肺脾的脉象,肺脾主气,属阳。尺脉都是主肾、命门者,火也,故右边是主肾阳的、左边是主肾阴的。临床上看脉,细分寸、关、尺三部是没有很大意义的,90% 的人都是寸脉大、尺脉弱,如果尺脉大,提示患病。

诊脉的指法分举、按、寻。举者,浮取;按者,重取;寻者,寻找。《脉理求真》认为:"上以候上,中以候中,下以候下。"意思是寸脉候上焦的病变,关脉候中焦的病变,尺脉候下焦的病变。李时珍说:"寸浮即是头痛。"直言寸脉浮就是头痛,是上焦病。《金匮要略》中提到尺脉浮,必虚劳短气而极,是说肾虚至极,出现短气。吴鞠通的《温病条辨》说:"形似伤寒,但右脉洪大而数,左脉反小于右,口渴甚,面赤,汗大出者,名曰暑温",又说:"喘促不宁,痰涎壅滞,右寸实大,肺气不降者,宣白承气汤主之。"右寸脉实大,洪大而数者,都指肺热盛。临床上大部分的脉象寸关尺无明显区别,只有极个别的有区别。

我讲个故事给大家听,那是 1970 年,我去湖南一个矿厂给工人治病,因为厂长的支气管扩张、咯血被我治好了,后来又开车接我去给工人看病,我一进厂,就被几十个工人围起来了。一个姓莫的工人搬了个凳子坐在旁边,说:"先给我看，我病了七八个月了，到处看没看好。"我说："你告诉我是哪里不好？"他说："你要看脉啊，问我干吗？"当时老百姓的习惯是医生先看脉，然后能讲出病情，这才认为是好医生。于是我开始把脉，他右手肺脉稍滑大而数，考虑是肺部疾病，到底是支气管扩张、肺结核，还是肺癌？但看他搬板凳、来去走动也没喘过粗气，没有咳嗽一声，所以不能讲是肺有问题。看他舌苔，薄黄腻苔，思考肺与大肠相表里，可能是因为大肠有问题，要么便血，要么腹泻，可他体格壮实、满面红光、精神十足，如果说是痔疮，不可能休息八个月啊。脉象滑数、苔薄黄腻，是湿热，总之绝对不是虚证，是实证。可是湿热在哪个部位呢？是否在肺，不能确定，根据"上以候上"的原则，于是我说："你的病，我看是湿热上冲。"话音刚落，他左手伸出大拇指，右手揭开帽子，帽子一揭开就真相大白了，他头部边缘的毛发都是整齐的，而头顶烂坏了，头顶上有烂疮，烂了七八个月没治好。找到病位，治疗就简单了。再举一个例子，有次我在平江，一个和尚找我看病，也不告诉我哪儿不好，我只好摸脉，是尺脉大，我问他，你是患腰痛吧！后来也治好了。还有一次，我在中医附一院看门诊，一个坐轮椅的 90 岁老人因咳嗽来看病，一摸脉滑数有力，年龄这么大，脉这么有力，考虑是肿瘤，建议做肺部 CT，结果真的是肺癌。所以我说中医的望、闻、问、切是缺一不可的，看脉不可小视，大家要多练练指下功夫。

学员：我们在临床上看病，一般开 7~10 剂药，为什么您经常开 30 剂药呢？有的药方中有黄连、黄芩这些苦寒药，不怕伤胃吗？

熊教授：首先，看病要分急性病、慢性病，急性病 2~3 剂药即可，最多 5~7 剂，慢性病、顽固病要多开一些，几剂药好不了，特别是外地病人，来一趟不容易。第二，看病的把握性，看准了就可以多开，你没把握就不能多开。另外，还有一个因素，那就是现在中药的质量比以前差了好多。以前的中药都是依法炮制，而现在有的药物简直就是非法炮制。比如为了让药物不生虫，不长霉，就用硫黄熏，有一个药商告诉我，50kg 炮甲炒制后，再加入明矾，用水泡，最后晒干，最少变成 75kg。吓了我一跳，这是明矾，哪里是炮甲，一吃就会腹泻、呕吐，不敢用啊。以前 3 剂药可以治好的病，现在 10 剂都不一定管用，很多中药的效果不如从前了。

还有苦寒药用久了会伤胃、伤阴，温燥药用久了也会伤阴，这个需要自己把握分寸。只有对患者的病情有把握的，才可以多开药。如果病人有胃气虚，或有阴伤表现就不能这么开了。

学员：案例七中，关于小儿肾病综合征合并水肿，治疗后常复发，如何中医辨证？

熊教授:《黄帝内经》记载"肾风"可以发展为"风水",肾虚受风称之为肾风,肾风误治则发展为风水,风水就是肾虚受风导致的水肿,因此,肾病水肿最早见于《黄帝内经》。它是从目下开始肿,连及面部、下肢,而面部和下肢水肿是有区别的。《素问·平人气象论》讲:"面肿曰风,足胫肿曰水。"意思是面肿而足不肿的是风邪;足肿而面不肿的是水饮。所以治疗面肿,除了利水还要祛风;治疗足肿,既要祛风,更要利水祛湿。清代的陈修园在《时方妙用》《医学三字经》两次提到这个问题,"面肿为风,五皮饮加苏叶、防风、杏仁。""足肿为水,五皮饮加木通、猪苓、汉防己。"即面肿加祛风的药、足肿加利水的药。

另外,无论是肾病水肿、肝病水肿,还是心脏病的水肿,中医治疗都需区分阴阳。陈修园《医学三字经》说:"水肿病,有阴阳。"阳水是湿热,阴水是水湿、寒湿。肾病水肿的前提是肾虚,由肾虚引起的水肿,往往是肾虚水泛。肾为寒水之脏,但在临床上,除了寒水,还有湿热。肾虚有热的属于阳水、肾虚有寒的属于阴水。如果是实证,就清湿热,如果是肾虚有热,就要养肾、利湿、滋阴清热,用知柏济生丸加利水消肿药;如果是肾阳虚的,要温阳祛湿,用济生肾气丸。《黄帝内经》指出:"肾者水脏,主津液。"但水湿的产生除与肾有关,还与脾、肺有关,脾主运化水湿,肺主宣发水气,故水的宣发、运化、排泄与肺、脾、肾三脏密切相关。《景岳全书》云:"其本在肾,其标在肺,其制在脾。"所以治疗水肿病要充分考虑这三脏,看病变以何脏为主,有侧重点地进行治疗。中医治病要用基本理论去指导临床,只有这样,才能真正提升临床水平。

临床现场教学第23讲

时间：2016年3月26日

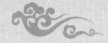

案例一　小儿湿疹案

陈某，男，2岁。湖南长沙人。

患者因全身散发痒疹2年就诊。

患儿全身散发痒疹2年，时作时止，溃后流水，大便溏，内夹未消化的食物。舌苔黄腻，脉滑数。

辨证：湿热浸淫。

治法：清利湿热。

选方：萆薢渗湿汤加味。

处方：萆薢10g，薏苡仁10g，黄柏6g，土茯苓15g，滑石15g，丹皮6g，泽泻6g，通草6g，苦参6g，连翘10g，神曲10g，山楂10g，甘草6g。10剂，水煎服。

讲析：给儿童看病要掌握一个技巧，小儿容易哭闹，不会配合医生检查，因此医生的眼睛要盯着他的嘴巴，在他张嘴哭闹的时候就可以看到他的舌和咽喉。如果专门来查看他的舌象，他有时反而紧咬牙关不让你看见。这个病初看像风疹，因为他的疹子时隐时现，但是他有一个特点就是皮疹抓破了流水，凡是抓破了流水的就是湿疹。这个小儿湿疹并不是很严重，严重的湿疹会全身溃烂。我们诊断的时候要搞清楚湿疹、麻疹、风疹的区别，风疹发得快，退得快，有风疹块，瘙痒明显，甚至有些发烧，这是风热引起的；麻疹是传染病，现在很少见，50岁以下的医生几乎没见过麻疹。麻疹有三期，开始发热、咳嗽，很像感冒，但是有一个特点就是眼泪汪汪，而且持续发烧。除此之外，还有疖、痈、疥疮这些常见皮肤病都要懂。该小儿的湿疹清湿热即可，用萆薢渗湿汤，消化不良加神曲、山楂消食。小儿中药要浓煎，少量多餐服。

案例二　心悸案

吴某,女,60岁。江西南昌人。

一诊:2015年10月31日

患者因胸闷,心悸18年就诊。

患者有"系统性红斑狼疮、冠心病"病史。现症见:阵发胸闷,心悸,动则气喘,兼颈胀,头昏,目胀,听力下降,时有关节疼痛。舌苔黄腻,脉细滑而结。

辨证:心气不足,痰热结胸。

治法:化痰清热,益气宁心。

选方:十味温胆汤合小陷胸汤加味。

处方:西洋参8g,丹参15g,炒枣仁20g,炙远志10g,陈皮10g,法半夏10g,茯苓15g,枳实6g,竹茹10g,黄连3g,炒瓜壳6g,葛根30g,天麻片15g,炙甘草10g。30剂,水煎服。

讲析:患者以胸闷、心悸为主症,病变部位主要在心。其舌苔黄腻,脉细滑而结,提示有痰热结胸,动则气喘,是心气不足的表现。故用十味温胆汤合小陷胸汤化痰清热、益气宁心,因有头晕、颈胀,故加天麻、葛根。

二诊:2015年11月28日

患者服药后胸闷、心悸、气短、头晕、颈胀、口干口苦、失眠诸症均较前减轻。舌边少苔,舌中间薄黄腻苔,左脉细而结,右脉滑数。

辨证:心气不足,痰热结胸。

治法:化痰清热,益气宁心。

选方:十味温胆汤合小陷胸汤。

处方:西参片8g,丹参15g,炒枣仁30g,炙远志10g,茯苓15g,葛根30g,陈皮10g,枳实8g,黄连5g,天麻片20g,法半夏10g,竹茹10g,炒瓜壳6g,龙齿20g,炙甘草10g。30剂,水煎服。

讲析:左脉细而结是心脏病的表现,右脉滑数主肺与胸中有痰热阻塞。因此,既要补心气,又要清痰热,用十味温胆汤合小陷胸汤,再加葛根、天麻治疗颈胀、头晕,加龙齿镇静安神。

三诊:2015年12月26日

患者胸闷、心悸显减,头晕、颈胀亦减,仍有口干、口苦。舌红苔薄黄腻,脉弦细数。

辨证：心气不足,痰热结胸。

治法：清热化痰,益气养心。

选方：十味温胆汤合小陷胸汤加味。

处方：西洋参6g,麦冬30g,丹参15g,炒枣仁20g,炙远志10g,陈皮10g,法夏10g,茯神15g,枳实10g,竹茹10g,炙甘草10g,黄连5g,炒瓜壳6g,葛根30g,天麻20g。30剂,水煎服。

讲析：患者服药后症状减轻,故继续用十味温胆汤合小陷胸汤治疗,加麦冬生津治疗口干,加葛根治颈胀。

四诊：2016年3月26日

患者服药后胸闷、心悸减轻,但疲乏头晕,下腹时而疼痛,大便溏而不爽。舌红苔薄黄,脉细数。

辨证：心虚痰阻,湿热滞肠。

治法：益气化痰,清利湿热

选方：十味温胆汤合香砂连朴饮加天麻。

处方：西洋参6g,丹参15g,炒枣仁20g,炙远志10g,陈皮10g,法半夏10g,茯苓15g,枳实10g,竹茹10g,黄连3g,厚朴20g,砂仁10g,广木香10g,天麻20g,炙甘草10g。30剂,水煎服。

讲析：患者虽然有"红斑狼疮"病史,但其主症是胸闷心悸、疲乏头晕,这是典型的心气虚。中医辨证的时候一定要抓住两点：一是病变部位在哪里;二是病变性质是什么,是寒、热、虚、实、痰饮、瘀血? 这两点搞清楚就抓住了要害。比如这个患者胸闷、心悸、气短,以前还出现过结脉,这不就是典型的心气虚吗? 目前还有一个突出症状是下腹痛,大便溏而不爽,而患者舌苔薄黄,脉细滑,说明肠中有湿热,造成肠中气滞而痛。附带治疗一下就可以了,重点还是要治疗心气虚,所以用十味温胆汤合香砂连朴饮,再加天麻治疗头晕。

案例三　痛风案

周某,男,34岁。湖南长沙人。

患者因反复足大趾红肿疼痛5年就诊。

患者反复足大趾红肿疼痛5年,有痛风石,外院诊断为"痛风"。舌边紫苔黄腻,脉细数。

辨证：湿热夹瘀。

治法:清热祛湿,通络止痛。

选方:加味二妙散加味。

处方:苍术 6g,黄柏 10g,川牛膝 20g,薏苡仁 20g,萆薢 10g,秦艽 10g,当归 10g,汉防己 6g,赤小豆 10g,茯苓皮 10g,煅乳香 8g,煅没药 8g,红花 8g。30 剂,水煎服。

讲析:痛风属于富贵病,是膏粱厚味引起的,因此,一定要注意饮食,不能喝酒,也不能吃海鲜、动物内脏,还要少吃豆类。中医和西医都有痛风病名,但是二者有区别,严格地讲,西医所说的痛风属于中医的"湿热痹"。痹证不仅要分清性质,还要分清发病部位。痹证有行痹、痛痹、着痹,还有湿热痹、火热痹,这些是痹证的性质,痹证日久有的会造成气血两虚,有的会造成气血瘀阻,有的不仅有瘀而且有痰浊,有的会造成肝肾不足、筋骨损伤,所以痹证后期往往很难治。痹证疼痛的部位一般在全身关节,有以下肢关节为主的,有以上肢关节为主的,也有以颈部或膝关节为主的。临床治疗的时候既要搞清其性质,更要搞清楚其部位,因为部位不同选方用药就不同。

此患者痛风反复发作 5 年,而且足趾关节有痛风石,说明已有瘀阻,所以他嘴唇发黯,眼圈发黯;患者的另一特点是舌苔黄腻,脉细数,这是湿热的表现。因此患者的病机是湿热夹瘀,治法就是清湿热、通血络。用加味二妙散为主方治疗下肢湿热,但是该方没有祛瘀的药,因此加煅乳香、煅没药、红花活血祛瘀,再加赤小豆、茯苓皮利水消肿。

案例四　月经后期案

刘某,女,28 岁。湖南长沙人。

患者因月经后期就诊。

患者月经后期,经期腰酸,小腹冷,面色淡白,精神疲倦。舌苔薄白,脉细。B 超示:卵巢囊肿,盆腔积液。

辨证:血虚气滞,血瘀水停。

治法:补血活血,行气利湿。

选方:当归芍药散合过期饮加党参。

处方:党参 15g,当归 10g,酒白芍 10g,川芎 10g,炒白术 10g,茯苓 30g,泽泻 15g,桃仁 10g,红花 6g,香附 10g,莪术 10g,官桂 5g,广木香 6g,甘草 6g。30 剂,水煎服。

讲析:患者的主症是月经后期,兼有小腹冷,面色淡白,舌苔薄白,脉细,这是虚寒证的表现。西医诊断有"卵巢囊肿、盆腔积液",盆腔积液按照中医理论就是水饮,同时患者面色淡白,所以是血虚兼水饮。根据这些情况,可以用两个方子,第一个方是《金匮要略》的当归芍药散,第二个方是过期饮,再加一味党参以补正气。

案例五　肺癌案

刘某,男,50 岁。湖南汨罗人。

患者因"肺癌术后"就诊。

患者肺癌手术后咳嗽、胸闷、气短均已消失。现症见:左下肢疼痛,左侧腹股沟疼痛较甚。舌边紫苔薄黄腻,脉细滑。

辨证:湿热夹瘀。

治法:清利湿热,化瘀通络。

选方:身痛逐瘀汤合金铃子散加味。

处方:黄芪 15g,苍术 4g,黄柏 8g,川牛膝 20g,地龙 10g,独活 10g,秦艽 10g,香附 10g,当归 10g,川芎 8g,五灵脂 10g,煅乳香 8g,煅没药 8g,桃仁 10g,红花 5g,川楝子 10g,玄胡 10g,浙贝 30g,舌蛇草 15g,甘草 6g。20 剂,水煎服。

讲析:患者肺癌手术后接受中医治疗,咳嗽、胸闷、气短都已经消失,现在主要问题是左下肢疼痛,左侧腹股沟比较痛。如果是癌症患者出现身体疼痛,一定要考虑是否是癌症转移,如果是癌症转移到下肢骨骼的话,也会腿疼,应该排除这种情况。目前,患者的治疗方向应该是治腿。他舌边紫,舌苔薄黄腻,脉细滑,属于湿热夹瘀,是筋痹证,筋痹就是湿热伤筋,用身痛逐瘀汤,合金铃子散治疗。因为患者是肺癌,且口中还有痰,所以加浙贝化痰,加舌蛇草抗癌。

案例六　胸痹案

谢某,男,50 岁。河南南阳人。

患者因胸闷、气短 9 年就诊。

患者时感胸闷胸痛,疲倦气短,兼颈胀、头晕、口苦,大便溏。舌苔薄黄腻,脉细而滑数。

西医诊断为"冠心病、脑动脉硬化"。

辨证:心气不足,痰热痹阻。

治法：益气宁心，化痰清热。

选方：十味温胆汤合生脉散、小陷胸汤加味。

处方：西洋参 6g，丹参 20g，炒枣仁 20g，炙远志 10g，陈皮 10g，法半夏 10g，茯苓 20g，枳实 10g，竹茹 10g，麦冬 20g，五味子 6g，黄连 6g，炒瓜蒌 10g，葛根 20g，天麻 15g，炙甘草 10g。30 剂，水煎服。

讲析：患者有两组主症：一组是胸闷胸痛，一组是气短，但同时还有口苦，舌苔黄腻，脉滑数，所以是痰热痹阻心脉所致。心脏是主血脉的，心气不足则血脉容易瘀阻，患者脉细而滑数，又有疲乏气短，因此要考虑有心气虚。所以既要清痰热，又要补心气，所以用十味温胆汤合生脉散、小陷胸汤，再加葛根、天麻治疗颈胀、头晕。

现场答疑

熊教授：今天专门拿点时间给大家讲一讲如何学习中医经典。

中医的四大经典是《黄帝内经》《难经》《伤寒杂病论》《神农本草经》，这是我们过去一贯讲的四大经典。其中《难经》是解释《黄帝内经》的，而且内容并不是很多，主要是讲脉学和经络，《神农本草经》是中药学著作，这两本书我们一般没有把它们作为经典来开课。但是我们现在仍然讲四大经典，有哪四大经典呢？应该是《黄帝内经》《伤寒论》《金匮要略》，还有温病学中的《温病条辨》和《温热论》。

为什么我们现在把这几部书作为必读的四大经典呢？首先讲《黄帝内经》，它是我们中医学理论的肇始，中医学的理论基本上都出自于《黄帝内经》，历代的名医没有不读《黄帝内经》的。《黄帝内经》有十大学说，阴阳五行学说、藏象学说、经络学说、病因病机学说、病证学说、诊法学说、治疗学说、针刺学说、养生学说、运气学说，这十大学说就是我们中医学完整的理论体系。《黄帝内经》深奥复杂，内容广博，是中医的首部经典，要想成为真正的名中医，不读《黄帝内经》是不行的。比如其中的运气学说，我们的老一辈任应秋老师、方药中老师对运气学说是非常熟悉的。运气学说就是古代的气象学，是预测气象对人体影响的学说，当中医是必须了解的。虽然现在自然界已经受到了很大的破坏，发生了很大的改变，但是太阳、月亮、地球的运转基本不变，大气的运转并没改变，一年四季的规律也没有发生变化。据我观察，这个古代运气学说有 50% 的概率是靠谱的，可以用运气学说来预测每年疾病的发病规律。我告诉大家一个小消息，2003 年发生"非典"的时候，4 月 28 日中央政治局开紧急会议，我看了新闻之后就开始写一篇文章，4 月 30 日卫生厅开专家讨论会的时候,我就把文章交给厅长了。我主要讲了两点:第一,"非典"虽然是烈性传染病,属于瘟疫,但中医在历史上治疗瘟疫是很有经验的,所以必须要搞中西医结合来治疗"非典";第二,当年的年份是容易发疫病的年份,特别容易发生传染病,但是,按运气规律推算预测,当年的疫病从春分起到小满为止。这篇文章已经在杂志上公开发表,我并不是乱讲的,是按照古人的知识和经验分析出来的。当年5月21日,就是小满的节气,北京中小学的学生开始复课,换句话说就是5月21日已经没有"非典"了。第二年3月8日,卫生部通知我去开会,开的是传染病预测会,只请三个专家,让我必须去,开传染病预测会,但是我没去,因为按照运气学说分析那年没有传染病。我讲一下今年的运气,今年是丙申年,甲己化土、乙庚化金、丙辛化水,丙年和辛年同样是水运,丙年是阳年,水运太过,《素问·气交变大论》说:"岁水太过,寒气流行,邪害心火。"这句话意思是水运太过的这一年寒邪最容易伤害人的心火之脏,所以今年心脏病的发病率就会比较高。申年是少阳相火司天,就是今年的第三步,就是从小满开始到立秋这段时间气温高,所以今年的热天气温就比去年要高,因为是少阳相火司天。少阳相火是一阳,一阳的前面是三阴。今年的第一步是少阴君火,所以风热感冒比较多。《温病条辨》讲:"寅申之岁,初之气,温病乃起。"今年应该发温热病,这是第一步,但是为什么没有呢?这就比较复杂了,因为今年第一步主气是风,客气是火,风者木也,木跟火是相生的关系,木生火,二者相顺,所以今年就没有传染病。

《伤寒论》表面上讲是六经为纲,太阳、阳明、少阳、太阴、少阴、厥阴,好像是六经辨证,实际上是八纲辨证。三阳三阴是阴阳。三阳病是表证,三阴病是里证,这就是表里。六经病有虚证也有实证,太阳病为表寒证,阳明病为实热证,少阳病为半表半里证。太阴病以虚寒为主,少阴病有寒化证和热化证,厥阴病为厥热胜复证。这就是阴阳、表里、寒热、虚实,所以实际上就是八纲辨证。我们为什么要学习《伤寒论》呢?实际上就是学习它的辨证论治的法则,并不是只学一个桂枝汤和麻黄汤,然后就天天去开那个桂枝汤和麻黄汤,如果是这样学的话就呆板了。如果你只会用一个桂枝汤看病的话,是看不好几个病的。必须是太阳中风才能够用桂枝汤,太阳伤寒才能够用麻黄汤,外寒内饮才能用小青龙汤,不是这个证也就不能用,所以我们学习它的实质是学辨证法则。张仲景已经画龙点睛地讲了:"观其脉证,知犯何逆,随证治之。"就是强调要辨证呀。

《金匮要略》是治疗杂病的,《伤寒论》是治疗外感病的,《脏腑经络先后病脉证》是《金匮要略》的第一篇,这就告诉我们辨证以脏腑经络为纲领,这是对于杂病的辨证论治，不仅有内科的，而且有妇科的，也可以说是我们中医学最早的内科学。这三部古代的经典，都出自汉代，《黄帝内经》出自西汉，《伤寒杂病论》出自东汉。

温病学按照时间讲是不够资格的，因为它出自清代，与汉代隔的时间比较远。但是我们不能够以时间来论，今晚在座的医生有的很年轻，但是我不能说你们年轻就没有学问。你们当中也有很多高手，虽然我年纪比你们大，但是还需要向你们学习，所谓"三人行，必有我师焉"。温病学中的《温病条辨》和《温热论》提出了两个辨证纲领，一个是吴鞠通的"三焦辨证"法则，一个是叶天士的"卫气营血辨证"法则，这两种辨证法则就是告诉我们如何辨证论治急性热病，包括传染病。如果你们不学《温病条辨》，不学《温热论》，你就没法处理急性热病。因此，所有的急性传染病都应该按照温病的辨证论治法则来处理。所以《温热论》和《温病条辨》是经典，而且特别重要，因此我们必须要读。以上就是我讲的中医经典必须读的书。

下面我讲一讲如何学经典，简而言之有四点。可以讲是方法，也可以讲是要求。

第一，读熟。读熟就是要背诵。是不是要全背？以《金匮要略》为例，《金匮要略》第一篇是《脏腑经络先后病脉证》，这一篇重点需要背诵的是哪些地方呢？我给大家随便说几句，"问曰：上工治未病，何也？师曰：夫治未病者，见肝之病，知肝传脾，先当实脾，四季脾王不受邪，即勿补之。"这是第一条要背的。第二条："千般疢难，不越三条：一者，经络受邪，入脏腑为内所因也；二者，四肢九窍，血脉相传，壅塞不通，为外皮肤所中也；三者，房室金刃，虫兽所伤，以此详之，病由都尽。"这不是三因学说吗？《素问·调经论》中说："夫邪之生也，或生于阴，或生于阳。其生于阳者，得之风雨寒暑。其生于阴者，得之饮食居处，阴阳喜怒。"《黄帝内经》中只有阴阳两条，而张仲景发挥成了三条，内因、外因、不内外因。"夫病痼疾，加以卒病，常先治其卒病，后乃治其痼疾也。"这也是要背的，这个告诉我们一个很重要的法则，慢性病和急性病在一块的时候应该怎么办？这就是一个标本先后的问题。"虚虚实实，补不足，损有余。是其义也。余脏准此。"实际上就是补不足，泻有余。"病人脉浮者在前，其病在表；浮者在后，其病在里。腰痛背强不能行，必短气而极也。"这是告诉我们如何看脉，这就是我们要背的。第二篇讲的是痉病，什么叫痉病呢？"病者，身热足寒，颈项强急，恶寒，时头热，面赤目赤，独头动摇，卒口噤，背反张者，痉病也。""夫痉脉，按之紧如弦，直上下行。"这是告诉我们如何把脉，还有刚痉、柔痉的定义需要背，"太阳病，发热无汗，反恶寒者，名曰刚痉。""太阳病，发热汗出，而不恶寒,名曰柔痉。"还有阳明腑实所导致的痉病。"痉为病,胸满口噤,卧不着席,脚挛急,必齘齿,可与大承气汤。"我只随便讲了点《金匮要略》第一篇中非背不可的内容,你只有背诵才能熟悉,只有熟悉才能够生巧,这就是读熟的好处。

第二,是要读懂。光背书不行,还要读懂。比如:"见肝之病,知肝传脾,当先实脾,四季脾王不受邪,即勿补之。"这一句实际上就是告诉我们治未病。什么叫治未病呢? 就是要懂得疾病的传变规律。如果大家简单认为看到肝病,就闭着眼睛开个六君子汤补脾,这是不对的。因为患肝病有时候会出现一身水肿,发热,发黄疸,如果给他开六君子汤,那不是害人吗? 并不是说《金匮要略》的条文有问题,是自己理解有问题,这就是没有读懂经文的一种表现。"见肝之病,知肝传脾"说的是疾病的传变规律。《黄帝内经》讲"五脏有病,则各传其所胜",通俗地讲,五脏的病都可以传给其所克的脏,这是其中的一个规律。肝是属木的,脾是属土的,木克土,所以肝病可以传脾。但是这只是其中的一个规律,就是传其所克之脏。还有没有其他规律呢? 有的。五脏之间的病变是可以相互传变的,因为五脏是彼此联系的,《黄帝内经》云:"五脏受气于其所生,传之于其所胜,气舍于其所生,死于其所不胜。"这就复杂了,说明子病可以传母,母病可以传子,可以传我克之脏,还可以传克我之脏。五脏病变的传变是很复杂的,并不是一成不变的规律,张仲景只是举例说明治未病的规律而已,所以我们在读经文的时候一定要读懂。

又比如"病人脉浮者在前,其病在表;浮者在后,其病在里。腰痛背强不能行,必短气而极也。"我们平时说脉浮都是表证,这里怎么有"浮者在前""浮者在后"呢? 前者寸口,后者尺部。上以候上,下以候下,寸部为阳部,主上,尺部候下,主肾。如果寸部脉浮而有力是表证,如浮缓、浮紧、浮数等;假如尺部脉浮而虚,就不是表证。所以说"浮者在后,其病在里",这说的是脉浮而虚,病在肾,是肾精亏损,所以"腰痛背强不能行,必短气而极也"。如果是尺脉浮大有力,还是肾水不足吗? 不是。那不是瘀血就是肿瘤。所以,经典一定要读懂。

第三,掌握。要掌握理论法则,掌握指导原则。我们学习经典就是要学理论原则来指导临床,既然是指导临床的,就必须要把其中的理论原则掌握好,一定要吃透。比如"补不足,损有余"只有六个字,但这是我们治病的基本法则之一,意思是凡是虚证都要补,凡是实证都要泻。虽然说起来简单,但是做起来难。比如现在老百姓普遍吃补药,吃保健品,到底有没有问题呢? 补是补不足的,如果说这个人本来就比较壮,能够杀一只老虎,像武松一样,你给他开补药,这就是错的。泻是泻其有余,如果是湿热、是食积、是瘀血阻滞,你给他开人参吃,这一定是帮倒忙了,我们的十枣汤、大承气汤、麻黄汤、五苓散才是治疗实证的。所以说一定要搞清虚实,虽然只有六个字,我们要掌握运用法则。

第四,运用。我们学经典的根本目的是为了治好病,怎样才能治好病呢?个人经验只是一个方面,更重要的是用理论指导临床。今天上午我看的病哪一个不是用理论指导临床?哪一个不是用理论分析的?分析它的病变性质,分析它的病变部位,分析病机,然后选方,这个理法方药完全是用中医理论来指导的。如果没有中医理论来指导的话,就不可能治好病,要善于应用理论。《金匮要略·痉湿暍病脉证治》中有句条文:"痉为病,胸满口噤,卧不着席,脚挛急,必齘齿,可与大承气汤。"我举一个用大承气汤治疗痉病的例子。有个小孩发高烧,体温39℃以上,突然四肢抽搐,角弓反张,我一看小儿的肚子胀得好大,还有点呕吐,胸腹部灼热,但两条腿是冷的。问他以前并没有癫痫病,并且癫痫也不会发高烧。昨天小孩儿吃了甜酒,然后夜里就喊肚子疼,肚子胀,然后就开始发高烧、抽搐。我问他解大便没,他说没有,一看舌苔黄燥而腻,这就很清楚了,是宿食阻滞,属于阳明腑实造成的痉病。痉病的表现不就是四肢抽搐、角弓反张吗?为什么会脚冷呢?就是因为阻隔了阳气,阳气不能下达,所以我开了一个标准的大承气汤。大家想,如果《金匮要略》我读得不熟的话,我会开大承气汤吗?至少没有这么准确。1剂药大便就通了,然后就好了,烧退了,也不抽风了,小孩恢复得很快,再开1剂药养胃气不就解决了吗?这就是经典的作用。

这就是学习经典的四个方法,读熟、读懂、掌握、运用。这是我个人的一点经验总结,也是我把自己的实际体会告诉大家。我这么多年的临床,就是靠这些中医理论来指导的,经验是在长期的实践中总结出来的。而理论来自哪里呢?理论就是来自于中医经典。不读经典不可能当名医,更不可能当理论家。现在不是刮一股妖风吗?"附子风"就是一股妖风。为什么这种妖风会兴起呢?原因就是不读书。如果大家看病都开附子的话,中医就不用学了,不用读书了,更不要读什么硕士博士了,就开附子得了。古人有几个专门开附子的呢?我很早就讲了,这就是一股妖风,刮不了多长时间。因为它是治不好病的,寒热虚实都不辨,算什么中医?我们绝不要被它影响。正统的中医是有章法的,中医的疗效不是偶然,而是必然的。今天上午看的几个病,个个都是有一定把握的,因为我辨证已经很准了,方也开准了,用药也是丝毫不差,那怎么会没有效果呢?中医看病讲究理法方药,关键是理和方。理就是辨证,辨证要准;方就是汤方,选定合适的主方,一定是针对他的主症和病机的。比如今天治疗的那个下肢痛风的患者,用的是加味二妙散。我特意强调了痹证是要分部位的,以下肢为主的就要开治下肢的药。朱丹溪的上中下通用痛风丸也可以治疗痛风,为什么不用这个方子呢? 因为朱丹溪的那个方子,不能把药效集中在一起,而患者是要治下肢的,所以不能够用。我们用方的时候,大方向绝对不能错,否则就是南辕北辙。

其次,我还要强调一点,中医学并不是玄学,不要把它人为复杂化。我们学中医经典,如《黄帝内经》《伤寒杂病论》,还有其他大量的中医祖师爷的书,有几个把中医搞成玄学的呢? 我还只看到一个,就是赵献可,其他人并没有。中医是一门实打实的科学,你不要把它搞到空中飘飘然,弄得别人昏昏然。中医都是可以理解的、简单的道理,哪是什么玄学呢? 因此,我们要扎扎实实读经典,扎扎实实搞临床,自然就会成为老百姓信得过的中医,也就会成为名医。

临床现场教学第 24 讲

时间:2016 年 4 月 23 日

案例一　肾病案

高某,男,7 岁。湖南常德人。

患者因反复颜面浮肿 3 年就诊。

患者于 2013 年 5 月因面睑浮肿在当地医院诊断为"肾病综合征",经治疗后浮肿消退,但一感冒就复发,长期蛋白尿,且血压偏高,波动在 140/80mmHg,依靠降压药维持,目前服用激素。现症见:颜面浮肿,自汗,易感冒,食纳不佳。苔薄白腻,脉细。

辨证:脾虚湿困。

治法:健脾益气,利水消肿。

选方:防己黄芪汤合五皮饮加味。

处方:黄芪 15g,炒白术 5g,汉防己 3g,茯苓皮 8g,大腹皮 5g,陈皮 5g,姜皮 3g,五加皮 5g,玉米须 8g。30 剂,水煎服。

讲析:西医所说的肾病,中医在治疗时一定要分清虚实寒热,而且还有阴阳的区别。肾虚水肿有因肾阳虚,阳不化水引起的水肿,也有因肾阴虚,造成湿热伤肾引起的水肿。《金匮要略》论水肿有五种:风水,皮水,正水,石水,黄汗。风水可以发展成肾风,《素问·风论》说的"肾风之状,多汗恶风,面疟然浮肿……"就是肾虚受风,以风为主。《素问·平人气象论》说:"面肿曰风,足胫肿曰水。"也就是说,中医认为面部浮肿的是风,足部浮肿的是水。所以中医治疗水肿要区分部位。就肾病而言,水肿只是一个症状,还有其他兼症,比如牙龈出血,小便黄,甚或黄赤,高血压,这个患者还有自汗。目前主要是利水消肿,他的食纳不佳也是因为水湿困脾所致。因此,选用防己黄芪汤合五皮饮,再加玉米须加强利水消肿的效果。

案例二　痿证案

吴某,男,29 岁。广东湛江人。

患者因双下肢无力、肌肉萎缩 4 年就诊。

患者双下肢无力、伴肌肉萎缩 4 年,西医诊断为"吉兰－巴雷综合征"。现症见:双下肢肌肉萎缩,足背上翘无力,行走轻度受限,下肢偶有痉挛,无明显烦热感,饮食、二便正常。舌苔薄黄,脉细数。

辨证:脾气亏虚。

治法:健脾益气。

选方:五痿汤合芍药甘草汤。

处方:西洋参 6g,炒白术 10g,茯苓 10g,当归 10g,麦冬 15g,薏苡仁 20g,怀牛膝 20g,木瓜 20g,黄柏 8g,知母 10g,炒龟板 20g,白芍 15g,甘草6g。30 剂,水煎服。

讲析:此患者有两大主症:一是下肢痿弱,伸展无力,行步不正;二是肌肉消瘦,这就是我们中医讲的"痿证"的表现。虽然患者饮食、大便都正常,脾胃功能还可以,但是肌肉消瘦,而脾主肌肉,因此还是要从脾论治,用程钟龄的五痿汤,下肢肌肉痉挛用芍药甘草汤。这个病要抓紧治疗,它是个慢性病,治疗时间会比较长。

案例三　胃痛案

李某,男,67 岁。湖南娄底人。复诊。

患者因胃脘部胀痛、灼热不适就诊。

患者于 2015 年 10 月出现胃胀、胃脘部灼热,嗳气,反酸,服中药后症状消失,但年底又因小便难出、尿血在当地医院治疗,诊断为"前列腺增生",在此期间因无法进食导致胃病复发。现症见:胃胀、胃脘部灼热,嗳气,兼小便不畅,点滴不尽。舌紫红苔薄黄,脉弦细数。

辨证:肝火犯胃。

治法:疏肝清热,理气止痛。

选方:化肝煎合左金丸加味。

处方:青皮 10g,陈皮 10g,丹皮 10g,栀子 10g,白芍 10g,浙贝 20g,泽泻 10g,黄连 5g,吴茱萸 3g,黄柏 10g,车前子 10g,生甘草 10g。30 剂,水煎服。忌饮酒、忌食羊肉。

讲析:这个患者有两个病,情况较为复杂,这两个病要一起治疗,如果只治一个,另一个可能会发作,但是要注意两者的主次。《黄帝内经》说:"谨察间甚,以意调之,间者并行,甚者独行。"就是说两个病同时出现,如果病势轻缓,可以一起治疗,如果有一方病势严重时,就应该集中力量先治严重的一方。这个病人主要还是肝郁化火犯胃,因为他的主症是胃胀痛而有烧灼感,口苦,嗳气,所以用化肝煎合左金丸为主方,再加车前子和黄柏清热利尿,治疗小便不畅,生甘草用 10g,是因为它可以治"茎中痛"。

案例四　痹证案

柳某,女,34 岁。湖南汨罗人。

患者因四肢关节游走性疼痛半年就诊。

患者四肢关节游走性疼痛半年余,以手指关节为甚,疼痛时有灼热感,西医诊断为"类风湿关节炎"。兼精神疲乏,时有自汗。舌苔薄白,脉细。

辨证:阳虚兼风寒湿邪痹阻。

治法:温阳益气,祛风除湿,散寒止痛。

选方:三痹汤合三藤饮。

处方:党参 10g,黄芪 30g,当归 10g,白芍 10g,生地 10g,川芎 8g,独活 10g,防风 10g,秦艽 10g,桂枝 5g,细辛 3g,茯苓 10g,杜仲 10g,川牛膝 15g,续断 15g,鸡血藤 15g,海风藤 15g,络石藤 10g,甘草 6g。30 剂,水煎服。

讲析:此患者以四肢关节游走性疼痛为主症,虽然疼痛有灼热感,但是根据舌脉表现,舌苔薄白,脉细,且自汗,说明不是热证,而是虚寒证为主,兼风寒湿邪痹阻经络所致。因此,要温阳益气、祛风除湿、散寒止痛,用三痹汤,由于她痛的部位主要在四肢末梢,所以再合三藤饮通络止痛。

案例五　眼睛红肿案

陈某,男,40 岁。广东汕头人。

患者因右眼红肿,视物模糊 1 年余就诊。

患者因右眼发红,视物模糊在当地医院被诊断为"右眼葡萄膜炎",一直使用"激素"治疗。现症见:右眼红肿,视物模糊,无明显瘙痒、疼痛,兼夜寐不安4年,有痰,偶有心烦,大便较干。苔薄黄腻,脉弦数。

辨证:肝火兼痰火内扰。

治法:清肝化痰泻火。

选方:栀子清肝饮合黄连温胆汤加枣仁、龙齿、琥珀。

处方:生地15g,赤芍15g,当归尾10g,川芎5g,丹皮15g,栀子10g,红花6g,黄连5g,陈皮10g,法夏10g,枳实10g,竹茹10g,茯神15g,炒枣仁30g,龙齿30g,琥珀(吞服)6g,酒大黄2g,甘草6g。30剂,水煎服。

讲析:此患者的主症是眼睛红肿,视物模糊,伴有失眠。如果是双眼红肿,一般不考虑颅内有病变,一侧眼睛红肿还要考虑颅内病变的可能。眼科书里记载了这个病,称为"色似胭脂症",又称为"血灌白睛",用退赤散治疗。但此患者的脉是弦数脉,说明肝火偏胜,因肝开窍于目,肝火灼伤血络,血与热瘀阻于目,导致眼睛红肿,肝火引动心火,导致失眠,所以还是用栀子清肝饮更合适。这就是中医用方的临机应变,中医治病,不仅要辨好证,还要选对方,不仅方要多,还要熟,就像用兵一样,指挥战争不仅要兵多,也要知人善用,才能合理用兵。

案例六　乳房胀痛案

任某,女,37岁。湖南长沙人。

患者因乳房胀痛就诊。

患者时有乳房胀痛,经前更甚,兼精神疲倦,咽部干痒,时有痰涎,夜寐多梦,白带色黄。苔薄黄腻,脉弦滑数。

外院检查发现有"甲状腺瘤,乳腺小叶增生,宫颈囊肿,声带息肉"。

辨证:肝气郁滞,痰瘀互结。

治法:疏肝理气,化痰活血散结。

选方:疏肝消瘰丸。

处方:当归10g,白芍10g,川芎8g,柴胡10g,香附15g,郁金10g,青皮10g,橘核10g,玄参10g,生牡蛎20g,浙贝30g,三棱10g,莪术10g,黄柏10g,茯苓30g,甘草6g。30剂,水煎服。

讲析:一般来说,对于乳房的结节,中医主要从肝论治,肝气郁结是根本原因。西医检查分为乳腺囊肿和乳腺纤维瘤,临床所见,囊肿多是以痰为主,纤维瘤一般是痰瘀互结,以瘀为主。所以治疗上要疏肝理气,化痰活血。

案例七　紫斑案

谢某,女,7岁。湖南郴州人。

一诊:2015年7月18日

患者因皮肤紫癜反复发作1年余就诊。

患者皮肤紫癜反复发作1年多,西医诊断为"血小板减少性紫癜",曾予糖皮质激素治疗,现激素已停。现症见:皮肤散发紫斑,以四肢为甚,盗汗,无身痒,无齿衄及鼻衄。舌苔薄黄,脉细数。

辨证:血热发斑。

治法:清热凉血消斑。

选方:消斑青黛饮加减。

处方:党参8g,知母10g,生石膏12g,青黛粉(吞服)6g,水牛角片20g,栀子炭10g,黄连2g,玄参10g,生地黄15g,紫草6g,茜草炭10g,大青叶10g,甘草6g。20剂,水煎服。

二诊:2015年10月31日

服中药后患者血小板指数由14×10^9/L升至68×10^9/L,皮肤紫斑减少,无齿衄及鼻衄,无手足心热,仍有盗汗,食纳可。舌苔薄白,脉细数。

辨证:血热兼气虚。

治法:清热凉血,益气敛汗。

选方:消斑青黛饮合黄芪三甲散加减。

处方:党参10g,黄芪15g,煅龙骨15g,煅牡蛎15g,炒龟板15g,青黛粉(吞服)6g,知母10g,生石膏15g,水牛角20g,玄参10g,生地10g,栀子炭10g,茜草炭10g,大青叶10g,甘草6g。30剂,水煎服。

讲析:患者经治疗之后已经明显好转,斑疹已退,血小板上升,除盗汗外无明显不适,但脉细数,体内仍有余热未除,以消斑青黛饮清热凉血消斑,合黄芪三甲散益气固表敛汗。嘱患者勿食牛、羊、狗肉,辣椒、烧烤等辛温之品。

三诊:2015年12月26日

患者服药后斑疹已消,无齿衄,但近日咳嗽,咽中红,兼鼻塞,流涕。舌红苔薄黄,脉细。

辨证:风热犯肺。

治法:疏风清热、利咽止咳。

选方:玄贝止嗽散合翘荷汤加栀子炭。

处方:玄参 10g,川贝母 10g,杏仁 6g,桔梗 10g,炙紫菀 10g,百部 10g,白前 10g,陈皮 10g,荆芥 10g,连翘 10g,薄荷 8g,栀子炭 10g,大青叶 10g,甘草 6g。12 剂,水煎服。

讲析:患儿紫癜已消,目前以咳嗽为主,故用玄贝止嗽散、翘荷汤疏风清热、利咽止咳,加大青叶凉血,防止紫癜复发。

四诊:2016 年 3 月 26 日

患者皮肤紫癜已经消失,盗汗减轻,但时有鼻衄,扁桃体肿大,大便干。舌红苔薄黄,脉细数。

辨证:肺阴虚。

治法:养肺阴,清肺热。

选方:甘露饮加味。

处方:玄参 15g,生地 15g,麦冬 15g,天冬 10g,黄芩 10g,石斛 10g,枳实 6g,炙枇杷叶 10g,栀子炭 10g,白茅根 15g,水牛角片 20g,甘草 6g。20 剂,水煎服。

讲析:患者紫癜已经消失,血小板指数由 30×10^9 个 /L 升为 43×10^9 个 /L,但是现在出现了鼻子出血,所以目前主要是治疗鼻衄,同时升血小板。中医治病需要辨证,没有什么药是专门升血小板的,一定要抓住病机进行治疗,然后指标自然就会恢复正常。患者鼻衄而舌红苔薄黄,脉细数,属于肺阴虚,是阴虚有热,所以应该养肺阴、清肺热,用甘露饮,再加栀子炭、白茅根、水牛角片清热凉血止鼻衄。

五诊:2016 年 4 月 23 日

患者皮肤无明显紫癜,鼻衄已止,但动则汗出,夜间盗汗,精神疲乏,口干。苔薄黄腻,脉弦滑数。

辨证:气阴两虚。

治法:养阴清热,益气敛汗。

选方:消斑青黛饮合黄芪三甲散。

处方:西洋参 4g,黄芪 15g,煅龙骨 15g,煅牡蛎 15g,炒龟板 15g,青黛(吞服)8g,知母 10g,生石膏 12g,水牛角 30g,栀子炭 10g,玄参 10g,生地 10g,白茅根 10g,大青叶 10g,甘草 6g。30 剂,水煎服。

讲析:患者主症是精神疲乏,口干,自汗、盗汗,因此是明显的气阴两虚。目前虽然没有出现斑疹,但是还是要防止阴虚生热,迫血妄行。

案例八　咽喉癌案

肖某,男,56 岁。湖南衡阳人。

一诊: 2016 年 3 月 26 日

患者因咽喉疼痛 1 年就诊。

患者长期吸烟、嚼食槟榔,1 年前因咽喉疼痛,被诊断为"咽喉鳞状细胞癌",行初步切除手术后未进行放、化疗。现症见:咽喉疼痛,咽干,声音微嘶哑,有痰。查咽喉红,左颈部淋巴结肿大。舌苔薄黄,脉细而滑数。

辨证: 痰热夹火毒。

治法: 清咽解毒,化痰散结。

选方: 银翘马勃饮合玄贝甘桔汤、西黄丸。

处方: 玄参 15g,浙贝 30g,桔梗 10g,银花 10g,连翘 10g,射干 10g,牛蒡子 10g,马勃 6g,煅乳香 8g,煅没药 8g,蛇舌草 10g,甘草 10g。30 剂,水煎服。另包:麝香 6g,牛黄 6g,各 0.2g/d,冲服。

讲析: 我们当医生有一个基本原则,遇到癌症的时候一般都不要直接告诉病人,告诉家人就可以啦。因为意志不坚强的病人听说癌症之后,就会被吓倒。该患者现在的情况是咽喉痛,咽喉红,口干,声音有点嘶哑,左颈部有小结节,他的情况并不是很严重。舌苔薄黄,脉细滑数,说明有痰热,用银翘马勃饮、玄贝甘桔汤合西黄丸治疗。西黄丸专门治疗肺部和上呼吸道癌症,玄贝甘桔汤主要治咽喉炎的,银翘马勃饮也是治疗咽喉炎的,表面上好像是治咽喉炎的方,实际上是清热解毒、化痰消结节,治疗痰热夹火毒所引起的咽喉肿痛。嘱患者注意,不要吃辛辣刺激、辛温上火的食品,烟酒、槟榔也不可以吃。

二诊: 2016 年 4 月 23 日

近一月来左侧扁桃体周围及颈部疼痛,吞咽困难,时有头晕,腋下疼痛,咳嗽,痰中带血。舌苔黄腻,脉滑数。

辨证: 痰热瘀阻。

治法: 清热化痰散结。

选方: 玄贝甘桔汤合小陷胸汤加味。

处方: 玄参 15g,浙贝 40g,桔梗 10g,黄连 5g,法夏 10g,炒瓜壳 6g,杏仁 10g,蛇舌草 20g,煅乳香 8g,煅没药 8g,甘草 10g。30 剂,水煎服。另包:麝香 6g,牛黄 6g,各 0.2g/d,冲服。

讲析: 占位性病变主要是痰与瘀两个病理因素,但是在不同患者身上还是有侧重的,有的是以血瘀为主,有的是以痰为主,有的还夹热。这个患者有咳嗽,痰中带血,所以是痰热互结,夹有瘀血。

现场答疑

学员:慢性肾病包括各种肾炎,治疗时间比较长,我们应该怎样把握?

熊教授:肾病日久,不仅是肾脏本身受损,还会影响到脾,蛋白尿持续不减,往往多见于脾肾两虚,这样就要补肾健脾益气。血尿持续不减,一般是阴虚有热,这样就要补肾阴,清虚热,凉血止血。

学员:请问治疗痿证的虎潜丸(其中虎骨已禁用,现称壮骨丸)和五痿汤怎么区别运用?

熊教授:虎潜丸是滋补肝肾的,治疗肝肾阴虚的痿证,肝主筋,肾主骨,就是筋骨两损的痿证,这个方出自朱丹溪,还有加味虎潜丸。虎潜丸的君药是虎骨,因为虎是保护动物,所以虎骨没有了,有的就改用豹骨,但这个方主要还是取决于虎骨的强筋骨作用。今天这个痿证患者的主症是四肢肌肉消瘦、无力,肌肉为谁所主呢? 是脾。所以治疗就要健脾益气,用五痿汤。

学员:请问痛风休止期、急性期的辨证治疗。

熊教授:痛风这个病,中医和西医的概念是不同的。西医讲的痛风一定有血尿酸增高,而中医不是以尿酸为标准,中医认为凡是全身关节上中下游走性疼痛,均称为痛风,所以朱丹溪有首方叫"上中下通用痛风丸"。中医认为痛风的病理本质是湿热,属于湿热痹的范畴。为什么对于这个病要忌口呢? 说明它很大程度上与饮食有关,因为肥甘厚味和酒容易酿生湿热。痛风日久,湿热阻滞经络,与瘀血夹杂,形成肿块,好发于足趾关节,西医称为"痛风结节",中医认为是湿热夹瘀。这就提示我们治疗痛风必须清湿热、化瘀,治疗常用加味二妙散。这个方出自《医宗金鉴》,是治疗湿热痿证的方,在治疗湿热痿证的时候里面有龟板,治疗痛风的时候不能用龟板,要用炮甲,没有炮甲就要用乳香、没药,一定要加祛瘀的药,才能够迅速止痛。

学员:肾囊肿能不能减小?

熊教授:肾囊肿是肾脏有水,是可以消的,但要分清寒热。如果肾囊肿的病人还表现为腰痛、腰冷、足冷,这是寒证;如果表现为腰痛、小便黄、口苦,这是热证,当然还要兼顾舌脉表现。寒证用济生肾气丸,热证就把济生肾气丸里的桂附改为知母、黄柏。因为有水,所以方中茯苓和泽泻必须重用。

我曾经治疗过一个肾囊肿兼肾脏良性肿瘤的病人,他是一个60多岁的老人,不愿手术治疗,在我这里吃了3个月的中药后检查发现肾囊肿消失了,所以说肾囊肿是可以消减的。

学员：请熊老师讲一下硬皮病的治疗。

熊教授：硬皮病不是中医病名，这个病有两个地方可以找到相关描述，《黄帝内经·水胀》说："肤胀者，寒气客于皮肤之间，鼕鼕然不坚，腹大，身尽肿，皮厚，按其腹，窅而不起，腹色不变，此其候也。"此"鼕"字就说明皮肤像鼓皮一样，是硬的嘛。还有隋代巢元方的《诸病源候论·风湿痹候》说："风湿痹病之状，或皮肤顽厚，或肌肉酸痛。"这是中医对于硬皮病的描述，主要症状表现为皮肤硬厚，颜色发黯，关节屈伸不利，有局部的，也有全身的。

硬皮病有两种情况：其一是气血运行不畅，营卫不足。《黄帝内经》说："荣气虚则不仁，卫气虚则不用，荣卫俱虚，则不仁且不用。"《金匮要略》记载有血痹证，用黄芪桂枝五物汤治疗，也可以用十全大补汤。其二就是瘀血阻络，表现为皮肤发紫发黯，用补阳还五汤。

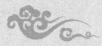

临床现场教学第 25 讲

时间：2016 年 5 月 21 日

案例一　肺痨案

廖某，女，49 岁。湖南桃园人。

一诊：2015 年 10 月 31 日

患者因咳嗽、痰多、咯血 10 余年就诊。

患者有"肺结核，支气管扩张"病史，刻下咳嗽痰多，偶有咯血，动则气短，面色淡白，形体消瘦，食少，便溏。舌苔薄黄，脉细略数。

辨证：肺气阴两虚兼脾气虚。

治法：益气养阴，健脾润肺。

选方：生脉散合五味异功散加减。

处方：西洋参 8g，麦冬 30g，五味子 6g，炒白术 10g，茯苓 15g，陈皮 10g，桔梗 10g，栀子炭 10g，藕节 10g，百部 15g，杏仁 10g，甘草 6g。30 剂，水煎服。

讲析：患者疲乏，消瘦，食少，便溏，是典型的脾虚、气虚症状，按照一般的治疗思路，应该培土生金，用六君子汤加味，但是她又有"肺结核、支气管扩张"病史，并且咯血，舌苔薄黄、脉略数，这说明体内有火，所以不能用六君子汤，用了恐怕加重咯血。而治疗肺结核、支气管扩张一般要养阴清肺，用沙参麦冬汤、清燥救肺汤、百合固金汤等，而这些方又会加重便溏。因此，这两者是矛盾的，面对这种复杂的病情，我们要平衡各个方面，不能顾此失彼。所以用五味异功散合生脉散加减，五味异功散去半夏，改贝母，因为半夏是燥性药，会加重咯血，再加杏仁、桔梗、百部止咳化痰，藕节、栀子炭止血。

二诊:2015 年 11 月 28 日

患者服药后咯血停止,体重未继续下降,食纳增加,便溏已止,但仍微咳、痰少,语声低微,口干。舌苔薄黄,脉细数。

辨证:肺胃阴虚。

治法:清养肺胃,生津润燥。

选方:沙参麦冬汤加减。

处方:沙参 20g,生地 10g,炒扁豆 15g,浙贝母 30g,麦冬 20g,花粉 10g,玉竹 15g,桑叶 10g,栀子 10g,杏仁 10g,石斛 10g,甘草 6g。30 剂,水煎服。

讲析:患者有"肺结核"及"支气管扩张"病史 10 余年,现咳嗽痰少,口干口渴,形体消瘦,舌苔薄黄,脉细数,乃肺胃阴虚之象。治宜清养肺胃,生津润燥,方选沙参麦冬汤加减。

三诊:2015 年 12 月 26 日

患者仍咳嗽,痰中带血,气短声低,口干,面色潮红,盗汗,兼痔疮下血。舌苔薄黄,脉细略数。

辨证:肺阴虚。

治法:滋阴润肺,止咳止血。

选方:百合固金汤加栀子炭、白及。

处方:百合 30g,生地 15g,熟地黄 10g,玄参 15g,川贝母 10g,桔梗 10g,当归 10g,白芍 10g,白及 20g,百部 15g,栀子炭 15g,藕节 15g,甘草 6g。30 剂,水煎服。忌烟酒及辛辣食品。

讲析:患者口干,面色潮红,盗汗,脉细略数,为典型的肺阴虚证,因此,用百合固金汤滋阴润肺,再加白及、栀子炭、藕节止血。

四诊:2016 年 5 月 21 日

患者咳嗽不显,仍气短,口干口苦,手足心热,食欲不振,大便秘结。舌红苔薄黄腻,脉细数。

辨证:肺阴虚兼痰热。

治法:滋阴清肺化痰。

选方:沙参麦冬汤合小陷胸汤、桑贝散。

处方:沙参 30g,麦冬 30g,花粉 15g,玉竹 20g,炒扁豆 15g,生地 15g,桑白皮 15g,川贝 10g,黄连 3g,炒瓜壳 6g,栀子炭 10g,甘草 6g。30 剂,水煎服。忌烟酒。

讲析:患者的西医诊断为"肺结核、支气管扩张症",但未系统治疗。她目前以口干、不欲食,手足心热,大便秘结,脉象细数为特点,这是典型的阴虚。但是她舌苔黄腻,是痰热内扰,所以是阴虚加痰热。用叶天士的沙参麦冬汤,可以养肺胃之阴;小陷胸汤是张仲景的方,桑贝散是时方,两方相合可以祛痰热。我去掉了小陷胸汤中的半夏,是因为半夏性温燥,而患者咯血,所以不用,加栀子炭是为了清热止血。

案例二　中风后遗症案

张某,男,64岁。河南人。

患者因左半身不遂5年兼失眠就诊。

患者2011年12月31日中风,在当地医院住院治疗后病情好转,但仍有左半身不遂,左手麻木,兼失眠、口苦、腰痛,夜尿2~3次,大便正常。舌红苔薄黄腻,脉滑数。

西医诊断为"中风后遗症",患者还有多年的"糖尿病、高血压"病史。

辨证:痰热阻络之中经络。

治法:搜风通络,清化痰热。

选方:黄芪虫藤饮合黄连温胆汤。

处方:黄芪30g,全蝎5g,僵蚕30g,地龙10g,蜈蚣1只(去头足),鸡血藤10g,海风藤10g,钩藤30g,天麻20g,黄连5g,茯神15g,枳实10g,竹茹10g,法夏10g,陈皮10g,甘草6g,炒枣仁20g,龙齿20g。30剂,水煎服。

讲析:患者以左半身不遂为主症,是中风后遗症。我们中医诊断中风和西医不一样,西医必须做CT才能搞清楚是脑溢血还是脑梗死。中医的诊断方法不是这样的,中医是根据症状表现,判断病人是中经络还是中脏腑。中经络者,患者神志清楚,但见半身不遂,口眼㖞斜,舌謇语涩,头昏肢麻,或者肢体疼痛;中脏腑者,一定是神志昏迷。中脏腑又分为闭证和脱证两种:闭证是邪气闭阻的实证,症见口噤不开,牙关紧闭,痰涎上涌,两手握固,舌苔黄腻或者白腻,脉滑或滑数;脱证是元气将脱的虚证,症见口开,目合,手撒,身如醋睡,汗出如珠,二便自遗。脱证预后不良,古人说,能生者十之其一。古人或用"三生饮"治疗,即生草乌、生川乌、生半夏,我没用过这个方子,我认为用了以后病人会死的更快,因为这个"三生"药品全是毒药。治脱证要固脱,用参附汤治疗。现在这个病人是典型的中经络,不是中脏腑,这个病是可以治的,但半身不遂的恢复是有一个过程的。另外,中风我们还要搞清楚它的性质,中风的病理因素有四种:一是风,二是痰,三是瘀血,四是气,有气虚,也有气滞。这个病人的第二个主症是失眠,他舌苔黄腻,脉滑数,是痰热内扰导致的心神不安。虽然失眠和中风是两个病,但治疗并不矛盾,因为两者都属于痰热。因此,现在既要息风通络,解决他的左半身不遂,又要治疗痰热内扰的失眠。用什么方呢? 用黄芪虫藤饮合黄连温胆汤。黄芪虫藤饮可以搜风通络以治偏瘫,黄连温胆汤可以清化痰热以治失眠。

案例三 胁痛案

刘某,男,58 岁。湖南新化人。

一诊:2016 年 4 月 23 日

患者因右胁痛、腹胀就诊。

患者 20 年前被诊断为"慢性乙肝",曾服中药治疗 1 年未见明显效果,后再未接受任何治疗,半年前因右胁痛,腹胀,体重减轻 15kg 在当地医院住院,肝功能检查发现"转氨酶、胆红素"增高,B 超发现"脾肿大、门静脉增宽",被诊断为"慢性乙肝、早期肝硬化、肝腹水、胆囊切除术后"。现症见:右胁肋牵扯右上肢疼痛,腹部微胀,形体消瘦,大便溏稀,口苦。舌边紫,舌苔薄黄,脉弦滑。

辨证:肝气郁滞,湿热滞肠。

治法:疏肝理气,清热化湿。

选方:四逆散合金铃子散、香砂连朴饮。

处方:柴胡 10g,赤芍 10g,枳实 10g,川楝子 10g,玄胡 10g,黄连 5g,砂仁 10g,广木香 5g,厚朴 20g,茯苓 30g,甘草 6g。30 剂,水煎服。

讲析:此患者西医诊断是"肝硬化",他有两大主症:一是右胁肋疼痛,脉是弦脉,但不数,说明火不重,弦者肝气滞,舌边紫,说明有瘀,因此,要疏肝理气治疗。他还有一个主症就是大便溏泄、腹部微胀,这与他胆囊切除有关系,但也是肠中湿热的表现。因此,选用四逆散,金铃子散合香砂连朴饮疏肝理气、清热化湿治疗后,肝硬化也能得到改善。另加茯苓 30g,防止腹腔积液。

二诊:2016 年 5 月 21 日

患者服中药后,原来腹胀、两胁下痛减轻,齿衄已止,大便溏,小便略黄。舌苔薄白,脉弦细。

辨证:肝气失疏,气滞水停。

治法:疏肝理气,消水除胀。

选方:四逆散合金铃子散、连朴饮、二金汤。

处方：柴胡 10g，白芍 10g，枳实 10g，延胡索 10g，川楝子 10g，黄连 5g，厚朴 20g，鸡内金 20g，海金沙 15g，猪苓 15g，通草 6g，大腹皮 10g，甘草 6g。30 剂，水煎服。

讲析：患者这次情况比上次明显好转，腹胀、两胁下痛减轻，齿衄已止，原来谷丙转氨酶是 101U/L，现在已完全恢复正常，不过患者有乙肝病史，有肝硬化腹水，还是要慎重，要进一步解决他的肝脏湿热问题。中医怎么解释肝硬化呢？中医认为肝藏血，如果湿热伤肝，就会导致肝失疏泄，肝气郁滞，气滞则血瘀，气滞则水停，因此肝硬化最容易形成瘀血和腹水。又因为肝寄相火，相火易亢，出现口苦、尿黄，肝硬化还常伴有鼻衄、齿衄。这个病人不是以血瘀为主，而是以气滞水停为主。所以，治疗要理气消水，兼清肝脏湿热，用四逆散、金铃子散、连朴饮合二金汤。四逆散是张仲景的方，金铃子散出自《太平圣惠方》，连朴饮是王孟英的方，二金汤是吴鞠通的方，这四个方合在一起，目的只有一个，都是理气消水止痛，目标直指肝脏。

案例四　痫证案

周某，男，2 岁。湖南长沙人。

患儿因抽搐反复发作 2 年，加重 1 月就诊。

患儿从出生 3 个月开始反复发作抽搐，有时 1 日发作数次，每于感冒发热后发作频繁，平日体温正常时亦有发作，病情严重时神志不清，但口中痰涎不多。西医诊断为"癫痫"。平素易感冒及发热，近 1 月发作频繁，饮食尚可，大小便正常。舌苔薄黄，纹紫。

辨证：肝热动风。

治法：清热息风。

选方：羚角钩藤汤。

处方：钩耳 15g，桑叶 10g，菊花 8g，茯神 10g，生地 8g，川贝 10g，竹茹 10g，白芍 8g，天麻片 15g，僵蚕 15g，甘草 6g，羚羊角 1g（另包，先煎兑服）。15 剂，水煎服。

讲析：中医称癫痫为痫证，《中医内科学》经常把癫、狂、痫三者合并一起讲述，癫和狂都是精神失常的疾病，癫证为阴证，狂证为阳证，而痫证是时作时止的，发作时昏迷，醒来后除了疲惫以外基本上没有症状，不发作时神志正常。痫证的特点是突然昏倒，四肢抽搐，口角流涎，喉中发出猪羊的叫声，所以又俗称为"羊癫风""猪婆风"。有的发作时间短，只有几分钟，有的发作时间长，可能达到半个小时。有的1天发1次,有的半个月或1个月发1次,也可能1年才发1次,当然,严重的可能1天发作几次。它可能受情志刺激、环境、气候及食物的影响而发作,而且会长期发作,若不治愈会影响终身。西医有些药可以控制和减少它的发作,但终究无法根治。中医治疗有的效果好,有的效果不好。痫证的病因有先天因素和后天因素。《黄帝内经》说:"此得之在母腹中时,其母有所大惊,气上而不下,精气并居,故令子发为癫疾也。"癫疾,就是婴儿癫痫,这是先天因素,当然绝大多数都是后天因素。儿童癫痫,发作年龄越小越难治疗。中医认为"无痰不作痫",因此,痫证最重要的病理因素是痰,第二才是风。此患儿痰的迹象并不明显,他发作的时候口中痰涎不多,叫声不明显。他有一个突出的特点就是容易发热,且抽搐大多在发热时发作,加上舌苔黄、纹紫,所以这是肝热动风。因此,此患儿的治疗首先要清肝热、息风,第二步才是祛痰,于是我不用定痫丸,而是用羚角钩藤汤加天麻、僵蚕息风止痉。另外,儿童喝药可以少量多次服,比如大人一天喝2次,小孩子可以分成6次喝,还可以放点糖以改善口感。

案例五　肺癌案

龙某,男,66岁。湖南涟源人。

一诊:2015年7月18日

患者因胸闷气喘就诊。

患者因胸闷气喘,在当地医院检查发现"肺部占位性病变、胸腔积液"。现症见:胸闷气喘,咳嗽不显,偶尔痰中夹血丝,傍晚发低热。苔黄腻,脉滑数。

辨证:痰热蕴肺,水饮内停。

治法:清热化痰,泻肺行水。

选方:桑贝小陷胸汤合瓜蒌椒目汤加减。

处方:桑白皮15g,浙贝母30g,黄连6g,炒瓜壳6g,法夏10g,滑石20g,椒目10g,茯苓30g,猪苓15g,泽泻10g,杏仁10g,葶苈子10g,枳实10g,大枣6g,地骨皮10g,蛇舌草20g,知母10g。30剂,水煎服。

讲析:患者目前亟待解决的问题是胸腔积液引起的胸闷气喘,根据他的舌脉表现属于痰热水饮阻塞肺部,予桑贝小陷胸汤合瓜蒌椒目汤加减,又因患者傍晚低热,所以加知母、地骨皮。

二诊:2015年10月31日

患者服药后病情好转,现症见:气喘,咳嗽不明显,胸痛、烦热及午后低热均消失,但痰中夹少量血丝,近日头昏。舌红苔黄腻,脉细滑。

辨证：痰热蕴肺。

治法：清热化痰止血。

选方：桑贝小陷胸汤加味。

处方：桑白皮15g，浙贝母30g，黄连5g，炒瓜壳6g，法半夏10g，栀子炭10g，藕节15g，蛇舌草20g，茯苓30g，葛根30g，天麻片20g。30剂，水煎服。禁烟酒。

讲析：患者服药后病情明显好转，胸痛、烦热已止，气喘，咳嗽也不明显，但是痰中仍有血丝，舌苔黄腻，可见仍是痰热蕴肺，继续用桑贝小陷胸汤清痰热，加栀子炭、藕节止血，葛根、天麻治疗头昏。

三诊：2016年5月21日

患者服中药后咳嗽减轻，咯血已经停止，胸腔积液也减少了，但近2个月以来，出现了发热恶寒，面色黧黑。舌苔黄腻，脉弦滑数。

辨证：痰热蕴肺，水饮内停。

治法：化痰热，蠲胸水。

选方：柴胡陷胸汤合瓜蒌椒目汤加减。

处方：党参15g，柴胡15g，黄芩10g，黄连5g，炒瓜壳6g，法夏10g，椒目8g，茯苓30g，猪苓15g，滑石15g，泽泻10g，葶苈子10g，大枣6g，杏仁10g。20剂，水煎服。

讲析：患者的西医诊断是"肺部占位性病变"，并且胸腔里有积液。患者第一次来的时候有咳嗽、胸痛、气喘、咯血四大主症，服中药后咳嗽减轻，咯血已经停止了，胸腔积水也减少了。但近2个月以来，出现了发热恶寒，并且患者面色黧黑，舌苔黄腻，脉弦滑数。首先当然要解决这个发热恶寒，不然体质会越来越差，所以要用柴胡陷胸汤，也就是小柴胡汤合小陷胸汤，既解决发热恶寒，又清化胸肺之痰热，再合瓜蒌椒目汤进一步蠲利胸水。方中椒目与花椒完全不同，椒目就是花椒子，是消水肿的，花椒是杀虫温下焦。所以这里只能用椒目不能用花椒。这个小柴胡汤不能用生姜，为什么呢？因为他咯血刚止，如果用辛辣的生姜，可能使他再次吐血，这叫灵活性，我们用古人的方剂的时候，要针对具体情况进行加减。

案例六　肺癌案

李某，男，37岁。湖南岳阳人。

患者因"肺部占位性病变"手术后左腿股骨、髋骨疼痛就诊。

患者因"肺部占位性病变"做手术,术后无明显咳嗽、胸痛、气喘等症,但出现左腿股骨、髋骨疼痛,喉中有少量痰。舌紫苔薄黄,脉弦。

辨证:湿热瘀阻。

治法:清除湿热,祛瘀止痛。

选方:加味二妙散合西黄丸。

处方:苍术 5g,黄柏 6g,川牛膝 20g,萆薢 10g,秦艽 10g,当归 10g,汉防己 6g,木瓜 15g,煅乳香 10g,煅没药 10g,蛇舌草 15g,浙贝 30g,甘草 6g。30 剂,水煎服。另包:麝香 6g,牛黄 6g,各 0.2g/d,冲服。

讲析:此患者是一个肺部占位性病变做了手术的人,手术之后咳嗽、气喘、胸痛都不明显了,现在的主症是左腿股骨、左髋骨疼痛。他没有腰椎间盘突出的病史,因此,他的腿骨疼痛并非坐骨神经痛,而是肺癌骨转移。用加味二妙散合西黄丸解决骨转移。另外,他还有点痰,所以加浙贝化痰散结,而处方的重点是解决骨转移,缓解并控制其疼痛。

案例七　痹证案

崔某,男,39 岁。河南人。

患者因颈背部及肩部疼痛 10 余年就诊。

患者有"强直性脊柱炎"病史 10 余年,颈背部及肩部疼痛。舌边紫,苔薄黄腻,脉弦细数。

辨证:湿热瘀阻经络。

治法:清化湿热,通络止痛。

选方:葛根姜黄散合四妙散。

处方:葛根 40g,片姜黄 15g,威灵仙 15g,苍术 6g,黄柏 6g,牛膝 20g,秦艽 10g,羌活 10g,桃仁 10g。30 剂,水煎服。

讲析:此患者的西医诊断是"强直性脊柱炎",但他疼痛的部位是在颈背部,不是腰部,另外就是两髋疼痛。患者舌边紫,苔薄黄腻,脉弦细而数,因此是湿热夹瘀,阻滞经络,治疗就要清湿热,祛瘀阻。他这个病用两个方,用葛根姜黄散合四妙散,还加羌活、桃仁两味药。这两味药有什么作用呢? 背部属足太阳膀胱经,最易受寒,故加羌活入膀胱经散风寒,羌活也可以说是引经药。桃仁活血祛瘀,以达到止痛的目的。

案例八 尿频尿急案

杨某,女,43岁。河南人。

患者因反复尿频、尿急15年就诊。

患者有"尿道综合征"病史15余年,反复尿频、尿急、尿不尽,尿道口有灼热感,尿色黄,症状夜甚昼轻,兼疲倦,面足轻微浮肿,腰痛,无血尿。舌红苔薄黄腻,脉细。

辨证:气虚兼湿热。

治法:益气滋肾,清湿热。

选方:防己黄芪汤合知柏济生汤加减。

处方:黄芪30g,炒白术10g,防己6g,熟地10g,怀山药10g,茯苓15g,泽泻10g,丹皮10g,枣皮10g,川牛膝15g,车前子10g,黄柏10g,知母10g,黄芩10g,生甘草10g。30剂,水煎服。

讲析:此患者尿频、尿急,尿不尽,且夜甚昼轻,病史已15年。对于这种病,我们要辨清楚寒热虚实,问诊的要点就是必须问清楚病人小便的颜色和解小便时的感觉。如果小便色淡,一有尿就控制不住,小便清长量多,夜甚昼轻,甚至疲倦腰痛,这是肾虚、肾气不固。如果小便黄,解小便时有灼热感,甚至疼痛,更甚者还有血尿,这毫无疑问是湿热。此患者尿黄,尿道口有灼热感,舌红苔薄黄腻,显然是有湿热。但她的脉是细脉,脉细者虚也,且其精神疲乏明显,可见是气虚兼湿热,方用防己黄芪汤合知柏地黄汤加牛膝、车前子。我把知柏地黄汤加牛膝、车前子改名叫知柏济生汤。另外,再加黄芩、生甘草各10g,为什么加这两味药?因为黄芩可加大清热的力度,生甘草"善去茎中痛",推而可知,亦当可治女子尿道中疼痛。

案例九 咳喘案

何某,男,68岁。贵州人。

患者因反复咳嗽、气喘8年就诊。

患者反复咳嗽、气喘8年,西医诊断为"慢性阻塞性肺病"。现症见:动则气喘、疲倦、自汗甚、轻微咳嗽,咯少量白痰,时感胸闷心悸,口干,足肿,大便干燥。舌紫红,苔薄黄,脉细数而促。

辨证:气阴两虚,痰热阻肺。

治法：益气养阴，清痰热。

选方：生脉散合黄芪龙牡散、桑贝小陷胸汤加味。

处方：西参片 6g，麦冬 30g，五味子 6g，黄芪 30g，煅龙骨 30g，煅牡蛎 30g，黄连 5g，炒瓜壳 10g，法夏 10g，桑白皮 15g，浙贝 30g，茯苓皮 15g。30 剂，水煎服。

讲析：此患者脉象特殊，是细数而促的脉，这种脉象的特点是数而歇止，有歇止的脉象有三种，分别是结脉、代脉和促脉。结脉和代脉是缓而时止的，也就是脉的频率不快。《伤寒论》中有："伤寒脉结代，心动悸，炙甘草汤主之。"有人就以为结代脉是一种脉象，这是错误的。结代脉之间也有区别，结以偶停无定数，也就是想停就停无规律；而代脉止有定数，良久方还，就是歇止的时间长，它还有一种情况，比如寸脉歇止，来的时候关脉先来，然后寸脉再来，这叫他指更代。代脉提示心脏虚衰，结脉代表瘀阻，当然心脏问题也可以是结脉，肿瘤的病人也有结脉。促脉不同，脉来数而时有一止名为促，首先它的特点是脉的频率快，一定是数脉，数中时止，且止无定数。有两种情况可以导致促脉：一种是阳热至极损伤了心气，如温病中在高热期昏迷的病人可见促脉；第二种就是心脏病变，比如西医所说的心衰，中医讲的心阴虚，阴虚有热就会出现促脉。此患者应该长期的肺气肿影响到心脏所以出现这个脉象，完整地说应该是肺源性心脏病。

因为患者全身乏力，动则气喘、大汗出，口干，是心肺气阴两虚，而胸闷，咳嗽有痰，苔黄，脉数而促，是兼有痰热结于上焦。所以治疗一要益气养阴敛汗，二要清化痰热。方用生脉散益气养阴，黄芪龙牡散补气敛汗，桑贝小陷胸清胸中痰热，再加茯苓皮利水消肿。

现场答疑

学员：请问中医如何治疗癫痫？

熊教授：癫痫的病理因素，首先是痰，所谓无痰不作痫，其次是风。痰有热痰，有寒痰。古人又将痫证分为阴痫和阳痫两种，阴痫多是夜发昼止，阳痫多是昼发夜止，简而言之，就是寒热两类。但无论哪一类，都要化痰息风。化痰就可以防止昏迷，息风就可以防止抽搐。临床所见的病人，大多寒热之象并不明显，因此，可以选用程钟龄的定痫丸作为基本方进行治疗。定痫丸由丹参、天麻、川贝母、半夏、茯苓、茯神、胆星、石菖蒲、全蝎、僵蚕、琥珀、陈皮、远志、麦冬、姜汁、竹沥、辰砂组成，当然还要针对具体情况进行加减。如果有明显寒象的，加生姜，体虚加党参；如果热象明显，大便秘结加大黄，口苦加黄芩，鼻衄加栀子，失眠、舌苔黄腻加黄连；如果夜晚发作厉害的，加桂枝、干姜。按以上方法治疗多数都能有效。

学员：慢性支气管炎、肺气肿、肺心病的病人，病情稳定时如何用中药调理，防止病情反复发作？

熊教授：慢性支气管炎、肺气肿、肺心病属于中医咳嗽、喘证及肺胀等范畴。所有咳嗽气喘的疾病都与肺相关，因为肺主气，司呼吸。《医学三字经》说："气上呛，咳嗽生。"因此凡是咳喘气逆的疾病，都要降肺气或者宣肺气、化痰浊，这是毫无疑问的。如果久咳肺气虚的还要补肺气，肺阴虚的要养肺阴。如果是缓解期症状不明显的，那我们就要补脾肺了，为什么呢？因为培土才能生金。比如在哮喘病的发作期，我们要首先辨清楚是冷哮还是热哮，冷哮一般用射干麻黄汤，热哮一般用定喘汤。哮喘休止期，我们就要补脾肺，张景岳有个方叫金水六君煎，效果特别好。当然也有肾虚的，可以用都气丸，那是极少数的。

咳喘类疾病有个重要的规律，那就是发作期往往是实证，治疗以祛邪为主，缓解期主要是调整脏腑功能，防止其复发，我们也可以将这一点上升到另一高度，就是治未病。比如，慢性支气管炎、肺气肿、肺心病等等，都是肺部疾患，那么缓解期就应该补肺。还有哪些脏腑与肺相关呢？比如脾，因为培土可以生金。另外，心与肺均在膈上，同属上焦，如果肺病影响到心，就要心肺同治。总之，无论什么疾病，辨证治疗时都要抓住两点：一是病位，二是病性，只要抓住了这两点，就可以有针对性地选方用药啦。

学员：请问中医如何治疗强直性脊柱炎？

熊教授：强直性脊柱炎属于中医"腰脊强痛"的范畴，张仲景的《伤寒论》里不是有"头项强痛"吗？而强直性脊柱炎病位在腰脊，而腰为肾之府，肾藏精、主骨、生髓，此病与肾关系密切。辨证时首先要辨虚实，实证有湿热伤肾的，也有寒湿或者瘀血，造成局部经络阻塞，不通则痛，可以分别用加味二妙散、独活寄生汤、通气散治疗。如果是虚证，可以用鹿茸四斤丸、安肾丸、补肾地黄丸等方剂治疗。

临床现场教学第 26 讲

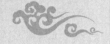

案例一　哮喘案

李某,女,63 岁。海南人。

患者因喉中哮鸣有声复发加重 1 年求诊。

患者 20 年前曾有哮喘发作病史,近 1 年来复发喉中哮鸣有声,夜卧则发作明显,白天不发作,发则呼吸喘促,喉中哮鸣,无明显咳嗽。但兼头晕,心悸,精神恐惧,失眠,有高血压病史。舌苔薄白,脉沉滑。

辨证:寒哮证。

治法:宣肺散寒,祛痰平喘。

选方:射干麻黄汤加味。

处方:炙麻黄 3g,射干 10g,细辛 3g,法半夏 10g,炙紫菀 10g,炙冬花 10g,五味子 6g,炮姜 5g,大枣 6g,天麻片 20g,钩耳 20g,炒枣仁 20g,龙齿 20g。30 剂,水煎服。

讲析:哮与喘是有区别的,哮为喉中痰鸣音,喘为气促,哮必兼喘。哮的实证常分两型,一为热哮,一为寒哮。此患者哮喘的特点是夜卧则发作明显,如果是卧则喘,可能是痰饮犯肺,但患者白天午睡并不喘,仅在夜间发作,而白天不发,且无口干,所以是寒哮。用射干麻黄汤,加天麻、钩耳控制高血压头晕,再加枣仁、龙齿镇静安神。

案例二　肾病案

罗某,男,58 岁。广东惠州人。

患者因反复头晕 8 年求诊。

患者有"慢性肾炎、肾性高血压"病史 8 年。B 超示:左肾萎缩,高血压性心脏改变、左室及左房增大、脂肪肝。刻下频发头晕,兼腰微痛,眼胞轻度浮肿,小便不黄。舌边淡紫苔薄白,脉弦数。

辨证:肝阳上亢。

治法:平肝潜阳,息风定眩。

选方:天麻钩藤饮加玉米须。

处方:天麻 20g,钩耳 20g,石决明 15g,黄芩 10g,桑寄生 10g,益母草 10g,夜交藤 10g,杜仲 15g,怀牛膝 20g,茯苓 20g,丹参 20g,玉米须 10g,甘草 6g。30 剂,水煎服。

讲析:慢性肾炎是常见病,但是治疗很麻烦。西医经常用激素,长期使用激素可能导致股骨头坏死。中医怎么治肾病呢? 中医认为肾病多虚,但有的侧重于肾阴虚,有的侧重于肾阳虚,侧重于肾阳虚的水饮泛滥,侧重于肾阴虚的虚火妄动,此患者脉弦数,意味着肝阳上亢,为水不涵木,故属肾阴虚。但患者舌苔不黄,舌下有紫筋,身上不肿,只是眼胞有些浮肿,这还是水气的征兆。因此,治他的病主要是防止肝阳上亢,血压升高,并防止其可能导致昏仆、中风。这是重点,中医不是强调"治未病"吗? 什么是"治未病"呢? "治未病"首先是预防,其次是防止其传变。比如这个病人血压高、肝阳上亢,我们就要防止他中风,等他中风后再治就是治已病了,那就效果不好了。又如小孩一感冒发热,下一步就是咳嗽,咳嗽后容易得肺炎,你不能等他得了肺炎再治疗,这就晚了。当医生要当到这个程度,要善于治未病。这个病人用天麻钩藤饮平肝潜阳。

我在这里要讲一个原则,我们中医开处方,一定要有主方,一个也行,两个也行,三个也行,必须针对病人的病机选定主方。主方选定后,在具体开药的过程中,要考虑一些复杂的因素再酌情加减。加药减药都是有目的的,比如刚才这个患者,减了栀子,栀子是去心火、胃火的,患者火气不重,用一味黄芩足矣。另外,患者舌下紫筋,心脏有点问题,为防止其心血瘀阻,加一味丹参。玉米须,大家都知道是治疗肾病水肿的。用茯苓 20g 是防止水饮泛滥,因为患者眼胞浮肿,面部虚浮。

中医开处方是有章法的,并且要尽量做到丝丝入扣,没有章法的医生始终只能是下工。要想开出有水平的处方,首先必须方证相符,也就是你的处方是针对患者的主症和病机。其次,加减必须针对患者具体情况有目的地进行,这样疗效才能有把握。当然选方用药关键要熟练,怎样才能熟练呢? 其实只有四个字"读书、临床"。只有多读书才能知识渊博,多临床才能经验丰富。所以,学中医不容易,当中医医生不容易,当名中医更是难上加难。

案例三　痿证案

王某,男,10 岁。河南人。

患者因四肢无力、不能站立、不能行走就诊。

患儿 1 岁半时学会走路,但四肢无力,走路易摔倒,病情逐渐加重,5 岁时在北京协和医院诊断为"杜氏肌营养不良"。现症见:四肢无力、不能站立、不能行走,语音、智力正常,手足心热,自汗,食纳较差,小便正常,大便干结。舌苔薄黄腻,脉细。

辨证:脾胃气虚夹湿热。

治法:健脾益气,清热祛湿。

选方:五痿汤合黄芪龙牡散加味。

处方:党参 10g,炒白术 10g,当归 10g,麦冬 10g,茯苓 15g,薏苡仁 15g,黄柏 5g,知母 6g,怀牛膝 15g,木瓜 15g,炒龟板 15g,黄芪 20g,煅龙骨 15g,煅牡蛎 15g,甘草 6g。30 剂,水煎服。

讲析:此患儿是痿证。痿证是很难治的慢性病,它有很多证型,临床最常见的有气虚证、湿热证、肝肾亏损证。《黄帝内经》中还记载有"肺热叶焦"致痿,此外,心、肝、脾、肾等脏有热均可致痿,湿热伤筋、脾胃气虚也可致痿,李中梓还发现瘀血可以致痿,朱丹溪明确提出肝肾阴亏致痿。痿证的病机是很复杂的。

此患儿的痿证是脾胃气虚,因为他脉细,并有自汗的表现,而舌苔薄黄腻,夹有湿热,所以用五痿汤合黄芪龙牡散。如果是肝肾阴虚,可伴有痉挛,肺热叶焦的伴有干咳,舌红少苔。我们临床诊断疾病要善于抓特点,这个特点就是以病人的临床表现为依据。

案例四　眩晕案

叶某,男,63 岁。海南人。

患者因头晕,兼上肢关节疼痛就诊。

患者有"高血压、颈椎病"病史。现症见:时有眩晕,兼上肢关节疼痛。舌苔薄黄,脉弦。

辨证:风阳上亢,经络不通。

治法:息风定眩,疏通经络。

选方:葛根姜黄散合三藤饮加天麻、钩耳。

处方:葛根40g,片姜黄15g,威灵仙15g,黄芩10g,天麻30g,钩耳30g,鸡血藤15g,海风藤15g,络石藤10g,秦艽10g,甘草6g。30剂,水煎服。

讲析:此患者去年5月曾找我治疗颈椎病,已治愈。现在主要是头晕,舌苔薄黄,脉弦,此为风阳上亢。兼上肢关节疼痛,这是脉络不通。

案例五 痫证案

刘某,女,6岁。湖南长沙人。

患者因阵发性失神、四肢抽动就诊。

患者2016年3月突发两眼呆滞、直视前方,喉中有痰,四肢轻微抽动,数分钟后恢复正常。同年4月、5月均有相同的小发作,在医院查脑电图诊断为"癫痫"。患儿3岁时也曾有一次小发作,但脑电图检查无异常。现症见:阵发两眼呆滞、直视前方,喉中有痰,四肢轻微抽动,数分钟后恢复正常,兼遗尿、饮食正常,形体消瘦。舌苔薄白腻,脉细纹紫。

辨证:风痰蒙蔽清窍。

治法:涤痰息风,开窍安神。

选方:定痫丸。

处方:党参10g,陈皮8g,法半夏6g,茯神10g,天麻15g,川贝10g,胆南星3g,石菖蒲10g,麦冬6g,炙远志8g,僵蚕15g,全蝎2g,菟丝子15g,覆盆子15g,甘草6g。30剂,水煎服。禁食狗肉、母猪肉,避风寒。

讲析:癫痫是西医病名,中医称之为"痫证"。中医关于神志蒙昧不清的疾病有四种:癫证、狂证、痫证、厥证。癫、狂是精神错乱;痫证的特点是阵发性昏倒,抽搐;厥证是突发性昏倒,但不抽搐。

痫证的主要病机是痰蒙清窍,因此其主要表现为喉中痰鸣,口中流涎,且常风痰交阻,表现为抽搐。一切外界刺激都有可能导致癫痫发作,比如休息不好,或者喜怒过度等等。此患儿还有另一个兼证——遗尿,遗尿一般因为肾气不固,因此,用定痫丸加菟丝子、覆盆子治疗。定痫丸中丹参改党参,因为患儿有气虚。

案例六　失眠案

刘某,女,32岁。湖南娄底人。

患者因失眠5年就诊。

患者近5年来入睡困难,多梦易醒,每晚只能睡3小时左右,兼头晕、头顶胀痛,口苦,耳朵及手心发热。舌苔薄白,脉细。

辨证:阴虚火旺。

治法:滋阴降火,清心安神。

选方:酸枣仁汤合大补阴丸加味。

处方:炒枣仁30g,知母15g,川芎5g,茯神15g,黄柏8g,生地15g,炒龟板30g,龙齿30g,珍珠母20g,天麻片20g,夜交藤15g,甘草6g。20剂,水煎服。

讲析:患者失眠兼口苦,耳朵及手心发热,为阴虚火扰之征,她的头晕是因睡眠不足所致。酸枣仁汤合大补阴丸,再加龙齿、珍珠母、夜交藤镇静安神,天麻治疗头顶胀痛。

现场答疑

学员:请问甲亢如何辨证治疗?

熊教授:甲亢是西医病名,中医并无甲亢之名,它可以归属于中医瘿病的范畴。瘿病的范围很广,包括甲亢、单纯甲状腺肿大、甲状腺肿瘤、甲状腺炎等疾病,另外有一种颈部淋巴结肿大叫瘰病。甲亢的症状很多,有潮热、自汗、恶热、心悸、多食易饥、眼突等,我们要针对主症进行辨证治疗。如果是以甲状腺肿大或甲状腺肿瘤为主的,多属痰瘀互结,偏于火重的用普济消毒饮,偏于气滞的用海藻消瘰丸。但是,不论火重还是气滞都既要化痰,又要祛瘀,这样才能消肿块。另一类是阴虚燥热,此类的主症与消渴病类似,但化验结果没有血糖升高。其中,以自汗、盗汗、恶热等全身阴虚为主的,用当归六黄汤;以心悸、心烦、失眠等心阴虚为主的,用天王补心丹;以眼突、甚至眼红、急躁易怒等肝火上亢为主的,用栀子清肝饮。我讲的这五个方就是分别针对五种不同的主症。

学员:服中药治疗高血压时可以停用降压药吗?

熊教授:西医的降压药治疗高血压就如同用力压弹簧,一停药弹簧就会恢复原样,所以,降压药不能突然停。中医治疗高血压是针对不同的病机,有肝阳上亢的,有肾水亏乏的,有瘀血阻络的,还有少数是阳虚水饮泛滥的。中医是针对根本进行治疗,需要一个较长的过程,因此,不能立即停用降压药。

学员:请您介绍一下消渴的辨证治疗。

熊教授:消渴的主症是"三多一少",病机主要是阴虚燥热。我们治疗时要分清楚上、中、下三消,但这三消又不是截然分开的。消渴初、中期以肺胃阴虚为主,口渴多见,消谷善饥相对较少。如果病人明显口渴,这是上消,用二冬汤、消渴方治疗,此二方不仅清肺热、养肺阴,还有养胃阴的作用。如果病人明显多食善饥,胃中嘈杂,这是胃热中消。其中,以实热为主者,舌苔黄腻,用调胃承气汤;阴虚者,用加减玉女煎。加减玉女煎不是玉女煎,它是《温病条辨》之方。下消往往是消渴病的后期,张景岳指出"五脏之伤,穷必及肾",因为肾是藏精之处,是先天之本。伤及肾阴后,根据具体症状可分别选用左归饮、麦味地黄汤、杞菊地黄汤等。还有一种虚损较甚,阴损及阳,导致肾阳虚的,《金匮要略》中曾有记载:"男子消渴,小便反多,以饮一斗,小便一斗,肾气丸主之。"但这种情况是极少数的,并非所有的消渴都用肾气丸,患者必须表现有四肢厥冷、苔白脉细、耳轮发黑、面色黧黑等典型的肾阳虚证候才能用此方。

学员:痿证病人,全身胀痛,出汗,四肢僵硬,失眠。可否诊断为湿热痿?

熊教授:这个诊断不可靠。湿热痿有其特点:第一,下肢痿弱。为什么呢?这里有个规律。《黄帝内经·太阴阳明论》说:"伤于风者,上先受之,伤于湿者,下先受之。"湿为阴邪,向下浸淫,易伤人下部,风为阳邪,易伤人巅顶,这就是经验。是否湿邪就不伤人上部呢?不是。譬如"因于湿,首如裹"。因此,这是相对的。第二,湿热痿必然舌苔黄腻。如果病人舌红少苔,那就不能诊断为湿热。第三,湿热痿有下肢肿胀、烦热、酸重,还有小便黄。如果没有以上特点是不能诊断为湿热痿的。

我前面已经讲了,我们分析判断疾病一定要以病人的临床表现为依据,看准舌,看准脉,综合考虑才能准确辨证,只有准确辨证才能准确选方,理法方药缺一不可。因此,当一个中医上工必须具备三条:扎实的理论功底、丰富的临床经验、敏捷的思维反应。

学员:请问3岁以下小孩哮喘反复发作如何治疗?

熊教授:哮喘是慢性病,其主要病理因素是痰饮,痰伏于内,遇新邪引动而触发,壅塞气道,使肺失宣降。哮喘不仅与肺有关,还与脾肾相关。哮喘有发作期,也有休止期。发作期主要为实证,但要辨冷热。《中医内科学》中冷哮的常用方为射干麻黄汤,热哮的常用方为定喘汤。休止期如何治疗呢? 痰饮如何根治呢? 第一,要治脾。有人说"脾为生痰之源",为什么呢? 因为脾主运化,运化水谷,运化失职则水饮停聚而成痰,所以说"脾为生痰之源"。也就是要解决脾的运化功能,健脾化痰。第二,要补肺。以肺主皮毛,肺主呼吸,凡哮喘均与外界气候变化密切相关,易受外界的寒邪或热邪而诱发。还有一种过敏性哮喘,更是与外界刺激有关,有时因烟雾,有时因异味,还有时因饮食而诱发。这些与哪个脏有关呢? 肺司呼吸、肺主天气,如果肺气虚,外界空气中的一切刺激都接受不了,而导致哮喘复发,这就提示我们要补肺。另外,久病伤肾,导致肾不纳气。因此,在哮喘的休止期,我们可以脾肾同治,用张景岳的"金水六君煎",也可以肺脾同补,用黄芪六君子汤。总而言之,就是补气化痰、培补脏腑功能,这也正是中医的长项。

学员:请问案例四叶某的处方可否加桑枝?

熊教授:桑枝可以通络,原处方里已经用了"三藤"通络,桑枝可加可不加。

学员:请您介绍治疗颈椎病的方药。

熊教授:治疗颈椎病的葛根姜黄散是我的秘方,早就公开给大家了。片姜黄治疗颈椎病,出自《医宗金鉴》,葛根治疗颈痛出自张仲景的《伤寒杂病论》,威灵仙可以化骨刺,所以我把这三个药组合起来治疗颈椎病,这就是我的组方思路,此方我已经在临床用过上千次了。中医创方是很慎重的,是要有依据的,而且要经过临床反复运用有效才行。

临床现场教学第27讲

时间:2016年7月22日

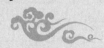

案例一 腰痛案

文某,男,55岁。海南人。

一诊:2015年7月18日

患者因腰痛数年就诊。

患者腰痛数年,以晨起为甚,兼脚冷(夏天亦需着厚袜),时有足挛急,小便黄。舌紫苔薄黄腻,脉细。

辨证:湿热瘀阻。

治法:清热利湿,活血止痛。

选方:四妙散合通气散加减。

处方:苍术8g,黄柏8g,川牛膝20g,薏苡仁20g,杜仲15g,玄胡10g,桃仁10g,小茴香10g,木瓜15g,汉防己6g。30剂,水煎服。

讲析:患者在办公室工作,长期久坐,且舌紫,说明体内有瘀血;他舌苔薄黄腻,小便黄,是湿热的表现,因此,是湿热夹瘀阻滞经络导致腰痛、足冷。

二诊:2015年11月28日

患者服药后腰痛减轻,脚冷亦减轻,下肢不肿,无腰部外伤史,饮食正常,二便尚可,纳寐可。舌边及舌底紫黯,苔黄腻,脉细。

辨证:湿热瘀阻。

治法:清热利湿,活血止痛。

选方:加味二妙散合通气散。

处方:苍术6g,黄柏10g,川牛膝20g,薏苡仁15g,秦艽10g,木瓜15g,萆薢

15g,归尾10g,小茴香6g,玄胡10g,广木香6g,桃仁10g,红花6g。40剂,水煎服。

讲析:患者腰痛而见舌紫、苔黄腻,是湿热夹瘀,湿热、瘀血阻滞经络,气血阻滞腰部则痛,不达足底则冷。治宜清热利湿,活血通经,方选加味二妙散合通气散。

三诊:2016年7月22日

患者服中药后腰痛较前明显改善,现症见:双足畏寒,腰腿仍有疼痛,疼痛晨起明显。舌苔黄腻,脉弦滑。

辨证:湿热阻络。

治法:清化湿热通络。

选方:加味二妙散加减。

处方:苍术6g,黄柏6g,川牛膝20g,薏苡仁20g,秦艽10g,萆薢10g,当归10g,汉防己6g,红花6g,五加皮10g。30剂,水煎服。

讲析:这个患者主要有两个症状:腰痛和双足冷。病人来自海南岛,大家应该知道海南岛的天气,一年四季都是很热的,冬天也不会很冷,但是这个病人到夏天都是双足冰冷的。我们中医将四肢冷称为"厥冷"。但值得注意的是,这个病人不是整个下肢,而只是双足冷,这是局部的。厥冷是四肢冷,不是局部的。比如,用当归四逆汤治血虚寒厥,用附子汤或四逆汤治阳气大衰或元阳大衰等。如果是肾阳衰微造成的下肢厥冷,必然出现夜尿频多、阳痿,舌苔薄白,脉沉细等,如果没有这样的指征,就不能诊断是肾阳虚。下肢冷还有其他原因,比如说血脉不通的瘀阻,这种情况常见于手术病人。尤其现在手术比较多,一些女同志做了子宫切除、卵巢切除手术后,有一部分就会出现腰以下冷,这一类型的患者一味用大剂量温阳药,就大错特错了。因为这是局部的经络不通所导致的,通俗地说,就是血液循环到达不了那个部位,因此出现冷的感觉。还有一种情况就是湿热阻滞经络引起的,比如这位患者,他舌苔黄腻,小便黄,口中有时还有苦味,但是双足冰冷,这就是湿热阻滞。阻滞的部位在腰以下,就是我们通常所说的下焦,下焦阻滞之后就会出现气血不通而瘀阻的情况,所以出现下肢冰冷。治疗这个病首先就是清化湿热,其次要活血通络,因此用加味二妙散,事实证明已经取得了疗效。我的意思是告诫大家,不要看见下肢冷就说患者阳虚,就用附子,如果不是阳虚而用了附子,会使病人心烦、甚则流鼻血,或者尿血。因此,我们不管是用黄连之类的苦寒药,还是用附子之类的辛热药,一定要根据患者的临床表现,舌脉相符才能用。

案例二 月经后期案

文某,女,18 岁。海南人。

患者因月经推后,月经量少 2 年就诊。

患者近 2 年来出现月经推后,且月经量少,色黯,有血块,经前时有心烦,经行乳房胀痛,小腹疼痛。舌苔薄黄腻,脉沉细略弦。

西医诊断为"多囊卵巢综合征"。

辨证: 肝郁化火。

治法: 疏肝解郁,清热通经。

选方: 丹栀桃红逍遥散加味。

处方: 柴胡 10g,当归 10g,赤芍 10g,茯苓 15g,炒白术 10g,丹皮 10g,栀子 6g,桃仁 10g,红花 6g,香附 10g,郁金 15g,甘草 6g。30 剂,水煎服。

讲析: 妇科病不外乎经带胎产,这个患者的病属于月经病。月经病常见有月经先期、月经后期、闭经、崩漏等。月经先期是月经提前,甚至一月数次。月经后期是月经推后,40 天、50 天、2 个月甚则数月一行。闭经就是月经不行。崩漏是月经周期紊乱,大量出血或淋漓不断。当然月经病不单单指月经时间的问题,还包括月经期间的一系列不适,比如经前吐衄、经前腹痛、经期呕吐、经期泄泻、经期口疮、经前心烦、经前乳房胀痛等等,这些都属于月经的问题。这个病人西医诊断为"多囊卵巢综合征",而根据她的主症,中医诊断是"月经后期"。月经后期常见的临床类型有四型:一是寒证,表现为少腹及腰部畏冷,形寒肢冷,舌苔白,脉沉细,治疗要温经散寒通脉;二是虚证,气血不足,常见少气乏力,面色淡白,舌淡,脉细,治疗多用人参养荣汤或圣愈汤补气养血;三是郁证,主要表现就是经期心烦,或者未行经就出现心烦易怒,行经时有明显的胸乳胀痛,胁下胀痛,主方为逍遥散疏肝解郁;四是瘀热,久瘀化热导致的,会出现大便秘结,腹胀等症状。

这个患者根据她的脉象沉细略弦,以及胸乳胀痛,经前心烦的表现来看,属于肝郁证。治疗用丹栀桃红逍遥散,因为患者有明显的乳房胀痛,要加用香附、郁金,预防出现乳房结节。

我还说一个小知识,我们经常说做任何行当都要有规矩,做医生也要有规矩,望闻问切是有规矩的,开处方也是有规矩的。怎么开方? 开方一定要有主方,这是最基本的原则,还有我们写药的时候也有规矩,主药一定要写在前面,佐使药要摆在最后,不能乱写的。比如四君子汤,一定是党参写在前面,甘草写在后面;加味二妙散,一定要把苍术、黄柏这两味药写前面,其余加减的药写后面,这就是写处方的规矩。

案例三 目赤胞肿案

周某,女,65 岁。湖南浏阳人。

一诊:2015 年 9 月 26 日

患者因双目红肿,视物不清 1 年就诊。

患者有"甲亢"病史,1 年前开始出现双目红肿,视物不清,眼睑浮肿,眼圈发黑,流泪,口苦,头晕,前诊服中药后目中赤缕已明显减轻,视物模糊未见改善。舌边紫苔薄黄,脉弦细数。

辨证:肝火上炎。

治法:清肝泻火。

选方:栀子清肝饮加减。

处方:当归 10g,生地 20g,赤芍 10g,川芎 6g,丹皮 10g,栀子 10g,黄芩 10g,黄连 3g,葛根 30g,菊花 10g,柴胡 10g,牛蒡子 10g,青葙子 10g,草决明 30g,甘草 6g。30 剂,水煎服。

讲析:患者以双目红肿,视物不清为主症,肝开窍于目,双目红肿明显,口苦,苔薄黄,脉弦细数,很明显是肝火上攻于目导致的眼睛红肿和视物不清。治疗就应当清肝泻火,用栀子清肝散加减,加黄芩、黄连清火,加菊花、青葙子、草决明以清肝明目。

二诊:2015 年 10 月 31 日

患者服中药后诸症悉减,唯目蒙未减。舌边紫苔薄黄,脉弦细数。

辨证:肝火上炎。

治法:清肝泻火。

选方:栀子清肝饮合退赤散加味。

处方:归尾 10g,生地 15g,赤芍 15g,川芎 5g,丹皮 15g,栀子 10g,黄芩 10g,黄连 5g,红花 6g,菊花 10g,青葙子 10g,防风 10g,桃仁 10g,甘草 6g。20 剂,水煎服。

讲析:患者的眼疾是因肝火上炎所致,服药后除目蒙外,诸症皆有好转,继续用栀子清肝饮清肝泻热,合退赤散清热散瘀消目中赤缕。

三诊:2015 年 11 月 28 日

患者服药后双目红肿明显减轻,但仍视物不清,目痒,目微胀,心烦,晨起口干口苦明显,饮食正常,大便通畅。舌苔薄白,脉细数。

辨证:肝火上炎。

治法:清肝泻火。

选方:栀子清肝饮加减。

处方:归尾 10g,赤芍 10g,生地 15g,川芎 3g,丹皮 10g,栀子 10g,黄芩 10g,黄连 5g,菊花 10g,枸杞 30g,草决明 30g,青葙子 10g,蝉蜕 10g,刺蒺藜 10g,甘草 6g。30 剂,水煎服。

讲析:患者服药后双目红肿明显减轻,但仍有视物不清、口干口苦、心烦,所以还是肝火上炎,用栀子清肝饮加减,加草决明、青葙子、菊花、枸杞子清肝明目,加刺蒺藜祛风明目止痒。

四诊:2015 年 12 月 26 日

患者服药后双目红肿已消,但仍视物不清,口干、口苦,心烦,大便正常。舌苔薄黄,脉细略数。

辨证:肝火上炎。

治法:清肝明目。

选方:栀子清肝饮加味。

处方:生地 20g,赤芍 15g,归尾 10g,川芎 5g,红花 6g,丹皮 15g,栀子 15g,黄芩 10g,黄连 5g,柴胡 10g,牛蒡子 10g,生石膏 15g,菊花 10g,青葙子 10g,甘草 6g。30 剂,水煎服,忌酒及辛辣之品。

讲析:患者长期目赤肿痛是因肝火上炎所致,肝藏血,开窍于目,肝火旺,损伤血络,故目赤肿痛。还有一种是因外感风热,称"暴风客热",特点是突然发作,双目红肿,不能睁开,疼痛剧烈。两者要注意鉴别。

五诊:2016 年 3 月 26 日

患者服药后双目红肿已消退,视力好转,眼圈发黯亦好转,但仍畏光、流泪、目胀而痒,口苦,小便黄,大便少。舌边紫苔薄黄,脉弦细数。

辨证:阴虚有热。

治法:滋阴清热。

选方:杞菊地黄丸合大补阴丸加味。

处方:生地 20g,黄柏 10g,知母 10g,炒龟板 20g,怀山药 20g,茯苓 10g,泽泻 10g,丹皮 15g,山茱萸 10g,枸杞子 20g,菊花 10g,当归尾 10g,赤芍 10g。30 剂,水煎服。

讲析:患者虽然是眼科疾病,但是中医实际上是不分科的。中医在古代只有外科和内科,外科包括骨伤科皮肤科,除了外科之外的都属于内科,所以严格来讲,中医是全科,是通科。中医治病,无论是哪一科,都是要辨证的。我们常常讲"肝开窍于目",但其实中医认为眼睛与五脏六腑都相关联。眼病有虚证,有实证,有风证,有热证,甚至还有寒证,所以临床还是要辨证。

此患者的眼睛开始是红肿发热的,用了栀子清肝饮清肝火,现在红肿消了,视力也有所好转,但是依然畏光,口苦,小便黄,舌苔薄黄,脉弦细数,说明是阴虚有热。所以要养阴清热,用杞菊地黄丸合大补阴丸,再加归尾和赤芍祛瘀。

六诊:2016 年 5 月 21 日

予"栀子清肝饮"治疗后,患者眼睛红肿、眼圈发黑已消失,但仍视物模糊,口微苦,舌红苔薄黄,脉细略数。

辨证:肝肾阴虚。

治法:滋肝肾之阴,清虚热。

选方:杞菊地黄丸合大补阴丸加味。

处方:熟地 20g,黄柏 10g,知母 10g,怀山药 10g,炒龟板 20g,茯苓 10g,泽泻 10g,丹皮 15g,山茱萸 15g,枸杞子 20g,菊花 10g,青葙子 10g,草决明 20g。30 剂,水煎服。忌饮酒。

讲析:患者予"栀子清肝饮"治疗后,双目红肿、眼圈发黑已消,脉由弦数转为细而略数,说明实火已消,但火热太甚,损伤了肝肾之阴,使目失所养,视物模糊。因此,治当滋补肝肾,养阴明目,用杞菊地黄丸合大补阴丸。杞菊地黄丸滋肾养肝明目,大补阴丸滋肾阴、清虚热,再加青葙子清热明目,草决明滋肝明目,慢慢恢复视力。

七诊:2016 年 7 月 22 日

患者仍视物模糊,畏光,口苦。舌苔薄白,脉细略数。

辨证:肝肾阴虚。

治法:养阴清热明目。

选方:大补阴丸合杞菊地黄丸加味。

处方:熟地 15g,黄柏 8g,知母 10g,炒龟板 20g,怀山药 10g,茯苓 10g,泽泻 10g,丹皮 10g,枣皮 15g,枸杞子 20g,菊花 10g,青葙子 10g。30 剂,水煎服。

讲析:这个患者已多次前来就诊,原来的症状是双目红肿、灼热疼痛,视物不清,眼眶发黑,现在以上症状已经明显改善,只是视力尚未完全恢复。根据她的脉象细而略数,是阴虚有热,舌苔薄白说明火热不是很重了,因此,治疗上我们就不需要用苦寒之品了。目前治疗主要是养肝肾之阴而明目,因此用大补阴丸合杞菊地黄丸,加青葙子养阴清热明目。

我曾经公开提出一个观点,"治慢病要有守有方",即治疗慢性病,要确定方略,要守持执行,此病例已经七诊,前段清肝泻火散瘀,后段滋肾阴清肝热,即是其例。

案例四 肢体麻木案

朱某,男,49 岁。湖南汨罗人。

患者因右侧肢体麻木 11 年就诊。

患者于 20 岁时确诊为"脊柱炎",2005 年手术后引起"重症肌无力、神经性肌萎缩",出现右侧肢体麻木。现症见:右下肢外侧麻木、灼热,兼右上肢轻度麻木,伴口干、口苦,小便黄,大便较秘。舌苔薄黄腻,脉细弦。

辨证:湿热阻络。

治法:清利湿热,通经活络。

选方:四妙散合黄芪虫藤饮。

处方:黄芪 40g,鸡血藤 15g,海风藤 15g,钩藤 20g,地龙 10g,僵蚕 20g,全蝎 5g,蜈蚣 1 只(去头足),苍术 5g,黄柏 8g,川牛膝 20g,薏苡仁 15g,木瓜 20g,红花 6g,酒大黄 3g,甘草 6g。20 剂,水煎服。

讲析:这个患者因手术后出现右下肢外侧麻木,灼热,麻木部位从臀部外侧至外踝,就是我们西医学所说的坐骨神经分布的区域。但一般来说,腰椎间盘突出引起的坐骨神经痛主要是以腰部疼痛为主,但这个患者腰部没有症状,而主症是麻木,不是疼痛,还伴有右上肢的麻木,所以可能与手术损伤了神经有关系。根据中医辨证来看,舌苔薄黄腻,是有湿热阻滞了经络,舌底脉络紫黯,提示有瘀,因此,治疗以四妙散清利湿热,黄芪虫藤饮加红花通经活络。

案例五 泄泻案

陈某,女,40 岁。湖南长沙人。

患者因大便溏泄 10 年就诊。

患者从 2006 年起出现大便溏泄,甚至水样便,2~3 次 /d,饮食稍有不慎则大便溏泄加重,伴有胃脘部胀痛、食少,小便正常。舌苔薄白,脉细。

西医诊断为"慢性结肠炎"。

辨证:脾胃气虚。

治法:健脾益气。

选方:参苓白术散加减。

处方:党参15g,炒白术10g,茯苓15g,陈皮10g,砂仁10g,炒扁豆15g,怀
山药15g,炒薏苡仁15g,莲子10g,山楂10g,甘草6g。20剂,水煎服。

讲析:这个患者病情比较简单,主症是大便溏泄,无明显寒热的表现,就是
由脾胃虚弱引起的纳运失调,湿阻肠道而腹泻,用参苓白术散健脾化湿止泻。

案例六　瘿病案

熊某,女,10岁。湖南汨罗人。

患者因甲状腺肿大5年就诊。

患者于2011年被诊断为"甲状腺功能亢进",经治疗后2014年查各项指
标正常,但2015年11月"T_3、T_4"再次升高。现症见:甲状腺弥漫性肿大,双目
外突,自汗,口干。食纳可,小便黄,舌苔薄黄腻,脉滑数。

辨证:痰热互结。

治法:清热化痰散结。

选方:普济消毒饮加减。

处方:黄芩6g,黄连2g,陈皮8g,桔梗10g,板蓝根10g,连翘10g,牛蒡子
10g,马勃5g,玄参10g,浙贝30g,夏枯草10g,三棱6g,莪术6g,甘草
6g。30剂,水煎服。

讲析:甲亢这个病还是比较难治的,总的来说,甲亢的病机大多数属于阴
虚阳亢,但它有很多症状,常见以下五大主症:一,甲状腺肿大;二,双目外突;
三,自汗、盗汗;四,怕热;五,心慌。但是有的人症状突出,有的症状不明显,中
医治疗就要抓住主症进行辨证治疗,而不能像西医一样只控制甲状腺指标。
这个患者的表现就是以甲状腺肿大为特点,兼有双目外突,自汗,舌苔黄腻,因
此是有火的。如果是以自汗、盗汗为主症,常用当归六黄汤加减;如果是以心
悸、心慌为主症,一般用天王补心丹加减;如果是以烦热为主症,多用大补阴丸
加减;如果是以甲状腺肿大为主症,一般用消瘰丸或海藻消瘰丸加减。这里我
说的是常用方,这个患者是痰热互结,就用普济消毒饮加减清热化痰散结。

现场答疑

学员: 系统性红斑狼疮是否可以治愈?

熊教授: 系统性红斑狼疮是西医病名,它的主症有两个:一,面部红色斑

疹;二,关节疼痛。临床上多见有湿热伤血,常用方是吴鞠通的宣痹汤和《医宗金鉴》的加味二妙散。此病后期应该益气养血,如果还兼见少量斑疹的,可以用消斑青黛饮加减。我这里只是为大家提供一个思路,提出最基本的治疗方案,注意三方面,以清湿热、清血热、补养气血为主。

学员:请问中风导致半身不遂的诊治方法。

熊教授:中风引起的半身不遂属于中风病中的中经络,口眼㖞斜也是中经络,舌謇语涩如果没有出现昏迷也是属于中经络,昏迷就属于中脏腑。中风后遗症多见以下三种情况:半身不遂,口眼㖞斜,舌謇语涩。半身不遂分两种情况:一种是风,另一种是瘀。我们不能一见到半身不遂就开补阳还五汤,那是错误的,临床上由风引起的半身不遂比由瘀阻导致的要多得多。如果半身不遂以麻木、痉挛为特点,就用黄芪虫藤饮为主方;如果以疼痛为主要特点,甚至疼痛肿胀、灼热,就用大秦艽汤;如果以瘀阻为主要特点,如爪甲发黑、嘴唇发紫,舌色紫黯,就用补阳还五汤。舌謇语涩的症状主要就是由痰浊引起的,如果兼有舌苔黄腻,大便结、小便黄,这是痰热互结,就用解语丹加大黄;没有舌苔黄腻、大便结,就只用解语丹,这个方出自程钟龄的《医学心悟》,效果很好。如果以口眼㖞斜为主症的,就用天麻止痉散,或天麻牵正散。这是我告诉大家的一个基本的治疗方略。

学员:请问耳鸣如何辨证施治?

熊教授:耳鸣有实证和虚证。虚证常见两种情况:一是气虚,清气不升,常伴有精神疲乏,脉细,常用方为益气聪明汤;二是肾虚,常伴有腰膝酸软,腰痛,遗精,甚至夜尿频多,这才是肾虚,常用方为耳聋左慈丸。年轻人肾虚引起的耳鸣是很少见的。肾怎么虚?只有房事过多,或年龄衰老,如女子七七天癸竭,男子八八肾气衰,这时候才是肾虚的时候,因此,不要一见到耳鸣就认为是肾虚。耳鸣实证比较常见的有三种:一是气滞,常表现为耳朵胀痛,不仅是耳朵里面响,还有时候如雷鸣般轰鸣,并有明显的胀痛,常用方是王清任的通气散;二是肝胆火旺,口苦,耳痛,双目红赤,舌红苔黄,脉弦数,常用方为龙胆泻肝汤;三是痰浊,这个比较常见,多见口中有痰,耳鸣症状时轻时重,常用方为温胆汤。

学员:请问肠道激惹综合征的中医治疗方法。

熊教授:肠道激惹综合征是个笼统的概念,因为受寒、吃冷热饮,食用辛辣食物等,都可能对肠道造成刺激,出现腹痛、腹胀、便秘、腹泻等症状。因此,对于这个病,中医没有固定的治疗方法,关键还是要根据具体症状,分清是湿热,还是寒湿、食积,或者气滞,采取不同的治疗方法,总之,要辨证论治。

学员：本人有高血压家族史，最近体检也发现自己血压升高，但没有明显的眩晕症状，请问高血压中医如何辨证施治？

熊教授：高血压是个常见病，有的是原发性的，有的是继发性的，比如肾病、心脏病、糖尿病等很多种疾病都可以引起高血压。在中医的辨证中，高血压的病机以阴虚阳亢为多见，当然还有特殊的。阴虚阳亢又有三种表现：一，肝阳上亢化火，常见口苦、咽干，舌红苔黄，脉弦数，常用方为天麻钩藤饮；二，阴虚阳亢未化火，常见潮热，自汗，头晕，口干，烦躁，常用镇肝熄风汤；三，以明显的肝肾阴虚为主，症状不仅有头晕，还伴有手足的颤动，手足心热，舌红绛无苔，脉细，这是水不涵木，常用方为大定风珠。另外，还有几种特殊情况：如肾阳衰微、寒饮上逆可以造成血压上升而头晕，常用方为济生肾气丸；若为肾阴不足的，常用方为左归饮、杞菊地黄丸等；还有就是瘀血引起的高血压，这个在临床上也不少见，必然伴有瘀血的表现，如嘴唇发紫，面色紫黯，爪甲青紫，胸痛身痛，女子月经量少、色黑等，常用方为血府逐瘀汤。这就是高血压最常见的几种证型，还有其他的证型则需根据具体症状来进行辨证施治。

临床现场教学第 28 讲

时间:2016 年 8 月 22 日

案例一　闭经案

黄某,女,33 岁。湖南娄底人。

患者因闭经 10 月求诊。

患者素来月经量少,但行经时无其他不适,此次无明显诱因出现闭经 10 月。现症见:心烦易怒,时有腰痛,口苦,食辣后易腹泻。舌紫苔薄白,脉弦细数。

盆腔 B 超示:盆腔少量积液。

辨证:肝郁化火,气滞血瘀。

治法:清肝解郁,行气活血。

选方:丹栀逍遥散加味。

处方:当归 10g,赤芍 15g,炒白术 10g,茯苓 15g,柴胡 10g,丹皮 10g,黄连 3g,川牛膝 20g,桃仁 10g,红花 6g,甘草 6g。30 剂,水煎服。

讲析:关于妇科病,除了经带胎产四大类,其余的疾病都和内科是一样的,因此,古代大内科就包括妇科。在《医宗金鉴·妇科心法要诀》里就包括月经先期、月经后期、月经量少、月经量多、崩漏及闭经,这些都属于月经病。其他月经期间的一些兼症,如经行头痛、经行腰痛、经行腹痛、经行口疮、经行吐泻等,也属于月经病。就闭经而言,首先应当分清实证与虚证。实证主要有血瘀、寒凝、气滞这三种,寒气凝结、瘀血阻滞以及气郁都可导致闭经。虚证包括气血亏虚与阴虚。比如肺结核,以前称肺痨、虚劳病,肺痨后期都有阴虚,阴虚到了一定程度就会导致闭经。虽然现在结核病的发病率比较低了,但是很多久病或体质比较虚弱的,特别是阴虚血弱的人,也会出现闭经,中医称之为"血枯经闭"。所以治疗闭经我们要抓住这两大类,现在还出现了一种新的情况:一些患者因人流术刮宫,损伤子宫内膜,导致月经量少或闭经的现象时有发生,特别是无痛人流容易造成这种情况。

此患者脉弦细数,脉弦为肝郁,肝郁化火,所以出现一派火象,如心烦,小便黄,口苦,舌紫说明肝郁血瘀。至于食辣后出现腹泻,这是肠道的湿热,与闭经的原因不一样。对于气郁化火兼瘀导致的闭经,治疗用丹栀逍遥散加桃仁、红花。我们还要兼顾病人的另一个症状——腰痛,因此加川牛膝。因患者容易腹泻,所以要调整栀子这味药,张仲景在《伤寒论》中说过:"凡用栀子汤,病人旧微溏者,不可与服之"。"旧微溏"就是素有大便稀溏,因为栀子有润肠的作用,所以在这里去栀子,改用黄连,以避免引起腹泻。

案例二 痹证案

叶某,女,44 岁。湖南汨罗人。

一诊:2016 年 7 月 22 日

患者因反复发作左下肢紫红色结节及关节疼痛 4 年就诊。

患者有"结节性红斑"病史 4 年,左下肢多发性、结节性红斑反复发作,伴全身关节疼痛,以腰腿部为甚,用激素控制疼痛,月经量少。苔薄黄腻,脉细。

辨证:湿热瘀阻。

治法:清化湿热,通络散结。

选方:加味二妙散合活络效灵丹加味。

处方:苍术 5g,黄柏 8g,川牛膝 20g,薏苡仁 20g,秦艽 10g,萆薢 10g,汉防己 6g,当归尾 10g,丹参 15g,煅乳香 8g,煅没药 8g,赤小豆 15g,三棱 6g,莪术 6g。30 剂,水煎服。

讲析:结节性红斑就是皮下长出结节,这个病多发于下肢,而且主要发在胫骨周围,颜色发红,甚则发紫,局部疼痛,严重的有多个结节,可以伴有关节疼痛,西医可以用激素治疗,但是病情常常反复发作,这个病人就反复发作 4 年了。结节性红斑是怎么形成的呢? 我临床观察发现,它的基本病机是瘀阻,个别还夹有痰凝,一般有两种情况:一是湿热,二是寒湿。此患者舌苔薄黄腻,因此是湿热引起的,月经量少证实了有瘀阻,所以治疗上就需要用加味二妙散清湿热,合活络效灵丹通血络,消结节。

乳香、没药都是要煅的,乳香是有油的,生乳香、生没药都是有辛辣气味的,如果没有炮制好,服药后就会引起呕吐,尤其是乳香,如果油没有去尽,还会引起腹泻。所以医生越当久就越胆小害怕,怕什么? 怕药品质量不好,炮制不规范,对于疾病的治疗是有很大影响的,甚至还会出现反作用。还有一些药物用硫黄熏,用以防止发霉、长虫,但是药品的效果就大打折扣了。

二诊:2016 年 8 月 22 日

患者服中药后左下肢结节明显变小,疼痛明显减轻。舌苔薄黄,脉细滑。

辨证:湿热下注,脉络瘀阻。

治法:清化湿热,祛瘀散结。

选方:加味二妙散合活络效灵丹加减。

处方:苍术 6g,黄柏 6g,川牛膝 20g,薏苡仁 20g,萆薢 10g,秦艽 10g,当归 10g,丹参 10g,煅乳香 10g,煅没药 10g,三棱 6g,莪术 6g,王不留行 10g。30 剂,水煎服。

讲析:西医所称"结节性红斑",中医没有这个病名,它属外科病,不属于内科,但我们作为基层医生,什么都要学。我以前说过,中医要学真本事,就要下基层。因为在基层,在农村,只要你是医生,老百姓不管什么病都会找你,他们不会管你是内科、外科、妇科还是儿科医生。这样一来,作为医生就要去想办法应对各种病症,那么见得越多就学得越多,见多识广,实践出真知。这个结节性红斑的病机就是络脉瘀阻。根据个人体质,有的因为湿热,有的因为寒凝,阻滞了经络,造成瘀阻。这个患者就是因为湿热引起的,上次就诊时就是黄腻苔,且腰腿酸痛,所以用清湿热,通血络,消结节的方法治疗,效果很明显。因此,此次仍然用加味二妙散合活络效灵丹清利湿热。

案例三　皮下肿块案

李某,女,41 岁。湖南汨罗人。

患者因全身多处皮下肿块、疼痛半年求诊。

患者全身多处皮下出现肿块,蚕豆大小,高出皮面,局部皮色略显紫红,发时肿块疼痛,不痒,并可自行消除,时发时止。兼口干,易发口疮,月经提前。舌红,舌边紫,苔黄,脉滑数。

西医检查示:甲状腺弥漫性病变、多发性非均质肿块。

辨证:火热夹瘀。

治法:清热解毒,活血散结。

选方:仙方活命饮合三黄解毒汤。

处方:黄连 4g,黄柏 10g,黄芩 10g,金银花 15g,当归尾 10g,赤芍 10g,煅乳

香 10g,煅没药 10g,三棱 6g,莪术 6g,皂刺 10g,花粉 15g,浙贝 30g,
白芷 15g,陈皮 10g,防风 6g,甘草 6g。30 剂,水煎服。

讲析:患者易发口疮,月经提前,且舌红舌边紫,苔黄,脉滑数,显然是火热
之证导致脉络瘀阻出现结节。因此,予仙方活命饮合三黄解毒汤清热解毒,活
血散结。

案例四 月经量多案

郑某,女,42 岁。湖南岳阳人。

患者因月经前乳房胀痛,经期延长就诊。

患者月经 23~24 天一行,经期长达 13~15 天,月经色黯,有血块,经前乳房
胀痛。素有白带多,色黄,兼有精神疲倦,颈部胀痛。舌苔薄黄腻,脉弦细数。

B 超示:多发性子宫肌瘤,乳腺小叶增生。

辨证:肝郁血瘀夹湿热。

治法:疏肝化瘀散结,兼清湿热。

选方:疏肝消瘰丸合葛根姜黄散加味。

处方:党参 15g,浙贝 30g,生牡蛎 30g,当归 10g,白芍 10g,川芎 5g,柴胡
10g,香附 15g,郁金 10g,青皮 10g,橘核 10g,黄柏 10g,薏苡仁 15g,
葛根 30g,片姜黄 15g,威灵仙 15g,甘草 6g。30 剂,水煎服。

讲析:这个患者的主要问题是经期延长达半月不干净。造成漏下的原因
是肝郁血瘀夹湿热,因为她有经前乳房胀痛,乳中有结节,月经色黯,有血块,
这是肝郁血瘀;黄带多,是湿热。西医检查其病因是由于子宫肌瘤,而月经量
多的子宫肌瘤相对月经量少的在治疗上更难。肌瘤朝子宫里面长,容易造成
漏下,甚至崩漏,所以治这个病不能猛消,只能缓消,同时还要兼顾湿热引起的
黄带。治疗用疏肝消瘰丸,一治子宫肌瘤,二治乳房结节;合葛根姜黄散治颈
椎病,加黄柏、薏苡仁清湿热、治黄带。

案例五 小儿抽动症案

黄某,女,6 岁。广东广州人。

一诊:2016 年 7 月 22 日

患者因眼睑瞤动就诊。

患儿时有眼睑瞤动,偶有耸肩等动作,诊断为"小儿抽动症"。现症见:

眼睑掣动,偶有耸肩,喉中扁桃体红肿,有痰,大便干。舌红苔薄黄腻,脉细滑而数。

辨证:痰热夹风。

治法:化痰清热,息风止痉。

选方:玄贝升降散合天麻四虫饮、芍药甘草汤加减。

处方:玄参10g,浙贝20g,桔梗10g,僵蚕20g,全蝎3g,蝉衣10g,片姜黄6g,酒大黄2g,白芍10g,黄芩6g,天麻15g,钩耳15g,甘草6g。20剂,水煎服。

讲析:抽动症是常见的儿科疾病,常表现为挤眉弄眼,严重的甚至摇头摆体,抽动的时候还伴有叫声。我治疗过一个最严重的患儿,大概十二三岁,有七八年的抽动病史,学校都不敢收他,因为发作频繁,几十秒钟甚至十几秒钟就要发作1次,不仅抽动,还伴有怪叫,严重影响课堂秩序,一直休学在家,治疗了1年时间才改善症状。这个患者是轻微的,仅仅是眼睑有点掣动。抽动症患者有一个共同的表现就是多动,一般都是坐不住的。我还发现这类患者大多数会出现扁桃体肿大,所以患者一来我就要看他的咽喉。说明这个病和咽喉是有关联的,所以治疗既要治咽喉,又要治抽动。这个患者舌红苔薄黄腻,脉细滑数,是有火的表现,喉中有痰,是痰热夹风。所以治疗要化痰清热息风,既要治咽喉、又要治肝风。治咽喉用玄贝升降散,治肝风用天麻四虫饮、芍药甘草汤。

关于这个处方中的酒大黄,因为大黄是泻药,大黄有一种炮制方法是酒炒,所以叫酒大黄,又叫熟大黄,它和生大黄是不一样的。生大黄的作用主要是通大便、泻火的,而酒大黄有缓和泻下的作用,如果是清上焦之火和血分的热就必须用酒大黄,这就是生大黄和酒大黄的区别。一般书中说大黄要后下,其实大黄应该辨证使用。如果主要起泻下的作用就要后下,如果只要清火就不用后下,我们不要教条主义,要根据病人的实际情况因证施治。中医讲究要因人、因地、因时制宜,所谓三因制宜,其实应该是四因,还有因证,要根据不同的症状、体征进行治疗。

我们使用的钩藤有两种,一种是钩藤,一种是钩藤钩,钩耳就是钩藤钩。两者药用部位不同,治疗的侧重点亦不同。钩藤是用来通经络、治麻木的;钩耳是藤上长的小钩钩,像鱼钩一样的,专门用来息风的。

二诊:2016年8月22日

患者服中药治疗后眼睑掣动、耸肩等症状减轻,但近日扁桃体肿大,大便干。舌苔薄黄,脉细数。

辨证:肝阳化风。

治法:平肝息风。

选方:镇肝熄风汤合玄贝升降散加味。

处方:天麻 15g,钩耳 20g,代赭石 10g,炒龟板 20g,生龙骨 15g,生牡蛎
　　15g,天冬 8g,白芍 10g,怀牛膝 10g,玄参 10g,浙贝 20g,桔梗 10g,僵
　　蚕 15g,片姜黄 6g,蝉衣 10g,酒大黄 2g,甘草 6g。20 剂,水煎服。

讲析:小儿抽动症现在临床上比较多见,但是在 20 世纪 80 年代之前是比
较少见的。为什么现在这种病这么多,我估计还是与现在的食物有关。现在
的孩子喜欢吃零食、喝饮料,而这些食品中有的添加了不应有的物质,小孩子
吃多了会引发出许多不应有的病症。比如,去年我诊治一个小女孩,因个子矮
小,她母亲就给她吃了几个胎盘,结果 6 岁就出现了乳房发育。因此,饮食一
定要注意啊!

　　抽动属中医"肝风内动"的范畴,《黄帝内经》指出:"风胜则动""风以动
之""诸风掉眩,皆属于肝"。所以用镇肝熄风汤治疗,因她还兼有扁桃体肿大,
所以加玄贝升降散。

案例六　中风后遗症案

刘某,女,51 岁。河南许昌人。

一诊:2016 年 5 月 21 日

患者因右侧口角流涎、言语不清 4 年就诊。

患者 2012 年 6 月突发右侧口角流涎、言语不清,诊断为"脑梗死"。现症
见:舌謇语涩,口角流涎,口中痰涎甚多,味觉不灵敏,神志清楚,但精神疲倦,
头晕,行步不正,大便秘结。舌红苔黄腻,脉细滑数。

辨证:痰热阻络。

治法:清热化痰通络。

选方:解语丹加大黄。

处方:石菖蒲 20g,炙远志 10g,法夏 10g,胆星 6g,野天麻 20g,茯苓 30g,僵
　　蚕 20g,全蝎 5g,蜈蚣 1 只(去头足),浙贝 30g,广木香 5g,羌活 8g,
　　生姜 2 片,生大黄 4g,甘草 6g。30 剂,水煎服。

讲析:患者以舌謇语涩为主症,她有一个明显的特点就是口中痰涎甚多。
而痰有寒痰和热痰两种,所以我特意问了她的大便情况,果然大便秘结,加上
舌苔黄腻、脉象滑数,因此是痰热内阻引起的语涩。要化痰解语,用解语丹。

临床现场教学第 28 讲

解语丹出自程钟龄的《医学心悟》，原方中有白附子，因其性温热，所以在这里不用。我加了浙贝化热痰，加茯苓化饮，加强化痰涎的作用。

二诊：2016 年 8 月 22 日

患者服药后舌謇语涩略减，仍口中流涎，行步不正，头晕，大便干。舌苔黄滑腻，脉滑。

辨证：痰浊阻络。

治法：化痰通络。

选方：解语丹加味。

处方：石菖蒲 30g，炙远志 10g，法夏 10g，胆星 6g，羌活 10g，广香 5g，天麻 20g，僵蚕 30g，全蝎 5g，蜈蚣 1 只（去头足），生大黄 5g，生姜 3 片，甘草 6g。30 剂。另包：鲜竹沥 15 盒，分 30 天口服。

讲析：中风的中医治疗，分为中经络和中脏腑两种情况。中经络会出现半身不遂、口眼㖞斜、舌謇语涩等；中脏腑会出现昏迷。中风有三个病理因素：一是风，二是痰，三是瘀。此患者口中流涎，舌苔黄滑腻，脉滑，是非常典型的痰证，因此，治疗必须着重于化痰。患者还有大便干结，这是痰与热结，所以用解语丹加大黄。

案例七　痹证案

郭某，女，52 岁。河南许昌人。

患者因全身冷痛，畏寒恶风 22 年而就诊。

患者 22 年前因小产后睡地铺受寒，逐渐出现全身冷痛，畏寒恶风，动则汗出。口不干，但多发口疮，小便黄。舌苔薄黄腻，脉细略数。

辨证：气血不足，风寒痹阻。

治法：补益气血，祛风除痹。

选方：三痹汤加减。

处方：西洋参 6g，黄芪 30g，当归 10g，白芍 10g，熟地 10g，川芎 6g，独活 10g，防风 10g，秦艽 10g，细辛 3g，杜仲 10g，怀牛膝 15g，续断 15g，茯苓 10g，黄柏 5g，煅龙骨 30g，煅牡蛎 30g，甘草 6g。30 剂，水煎服。

讲析：这是个慢性病，患者因为小产后出现这些症状，中国人是非常注重产后休养的，不能受风，不能受寒，不能受湿，不能劳累。因为产后体质虚弱、气血不足之时，睡卧地板，风寒湿邪侵袭人体，加上病情有 20 年之久，这就会出现很多变化。患者既一身冷痛且畏寒恶风，又有舌苔薄黄腻，脉细略数，病情颇为复杂。因为风寒湿邪在体内，日久可以从热化；还有病人原本是体质虚弱，由于时间长、且有的医生看到患者恶风畏寒，就大量用干姜、桂枝、附子之品，长期服用大量温热之品会产生火热。但这是次要的，主要还是气血不足、风寒痹阻。因为气不足，卫气不固而自汗不止；一身疼痛，则既可因风寒痹阻所致，也可因为气血不足引起，治疗要补气养血，祛风散寒除湿。因为患者还有热化的表现，可以加一点清热药，但不能多。因此，用三痹汤去桂枝，加黄柏，再加煅龙骨、煅牡蛎敛汗。

现场答疑

熊教授：我今天是带病工作，只简单地讲一个问题——怎样才能做一个好中医。

一个好中医就是能够为病人解决问题，绝不是去谋求名利。当一个好中医，有几点特别重要。第一，"望闻问切"四诊要熟练，并且要特别熟练。不能望了半天看不出病人的特点，听不出声音气息，切脉不知道切了什么脉，问诊问不出重点。诊断学一定要熟练，才能抓住病人的主要特点。第二，辨证思维要清晰，当你坐上了诊断桌时，病人的呼吸、语音，说过的话都要注意，要把病人的全部情况进行综合分析，判断其病变的性质和部位。第三，方剂知识。我们在辨证之后就要选定主方，如果开不出主方，你治病就没有把握，疗效就不用说啦。所以这三点非常重要。

我们不能把简单的问题复杂化，怎样才能不复杂，就源于功底是否扎实，经典的熟练度和临床的敏感度。理论要扎实，经验要丰富，这样就有敏感度，这样看病才能很熟练，才能得心应手。看病不是时间越长越好，不是看一个小时、看一天就能看好，有人说我看病快，这是不了解中医，不了解我。我看病越是看得快，病就好得快，如果看得慢，就是因为思维不够敏捷，反应不过来，那对这个病的治疗效果就不一定好。中医基本知识熟练，又有丰富的临床经验，诊断辨证敏感，处方就容易出来。

中医看病要注重用自己的诊断方法，西医的检查只是起辅助作用，而不是指导作用。中医用听诊器和血压计干吗呢？怎么不好好地把脉？把浮沉迟数弄清楚。现在有很多怪现象，西医开中成药，中医开西药，而且开很多，这都是不对的。我们行医的真正目的是社会效益，而不是经济效益，当医生就是要积德。

临床现场教学第 29 讲

时间:2016 年 9 月 24 日

案例一 胸痹案

陈某,女,48 岁。湖南岳阳人。

患者因胸闷、气短 40 余年就诊。

患者有"先天性心脏病"病史,现症见:胸闷、心悸、气短,自汗,胸部时有刺痛感,时有咳嗽,口干、口甜,睡眠不安。舌苔薄黄腻,脉细而结。

心脏 B 超示:室间隔缺损,左心室扩大,二尖瓣、三尖瓣反流。

辨证:心气不足兼痰浊。

治法:补益心气兼化痰。

选方:十味温胆汤合生脉散加味。

处方:西洋参 6g,麦冬 20g,五味子 6g,丹参 30g,炙远志 10g,炒枣仁 20g,陈皮 10g,法夏 10g,茯苓 15g,枳实 6g,竹茹 10g,煅龙骨 20g,煅牡蛎 20g,佩兰 15g,田七片 15g,炙甘草 10g。30 剂,水煎服。

讲析:患者是先天性心脏病,有室间隔缺损,只有手术才能根治,中医治疗只能缓解症状,减少发作。患者有明显的胸闷、气短、自汗,主要是心气虚,舌苔黄腻,兼有痰浊,因此用十味温胆汤合生脉散补心气、助呼吸、化痰浊,再加龙骨、牡蛎敛汗,因为汗多会导致气阴更虚。她虽然舌不紫,面唇无紫绀,但胸部有刺痛感,因此加田七片活血化瘀。

案例二　焦虑症案

赵某,男,44 岁。重庆人。

患者因精神紧张焦虑、失眠 5 年就诊。

现症见:患者精神紧张、焦虑,心烦易怒,时有恐惧感,严重失眠,入睡困难,多梦,白天精神疲乏,头晕,记忆力减退,腰膝酸软,下肢乏力,口中多痰,大便溏泄。苔薄黄腻,脉细数。

辨证:心气不足,痰热内扰。

治法:补益心气,化痰安神。

选方:安神定志丸合黄连温胆汤加味。

处方:西洋参 6g,石菖蒲 20g,炙远志 10g,龙齿 30g,茯神 15g,黄连 5g,陈皮 10g,法夏 10g,茯苓 10g,枳实 10g,竹茹 10g,炒枣仁 30g,夜交藤 15g,天麻 20g,炙甘草 10g。30 剂,水煎服。

讲析:这个患者虽然症状较多,但主要由于心气不足,痰热内扰。精神疲乏、恐惧,头晕,这是心气虚的表现,痰热内扰心神,故有紧张、焦虑,心烦易怒及失眠;舌苔黄腻,口中多痰,也是痰热的表现。因此用安神定志丸合黄连温胆汤,再加酸枣仁、夜交藤安神。

案例三　瘿病案

熊某,女,22 岁。江苏人。复诊。

患者因甲状腺肿大 6 年就诊。

患者有"甲状腺功能亢进"病史 6 年,现症见:甲状腺肿大,双目外突,自汗,烦热,痰多。舌苔薄黄腻,脉细滑数。

辨证:痰火郁结。

治法:清热化痰散结。

选方:普济消毒饮加味。

处方:黄芩 10g,黄连 3g,陈皮 10g,桔梗 10g,板蓝根 10g,连翘 10g,牛蒡子 10g,马勃 5g,玄参 15g,浙贝 30g,夏枯草 10g,煅龙骨 20g,煅牡蛎 20g,甘草 6g。30 剂,水煎服。

讲析:这个患者是第二次就诊,甲状腺肿大、眼突、自汗、烦热等症状较前有明显改善,而且西医检查的指标也趋于正常。患者主要症状体现在眼睛

临床现场教学第29讲

271

和颈项部,这是肝经循行部位,兼痰多,舌苔薄黄腻,脉细滑数,因此是肝经火热,痰气郁结。选用普济消毒饮加浙贝、夏枯草清热化痰散结,再加龙骨、牡蛎止汗。

补充一个中药学知识,龙骨和牡蛎有两种,一种是生的,一种是煅的,这两种药都有敛汗涩精的作用。但生用有镇肝潜阳的作用,比如说张锡纯的镇肝熄风汤就用生龙骨、生牡蛎;煅用的以敛汗涩精为主,比如《证治准绳》的龙骨汤就用煅龙骨、煅牡蛎。

案例四　闭经案

吴某,女,28 岁。湖南岳阳人。

患者因闭经 4 年就诊。

患者有"系统性红斑狼疮"病史 10 年,现症见:闭经 4 年,面色淡白,气短疲乏,动则自汗,食少纳呆,四肢关节疼痛。舌苔薄黄,脉细数。

辨证:脾胃虚弱,气血不足。

治法:健脾益气补血。

选方:黄芪六君子汤合四物汤。

处方:西洋参 6g,黄芪 30g,陈皮 10g,法夏 10g,炒白术 10g,茯苓 15g,当归 10g,熟地 10g,白芍 10g,川芎 10g,神曲 10g,甘草 6g。30 剂,水煎服。

讲析:这个患者是因为久病导致的虚证,脾胃虚弱,气血不足,所以月经也停了。因此治疗不能用活血的药物通经,而是要健脾益气补血,气血充足,自然就能来月经了。

现场答疑

学员:有时候熊老师将炙甘草汤中的火麻仁改为酸枣仁,请讲讲其意义。前面"先天性心脏病"的患者为什么加佩兰?

熊教授:炙甘草汤中没有酸枣仁,但是将火麻仁改为酸枣仁,好像喻嘉言用过,可以加强养心安神的作用。"先天性心脏病"的患者加用佩兰,是因为她有口甜的症状。在《黄帝内经》十三方中有一个"兰草方","有病口甘者……此五气之溢也,名曰脾瘅。夫五味入口,藏于胃,脾为之行其精气,津液在脾,故令人口甘也……治之以兰,除陈气也。"这个兰,就是佩兰,它可以化湿浊,除口甜。

学员:请问茯苓的用量。

熊教授:茯苓是个淡味药,而且性平,因此一般剂量都可以用。比如苓桂术甘汤中茯苓就是大剂量的,可用到30~40g,它有化饮、利湿、健脾三大功效。

学员:我也治疗过糖尿病全身水肿的病人,用五苓散合苓桂术甘汤,可以吗?

熊教授:虽然糖尿病的主要病机是阴虚燥热,但还是会出现很多并发症,在出现并发症的时候,就要抓住主要矛盾。特别是下消后期可由于阴损及阳,出现肾阳虚。所以我们要根据具体的症状表现来辨证,如果患者有恶寒、肢厥、水肿等症状,是阳虚水泛,肯定就要温阳化饮利水。

学员:脉细,脉弦,脉数怎么区别?

熊教授:这是脉学的知识。脉数,一息六至;脉弦,弦者张弓也,就是弦劲的意思,就像拉弓一样。滑脉是很流利的,古人形容"如盘走珠"。脉细就是脉体摸起来很细,所谓脉细如丝。

学员:仙方活命饮和普济消毒饮这些苦寒的药方,长时间使用有危害吗?

熊教授:我们处方都是根据病人的病情来开的,比如说黄连、黄芩之类的药物,一定是患者火热之象非常明显才可以用。至于服药时间长短,是慢性病才可以长时间服用,急性病就不需要长期服用。

急性病我们就要让它好得快,用药剂量大;慢性病好得慢,用药剂量小。所以我常说,治急病要有胆有识,治慢病要有守有方。所谓治急病要有胆有识,就是对于急性病要诊断准确,敢于用药。我早年曾经治疗一个17岁的患流行性脑脊髓膜炎的男孩,高热41℃,全身抽搐,角弓反张,神志不清,身上还有疱疹,我就给他用了大剂量的清瘟败毒饮。其中生石膏用了半斤,水牛角、黄连、生地、玄参都用一两。当时在农村都是用大锅煎药,煮出来五六碗,就是这样一碗一碗地灌,1剂药下去病人就清醒了。前几年,我还到怀化去给一个危重病人会诊,他是一个23岁的小伙子,得了病毒性肺炎,发热20多天,高达40℃,昏迷,上了呼吸机,我给他用了大剂量的生脉散合三石汤,2剂药吃完就退热了,人也清醒了,呼吸机就撤下来了。这就是治急病要有胆有识,轻描淡写用药是解决不了问题的。而治慢病要有守有方,守就是要能守住治疗方案,同样也是建立在辨证准确的基础上,制订系统的治疗方案。否则今天用这个方,明天用那个方,抱着试试看的态度,那就麻烦了。比如今天这个"甲亢"的病人,已经用了30剂普济消毒饮,甲状腺肿大、目突等症状均减轻,已经取得了明显疗效,仍然还是开普济消毒饮30剂,这就是有守有方。

治急病要有胆有识,治慢病要有守有方,这两句话是我总结的,但这个治病的思想来自于吴鞠通的《温病条辨》:"治外感如将,治内伤如相。"将军就是逢山开路,遇水架桥,要冲锋陷阵,斩关夺隘,就要猛。而宰相就不一样,要运筹帷幄,全面布局,能够守得住,这就像我们治疗慢性病一样。

临床现场教学第30讲

案例一　鼻咽癌案

刘某,男,50岁。湖南娄底人。

患者因"鼻咽癌"求诊。

患者因"鼻咽癌"在肿瘤医院做第二次化疗。刻下自觉症状不明显,无明显口干、鼻干、咽干、咽痛、鼻衄等症。但恶心欲呕,不欲食,精神疲乏,大便较干。舌苔薄黄腻,脉滑数。

辨证:痰热内阻。

治法:清热化痰。

选方:麦门冬汤合小陷胸汤加减。

处方:西洋参6g,麦冬40g,法夏10g,黄连5g,炒瓜壳10g,蛇舌草15g,花粉15g,大枣6g,甘草6g。30剂,水煎服。

讲析:一般来说,鼻咽癌患者化疗后的症状是鼻咽、口舌干燥,这是最突出的,但此患者这些症状表现都不明显。鼻子也没有出血,也没有咽痛,但患者咽部还是有点红。鼻咽癌症状表现不明显,说明化疗已经起作用了。现在的症状是欲呕吐,不欲食,精神疲乏,这是化疗后的反应,脉滑数、舌苔薄黄腻都是痰热内阻的表现。因此在治疗的时候,要解决两个问题:第一,清化痰热,控制癌变,这和化疗是同一目标;第二,缓解化疗反应,要改善进食,止呕吐,所以处方就是麦门冬汤合小陷胸汤。麦门冬汤可以控制化疗后的反应,小陷胸汤可以清化痰热,因为鼻咽和肺是相联系的,鼻咽的疾病向内可以影响到肺,所以就要阻断这条路,不能让它向内发展,要将胸膈的痰热去除,故用小陷胸汤。

加一味蛇舌草,一味栝楼根(天花粉)。这两个方都是经方,都是张仲景的。炒瓜壳里面有瓜蒌仁,这是带油脂的,如果没炒好,吃了会拉肚子,所以我们在用的时候要注意,如果病人大便溏或者容易拉肚子,就要慎用,由于此患者大便干,所以用 10g 炒瓜壳,可以起到化痰利膈、润滑大便的作用。

案例二　便秘案

王某,女,63 岁。河南人。

患者因大便困难、胃脘及小腹胀 4 年求诊。

患者时有胃脘及小腹胀痛,以胃脘部为甚,常有便意,但排便困难,量少不畅,兼嗳气、饮食难下,精神疲倦,睡眠较差。舌苔薄黄厚腻,脉弦。

西医诊断为"结肠冗长症"。

辨证:热阻气滞。

治法:行气清热导滞。

选方:大柴胡汤合麻子仁丸加减。

处方:柴胡 10g,黄芩 10g,法夏 10g,枳实 15g,白芍 15g,大黄 4g,火麻仁 30g,厚朴 30g,杏仁 10g,鸡内金 15g,炒莱菔子 15g。30 剂,水煎服。

讲析:关于腹胀,我们一定要注意病人胀在什么部位,是上腹部还是下腹部,这是有区别的。上腹是胃脘,下腹是肠。此患者以胃脘胀为主,亦有小腹胀,因此,病位在胃和肠,用大柴胡汤合麻子仁丸,大柴胡汤是解决胆胃气滞的,麻子仁丸就是解决肠燥便秘的,加鸡内金、炒莱菔健胃消食除胀。至于睡眠不好,与脘腹胀痛有关,所谓"胃不和则卧不安",因此,要先治疗脘腹胀。

案例三　痹证案

廖某,女,82 岁。湖南娄底人。

患者因腰腿疼痛伴下肢肿胀、肩颈胀痛求诊。

患者有"糖尿病"20 多年,现症见:腰腿疼痛伴下肢肿胀,兼肩颈胀痛,口干,易发口疮,偶有头晕、耳鸣,右腿皮肤瘙痒,大便偏稀,小便正常。舌苔黄腻,脉弦滑而数。

辨证:湿热阻络。

治法:清热利湿,通络止痛。

选方:加味二妙散合葛根姜黄散加减。

处方：葛根 30g,片姜黄 15g,威灵仙 15g,羌活 10g,苍术 6g,黄柏 10g,川牛膝 20g,草薢 10g,汉防己 6g,木瓜 15g,茯苓皮 15g,五加皮 10g,苦参 10g,白鲜皮 10g,连翘 10g。20 剂,水煎服。

讲析：中医治病要抓主症,抓重点。患者虽然有多年的糖尿病史,但"三多一少"症状不典型,现在最主要的就是腰腿疼痛,下肢肿胀,所以我们治疗的重点不在糖尿病。根据黄腻苔和弦滑脉来看,她的疼痛应该是湿热阻滞经络引起的,肩颈胀痛是颈椎引起的毛病。因此,治疗用清利下肢湿热的加味二妙散合治疗颈椎病的葛根姜黄散,加苦参、白鲜皮止痒,茯苓皮、五加皮消肿,再加连翘控制口疮。

案例四　痹证案

杨某,男,68 岁。湖南娄底人。

患者因颈部胀痛、双下肢麻木 7 年求诊。

患者颈部胀痛,双下肢麻木 7 年多,偶有头晕,易发口疮,大便干结。舌边紫苔薄黄,脉滑数。

患者有"糖尿病、颈椎病、腰椎间盘突出症"病史。

辨证:湿热阻络。

治法:清化湿热,活血通络。

选方:葛根姜黄散合四妙散加味。

处方：葛根 40g,片姜黄 15g,威灵仙 15g,苍术 6g,黄柏 10g,川牛膝 20g,薏苡仁 15g,木瓜 20g,地龙 10g,蜈蚣一只(去头足),桃仁 10g,甘草 6g。30 剂,水煎服。

讲析：此患者主要症状是在颈椎和腰椎,颈椎病导致颈部胀痛,而下肢麻木是腰椎间盘突出压迫神经,导致疼痛、麻木。中医还是要根据病人的舌苔、脉象来辨证,舌边紫苔薄黄,脉滑数是有湿热瘀阻,导致经络不通,气血运行不畅。因此,用葛根姜黄散治疗颈部的气血阻滞,四妙散清下焦湿热,蜈蚣、地龙、木瓜、桃仁可以通经络,增强活血通经止痛的效果。

案例五　月经先期案

郑某,女,42 岁。湖南汨罗人,复诊。

患者因月经先期量多、兼黄带较多就诊。

患者有"多发性子宫肌瘤、慢性宫颈炎、宫颈糜烂、乳房小叶增生"病史，月经先期、量多,乳房胀痛。经前诊治疗后乳房胀痛消失,月经量较前减少,但仍经期提前,黄带较多,精神疲乏,面色淡黄。舌苔薄黄,脉细。

辨证:气虚失摄,湿热下注。

治法:益气固经,清热祛湿。

选方:加参易黄汤合苡酱散、陈氏胶艾汤、二甲散。

处方:西洋参 6g,芡实 15g,黄柏 10g,怀山药 15g,白果 10g,车前子 10g,薏苡仁 15g,败酱草 10g,阿胶珠 10g,艾叶炭 10g,熟地 10g,白芍 10g,当归 10g,川芎 3g,黄芩 10g,生牡蛎 30g,炒鳖甲 30g,甘草 6g。30 剂,水煎服。

讲析:子宫肌瘤患者,有的月经量多,有的月经量少。根据我的临床观察,月经量多的治疗效果不佳,月经量少的治疗效果比较好。因为中医治疗这个病要用消法,"坚者削之",要用消结软坚的方法去治,这些药物都是要祛瘀的,而患者素来月经量多,使用祛瘀的药物,就会造成月经量更多,甚则崩血,因此效果不好。对于这一类患者,如果肌瘤较大,我建议手术。此患者身体虚弱,一是本身气虚不能固摄,造成月经先期、漏下;二是长期月经漏下造成气血虚弱,因此有精神疲倦、面色淡黄、脉细无力。还有一个就是湿热下注,导致黄带多。治疗就要益气固经和清除湿热。陈自明的陈氏胶艾汤可以治疗崩漏,二甲散是生牡蛎和炒鳖甲,有散结作用,控制子宫肌瘤;易黄汤和苡酱散清热祛湿,治疗黄带症。

案例六　心悸案

林某,男,61 岁。湖南长沙人。

患者因胸闷心悸 1 年余就诊。

患者 1 年前"脑梗死"后出现视物模糊,时有胸闷心悸,头晕,睡眠不安,无明显头痛、耳鸣及口苦等症,二便正常,舌苔薄白腻,脉细而结。

辨证:心气不足,痰阻心脉。

治法:补益心气,化痰通脉。

选方:十味温胆汤加味。

处方:西洋参 6g,丹参 15g,炒枣仁 30g,炙远志 10g,柏子仁 10g,陈皮 10g,法夏 10g,茯苓 15g,枳实 6g,竹茹 10g,菊花 10g,青葙子 10g,草决明 20g,天麻 15g,甘草 6g。30 剂,水煎服。

讲析:中医要特别注意脉象,患者脉细而结,是心气不足的表现,目蒙应该是心气不足,导致心血难以上养头目引起的。因此,予十味温胆汤补益心气,化痰通脉,再加菊花、青葙子、草决明以明目。

现场答疑

学员:患者子宫肌瘤为何不用三棱、莪术、炮甲之类消肿散结?

熊教授:我们治病要抓主症,解决主要矛盾。因为患者现在的主症是月经先期、量多、漏下,如果用三棱、莪术、炮甲之类的药,那会出现什么结果呢?月经量不就更多了嘛。所以中医治病要有步骤,我曾经说过,治疗暴病要有胆有识,暴病就是急症,治急症既要准确,又要果断;治疗久病,要有守有方,有方,就是要有方略,有系统、完整的治疗方案,有守,就是对正确的治疗方案要坚守住。对于这个患者,我们就要先解决月经先期、量多和湿热的问题,再去解决子宫肌瘤的问题,这就是步骤。

学员:月经先期怎么辨证论治?

熊教授:月经先期有虚证和实证之分,虚证多见气虚,实证多见血热;对一般的血症,主要也是把握这两点,一是气虚不能摄血,一是血热而迫血妄行。

学员:"多发性子宫肌瘤"的那位患者为何不用四君子汤合二妙散?

熊教授:四君子汤是健脾益气的,针对脾胃气虚、饮食消化吸收异常方面;二妙散是治疗湿热阻滞下焦导致的腰腿疼痛或痿证的。我们处方第一要针对主症,第二要针对病机。二妙散确实能够清除湿热,这个病机是把握了,但主症不对,不能治黄带,四君子汤可以补气,但不是针对月经漏下的问题,因此,选方时针对主症和病机,缺一不可。

学员:在治疗"多发性子宫肌瘤"的那位患者为何川芎仅用 3g,黄芩苦寒碍胃为何用 10g?

熊教授:患者本身就有湿热,用一点苦寒药物不至于碍胃。胶艾汤加黄芩,又叫"黄芩胶艾汤",是陈自明用的,我就直接称陈氏胶艾汤。为什么加黄芩?荆芩四物汤治疗血热引起的月经先期,和这个道理是一样的。至于伤胃,患者没有胃寒,不会碍胃。小柴胡汤、葛根芩连汤、泻心汤等都用了黄芩,只要对症,就不会伤胃。川芎和当归相配被称为"佛手散",是治疗产后腹中瘀血引起的腹痛,当归养血活血,川芎专门活血。如果川芎与当归一样都用 10g,那就是以活血为主了。该患者月经先期,量多,不适合活血,所以,川芎仅用 3g。在张仲景的胶艾汤里,川芎的量也是很少的。但是要不要活血呢?还是需要的,在养血的方里加一点点活血的药,防止瘀阻,起到补而不滞的效果,所以只用少量川芎。

学员：案例六的心脏病患者可不可以加用瓜蒌薤白半夏汤？

熊教授：首先我们要了解栝楼薤白半夏汤是治疗什么病的，这个方是用来治疗胸痹的。在张仲景的书里还有瓜蒌薤白白酒汤、瓜蒌薤白半夏汤、枳实薤白桂枝汤都治疗胸痹。这种胸痹的主症是胸闷胸痛，甚则胸痛彻背，病机是痰气交阻的实证。而该患者的症状是以心悸、怔忡为主，脉细而结，是标准的虚证，是由于心气不足加上痰饮阻滞导致的。故用十味温胆汤，而不用栝楼薤白半夏汤之类。我们学习方剂，不论是经方还是时方，第一要掌握其主要功用，就是治疗的主症，第二要知道方药组成。最主要的还是要学习该方所治疗的主症，明确其主要作用和治疗方向。这个病人心气虚是主要的，如果是瘀血引起的，就要用丹参饮，颠倒木金散，甚至要用血府逐瘀汤。

学员：一位患者宫颈部有一器质性病变，如何治疗？

熊教授：器质性病变可以用中医中药治疗，并不一定都要做手术，我举个例子，《金匮要略·妇人杂病脉证并治》曰："……转胞，不得溺也。以胞系了戾，故致此病，但利小便则愈，宜肾气丸主之。"这是说膀胱之络脉被压迫，导致小便不出，出现癃闭，用肾气丸利其小便则愈。这就说明器质性病变者，中医可以治疗和缓解。很多外科病，比如疽、疖，以及瘰疬、脂肪瘤等都是可以治疗的。但是对于这种肿瘤，治疗还是需要一个很长的时间，不是一下就能够解决的。还有一种常见病，腰椎间盘突出，西医主张手术、牵引治疗，当然有部分患者的治疗效果好，但是有部分患者治疗效果不佳。可是用中药能软坚散结，能缓解病人疼痛等症状，减少了手术的风险，甚至还有许多这样的患者，已用中药治愈。又比如我们古人使用海藻消瘰丸治疗瘰疬、普济消毒饮治疗瘿瘤等，都没有用三棱、莪术、炮甲等化瘀药，为什么也能消肿块？这说明中医治病还是要辨证，要根据病变的部位、性质来做出相应的处理。关于结块病，有属于瘀的，有属于痰的，有属于气的，有属于湿毒的，有属于火毒的，还有属于寒的。搞清楚病变部位，是在皮肤，在肌肉，在骨髓，还是在内脏。总之中医看病关键还在于辨证。

学员：有个患者视力减退、视物模糊可能是黄斑变性、白内障等情况，如何治疗？

熊教授：视力减退、视物模糊是个很笼统的问题，因为这包括眼科里面很多病，比如说暴盲、青光眼等。这些都是眼科的专业知识，古人著有《银海精微》《审视瑶函》等眼科专业书籍，这些都是我们中医应当学习和了解的。但是，今天这个病人是以心气虚为主，这是她的主症，必须先解决心气虚。

学员：涤痰汤中人参改丹参有什么意义？

熊教授：涤痰汤中原方是人参，如果有瘀，就用丹参，气虚就用人参，要灵活化裁。

学员：一位72岁的患者，有"脑梗"病史，现有视物模糊，行走有踩棉花感，怎么治疗？

熊教授：脑梗死就是我们说的中风病，有实证和虚证之分。清代陈修园说中风只有外风，没有内风，这是错误的。他说："风者，主外来之邪风而言也；其曰中者，如矢石之中于人也。此时因风治风，尚恐不及，其他奚论焉？"这是陈修园的原话，这种说法是片面的。而我们说的中风，有一部分是外风引动，但主要还是内风。金元四大家分别都有论述：刘河间主火盛，朱丹溪主湿盛生痰，李东垣主气虚，虽然三个人论述各不相同，但从不同角度阐述了中风的特点。所以中风有内风，有外风，有实证，有虚证。《黄帝内经》中有"风痱"病，这个病名刘河间的书中也曾经出现。风痱是因为肾虚受风，主症是四肢痿弱无力或者是半身不遂，四肢瘫痪，语言謇涩、漏尿，行步不正，这和我们现在中风的症状很类似，但是这是肾虚受风。实证还有痰饮、有风阳上亢、有瘀血。我们不能一看见中风就用王清任的补阳还五汤，那就大错特错了。我在临床上见到的中风后遗症，实证当中最多是痰证，而不是血瘀证，有瘀血也多半是痰瘀互结。有内风者，多半有高血压病史，这是风阳上亢，也会夹杂痰饮。

学员：腰椎间盘突出导致重度腰腿疼麻木怎么治疗？

熊教授：腰椎间盘突出首先是瘀，瘀阻经络，要祛瘀。但是临床上有两种，一种是寒湿阻塞经络为主，一种是湿热阻滞经络为主的，要辨清寒热。寒湿型就用小活络丹，湿热型就用加味二妙散。但是无论寒热，都要加祛瘀的药。

学员：长期吃西药和长期吃中药对肾损害哪个更严重？

熊教授：这是外行话，中药没有对肝肾有损害的。有人说胆草、木通对肝肾有损害，龙胆泻肝汤就不能用。龙胆泻肝汤是治疗肝胆湿热的，但是要长期用吗？不需要。麻杏石甘汤治疗暴喘、肺热喘都是非常有用的，需要长期使用吗？不需要。你吃一个月麻黄，不漏汗也漏汗了，不是虚证也变虚证了。《素问·五常政大论》说："大毒治病十去其六，常毒治病十去其七，小毒治病十去其八，无毒治病十去其九。谷肉果菜食养尽之，无使过之，伤其正也。"这就是告诉我们，用药不要过度，还是要通过加强营养，靠饮食来滋补，正气旺盛了，剩余的邪气就可以祛除出去了。

临床现场教学第31讲

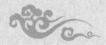

案例一 心悸案

赵某,男,44岁。湖南岳阳人。

患者因胸闷、心悸数年就诊。

患者胸闷、心悸数年,气短乏力,兼头晕,颈胀,耳鸣,易紧张,时有恐慌,入睡困难,易惊醒,口干。舌苔薄黄腻,左脉细而弱,右脉细滑数。

辨证:心气不足,兼有痰热。

治法:益气养心,化痰清热。

选方:十味温胆汤合小陷胸汤、葛根姜黄散加减。

处方:西洋参6g,丹参15g,炒枣仁30g,炙远志10g,陈皮10g,法夏10g,茯苓15g,枳实10g,竹茹10g,黄连4g,炒瓜壳5g,葛根30g,片姜黄15g,威灵仙10g,天麻20g,炙甘草10g。30剂,水煎服。

讲析:此患者有两组主症:一是胸闷心悸、气短乏力;二是失眠、易惊醒。根据舌脉表现,左脉细而弱,说明主要是因心气不足所致,黄腻苔,右脉细滑数,说明有痰热内扰,因此,主方是十味温胆汤合小陷胸汤。另外他还有头昏、颈胀、耳鸣,这是颈部血脉不通,由颈椎病所致,所以再加葛根姜黄散。

案例二 脱发案

肖某,女,33岁。湖南岳阳人。

患者因严重脱发6年就诊。

患者 6 年前手术后出现严重脱发,头皮渗油较多,并伴有皮屑,头皮瘙痒,服中药后脱发明显减少,渗油减少,精神、睡眠均好转,仍有头皮瘙痒,素易上火。舌苔薄黄,脉细数。

辨证:血虚失濡,水湿上侵。

治法:养血渗湿。

选方:神应养真丹合苓泽饮加味。

处方:天麻20g,羌活10g,熟地15g,川芎6g,白芍10g,当归10g,木瓜10g,菟丝子20g,茯苓40g,泽泻15g,刺蒺藜15g,蝉衣10g,炒枣仁20g,甘草6g。30 剂,水煎服。可用生姜汁涂搽头皮脱发处。

讲析:这个病中医叫做"油风",主要症状就是头皮油多,头皮瘙痒,油风的病名非常形象。这个患者是整个头部都脱发,还有些患者是局部的、一小块的脱发,我们就称作"斑秃",又叫"鬼剃头",因为一般都是晚上脱,自己本人是不知道的。脱发如果是油多的,为水湿上侵;如果头发干枯,没有油,多为血虚引起的;还有肾虚或常用脑的人也容易脱发,因为肾藏精,精生血,发为血之余。还有极个别的是火热引起的,因为火热导致头皮生疮亦可导致脱发。此患者头部渗油较甚,又有精神疲倦,面色淡黄,所以是血虚兼水湿,用神应养真丹合苓泽饮,再加刺蒺藜、蝉衣祛风止痒,炒枣仁安神。

案例三　眩晕案

徐某,女,52 岁。湖南汨罗人。

患者因头晕 5 年就诊。

患者近 5 年来时有头晕,阵发烦热,热则血压升高,达 170/100mmHg,西医诊断为"高血压",服"降压药"治疗,血压时有波动。现症见:时有眩晕、颈胀,阵发心慌,烦热,手足麻木,失眠,口苦,大便正常。舌苔薄黄,脉弦细数。

辨证:肝阳上亢。

治法:平肝潜阳。

选方:天麻钩藤饮加味。

处方:天麻20g,钩耳20g,石决明20g,桑寄生10g,杜仲15g,川牛膝15g,黄芩10g,栀子10g,茯神10g,益母草10g,夜交藤10g,炒龟板30g,葛根30g,炒枣仁30g,龙齿20g,知母15g,甘草6g。30 剂,水煎服。

讲析:此患者眩晕而兼烦热,口苦,苔薄黄,脉弦细数,是肝阳上亢引起的。因此用天麻钩藤饮加味,加炒枣仁、龙齿以安神,加知母滋阴清烦热,炒龟板滋

临床现场教学第31讲

阴潜阳。

案例四　肺癌案

李某,男,55 岁。湖南长沙人。

患者因咳嗽、气促就诊。

患者咳嗽,气促多年,既往有"肺结核"病史,半年前检查发现"肺部占位性病变",未行手术及放、化疗。现症见:咳嗽、气促,胸痛,伴肩部疼痛,痰黄,视物不清,大便溏,每天 2~3 次。舌苔薄黄腻,脉细滑数。

辨证:痰热阻肺。

治法:清热化痰止咳。

选方:桑贝止嗽散合小陷胸汤加味。

处方:桑白皮 15g,浙贝 30g,杏仁 10g,桔梗 10g,百部 15g,白前 10g,炙紫菀 10g,陈皮 10g,黄连 5g,法夏 10g,茯苓 30g,矮地茶 10g,半枝莲 15g,蛇舌草 15g,甘草 6g。30 剂,水煎服。

讲析:患者咳嗽、气促,胸痛,痰黄,舌苔薄黄腻,脉细滑数,是痰热阻肺,因此用桑贝止嗽散合小陷胸汤清热化痰止咳,因其便溏,所以去瓜蒌,加茯苓。肺癌一定要注意不要抽烟和饮酒,抽烟会导致病情反复,喝酒会导致咳血的。

案例五　痿证案

徐某,男,57 岁。湖南长沙人。

患者因肌肉萎缩 1 年多就诊。

患者去年 7 月开始出现全身乏力,四肢无力,肌肉逐渐萎缩。服中药后患者口中流涎、说话无力较前改善,但仍全身无力,四肢肌肉痿弱、麻木,腿抽筋。舌苔白滑腻,脉细滑略数。

辨证:气虚失养,风痰阻络。

治法:益气化痰,祛风通络。

选方:涤痰汤合黄芪虫藤饮。

处方:西洋参 8g,石菖蒲 20g,炙远志 10g,陈皮 10g,法夏 10g,茯苓 20g,枳实 6g,竹茹 10g,胆南星 5g,浙贝 20g,黄芪 40g,天麻 15g,全蝎 5g,僵蚕 20g,蜈蚣 1 只(去头足),地龙 10g,鸡血藤 15g,海风藤 15g,钩藤 15g,木瓜 20g,甘草 10g。30 剂,水煎服。

讲析:此患者中医诊断为"痿证",多属于西医的"神经元病变",其典型特征除了四肢无力、肌肉痿弱外,严重者还能看到手掌的大小鱼际及合谷穴处。临床上多见虚实夹杂,虚以气虚为主,阳虚的少;实证就是以风、痰两者为主,以痰为主的,表现为痰涎多,甚至还有舌謇语涩;以风为主的,会出现手足颤动或抽搐、麻木。这个病人就是典型的虚实夹杂,气虚夹风痰,因此用涤痰汤合黄芪虫藤饮加减。

案例六 肾病案

廖某,女,39 岁。湖南怀化人。

患者因"慢性肾功能不全"就诊。

患者检查发现"高血压",血肌酐 967μmol/L、血尿酸 437mmol/L,尿蛋白(+++)、隐血(+),诊断为"肾功能不全(尿毒症)",已血液透析治疗 2 次。现患者自觉症状不显,轻度浮肿,面色淡黄,无明显腰痛,近日咽痛有痰。舌苔薄黄腻,脉细。

辨证:肾阴虚兼脾虚湿热。

治法:滋阴清热,健脾祛湿热。

选方:防己黄芪汤合知柏地黄丸加味。

处方:黄芪 30g,防己 6g,炒白术 10g,薏苡仁 20g,知母 10g,黄柏 10g,熟地 10g,怀山药 15g,山萸肉 15g,泽泻 10g,丹皮 10g,虫草花 30g,怀牛膝 20g,天麻 20g,玉米须 10g,杜仲 15g,菟丝子 15g。30 剂,水煎服。

讲析:虫草花不是虫草,临床疗效较好,可消蛋白尿。

案例七 中风后遗症案

何某,男,60 岁。湖南岳阳人。

患者因右侧肢体麻木 3 年就诊。

患者 3 年前突发晕厥,醒来后右半身不遂,言语不清,西医诊断为"脑梗死",经治疗后好转。现症见:右侧肢体麻木,左侧面部痉挛、抽搐,轻度口舌㖞斜,口中痰多,偶有口苦。舌苔薄黄,脉弦细数。

辨证:风中经络。

治法:祛风通络止痉。

选方：黄芪虫藤饮加味。

处方：天麻30g，黄芪30g，鸡血藤10g，海风藤10g，钩藤30g，地龙10g，全蝎5g，僵蚕30g，蜈蚣1只（去头足），防风10g，黄芩10g，法夏10g，甘草6g。30剂，水煎服。忌饮酒、吹风。

讲析：患者为中风后遗症，目前症状以肢体麻木、抽搐为主，因此是风中经络的表现，予黄芪虫藤饮祛风通络止痉。

现场答疑

学员：假如患者同时出现脑出血和脑梗死该如何辨证治疗？

熊教授：西医所谓"脑出血"和"脑梗死"，中医都称之为"中风"。西医鉴别这个病，必须通过仪器设备检测，而中医就是依据病人的症状、体征的特点来进行判断，也可以借鉴西医的检查结果来帮助我们诊断。但不能用这个检查结果固定我们的思路，不能说脑梗死就用什么方，脑出血又用什么方，这个是没有固定处方的，还是要根据辨证结果来处方。

中医认为，中风的病理因素有几种：一是风，这个风有内风和外风的区别，但主要是内风，以肝风内动比较多见；二是痰，痰阻经络、痰阻清窍；三是瘀，瘀血导致经络不畅。这是导致中风最主要的三个病理因素，一般来说这三个因素会夹杂在一起，比如风痰阻塞、痰瘀互阻，但还是要区别主次。怎样去区别？这就要抓主症了。以风为主的，就会出现以麻木、抽掣、面口㖞斜，甚至颤抖，脉弦等特点；以痰为主的，表现为舌謇语涩、口中流涎、痰多、舌苔厚腻，脉滑等特点，痰还要区分寒热，寒证的为白腻苔，热证的伴有苔黄腻、脉滑数、口苦等；以瘀为主的，表现为爪甲发黑、嘴唇发紫、舌色紫黯。因此，在治疗方面就不同了，以风为主的用黄芪虫藤饮，严重的可以加防风、羌活；以痰为主的，用涤痰汤、导痰汤、温胆汤等；以瘀为主的，就用王清任的补阳还五汤。有寒的加祛寒的药，有火的加清火的药，根据症状的表现加减药物。

学员：关于痿证该如何辨证？

熊教授：四肢痿弱不用就称为"痿证"。痿弱、不用这是两个症状，痿弱就是痿废、软弱，严重的肌肉萎缩；不用就是不能运动，足不能站立、不能行走，手不能握物、不能活动。临床上常见的就是下肢痿弱。痿证要和另外两个病进行区分，一是中风，中风的不用是半身不遂，是一侧肢体麻木不用；二是痹证，它的症状也是四肢不用，但常伴有疼痛的症状，而痿证不痛，只是四肢痿弱。

痿证有虚实。虚者，有气虚、五脏亏虚。气虚的重点是肺脾两脏，五脏亏虚出自《素问·痿论》，有肺气热，心气热，肝气热，脾气热，肾气热，在临床上最常见的是肝肾亏损。以气虚为主的，可见四肢痿弱，疲乏，自汗，还有食少、短气，常用方有程钟龄的五痿汤、喻嘉言的清燥救肺汤和李东垣的麦味益气汤等等；治疗肝肾亏虚的常用朱丹溪的虎潜丸（虎骨已禁用，现称壮骨丸）。属于实证的，主要是湿热和风，比如小儿麻痹症就是因风致痿的，这种情况不仅仅是痿弱，还伴有麻木、痉挛，治疗就用加味金刚丸；属湿热致痿的，兼有浮肿、烦热、苔黄腻等症状，治疗就用《医宗金鉴》的加味二妙散。属于瘀血致痿的极少，我就不讲了。

学员：请问防己黄芪汤中白术、防己的比例如何用？

熊教授：防己黄芪汤方名是以防己为主，益气的黄芪为次，其实应该叫黄芪防己汤，因为在防己黄芪汤中，黄芪是君药，白术和防己是臣药。有人研究说防己会伤肾脏，现代科学对中药的研究是将中药一味一味地研究，这是现代科学研究的一种思维。而我们中医治病，不是讲单味药物的作用，着重讲的是药物配伍作用。比如黄芪配附子、黄芪配当归、黄芪配防己等等，这些效果和作用都是不一样的。黄芪配附子，叫芪附散，益气温阳；黄芪配防己，益气祛湿利水；黄芪配白术，益气健脾祛湿；黄芪配防风，益气固表祛风；黄芪配当归，益气补血，称为当归补血汤。由此可见，中药配伍后变化万端，不能讲单独一味药的作用。只是现在防己不用木防己，而是用汉防己。又比如说龙胆泻肝汤，有人说龙胆泻肝汤对肾脏、肝脏有损害，但是在治疗一些病毒性疾病的时候必须要用啊，又不是长期吃，这时候就不是对身体有损害了，而是有好处的。一些西药长期服用会产生耐药性，有些医生就会要加量，但是中医不是这样的，《黄帝内经》中说："大毒治病，十去其六；常毒治病，十去其七；小毒治病，十去其八；无毒治病，十去其九；谷肉果菜，食养尽之。无使过之，伤其正也。"这就是中医治病的原则。

学员：请问斑秃怎么治？

熊教授：我在前面已经说过了，"斑秃"又叫"鬼剃头"，一般来说就是这几种：水湿引起的，血虚引起的，还有极个别的是火热引起的。治疗水湿就用苓泽饮，血虚生风的就用神应养真丹。

学员：请问肾病高血压怎么辨证？

熊教授：肾病，首先要治肾，中医不称其为"肾炎"，而称为"肾风"，最早见于《黄帝内经》，是由肾虚受风引起的。其主要表现是面目浮肿，严重的出现水肿、头晕，一般还会出现腰酸、腰痛。我们现在一般都会看西医的指标，比如尿常规、肌酐、尿素氮、尿酸等等，这些可以帮助我们中医诊断疾病，但在中医的治疗上还是要看症状。常见的症状有：腰酸、头晕、面足浮肿、全身乏力，小便颜色、是否有牙龈出血等等。根据这些症状来判断证型,是阳虚还是阴虚,阴虚的用知柏地黄丸,阳虚的用金匮肾气丸、济生肾气丸,治疗肾病高血压还有二仙丹、左归饮两个方。如果高血压严重的就用天麻钩藤饮、镇肝熄风汤,这是急则治其标的办法。

临床现场教学第32讲

案例一 水肿案

白某,男,42岁。河南人。

一诊:2016年9月22日

患者因反复面足浮肿4年就诊。

患者面足浮肿4年,以晨起为甚,兼疲乏、自汗,偶有头晕,颈胀,大便溏稀。舌苔薄黄腻,脉弦细数。

西医检查发现:尿蛋白(+++),血压高,诊断为"肾病综合征"。

辨证:水湿内停。

治法:健脾行气,利水消肿。

选方:防己黄芪汤合五皮饮加味。

处方:天麻20g,葛根30g,黄芪40g,防己6g,炒白术10g,姜皮6g,茯苓皮15g,五加皮10g,陈皮10g,大腹皮10g,玉米须10g,砂仁10g,车前子10g。30剂,水煎服。

讲析:此患者目前以面足浮肿为主症,兼疲乏自汗,所以选用防己黄芪汤合五皮饮,加天麻是为了降压,加葛根是治疗颈胀,加砂仁、车前子行气利湿治疗大便稀溏。患者有长期的高血压病史,如果头晕厉害,就要选用天麻钩藤饮;如果患者是以疲乏自汗、蛋白尿为主,而面目浮肿不是很厉害,就用黄芪龙牡散,不用防己黄芪汤。中医治病就是这样,一个病证可以用很多个处方,但是要选用一个最有针对性的、最适合的方剂,这就是所谓的方证对应。

二诊:2016年10月22日

患者仍有眼睑及下肢浮肿,伴下肢疼痛,头晕,口苦,齿衄,精神疲乏,睡眠不安,大便溏,次数多,小便黄。舌苔黄厚腻,脉弦数。

近日复查尿蛋白(++),血尿酸偏高,血肌酐正常。

辨证:湿热阻络。

治法:清化湿热。

选方:加味二妙散合防己黄芪汤加减。

处方:黄芪30g,炒白术10g,汉防己6g,苍术5g,黄柏10g,川牛膝20g,萆薢15g,秦艽10g,薏苡仁20g,茯苓皮15g,玉米须10g,天麻20g。30剂,水煎服。忌食海鲜、啤酒,少吃豆制品。

讲析:西医检查"血尿酸"偏高,就要防止痛风,西医治疗痛风用"别嘌呤醇"和"秋水仙碱",止痛效果很好,但久用会有不良反应。因此,中医药治疗痛风是有优势的。中医认为,湿热阻滞经络、肌肤,就会引起痛风,表现出疼痛,严重的还会长痛风石。湿热瘀阻日久,进而可以影响肾脏。患者头晕、脉弦数,提示我们要注意患者是否有血压高。患者浮肿,是水湿泛溢肌肤;口苦、小便黄,是热的表现;舌苔黄厚腻是湿热的表现。所以治疗重点还在于清除湿热。肾炎的中后期往往有阴虚,但该患者不是阴虚,因为他舌苔厚腻,阴虚的舌象应该是舌红少苔或者舌红无苔。因此,用加味二妙散清除下焦湿热,湿热清除后浮肿及头晕都会改善。合防己黄芪汤,再加玉米须和天麻两味,防治肾病高血压。

三诊:2016年12月17日

患者服中药治疗后复查蛋白尿(++),尿酸偏高,血肌酐正常。现症见:眼睑及双下肢浮肿,兼头晕,疲乏,自汗,尿黄。舌苔黄腻,脉细数。

辨证:肾虚夹湿热。

治法:补肾益气,清热祛湿。

选方:黄芪龙牡散合四妙散、五皮饮加天麻、玉米须。

处方:黄芪30g,煅龙骨20g,煅牡蛎20g,炒白术10,黄柏10g,川牛膝20g,薏苡仁20g,茯苓皮15g,大腹皮10g,陈皮10g,五加皮10g,姜皮6g,玉米须10g,天麻20g。30剂,水煎服。

讲析:患者患"肾病综合征"4年,主症是浮肿,头晕,疲乏,自汗,服中药治疗后"蛋白尿"减少为(++),但尿酸偏高,尿黄,舌苔黄腻,脉细数。蛋白尿往往是气虚引起的,而且侧重在脾肾气虚,患者自汗明显,是很典型的气虚。另外,患者尿酸偏高,面足浮肿,舌苔黄腻,这是湿热,因此,他是肾虚夹湿热证。治疗一要益气,二要清湿热,病位在肾。因此,要用三个方:黄芪龙牡散益气敛汗,间接可以起到控制蛋白尿的作用,合四妙散清利湿热,控制尿酸,五皮饮消肿,再加天麻、玉米须降压治疗头晕。

案例二　头痛失眠案

潘某,男,29 岁。河南人。

患者因头痛、失眠 2 月求诊。

患者 2016 年 9 月 29 日因"左侧颞叶星形变性细胞瘤"行手术,术后出现左侧头痛,失眠,视物模糊,饮食精神尚可,无明显恶心呕吐,二便正常。舌苔薄黄腻,脉弦滑数。

辨证:痰热内扰。

治法:清化痰热。

选方:黄连温胆汤合天麻止痉散加味。

处方:黄连 5g,陈皮 10g,法半夏 10g,茯苓 30g,枳实 10g,竹茹 10g,浙贝 30g,天麻 20g,僵蚕 20g,全蝎 5g,白芷 20g,炒枣仁 30g,龙齿 30g,蛇舌草 15g,甘草 6g。30 剂,水煎服。

讲析:患者诊断是"左侧颞叶星形变性细胞瘤",但术后出现左侧头痛,失眠,舌苔薄黄腻,脉弦滑数,说明是痰热内扰,治疗要清化痰热。用黄连温胆汤加浙贝清化痰热,炒枣仁、龙齿安神,合天麻止痉散加白芷通络止头痛。

为什么茯苓要重用到 30g 呢? 因为凡是头部肿瘤最容易出现脑积水。什么是中医治未病啊? 治未病一是要预防为主,防在治之前;二是病后防其传变;三是要预测到病变未来的发展趋向。一个真正有本事的中医是要能预测病变未来发展趋向的,比如这个病人,既然有痰热,说明邪气未尽,就要清除痰热并防止其脑积水,所以重用清化痰热之品。

案例三　结肠癌术后肝转移案

雷某,男,65 岁。湖南怀化人。

一诊:2016 年 6 月 25 日

患者因"结肠癌根治术后,疑肝内多发性转移"求诊。

患者 2016 年 4 月 29 日行"结肠癌根治术",术后做化疗 1 次,6 月 3 日 CT 检查疑"肝内多发性转移",生化检查显示:谷丙转氨酶略高,癌胚抗原略高。刻下自觉症状不明显,无腹胀及腹痛,口中时有苦味,小便黄,大便正常。舌紫苔薄黄腻,脉滑数。

辨证:肝胆湿热。

治法:清利肝胆湿热。

选方:甘露消毒丹合二甲散加减。

处方:茵陈 15g,滑石 15g,通草 6g,连翘 10g,黄芩 15g,石菖蒲 10g,浙贝 30g,白蔻仁 6g,藿香 10g,炒鳖甲 30g,生牡蛎 20g。30 剂,水煎服。忌饮酒。

讲析:结肠癌患者术后常有大便异常,要么大便难下,要么大便溏泄,大便溏泄、腹胀腹痛的较多见,但此患者大便正常,而其他症状并不明显,所以重点要解决他的"肝转移"问题。对于这种只有检查结果异常,而自觉症状不明显的患者,我们要善于抓特点,比如口中有苦味,小便黄,舌苔薄黄腻,脉滑数,这就显示病属湿热。因此,治疗要清肝胆湿热,用甘露消毒丹。合二甲散软坚散结,是为了控制肝脏肿块。

恶性肿瘤很容易发生转移,若无十分丰富的经验,仅仅通过望闻问切是难以诊断的,这时候就应当借鉴仪器的检测了,当然,中医诊断肿瘤也有经验可循。前天,我看了一个湖北来的病人,85 岁了,身体一向很好,就是近 1 个月来吃不下饭,腹微胀,无其他不适,我一诊脉发现他左关脉明显滑大有力,85 岁的老人出现这个脉象很不正常,我建议他去做腹部 B 超检查,结果发现是胆囊占位性病变,已经影响到了肝。前不久我在中医药大学附属医院接诊过一位女病人,她因咳嗽 3 个月来就诊,当地医院 CT 检查无异常,我看她双手杵状指,但无明显的头痛、头晕,我坚持让她在医院再做肺部 CT 检查,结果发现是肺癌。我为什么怀疑她是肿瘤呢?关键就是杵状指,杵状指一般要考虑横膈以上的肿瘤,或肺部或脑部的肿瘤。而患者并无头痛头晕,所以排除了脑部的肿瘤,而病人主症是咳嗽,必然要怀疑是肺部肿瘤了,这就是经验。

目前西医治疗肿瘤主要是手术、放疗和化疗,而中医治疗手术及放化疗之后的患者主要侧重于以下两点:一是患者手术、放疗、化疗之后的体质恢复,二是考虑手术后是否邪气已尽。手术、放疗、化疗之后患者的体质必然明显下降,元气大伤,不是吃不下饭,就是走不动路,气短、口干、脱发等等。此时,正气越衰,则邪气越亢,所谓"邪之所凑,其气必虚"。而《黄帝内经》说:"正气存内,邪不可干。"为了达到这个境界,我们就必须补正气,这恰好是中医的长项。另外,我们还要考虑手术后是否邪气已尽。比如这名患者,其脉象滑数有力,此乃湿热邪气未尽。有的病人会表现为腹胀,有的腹泻,而此患者症状不明显,怎么办呢?还是要清湿热,防止肝脏瘀血和积水。因为湿热阻滞,可以引起水道不利导致腹水;肝藏血,最容易引起血络瘀阻。他现在舌质不紫,暂无血瘀,因此治疗着重于清湿热。

二诊:2016 年 7 月 22 日

患者自觉症状不明显,无腹胀及腹痛,口中时有苦味,小便黄,大便正常。舌苔薄黄腻,脉滑数。

辨证:肝胆湿热。

治法:清利肝胆湿热。

选方:甘露消毒丹合二甲散加减。

处方:茵陈 15g,滑石 15g,通草 6g,连翘 10g,黄芩 15g,石菖蒲 10g,浙贝 20g,白蔻仁 6g,藿香 10g,炒鳖甲 30g,生牡蛎 20g,薏苡仁 15g,蛇舌草 15g。30 剂,水煎服。忌饮酒。

讲析:中医古代的"癌"仅指突出皮肤的肿块。现代医学发达,通过 CT、磁共振发现体内的恶性肿块,西医称为"癌"。这个患者就是结肠癌手术之后出现的肝转移,正在进行化疗。化疗的患者大多数容易出现虚证,如脾胃虚弱、阴津亏乏,常见疲乏、气短、食少、脱发、口干、呕吐等症状。但是这个患者情况特殊,他舌苔薄黄腻,脉滑数,还有口苦、小便黄的症状,这是湿热,是实证。由于是肠道疾病转移到肝,就要考虑患者是否有腹胀、腹痛、大便溏等情况,没有这些症状说明肠道湿热不重,是湿热伤肝,好在还没有出现严重的腹水,所以治疗要清化湿热,防止进一步瘀阻肝脏。选用清利肝胆湿热的主方甘露消毒丹,再加二甲散散结消肿块。我去掉了甘露消毒丹中的射干和薄荷,因为患者没有咽部不适。而且把原方的川贝改为了浙贝,因为川贝价格比浙贝差不多贵了 10 倍,加一味薏苡仁,加强祛湿的功效。

三诊:2016 年 8 月 22 日

患者自觉症状不明显,无腹胀、腹痛,饮食尚可,但口苦,小便黄,大便正常。舌苔薄黄,舌下络脉青紫,脉滑数。

辨证:肝胆湿热夹瘀。

治法:清热利湿,活血祛瘀。

选方:甘露消毒丹合三甲散。

处方:白蔻仁 6g,藿香 10g,茵陈 15g,滑石 15g,通草 6g,连翘 10g,黄芩 10g,石菖蒲 10g,浙贝 20g,生牡蛎 20g,炒鳖甲 30g,赤芍 15g,蛇舌草 15g。15 剂,水煎服。

讲析:此患者自觉症状不明显,但是西医检查疑有"肝内多发性转移",针对这种情况,我们一定要仔细询问病史和查看舌脉。患者口苦,小便黄,舌苔薄黄,脉滑数,体内应该是有湿热的,舌下络脉青紫这是瘀的表现。他的湿热在哪里呢?因为患者并无腹胀、腹痛、腹泻,可知湿热并非在肠,因此,治疗就是清除肝脏的湿热和肝脏瘀血。

四诊:2016 年 10 月 22 日

患者自觉症状不明显,无腹胀及腹痛,但口中时有苦味,小便黄,大便正常。舌苔薄黄腻,脉弦细数。

辨证:肝胆湿热夹瘀。

治法:清利肝胆湿热,化瘀散结。

选方:甘露消毒丹合二甲散加减。

处方:茵陈 15g,滑石 15g,通草 6g,连翘 10g,黄芩 15g,石菖蒲 10g,浙贝20g,白蔻仁 6g,藿香 10g,丹皮 10g,炒鳖甲 30g,生牡蛎 20g,三棱8g,莪术 8g。30 剂,水煎服。

讲析:虽然患者没有明显的症状,但舌根部有黄腻苔,脉弦细数,这是湿热未尽的表现。肝脏结节就是湿热造成肝血瘀阻形成的。肝区虽然不疼,也没有黑疸,舌质、唇色也不发黯,只是舌边有点紫。所以在治疗上,一要清化肝脏湿热,二要消除肝脏瘀阻。因此,仍然用甘露消毒丹清化肝脏湿热,合二甲散消除肝脏瘀阻,再加三棱、莪术破血消积以控制肝脏结节。

五诊:2016 年 12 月 17 日

患者病情稳定,无腹胀及腹痛,无胁痛,饮食正常,口中时有苦味,小便黄,大便正常。舌紫苔薄黄腻,脉弦细数。

辨证:肝胆湿热。

治法:清利肝胆湿热。

选方:甘露消毒丹合二甲散加减。

处方:茵陈 15g,滑石 15g,通草 6g,连翘 10g,黄芩 15g,石菖蒲 10g,浙贝20g,白蔻仁 6g,藿香 10g,炒鳖甲 30g,生牡蛎 20g,丹皮 10g,栀子6g,蛇舌草 15g。50 剂,水煎服。忌饮酒。

讲析:患者是结肠癌术后肝转移,肝转移常常会因肝脏血瘀而胁痛,因腹水而腹胀。因此,我着重问了他有无腹痛腹胀、胁痛,这可以反映肝脏血瘀和腹水的程度。另外,肝脏的病变也容易影响脾胃,导致腹泻、呕吐,甚则便血。然此患者病情稳定,无明显症状,但从他舌苔薄黄腻,可以看出肝脏有湿热,也必然有口苦、尿黄。因此,始终用甘露消毒丹清肝胆湿热,合二甲散软坚散结,控制肝脏肿块,再加丹皮、栀子清肝火,因为他的脉弦细数,说明有肝火。

案例四　眩晕案

曹某,女,48 岁。河南人。

患者因头晕、头痛、失眠就诊。

患者有"IgA 肾病"病史 10 余年,经治疗后现尿常规检查已正常,但血压高,最高达 180/100mmHg。现症见:头昏,两侧头痛,失眠,面部阵发潮热、自汗、耳鸣,气短,口干,口苦,尿黄,无腰痛,无浮肿。舌苔薄黄,脉沉细略数。

辨证:阴虚阳亢。

治法:滋阴潜阳。

选方:镇肝熄风汤加减。

处方:代赭石 10g,天冬 10g,白芍 10g,炒龟板 30g,玄参 10g,怀牛膝 20g,
　　　生龙骨 30g,生牡蛎 30g,五味子 6g,天麻 20g,钩耳 20g,葛根 30g,僵
　　　蚕 20g,藁本 10g,炒枣仁 30g,甘草 6g。20 剂,水煎服。

讲析:此患者虽有 IgA 肾病病史,但她现在的主症是头晕,头痛及失眠,这是肝肾阴虚,肝阳上亢所致,因此治疗就要滋阴潜阳。为什么是肝肾阴虚呢?因为她的脉沉细略数,于是我有针对性地问了她有无口干、手足心热,还有面部潮热、自汗等等,才诊断她是肝肾阴虚。肝阳上亢又是哪些表现呢? 比如她的头晕,头痛,面部阵发潮热、自汗。因此,我们不能因为西医说她有肾病就认为病位在肾,中医还是要根据症状进行辨证。所以,这个病人主方就是镇肝熄风汤,加天麻、钩耳、僵蚕潜阳息风,治疗头痛头晕,加藁本、葛根、酸枣仁帮助治疗头痛、耳鸣及失眠诸症。

案例五　胁痛案

吴某,女,52 岁。河南许昌人。复诊。

患者因右胁疼痛就诊。

患者有"骨髓纤维化、脾肿大"病史,服药后原精神疲倦、食欲不振均有好转,潮热自汗及大便溏泄减轻,但右胁疼痛,手足心热,口苦。舌苔薄黄,脉弦细数。

辨证:肝火气郁。

治法:清肝理气止痛。

选方:四逆散合金铃子散、左金丸加减。

处方：参须 6g，柴胡 10g，白芍 10g，枳实 10g，川楝子 10g，延胡索 10g，黄连 5g，吴茱萸 3g，炒麦芽 15g，砂仁 10g，山楂 15g，青皮 10g，甘草 6g。30 剂，水煎服。

讲析：患者西医诊断为"骨髓纤维化、脾肿大"，原有精神疲倦，食欲不振，大便溏泄，是脾气虚证，前诊服药后症状大为改善，现在以右肋疼痛为主，是肝火气郁证。肝郁气滞则胁痛，肝郁化火则口苦，用四逆散合金铃子散、左金丸加减。

案例六　瘿病案

黎某，女，35 岁。湖南人。

一诊：2016 年 6 月 25 日

患者因发现"甲状腺肿大"10 个月就诊。

患者发现"甲状腺肿大"10 个月，在当地医院诊断为"甲亢"。现症见：呼吸不畅，眼胀痛，左眼略突，手抖，兼颈胀。舌苔薄黄腻，脉细滑数。

辨证：痰火郁结。

治法：清火化痰散结。

选方：普济消毒饮合葛根姜黄散加减。

处方：黄连 4g，黄芩 10g，桔梗 10g，板蓝根 10g，陈皮 10g，僵蚕 10g，连翘 15g，牛蒡子 10g，马勃 6g，玄参 10g，浙贝 30g，葛根 30g，片姜黄 15g，威灵仙 15g，三棱 10g，莪术 10g，夏枯草 10g，甘草 6g。30 剂，水煎服。

讲析：甲状腺肿大多属痰瘀互结，患者舌苔薄黄腻，脉细滑数，偏于火重，用普济消毒饮为主方。普济消毒饮有两个，一个是时方，我开的是吴鞠通的普济消毒饮，去掉了升麻、柴胡，加三棱、莪术、夏枯草。

二诊：2016 年 8 月 22 日

服中药后甲状腺肿大、双目胀痛及颈胀均较前改善，现症见：甲状腺肿大，质硬，双目外突，自汗，肩关节疼痛，口苦，眼中分泌物多，小便黄，大便正常。舌苔薄黄，脉弦细数。

辨证：肝胆火热上攻。

治法：清热散结。

选方：普济消毒饮合葛根姜黄散加味。

处方：黄芩 10g，黄连 3g，陈皮 10g，桔梗 10g，板蓝根 10g，连翘 10g，牛蒡子 10g，马勃 6g，玄参 10g，浙贝 30g，三棱 10g，莪术 10g，夏枯草 10g，葛根 30g，片姜黄 15g，威灵仙 15g，甘草 6g。30 剂，水煎服。

讲析：此患者有"甲亢"病史,原颈胀、双目胀痛均较前有了明显的改善。此次从望诊上可以看到两点:双目外突,脖子(甲状腺)肿大,这是治疗的重点。另外,从问诊所得,有口苦,眼中分泌物多,小便黄,加上这个弦细数的脉象,说明病证主要是肝胆火热上亢引起的。因此,选用普济消毒饮加三棱、莪术、夏枯草清热解毒散结,再合葛根姜黄散治疗颈胀肩痛。

三诊:2016 年 12 月 17 日

患者服药后甲状腺肿大及目赤均减轻,但双目胀痛,且双目略突,目痛连及两侧头痛,二便正常。舌苔薄黄,脉弦数。

辨证:肝胆火旺夹痰。

治法:清肝泻火,化痰散结。

选方:加味消瘰丸合泻青丸加味。

处方:玄参 10g,浙贝 30g,生牡蛎 20g,龙胆草 5g,黄芩 10g,栀子 6g,防风 10g,羌活 10g,葛根 30g,菊花 10g,青葙子 10g,白芷 30g,夏枯草 10g,三棱 8g,莪术 8g,甘草 6g。20 剂,水煎服。

讲析:患者目前主症是甲状腺肿大,双目胀痛,且目赤、目突,目痛连及两侧太阳穴,头侧面是胆经所过部位,肝胆相表里,加之脉弦数,因此主要是肝胆火旺,用泻青丸清肝泻火,再合消瘰丸化痰散结。

案例七　小儿抽动症案

吴某,男,7 岁。广州人。

患者因面部抽动半年就诊。

患者半年前开始出现面部抽动,频繁眨眼,张口,伸脖子,情绪易激动、烦躁,情绪紧张则面部抽动加重。近日受凉,咽痛,咽中红。舌红苔薄黄,脉弦滑。

辨证:肝阳化风。

治法:平肝潜阳,息风止痉。

选方:镇肝熄风汤合天麻四虫饮、玄贝甘桔汤加减。

处方:代赭石 10g,炒龟板 20g,生龙骨 15g,生牡蛎 20g,白芍 10g,玄参 10g,天冬 10g,川牛膝 10g,天麻 15g,钩藤 20g,僵蚕 20g,全蝎 3g,蜈蚣半只(去头足),地龙 6g,浙贝 30g,桔梗 10g,甘草 6g。20 剂,水煎服。

讲析:此病为抽动症,表现为面部或肢体抽动,严重的则口中发出叫声,对儿童的生活和学习造成一定影响。不管是轻度的还是严重的抽动症,在中医看来都属于"风"。因为"风胜则动",凡是以肢体动摇为特点的病症,中医都归

临床现场教学第 32 讲

属于"风",如抽搐、震颤、筋肉跳动、麻木等。当然,这是内风,内风有肝阳化风、热极生风、阴虚动风、血虚动风,还有肝风夹痰。此患儿舌红苔薄黄,脉弦滑,非阴虚、血虚,乃肝阳化风,因此用镇肝熄风汤合天麻四虫饮平肝潜阳,息风止痉,专治抽动症,再合玄贝甘桔汤治疗咽痛。

案例八 痹证案

李某,女,38岁。湖南怀化人。复诊。

患者因腰腿疼痛7年就诊。

患者腰腿疼痛7年,在当地医院诊断为"强直性脊柱炎",前诊服中药治疗后腰腿痛明显减轻,仅在久坐久立或劳累后发作。舌紫苔薄黄腻,脉细。

辨证:湿热瘀阻。

治法:清热利湿,活血通络。

选方:加味二妙散加减。

处方:苍术6g,黄柏6g,川牛膝20g,萆薢10g,秦艽10g,当归8g,杜仲15g,
续断20g,延胡索10g,桃仁8g,制土鳖虫5g。30剂,水煎服。

讲析:"强直性脊柱炎"是西医病名,属于中医"痹证"或"腰痛"的范畴。腰痛有虚有实,虚者主要为肾虚,因为"腰者,肾之府"。如果是肾虚腰痛,多有骨质疏松,兼见腰膝酸软、头昏耳鸣、甚至遗精等症。我们切莫一见病人腰痛就轻率地给病人下肾虚的诊断,哪有那么多肾虚的呢?《黄帝内经》说"女子七七""男子八八"才肾气衰,天癸竭,现在生活条件好了,这个年龄段也应当推后了。

案例九 腰腿痛案

李某,女,41岁。湖南怀化人。

患者因腰痛10余年就诊。

患者腰痛10余年,在当地诊断为"腰椎间盘突出",近2月腰痛连及右侧坐骨神经痛,兼颈胀痛,头晕,月经量少,色黯,面部痤疮。舌紫苔薄黄,脉弦。

辨证:瘀热阻络。

治法:活血清热,通络止痛。

选方:身痛逐瘀汤合葛根姜黄散加味。

处方:黄芪10g,苍术6g,黄柏6g,川牛膝20g,秦艽10g,当归6g,川芎8g,

羌活 10g, 香附 10g, 五灵脂 10g, 地龙 10g, 煅乳香 8g, 煅没药 8g, 桃仁 8g, 红花 6g, 葛根 30g, 片姜黄 15g, 威灵仙 15g, 天麻 15g, 连翘 15g, 甘草 6g。30 剂, 水煎服。

讲析: 患者是腰椎间盘突出引起的坐骨神经痛, 属于中医"筋痹"的范畴, 又兼有颈椎病导致的颈胀、头晕。她舌边紫, 舌下紫筋明显, 加之月经量少, 色黯, 是血瘀的表现。舌苔黄, 提示有热而非寒, 有医生给她开了麻黄、桂枝加川乌等药治疗, 不仅治不好, 还有可能引起一些新问题, 比如面部生痤疮。因此, 我给她用身痛逐瘀汤合葛根姜黄散, 既治腰椎间盘突出, 又治颈椎病, 再加天麻治头晕, 加连翘清热解毒治痤疮。

案例十　疲乏自汗案

刘某, 女, 35 岁。湖南汨罗人。

患者因疲乏, 自汗, 食少就诊。

患者有"系统性红斑狼疮"病史 8 年, 服西药后红斑狼疮症状控制, 但月经闭经 3 年, 疲乏, 食少, 自汗, 且易感冒, 感冒则头晕、发热, 甚至晕倒, 手指厥冷, 十指爪甲颜色紫黯。舌底长一囊肿, 舌底紫筋明显, 舌苔黄腻, 脉细。

辨证: 气虚夹瘀热。

治法: 益气固表清热。

选方: 小柴胡汤合玉屏风散加减。

处方: 西洋参 6g, 柴胡 15g, 黄芩 10g, 法半夏 10g, 黄芪 30g, 炒白术 10g, 防风 10g, 连翘 15g, 浙贝 30g, 天麻 20g, 大枣 6g, 生姜 2 片, 甘草 6g。30 剂, 水煎服。

讲析: 患者有两方面问题: 一是食少, 疲乏, 自汗, 易感冒, 这是典型的气虚; 二是闭经 3 年, 手指及爪甲颜色紫黯, 舌底紫筋明显, 这是瘀阻, 因此, 患者是气虚夹瘀。治疗准备分两步走, 先益气固表, 因为她频繁感冒, 感冒则发热且头晕, 因此是气虚有热, 先用小柴胡汤合玉屏风散加减, 下一步将益气化瘀, 可能要用补阳还五汤。

现场答疑

学员: 黄芪用到 30g, 会不会上火?

熊教授: 黄芪不是辛热的药, 它是补气药, 所以不会上火。

学员: 您方中有一味药"白芷"用到了 30g, 是您的经验体会吗?

熊教授:是的。

学员:请问"甲亢"和"甲低"的用药原则。

熊教授:甲亢属于阳亢,甲低属于气虚。

学员:右脉结,左脉可以不是结脉吗?

熊教授:可以出现这种情况,结脉可以出现在一手,也可以出现在两手,如果出现在一手,心电图可能做不出来。如果心电图能反映出问题来了,有明显的早搏了,那一般两手都是结脉,更严重的是代脉。

学员:阴虚阳亢和肝阳化风都用镇肝熄风汤吗?

熊教授:两者是有区别的。肝阳化风阴虚不是十分严重,阴虚阳亢是以阴虚为主,我们要看它的主症酌情用方。如果是舌红无苔、手足心热,那就不用镇肝熄风汤,要用三甲复脉汤或大定风珠。临床上选方是非常灵活的,一个主症往往可以选很多方。比如气虚,我们可以用四君子汤、六君子汤、补中益气汤、调中益气汤、升阳益胃汤、益气聪明汤、举元煎、清暑益气汤等等,到底选哪一个呢? 那就要根据病人情况而定。如果是纯粹的气虚下陷,无阴虚火旺的就用补中益气汤;气虚夹热用益气聪明汤;气虚夹暑热、湿热的用清暑益气汤;气虚夹中焦湿阻的用调中益气汤;气虚兼头痛的用顺气和中汤;气虚以女子崩漏为主的用举元煎。这是根据具体情况来灵活运用的,这是考验你掌握的方剂多不多,对这些方的主治功效、针对的主症、药物组成是不是很熟悉,你必须对方剂了然于心。阴虚阳亢也是一样的,大补阴丸、大定风珠、三甲复脉汤、镇肝熄风汤,甚至天麻钩藤饮都可以用,但你要根据具体情况选用。

我一再强调中医看病要有章法,所谓章法就是要做到:第一,诊断要细致、全面;第二,辨证分析要准确;第三,开处方必须要有主方。中医开药一定要有主方,不能乱开,这既是对病人负责,也是对自己负责。中医治病既有强烈的原则性,又有高度的灵活性。原则性体现在望闻问切、理法方药、辨证选方的严谨,处方时君臣佐使的严谨等等,而灵活性就是要三因制宜。因为不同的人有体质强弱、体型短长、肥瘦的差异,也有男女、老幼的区别,还有地域、季节气候的不同,因此,当个好中医是很不容易的。高深点的医生甚至还要懂得运气学说,能预测来年将要流行什么性质的传染病。为什么习近平总书记说中医药学是"打开中华文明宝库的钥匙"呢? 因为中医药学是我们古代的文化,是古代的文明结晶,它蕴含着高深的学问。所以,学中医既要有强烈的原则性,又要有高度的灵活性。

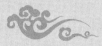

案例一　肝癌腹水案

周某,男,39 岁。湖南双峰人。

患者因腹胀、腹痛求诊。

现症见：腹胀如鼓,腹痛,便秘,鼻干上火,口干口苦。舌苔薄黄,脉弦滑。

腹部 CT 示：肝癌。

辨证：瘀结水停。

治法：活血化瘀,行气利水,兼消痞块。

选方：二金汤合二甲散加味。

处方：鸡内金 20g,海金沙 15g,厚朴 30g,猪苓 10g,茯苓 30g,大腹皮 10g,通草 6g,枳实 15g,大黄 3g,生牡蛎 15g,炒鳖甲 30g,蛇舌草 15g,丹皮 10g,栀子 8g。20 剂,水煎服。

讲析：肝脏占位病变有两个关键,一个是水,一个是瘀血。本例病人恰恰是水饮与瘀血并存。肝脏有瘀阻才有肿块,瘀阻日久才有腹水,现在主要要给他解决的问题是腹胀、腹痛,一是控制肿块,二是消腹水。

案例二　心悸及头晕头痛案

胡某,女,45 岁。江西南昌人。

患者因头晕、头痛就诊。

患者诉头晕,头部胀痛,头顶及后头部疼痛明显,口干,胸闷,动则心悸气短,时有失眠,面色黯黄。舌红苔薄白,舌根苔黄腻,脉细而结。

　　辨证:心气亏虚,痰瘀阻络。

　　治法:益气养阴,化痰祛瘀通络。

　　选方:生脉散合十味温胆汤加减。

　　处方:西洋参 6g,麦冬 20g,五味子 6g,丹参 15g,炒枣仁 30g,炙远志 10g,
　　　　陈皮 10g,法夏 10g,茯神 15g,枳实 8g,竹茹 10g,天麻 20g,葛根
　　　　30g,藁本 15g,川芎 10g,炙甘草 10g。30 剂,水煎服。嘱勿劳累。

　　讲析:患者以头晕、头痛为主诉,因诊脉时发现结脉,考虑其心脏有问题,追问病史,问出胸闷、心悸、气短等症状。治疗一要治疗心气虚,二要治疗头晕头痛。心脏虚弱,头部气血不足,故致头晕,下蹲后站起时,症状尤为明显,皆为气血不足所致,加天麻、葛根、藁本、川芎。

案例三　腰痛案

　　李某,女,42 岁。湖南怀化人。

　　患者因腰痛 10 年余就诊。

　　患者前曾就诊,服药后症状好转。现症见:腰痛,久坐后痛甚,兼右下肢疼痛,颈部胀痛,面部湿疹,瘙痒,抓破后流水。舌紫,苔薄黄,脉弦略数。

　　辨证:湿热夹瘀,经络不通。

　　治法:清利湿热,活血通络。

　　选方:身痛逐瘀汤合葛根姜黄散加味。

　　处方:黄芪 12g,苍术 5g,黄柏 10g,川牛膝 20g,地龙 10g,独活 10g,秦艽
　　　　10g,香附 10g,当归 8g,五灵脂 10g,煅乳香 8g,煅没药 8g,桃仁 10g,
　　　　红花 6g,葛根 30g,片姜黄 15g,威灵仙 15g,苦参 10g,银花 10g,连翘
　　　　10g,土茯苓 20g,甘草 6g。30 剂,水煎服。嘱勿弯腰负重。

　　讲析:本例腰痛是湿热夹瘀,经络不通所致,故用身痛逐瘀汤;加之颈部胀痛,合用葛根姜黄散;面部湿疹,瘙痒,抓破后流水加苦参、银花、连翘、土茯苓清热解毒祛湿。

案例四　腰痛案

　　李某,女,39 岁。湖南怀化人。

　　患者因腰痛 10 余年就诊。

强直性脊柱炎患者,2007 年出现腰痛,2013 年开始行走困难。现症见:下肢酸胀,尿黄。舌红略紫,苔薄黄,脉弦略数。

辨证:湿热瘀阻。

治法:清利湿热,活血通络。

选方:加味二妙散加味。

处方:苍术 6g,黄柏 10g,川牛膝 20g,萆薢 10g,秦艽 10g,当归 6g,续断 30g,杜仲 15g,木瓜 15g,玄胡 10g。30 剂,水煎服。嘱勿劳累。

讲析:西医的强直性脊柱炎,中医辨证多为湿热瘀阻,导致阻塞腰腿经络。这个患者就属于湿热夹瘀,治疗上要清湿热,通经络,用加味二妙散为主方。

案例五　头晕案

刘某,男,40 岁。湖南新化人。

患者因甲状腺功能减退就诊。

既往有"甲亢"病史,用西药治疗后出现"甲减"。现症见:疲乏,耳鸣,头晕,腰痛,兼双足厥冷,口苦,尿黄,夜寐可。舌红,苔薄黄,脉细。

辨证:气虚作眩,上热下寒。

治法:益气升清,平调寒热。

选方:益气聪明汤合交泰丸加味。

处方:西洋参 6g,黄芪 30g,葛根 40g,蔓荆子 10g,白芍 10g,天麻 15g,黄连 3g,肉桂 3g,炙甘草 10g。30 剂,水煎服。

讲析:疲乏、头晕、耳鸣均由气虚所致,用益气聪明汤去黄柏,升麻改天麻,解决头晕;下肢厥冷,苔黄,口苦,即有虚热,故用交泰丸。患者夜寐安,用交泰丸旨在解决患者上热下冷;耳鸣,故重用葛根。

案例六　月经漏下案

李某,女,44 岁。湖南湘乡人。

患者因月经淋漓不尽 4 年余就诊。

2015 年因月经漏下曾在我处服药治疗后好转,2016 年一年无漏下。2017 年过年前因劳累后再发并加重,月经量较多,无黄带,行经时腹部胀痛。现症见:月经漏下 20 余天,疲乏,背痛,畏冷,易出汗,口干,偶有牙龈出血,偶感胃脘部胀痛,无嗳气,纳可,面色淡白。舌红,苔薄白,脉细。

辨证:冲任损伤。

治法:益气养血。

选方:加参胶艾汤加味。

处方:西洋参6g,当归8g,白芍10g,熟地黄15g,川芎3g,阿胶珠15g,艾叶炭10g,续断20g,田七片15g,炙甘草10g。30剂,水煎服。嘱勿劳累,勿饮酒。

讲析:患者主要的问题是月经漏下,2015年经过两次诊治漏下已止,2016年一年无漏下。疲乏、易出汗、面色淡白,脉细属于典型的气虚,气虚漏下,遇劳则发。治疗的关键就是给她止漏下,治疗上要益气养血。该患者非实热证,是个虚证,忌用凉血药物,否则加重症状。漏下的辨证关键首先要辨清虚实。"妇人大下谓之崩,淋漓不尽谓之漏",都属于失血的病证,但相对而言,崩为急症,突然大下血块,往往实热证较多,多为血热。崩也有虚证,而且是大虚;漏是慢性病,一二十天滴滴答答淋漓不尽,以虚证居多,尤其是气虚证较多,也可称之为冲任损伤证;疾病可以由崩转漏,由实转虚。无论是崩或者漏,关键在于分清虚实。

案例七　消渴案

曾某,女,45岁。湖南新化人。

患者因血糖升高2年就诊。

患者现无明显口干、饥饿、消瘦,轻微头晕,乏力,口苦,无手足心热,夜寐可,大便时溏。舌红,苔薄少,脉细数。

辨证:气阴两虚。

治法:益气养阴。

选方:二冬汤加味。

处方:西洋参5g,麦冬20g,天冬15g,天花粉10g,知母10g,黄芩10g,五味子6g,葛根30g,天麻15g,地骨皮10g,丹皮10g。30剂,水煎服。

讲析:糖尿病属于中医"消渴"范畴,总以阴虚为本,燥热为标。本例患者"三多一少"的症状不明显,口苦,舌红,苔薄少,脉细数是典型的阴虚,轻微头晕、乏力又兼了气虚,故用二冬汤,加天麻加强对头晕的治疗。

案例八　疲乏便溏案

马某,女,42 岁。湖南长沙人。

患者因疲乏、便溏就诊。

患者形体较肥胖(身高 163cm,体重 70kg),自觉疲劳,四肢乏力,无身痛,无腹胀,但口苦,便溏。舌红苔薄黄,脉细略数。

辨证:气虚湿热。

治法:健脾益气,清利湿热。

选方:四君子汤合香砂连朴饮加薏苡仁。

处方:西洋参 5g,炒白术 10g,茯苓 20g,薏苡仁 20g,黄连 5g,厚朴 20g,砂仁 10g,木香 5g,甘草 6g。20 剂,水煎服。

讲析:患者两大主症,一个疲乏,一个便溏。脾主肌肉四肢,故疲倦乏力治当健脾,用四君子汤,便溏、口苦是有湿热,合用香砂连朴饮加薏苡仁清热利湿。

案例九　心悸案

叶某,女,50 岁。湖南长沙人。

患者因心慌、疲乏就诊。

现症见:心慌,疲倦,偶有头晕,无胸闷胸痛,晨起喉中有黄痰,口干口苦,夜寐欠安,便溏。舌红,薄黄,脉细滑略数。

辨证:气虚痰热。

治法:益气宁心,清热化痰。

选方:十味温胆汤加味。

处方:西洋参 6g,丹参 15g,炒酸枣仁 30g,炙远志 10g,柏子仁 10g,陈皮 10g,法半夏 10g,茯神 15g,枳实 8g,竹茹 10g,黄连 5g,麦冬 20g,甘草 6g。20 剂,水煎服。

讲析:患者晨起喉中有黄痰,口干口苦是有痰热,痰热内扰心神,心神不安则心悸、寐不安。疲乏、头晕是气虚的征象。治疗选用十味温胆汤,加黄连、麦冬加强清热之功,再加柏子仁养心安神。

案例十　咳嗽案

张某,男,37 岁。湖南衡南县人。

患者因咳嗽数月余就诊。

现症见:咳嗽,有少量白色黏痰,咽痒,平素精神疲倦,多寐,时有右下腹胀,查喉部扁桃体肿大。舌苔薄白,脉滑。

患者有"脂肪肝"病史。

辨证:风热犯肺。

治法:疏风清热,宣肺止咳利咽。

选方:玄贝止嗽散合翘荷汤加味。

处方:玄参 10g,浙贝母 30g,杏仁 10g,桔梗 10g,炙紫菀 10g,百部 10g,白前 10g,陈皮 10g,荆芥 10g,连翘 10g,薄荷 10g,矮地茶 10g,广香6g,青皮 10g,甘草 6g。15 剂,水煎服。

讲析:此患者目前以咳嗽为主症,先治咳嗽,用玄贝止嗽散。其扁桃体肿大,用翘荷汤清热利咽,右侧胁脘痛,加青皮、广香,疏肝理气。

案例十一　胁痛案

唐某,男,34 岁。湖南蓝山人。

患者因慢性乙型肝炎就诊。

现症见:疲乏,右胁下胀痛,胸闷,颈痛,口苦,偶有腹胀,便溏。舌边紫,苔薄黄,脉弦细数。

辨证:肝胆湿热夹瘀。

治法:清热利湿,疏肝理气止痛。

选方:甘露消毒丹合金铃子散、连朴饮加味。

处方:茵陈 15g,通草 6g,滑石 15g,连翘 10g,黄芩 10g,石菖蒲 10g,浙贝母 15g,藿香 10g,白蔻仁 6g,川楝子 10g,延胡索 10g,黄连 3g,厚朴15g,牡丹皮 10g,甘草 6g。30 剂,水煎服。

讲析:右胁下胀痛,大便较溏,这是湿热,用甘露消毒丹。乙肝是常见病,慢性病,治疗得当可以防止恶变。中医认为乙肝是湿热伤肝,治疗要清湿热。乙肝日久可以导致肝硬化就是肝脏瘀血,因此对于乙肝的治疗清湿热同时还要清肝瘀。此人现在右胁下胀痛,用金铃子散理气活血止痛;便溏乃湿热影响到了肠道,用连朴饮清热燥湿行气;舌边紫,加丹皮祛瘀。

案例十二　汗证案

曾某,男,25 岁。湖南新化人。

患者因自汗盗汗就诊。

现症见:疲倦,胸闷,自汗、盗汗,手足心热而多汗,多寐,口苦,尿黄,大便干。舌红,苔薄黄,脉细数。

辨证:气阴两虚。

治法:益气滋阴清热。

选方:当归六黄汤加参。

处方:西洋参 6g,黄芪 30g,当归 8g,熟地黄 10g,生地黄 10g,黄连 5g,黄柏　　　6g,黄芩 10g。15 剂,水煎服。

讲析:叶天士《临证指南医案》中说:"阳虚自汗,治宜补气以卫外;阴虚盗汗,治当补阴以营内。"本例患者疲倦、自汗、多寐属气虚,盗汗,口苦,尿黄,大便干,舌红,苔薄黄,脉细数,属阴虚火旺。治宜益气滋阴清热,方用当归六黄汤加参。

现场答疑

学员:现在更年期的妇女,大都出现月经延长出血,请问中医怎么辨证论治?

熊教授:先了解什么是"更年期"。《黄帝内经》曰:"女子七七,任脉虚,太冲脉衰少,天癸竭,地道不通,故形坏而无子矣。"七七即 49 岁,即古时候妇女们断经一般年龄为 49 岁,随着生活水平的提高,现在断经时间大都为 50~52 岁。断经前后,女子出现烦躁不安、潮热、失眠、多汗、性情急躁、喜欢发脾气,即更年期综合征。在这个期间女子月经开始紊乱,量多、或者延长、或出血量不止,常见原因主要有两个:一为气虚,一为冲任损伤。此外,还有一个复杂原因,即女子多郁,更年期综合征往往多郁热。辨证为气虚的可用归脾汤、圣愈汤;冲任损伤可用胶艾汤。这些证型主要兼证为疲乏、腰酸,月经漏下量多,甚至颜色淡,要以补气、固冲任为主,胶艾汤即可固冲任。属于郁的月经漏下,往往心烦、多梦、乳房胀痛,用加味逍遥散或者丹栀逍遥散。以上为一般治法,40~50 岁月经量多属于实热证的很少。有一种复杂情况,子宫肌瘤或者卵巢囊肿。子宫肌瘤患者往往月经量多,月经先期,这里需要先清热,再治子宫肌瘤,用荆芩四物汤。热有热的症状,如口苦、舌红、苔黄、脉数。虚有虚的表现,如疲乏,面色淡白,舌淡,脉细。临床治疗需分清虚实。

学员:青春期女性漏下不止,该如何治疗?

熊教授:青春期漏下者以血热偏多,气虚和冲任损伤较少,往往有口苦,舌红,苔黄,脉数,尿黄,有虚热和实热之分。实热即口苦、舌黄、脉数、小便黄,用芩连四物汤或者荆芩四物汤;虚热有口干、手足心热,用两地汤,还可用地骨皮饮,此方出自《医宗金鉴·妇科心法要诀》。

学员:肝炎病人怎么按照疗程治疗?

熊教授:肝炎病人无论甲肝、乙肝、丙肝,绝对禁酒。酒精性肝病可以导致肝硬化,肝炎后期容易导致肝硬化,还可导致肝癌,丙肝顽固难治,因为症状不明显。无论乙肝,还是丙肝,皆有疲乏症状。因为《黄帝内经》说:"肝者,罢极之本也。"

肝炎有虚实之分,以实证为主的分火、水、瘀三种,火非纯粹的肝火,指的是湿热,例如甘露消毒丹清肝的湿热。肝炎患者无论分型是哪种,皆有黄疸表现,需要鉴别两种情况,属于湿热以热为主的用茵陈蒿汤,以湿为主的用茵陈四苓散。书上用茵陈五苓散,实际临床多用茵陈四苓散,因为湿热证,故去桂枝。肝炎湿热证,或以湿为主,或以热为主,退黄利湿为主用茵陈四苓散,热为主用茵陈蒿汤,上两方出自张仲景《伤寒杂病论》。

肝病治疗需要根据其主症治疗,以水为主表现为腹胀,甚至足肿,以水为主的无论是肝腹水、肝炎兼有腹胀皆用二金汤,二金汤治疗湿热腹胀,出自吴鞠通《温病条辨》。肝病发热,有肝炎急性发作时,用栀子柏皮汤。上述为肝病急性期治疗。

肝病慢性期,仍有湿热。若以疲乏为主,腹胀不明显,但精神疲倦,小便黄,口苦,用甘露消毒丹;若精神疲倦,面色淡黄,纳差,需要健脾除湿,《金匮要略》曰:"见肝之病,知肝传脾,当先实脾。"因为木克土,健脾即可除湿,用六君子汤为基础方,柴芍六君子汤、丹栀逍遥散皆可疏肝健脾以除湿。总之,肝病治疗需分清急性与慢性,有湿热又当分清是热重还是湿重,更要明辨虚实。以上为肝病的大致治法。

学员:请问女子血崩的治法。

熊教授:女子阴部下血统称为"崩漏"。但崩和漏又有区别。《医宗金鉴》曰:"妇人大下谓之崩,淋漓不尽谓之漏。"相对而言,妇人大下即猝然大下血(大出血);淋漓不尽,即月经延长半月至1月余。崩为急性病,漏为慢性病,无论崩与漏都需要分清病因。崩即大出血,大失血可导致大脱血,大脱血可致休克,危及生命。大崩可致昏厥，即西医学所指晕厥。大失血所致晕厥予以独参汤（大剂量），如有四肢厥冷，加用附子，即参附汤，后期恢复用固本止崩汤，其方源自《傅青主女科》。

崩漏第一要务为止血，即塞流。崩分虚实，大实证即血热，用芩连四物汤或荆芩四物汤；大虚证用固本止崩汤。漏为虚证，少有实证，这里实证指的是瘀血证。虚证用胶艾汤或者加参胶艾汤；虚热证用陈氏胶艾汤，即胶艾汤加黄芩、荆芥炭。

学员：无症状型糖尿病如何辨证？

熊教授：首先搞清糖尿病的病因病机，糖尿病即消渴病，主症为"三多一少"：口渴多饮，善饥多食，小便多和肌肉消瘦。为什么出现肌肉消瘦，因为其病机为阴虚燥热，阴虚致燥热，故消瘦口干。从不同的主症判断，临床上消渴病分为三消，即有三个不同的脏腑受病，上消为肺热、肺阴虚；中消为胃热、胃阴虚；下消为肾虚。晚期糖尿病，即下消可损及肾阳，这种情况少见，可出现形体消瘦、肌肤发黑、遗尿、耳轮发黑、皮毛干枯、腰痛、遗精及手足厥冷等症。张仲景曰："男子消渴，小便反多，以饮一斗，小便一斗，肾气丸主之"。但肾气丸只在极少的消渴病中使用，须有阴损及阳的证候表现。

肺阴虚用二冬汤或者消渴方，胃阴虚用加减玉女煎，肾阴虚用麦味地黄丸或者左归饮。无论患者有无症状，都需分清属于哪个脏腑病变。无任何表现者，记住消渴病以阴虚燥热为本，治疗以养阴清热为原则。口渴、口鼻干燥为肺阴虚，善饥、胃中灼热为胃阴虚，腰酸腿痛、遗精、手足心热、小便多为肾阴虚；肾阴虚分清以肾气虚为主还是肾阴虚为主。以上是就一般情况而言。糖尿病还可出现较多并发症如失明、耳聋、疮痈、四肢痿弱瘫痪、四肢痉挛疼痛及呕吐的。糖尿病变证百出，甚至出现高血压、糖尿病中风的。治疗糖尿病，需掌握最基本的养阴清热原则。

临床现场教学第34讲

时间:2017年3月25日

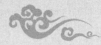

案例一　脑瘤案

潘某,男,29岁。河南人。

患者因"头部星形细胞瘤术后"求诊。

现症见:偶有头晕,视物模糊,面色黯淡。舌边紫,舌苔薄白,脉滑。

辨证:痰瘀互结。

治法:化痰祛瘀。

选方:半夏白术天麻汤合西黄丸加味。

处方:天麻20g,陈皮10g,法夏10g,茯苓30g,炒白术10g,煅乳香6g,煅没
药6g,菊花10g,青葙子10g,甘草6g。30剂,水煎服。(另包,麝香
6g,西牛黄6g,分30日冲服)。

讲析:头部胶质瘤近些年来已为多发病。胶质瘤的症状有视力模糊,头痛,
头晕,呕吐,并且有脑积水,再重一点就会神志模糊,一身瘫痪,或者半身不遂,
就像中风一样。西医一般予以手术治疗,中医亦不排斥手术,中医主要是解决
手术以后的后遗症,并要尽快扫清余邪,增强体质,避免术后复发。无论什么
肿瘤,需要辨四点,一辨痰瘀,分清痰浊还是瘀血;二辨寒热,分清是热证还是
寒证;三辨部位,分清头部、鼻咽部、肺部、肝胆胰部、肠胃部、膀胱部,以及子宫
等部位的不同;四辨虚实,肿瘤初期往往为实证,肿瘤后期或化疗、放疗之后必
多虚证。导致肿瘤的因素很多,如体质、情志、六淫等因素,代谢功能失常,或
者说痰瘀凝滞也可导致肿瘤的产生。

此人面色发黯,舌底紫筋明显,指甲也发黯,这三点意味着有瘀血阻滞。

患者无呕吐，舌苔不腻，为薄白苔，说明他痰不多，是以瘀为主，这是一辨痰瘀。二辨寒热，问诊无口苦，小便不黄，大便不干，无热象；三辨部位，为头部。四辨虚实，该患者只有二十几岁，精神好，视物模糊，偶有头晕，纳食正常，整体情况较好，虚象不明显。面色发黯，舌发紫，爪甲紫色，此为瘀，但肿瘤往往是痰瘀并存，为防止复发，治以祛瘀化痰，治疗用半夏白术天麻汤。治疗瘀象需要加药，用西黄丸；视物模糊，加菊花、青葙子。

案例二　毛发脱落案

李某,女,38 岁。河南信阳人。

一诊:2016 年 9 月 24 日

患者因头发、眉毛、阴毛全部脱落 12 年就诊。

12 年前患者产后大出血，后出现精神疲乏，逐渐头发、眉毛、阴毛全部脱落。西医诊断为"希恩综合征"。现症见:全身毛发脱落，精神疲乏，面色淡黄，心烦易怒，头部渗油，腰微痛，小便略黄。舌苔薄黄腻，脉细。

辨证:血虚失濡，水湿上侵。

治法:养血渗湿。

选方:神应养真丹合苓泽饮加味。

处方:西洋参 6g，天麻 15g，熟地 15g，川芎 5g，白芍 10g，当归 10g，羌活 10g，木瓜 10g，菟丝子 20g，茯苓 40g，泽泻 15g，甘草 6g。50 剂，水煎服。

讲析:此患者因产后大出血而发病，轻则头发脱落，重则全身毛发脱落。按照中医理论分析，毛发脱落与三个因素有关:一是肺气不足，因为肺主皮毛，可出现毛发干燥，枯槁；二是肾精不足，肾藏精生髓，其华在发，其表现是须发早白；三者血虚，血养发，发为血之余，其表现是脱发，毛发没有色泽。此病在《医宗金鉴·外科心法要诀》中称为"油风"，其表现为脱发，头部渗油，头皮发痒，西医称为"脂溢性脱发"。这是头部全面脱发，还有些是局部的脱发，我们就称作"斑秃"，又叫"鬼剃头"，因为一般都是晚上脱发，患者本人不知道。这两者诊断上都要分清虚、实，实证有因火热的，有因湿浊的，有风邪导致的；虚证就有血虚和肾虚。这个患者明显是虚证为主，由血虚引起的，兼有湿浊，因此用神应养真丹合苓泽饮，再加一味西洋参补气。

二诊:2017 年 3 月 25 日

患者复诊。现症见:毛发脱落，头皮渗油，偶有瘙痒，一身疲乏，四肢厥冷。

舌苔薄白。脉细。

  辨证:精血亏虚,兼夹水湿。

  治法:补气养血,淡渗利水。

  选方:神应养真丹加参芪苓泽饮。

  处方:红参 6g,黄芪 30g,当归 8g,白芍 10g,熟地黄 15g,川芎 6g,天麻 15g,
  　　　菟丝子 20g,羌活 10g,木瓜 10g,茯苓 30g,泽泻 15g,刺蒺藜 15g,甘
  　　　草 6g。40 剂,水煎服。

  讲析:产后一身脱毛,且一身疲乏,其面色淡黄,舌苔薄白,脉细,为气血不
足之象。舌苔薄白而腻,故补气血的同时,要渗利水湿。用苓泽饮就是渗利水
湿。气为血之帅,故加人参和黄芪,意在补血先补气。血虚可以生风,再加刺
蒺藜祛风止痒。

案例三　乳癖案

于某,女,41 岁。湖南岳阳人。

患者因乳中结节、胀痛 4 年求诊。

患者乳腺小叶增生 4 年,乳中呈持续性疼痛。现症见:乳中结节,腋窝无
淋巴结肿大,月经前提,胃胀,嗳气,矢气,易烦躁,易上火致咽喉痛,喉中痰多,
大便稀,舌苔薄黄腻,脉弦滑而细。

  辨证:气郁痰凝。

  治法:疏肝理气化痰。

  选方:疏肝消瘰丸加味。

  处方:当归 10g,白芍 10g,川芎 10g,柴胡 10g,香附 15g,郁金 15g,青皮
  　　　10g,橘核 15g,枳壳 10g,玄参 10g,浙贝母 30g,生牡蛎 20g,三棱 8g,
  　　　莪术 8g,法半夏 10g,甘草 6g。30 剂,水煎服。

  讲析:主症是乳房结节,中医称之为乳癖。乳腺小叶增生有三种情况,第
一是气滞,第二是痰凝,第三是血瘀。胃胀,嗳气,矢气,此为气郁。喉中多痰,
又见滑脉,火不是很重。痰气交阻,气郁夹痰,用疏肝消瘰丸。患者易烦躁,本
可以加丹皮、栀子,但患者大便溏,故不用。《伤寒论》曰:"凡用栀子汤,病人旧
微溏者,不可与服之。"

案例四　腹痛案

肖某,女,39 岁。湖南新化人。

患者因少腹痛 2 个月求诊。

既往有"子宫内膜异位症"病史。现症见:持续性下腹部连及少腹痛 2 个月,月经量多,经期无腹胀,周期规律,口苦,失眠,大便每日 2~3 次。舌红,苔黄白相兼而腻,脉沉细。

辨证:气郁化热。

治法:疏肝清热,理气止痛。

选方:五磨饮子合左金丸、金铃子散加味。

处方:党参 10g,沉香 8g,乌药 15g,槟榔 10g,木香 6g,黄连 5g,吴茱萸 3g,川楝子 10g,延胡索 10g。20 剂,水煎服。

讲析:该患者有两个主症,一为腹痛,二为失眠。急则治其标,先解决腹痛。

案例五　胸闷案

胡某,女,45 岁。江西南昌人。复诊。

患者因胸闷求诊。

患者原有"风湿性心脏病、高血压"病史。服药 1 个月后头痛头晕、胸闷好转。现症见:胸闷气短,偶有胸痛,右侧头部胀痛,头晕,口干。舌苔薄白,脉细而结。

辨证:气阴两虚,痰瘀阻络。

治法:益气养阴,化痰通络。

选方:生脉散合十味温胆汤加味。

处方:西洋参 6g,丹参 15g,炒酸枣仁 20g,炙远志 10g,陈皮 10g,法半夏 10g,茯苓 10g,枳实 6g,竹茹 10g,麦冬 20g,五味子 6g,天麻 20g,钩藤 15g,白芷 20g,炙甘草 10g。30 剂,水煎服。

讲析:胸闷,气短这是主症,头晕、头痛为兼症,口干,此为心气虚加心阴虚证。薄白苔,无热象。患者有头痛、头晕,但无颈部胀痛、耳鸣,不考虑颈椎病。十味温胆汤出自《世医得效方》,十味温胆汤的原方为温胆汤加人参、熟地黄、五味子、酸枣仁和远志,后世有人把熟地黄改成当归。这里我把当归改成丹参,丹参入心经,可以直达病所。

临床现场教学第 34 讲

案例六　肢麻案

黎某,男,29 岁。湖南新化人。

患者因四肢麻木 5 年求诊。

现症见:阵发性手足麻木,乏力,兼有唇舌发麻,发作时语言费力,夜寐不安。舌边紫,苔黄腻,脉弦而细。

辨证:气虚血瘀,风客经络。

治法:益气活血,搜风通络。

选方:黄芪虫藤饮加味。

处方:黄芪 30g,天麻 20g,鸡血藤 10g,海风藤 10g,钩藤 30g,地龙 10g,僵蚕 30g,全蝎 5g,蜈蚣 1 条(去头足),红花 6g,黄连 5g,炒枣仁 30g,龙齿 30g,甘草 6g。20 剂,水煎服。

讲析:此为"风"病,其一苔黄,有火,其二舌底紫,有瘀,其三乏力是气虚,故选用黄芪虫藤饮益气活血,搜风通络。加黄连清热;夜寐不安,加枣仁、龙齿养心安神。

案例七　瘿病案

刘某,女,43 岁。湖南益阳人。

患者因颈部甲状腺结节肿大求诊。

患者有"桥本甲状腺炎"病史,39 岁停经。现症见:颈部甲状腺结节肿大,面部长斑,阵发性潮热,夜寐欠安。舌边紫,苔薄白,脉滑稍弦。

辨证:痰气交阻夹瘀。

治法:理气化痰,活血祛瘀。

选方:海藻消瘰丸。

处方:海藻 20g,昆布 10g,郁金 15g,玄参 10g,浙贝母 30g,生牡蛎 15g,枳实 10g,橘核 10g,青皮 10g,夏枯草 10g,三棱 10g,莪术 10g,地骨皮 10g,炒枣仁 20g。30 剂,水煎服。

讲析:西医所说甲亢以火、阴虚为主,而单纯的甲状腺肿大为痰、气所致,有夹火的痰热,也有以气滞为主的。该患者面部长斑,停经 3 年,且舌边发紫,说明有瘀,故治以化痰理气,兼祛瘀。

案例八　不育案

郑某,男,44 岁。湖南岳阳人。

患者因婚后 6 年不育求诊。

患者婚后 6 年未育,西医检查示:精子成活率低。有高血压、高血糖、高血脂病史。现症见:失眠,头晕,头上长疮,口干。舌苔薄白,脉细略数。

辨证:阴虚火旺,肾精不足。

治法:养阴清热,补肾填精生髓。

选方:大补阴丸合加味衍宗丸。

处方:熟地黄 15g,黄柏 10g,知母 10g,炒龟板 30g,补骨脂 15g,菟丝子 20g,覆盆子 15g,枸杞子 20g,女贞子 15g,五味子 6g,车前子 10g,天麻 15g,连翘 10g,金银花 10g。30 剂,水煎服。

讲析:此人有血糖高病史,属阴虚燥热体质。婚后 6 年不育,肾藏精,主生殖,故一用大补阴丸养阴清热,一用加味衍宗丸补肾填精生髓,促进其精子生长。

现场答疑

学员:案例八的病人为阴虚体质,为什么用五子衍宗丸加补骨脂?

熊教授:衍宗丸有五子衍宗丸、九子衍宗丸。开处方讲究整首汤方,讲究药物的配伍,不看单味药物。九子衍宗丸温性药物太多,我这里是加味衍宗丸,其五味子、补骨脂皆为温药,该患者为阴虚体质,故主方为大补阴丸,方中黄柏、知母、炒龟板可潜阳清热,再者所加药物金银花、连翘治其头部疮疹,实亦清热解毒。

学员:案例四"腹痛"为什么不使用活血药物?

熊教授:腹痛有气滞、血瘀、寒证、热证之分,不论脘腹诸疼痛皆需要分清气、血、寒、热;以气为主的痛而兼胀,有嗳气、矢气等症;以瘀为主的痛处固定不移,为刺痛;结合舌脉、面色判断以瘀为主者可见面色发青、嘴唇发黯、爪甲发紫、舌紫等症;《金匮要略》中的"病人胸满,唇痿舌青口燥,但欲漱水不欲嗌"为瘀象特点;王清任说的"胸痛,胸不任物,或胸任重物",亦为瘀血的表现特点。而案例四的腹痛是以气滞为主,并非瘀血病证,故不用活血祛瘀的方药。

学员:痛经怎么治疗?

熊教授:一般而言,痛经有虚实之分。月经量多,经期后疼痛为主的是虚寒证;月经量少,舌紫黯,经期或者经前疼痛的为实证。痛时腹胀,拒按的为实证;无胀痛,喜温喜按的为虚证。《医宗金鉴·妇科心法要诀》:"腹痛经后气血弱,痛在经前气血凝,气滞腹胀血滞痛,更审虚实寒热情"。胀是气滞,无胀为血瘀。痛在经前,以血滞为主的,用加味琥珀散;以气滞为主,又胀又痛,主要是胀,用加味乌药汤。经后期痛,月经量多,畏冷的用温经汤,或当归建中汤。

学员:桥本甲状腺炎合并肾性高血压为痰热证怎么治疗?

熊教授:桥本甲状腺炎也是甲状腺炎,高血压是其兼症,主症是甲状腺炎。甲状腺炎主要是痰气交阻,如痰从热化,就会明显口苦,心烦,口渴,甚至上火,大便干结,这是痰热内阻。这种甲状腺炎用普济消毒饮。普济消毒饮有两个:一个普济消毒饮是刘河间的治疗大头瘟的,另一个是吴鞠通的,也是治瘟毒颈颊肿瘤的。吴氏的普济消毒饮,没有升麻和柴胡,我们治疗桥本甲状腺炎一般要用吴鞠通的普济消毒饮。

学员:视网膜色素变性有没有治疗之法?

熊教授:视网膜色素变性为西医病名,中医称"云翳遮睛",或"青盲"。云翳遮睛指的是瞳神里面有黄色,有绿色,甚至突然眼瞎。病有虚实之分,虚证是肝肾亏损,或者气血不足,不能上荣于目。《黄帝内经》:"五脏六腑之精气,皆上注于目而为之精"。虽有"肝开窍于目",但是眼睛不仅与肝有关,其与五脏六腑关系密切。肝肾亏虚和气血不足,往往兼而有之。临床上要分清是肝肾亏虚,还是气血不足,还是血瘀。眼科实证往往可见目中红赤、目胀痛、眼眵、眼胞红肿。一般而言,视物模糊、视力减退为虚证。临床辨证需要掌握虚实之分。

学员:下肢肌力减退为何不从肾论治?

熊教授:肾主骨,肝主筋。肌力降低是痿证,可以分为很多种,有虚实之分。《黄帝内经》曰:"肺热叶焦,则皮毛虚弱急薄,著则生痿躄也。心气热……虚则生脉痿,枢折挈胫纵而不任地也;肝气热……筋膜干则筋急而挛,发为筋痿;脾气热……肌肉不仁,发为肉痿;肾气热……骨枯而髓减,发为骨痿。"这些全部是虚证。此外,《素问·生气通天论》曰:"湿热不攘,大筋软短,小筋弛长,软短为拘,弛长为痿。"这是湿热痿,非虚证。李中梓说瘀血致痿病。《医宗金鉴》提出湿热致痿病,下肢痿弱,烦热,足肿,用加味二妙散。朱丹溪说肝肾亏损致痿病,用虎潜丸(其中虎骨已禁用,现称壮骨丸)。"阳明虚,则宗筋纵,带脉不引,故足痿不用也"。下肢肌肉萎缩,说明与阳明有关,亦与肝肾皆有关系,因肝主筋,肾主骨。故临床需要辨证,所以不局限于某一个脏腑。

临床现场教学第 35 讲

时间:2017 年 4 月 25 日

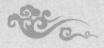

案例一　汗证案

周某,男,49 岁。湖南怀化人。

患者因自汗,盗汗 5 年就诊。

患者有哮喘病史。现症见:自汗,盗汗,疲乏,畏寒肢冷,口微干,口苦,咯吐黄痰,胸闷胸痛,形体肥胖。舌苔薄黄,脉沉细滑。

辨证:气阴两虚,痰热阻肺。

治法:益气养阴,清热化痰宽胸。

选方:生脉散合玉屏风散、桑贝小陷胸汤加龙骨、牡蛎。

处方:西洋参 6g,麦冬 30g,五味子 6g,桑白皮 15g,浙贝 20g,黄连 3g,炒瓜蒌壳 5g,法半夏 10g,黄芪 30g,防风 6g,煅龙骨 30g,煅牡蛎 30g,炒白术 10g。30 剂,水煎服。

讲析:患者病情复杂,既有哮喘病史,又有自汗、盗汗、怕冷等一系列症状。诊病时,第一要弄清楚病人的主症,其次在抓住主症的基础上,从症状、面色、形体动态、舌色、脉象来辨别疾病的寒热虚实。治疗疾病关键当是详辨疾病的寒热虚实。患者左手脉细,这无疑是虚证,与自汗盗汗量多有关;但察肺脉是滑脉,考虑肺脏有痰热阻塞,再结合痰的颜色、口干与否、舌苔情况去判断病因是否属于痰热。这便是诊治疾病的诀窍所在,即抓住主症的基础上,四诊合参,明确病邪性质、部位。该患者长期自汗、盗汗,导致肺脏气阴两虚,既往肺脏有痰热,所以哮喘容易发作,喉中有痰,胸闷。处方选用生脉散合玉屏风散、桑贝小陷胸汤加龙骨、牡蛎。龙骨、牡蛎,收涩汗液。重点讲一下瓜蒌,瓜蒌如果没炒好,可以通大便,因此开这味药时,要特别慎重。

顺便给大家讲一下诊脉的知识。诊脉,第一,应平心静气,不仅仅要求医生,还要求患者平心静气。第二,应平臂,即手臂放平。古代讲男左女右,遵循的是"左为阳,右为阴"的阴阳理论。《医宗金鉴》讲到"小儿科、妇科,男从左看,女从右看"。但在实际诊治疾病过程中,我们需要注意,气血循环周游于全身,并没有绝对的"左边为阳,右边为阴"。因此诊脉时,左手右手都应当详察,"左心膻中肝胆肾,右肺胸中脾胃命"。再者,诊脉时应注意脉所在部位,"掌后高骨为关部"即确定关部所在位置,然后关前为寸部、关后为尺部。我们需要注意斜飞脉、反关脉的位置特点。六指脉大小形态基本相同,一般而言,寸脉比尺脉大,如果尺脉过大,必然是病态脉。

案例二　胸闷胸痛案

曾某,男,60 岁。湖南新化人。

一诊:2017 年 3 月 25 日

患者因胸闷胸痛求诊。

患者因"风湿性心脏病"1983 年行心脏手术治疗,曾有肾功能损伤,肌酐、尿酸偏高,血压升高病史。现症见:胸闷胸痛,后背痛,胸前区堵塞感,平卧后加重,活动后气促,不咳嗽,腹胀,右侧胁肋脘部胀满,嗳气,纳差,足肿。舌苔薄白,脉细滑而结。

辨证:心气亏虚,痰浊内蕴。

治法:补益心气,化痰宁心。

选方:十味温胆汤加味。

处方:西洋参 6g,丹参 15g,炒酸枣仁 20g,炙远志 10g,陈皮 10g,法半夏 10g,茯苓 15g,枳实 10g,竹茹 10g,青皮 10g,木香 6g,炙甘草 10g。30 剂,水煎服。

讲析:此人主要是心脏病。中医没有风湿性心脏病这个病名,心悸、怔忡、胸痹胸痛等都属于这个范畴。心脏病分虚实,临床上往往以虚实夹杂多见。虚证有心气虚、心阴虚、心血不足;实证有痰浊、瘀血,也有气滞影响。瘀证一定可见嘴唇发黯、面色发黯、舌质发紫、爪甲发紫等临床表现,且以胸痛为主;如果是痰浊证,舌苔白腻,则以胸闷为主,也有胸痛的,痰还有痰热。此患者就是心气虚加痰浊故治疗上一补心气,二化痰浊。该患者心气虚,故见气短。为什么要加理气的药？因为患者有右胁脘的胀满。

二诊：2017 年 4 月 25 日

患者复诊。前诊服药后原足肿已消,胸痛、气短已基本消失,但觉胸闷、腰痛小便量少。舌苔薄白,脉缓而滑。

辨证：心气亏虚,痰浊内蕴。

治法：补益心气,化痰宁心。

选方：十味温胆汤合瓜蒌薤白汤加牛膝、杜仲、菟丝子。

处方：西洋参 6g,丹参 20g,酸枣仁 20g,制远志 10g,陈皮 10g,法半夏 10g,茯苓 20g,枳实 10g,竹茹 10g,川牛膝 15g,杜仲 15g,菟丝子 15g,炒瓜壳 5g,薤白 10g,炙甘草 10g。30 剂,水煎服。

讲析：对于尿酸异常增高的患者,应忌食海鲜、啤酒、动物内脏、豆制品。该患者疾病的病位一是在心脏,一是在肾脏。西医诊断心动过缓,尿常规、肾功能检测提示肾功能损伤。中医在治疗疾病时应抓住患者的主要症状,此患者的主症为胸闷、胸痛、气短、腰痛,患者舌苔薄白,脉缓而滑,提示患者心气虚,兼有痰浊内蕴。因此治法,在补心气的同时,应当清除痰浊。

案例三　抽动案

李某,男,12 岁。湖南长沙人。

一诊：2017 年 3 月 25 日

患者因抽动症 6 年求诊。

患者发作时口中发出叫声,摇头晃脑,挤眉弄眼,口中多痰涎,大便秘结。舌红,苔黄,脉滑而数。

辨证：痰火内扰,兼肝风内动。

治法：清热化痰,平肝息风。

选方：大黄黄芩涤痰汤合天麻四虫饮加味。

处方：黄芩 10g,生大黄 4g,石菖蒲 15g,炙远志 10g,陈皮 10g,法半夏 10g,茯苓 15g,枳实 10g,胆南星 3g,竹茹 10g,天麻 20g,钩藤 20g,僵蚕 20g,全蝎 3g,蜈蚣 1 条(去头足),地龙 10g,白芍 10g,甘草 6g。30 剂,水煎服。

讲析：抽动症轻者摇头晃脑,挤眉弄眼,重者一发作时,就发出叫声。以动为主的病有抽搐、摇摆、震颤,包括眩晕、麻木等都属于动的病。《黄帝内经》曰："风胜则动。"此症属内风,内风有很多种,有阴虚动风、肝阳化风、肝热动风及血虚生风,至少有四种。该患者口中痰多,大便秘结,舌红苔黄,脉滑而数,这是痰火内扰,主要为痰火内扰兼肝风内动,故治疗上以清热化痰、平肝息风为主。

二诊:2017 年 4 月 25 日

患者前诊服药后痰量减少,便秘改善,心烦多怒较前大为改善,但少寐,时发抽动,发作时伴有叫声,寐中抽动明显,喷白色口水。舌苔薄白腻,脉细滑。

辨证:痰浊夹风。

治法:化痰息风。

选方:导痰汤合天麻四虫饮、加味芍药甘草汤加生牡蛎、生龙骨。

处方:陈皮 10g,法半夏 8g,茯苓 15g,枳实 10g,胆南星 3g,竹茹 10g,天麻 20g,僵蚕 20g,全蝎 3g,蜈蚣 1 只(去头足),白芍 10g,地龙 10g,生牡蛎 30g,生龙骨 30g,甘草 10g。30 剂,水煎服。

讲析:抽动症是现在常见病。抽动症首先应考虑是由风所致,"风胜则动""风以动之""诸风掉眩,皆属于肝",这些都是《黄帝内经》所讲。中医讲肢体摇摆的病症,都与肝风有关。所以抽动症的病因主要是内风,即肝风。抽动症严重者可发出奇怪的叫声,西医解释奇怪叫声是由喉头肌肉痉挛所致,从中医的角度分析,发出叫声的病症,一般考虑体内有痰。这也告诉我们,患者另外一个复杂的病因是痰。所以患者病机为风痰相兼致病。治疗当化痰息风。

案例四 鼻咽癌案

周某,女,30 岁。湖南怀化人。

一诊:2017 年 3 月 25 日

患者因鼻咽癌求诊。

患者鼻咽癌(低分化鳞癌)已行化疗 1 次。现症见:鼻塞,无鼻衄,口鼻干燥,耳闭,无头痛,大便不干。舌红少苔,脉细而数。

辨证:阴虚痰浊。

治法:养阴清肺,扶正化痰。

选方:加参甘露饮合苍耳子散加味。

处方:西洋参 6g,玄参 10g,生地黄 10g,麦冬 15g,天冬 10g,黄芩 10g,石斛 10g,苍耳子 10g,辛夷 10g,白芷 20g,薄荷 8g,白茅根 10g,蛇舌草

15g,甘草 6g。30 剂,水煎服。

讲析:癌症分虚实,此为阴虚夹痰浊,部位在肺,为肺阴虚,肺主鼻,咽喉为肺胃两经之地。因此养肺阴,用甘露饮,需要引药到鼻,故合苍耳子散,化疗易导致体质变弱,故需加人参。

二诊:2017 年 4 月 25 日

患者鼻咽癌已行化疗,并有乙肝病史。前诊服药后口干,鼻干,耳聋减轻,现疲倦。舌体胖大,边有齿痕,舌苔薄白,脉细。

辨证:脾胃气虚。

治法:疏肝健脾益气。

选方:五味异功散加葛根、麦冬。

处方:参须 6g,炒白术 10g,茯苓 10g,陈皮 10g,葛根 30g,麦冬 20g,白花蛇舌草 15g,甘草 6g。30 剂,水煎服。

讲析:根据舌象、脉象,可推断患者中气不足,脾胃虚弱,治当补气,增强体质为主。对于肿瘤病人,放疗和化疗之后,往往出现气虚,或阴虚,都属于正气不足。因此治疗肿瘤病,在肿瘤消除以后,必须扶助正气,增强体质。如果正气不足,则疾病会进一步传变发展。《黄帝内经》云:"邪之所在,皆为不足。"又云:"邪之所凑,其气必虚。"正气充足,邪气无处藏身,疾病自然不会发生。因此,肿瘤病人后期,一定要"固本",这正是中医的优势所在。

现场答疑

学员:面肌痉挛怎么治疗?

熊教授:面肌痉挛是西医说法,中医叫面部抽搐,面部抽搐严重者,表现为口眼㖞斜。口眼㖞斜病因在风,往往是既有内风,又有外风。治疗可用天麻止痉散或天麻四虫饮加减。如果是外风所致,可以加羌活,防风。又面部属阳明经循行,阳明胃肠有热,往往面部潮红。如果症状表现为面部痉挛和潮红,口苦,舌黄,便秘,则考虑肠胃有热,可加凉膈散或者承气汤治疗。

学员:抑郁症如何治疗?

熊教授:抑郁症是西医的说法,中医称郁证。精神抑郁刚开始发病,症状较轻,如果朝着更严重的方向发展,则可以成为精神病,中医将此类疾病称为癫狂。以躁狂为主的是狂证,以痴呆,安静,默不吭声,或自言自语,或哭或笑为主要表现的是癫证。癫是阴证,狂是阳证、实证。古人讲狂证好治,癫证不好治。为什么癫证不好治呢? 因为它属于难治的阴证。近几年,癫证以女孩子多见,特别是留学在外国的女学生,究其根源与现在的孩子自幼娇宠,突然背井离乡去到外国,一个人独自面对生活、学习的压力而心情抑郁有很大关系。对于以心情不佳,烦躁,失眠为主的轻症,可选丹栀逍遥散加减治疗。抑郁症发展到以癫狂为主的重症时,治癫要化痰,要清郁火,如果郁火重为主还是用丹栀逍遥散;如果痰为主就选涤痰汤;形成了癫证要用磁朱丸;若是痰火并重的可以选用生铁落饮或者用礞石滚痰丸治疗。

学员:请问糖尿病的中医治疗方法。

熊教授:糖尿病中医称为消渴,分为上消、中消、下消。消渴病日久可以诱发许多复杂的变证,比如血压升高,四肢痿弱,出现中风,疮痈,四肢肌肉痉挛疼痛等。消渴病的病机为阴虚燥热,治疗原则是分上、中、下三消治疗。消渴病以疲乏,多饮,多食,多尿,消瘦为五大症状,但教材多讲"三多一少",临床上糖尿病病人多有疲乏。以口渴为主的属上消,病位在肺,治疗用二冬汤加减。以消谷善饥为主的是中消,病位在胃,以胃热为主,选用加减玉女煎,如果病变涉及肠胃,以大便燥结为主,可以用增液承气汤。下消以多尿为主症,病位在肝肾,可选用左归饮或者菟丝子丸,或者是麦味地黄汤。无论是治肺,治胃,还是治肝肾,都要立足于解决阴虚问题,这就是糖尿病治疗的关键所在。

学员:请问三叉神经痛中医怎么治疗?

熊教授:三叉神经痛是一个难治病。三叉神经痛不是一般的头痛,发作时呈抽动样的疼痛,首先肯定它是"风"。再就是要分清虚实,这时候望诊舌苔很重要,如果舌上有苔而且是黄苔,就是实证,是火证,火从哪里来? 阳明胃火,要用清胃散治疗。如果舌上少苔或者是无苔,口不苦,舌苔不黄,这是虚风证,要用镇肝熄风汤。我曾经治疗过一个浙江杭州的病人,那是个特殊病人,三叉神经痛三四年,舌上白苔很厚,是一个属于湿热引起的三叉神经痛,用三石汤治好了。在这里要告诉大家,三叉神经痛,要特别注意看病人的舌苔。脉象则或是细脉,或是弦脉,或是数脉,这些会有助于我们分清虚实,只有分清虚实才能治好三叉神经痛,虚证用镇肝熄风汤,实证用清胃散。

学员:一中年女性患者,四肢畏冷,如果夏天穿短衣裤,手臂与大腿肌肉就冻得疼,很冷,且有"颈椎骨质增生"的病史。临床上应该如何辨证论治?

熊教授:厥证有两个含义,一种厥证是泛指突然性地昏倒,不省人事、四肢厥冷、不久即能逐渐苏醒的一类病症。另一种厥证就是四肢畏冷,严重者厥冷。我们现在讨论的是肢厥证。

肢厥证有阳虚,有血虚,有气滞。我们的《伤寒论》里讲了大量厥证,最典型的是阳虚厥逆,症状是手足厥冷,下利清谷,脉微细,甚至脉细欲绝。阳虚厥逆往往是少阴虚寒证，《伤寒论》少阴病提纲："脉微细，但欲寐。"即意味着阳虚，特别是肾阳虚。少阴主心，主肾，就是心肾阳虚，脉微细，但欲寐，精神很疲乏，用四逆汤、通脉四逆汤治疗，两方用的都是大热药，大量的干姜、附子治疗阳虚。

厥证还有血虚寒厥证，"手足厥寒，脉细欲绝者，当归四逆汤主之。"脉细意味着血虚，这是血虚加阳虚，用当归四逆汤。还有气厥，气逆而厥，气机不通，造成阳气不能达于四肢，或咳，或逆，或嗳气，或者是胃脘胀痛，用四逆散。这是一般的厥证。

还有特殊的厥证。厥阴寒厥，"少阴病，吐利，手足厥冷，烦躁欲死者，吴茱萸汤主之。"寒厥头痛，巅顶头痛，四肢厥冷，吐涎沫，吴茱萸汤主之。还有蛔厥，腹痛，胃脘痛，呕蛔虫，四肢厥冷，乌梅丸主之。这都是张仲景论述的。还有"伤寒脉滑而厥者，里有热，白虎汤主之"，白虎汤是大凉药，注意这个脉滑，是滑而有力。好比刚才看的病人肚子胀，大便溏，弦滑脉，这是实证，是湿热结聚，手足厥冷，这时不能用四逆汤。能用干姜附子吗？肯定不行。病人口渴，脉洪大，四肢厥冷是个假象，我们称为真热假寒证，只能用白虎汤大清气分之热。还有腹胀不大便，手足厥冷，甚至谵语，承气汤主之。"厥深者，热亦深，厥微者，热亦微，厥应下之。"可见厥证很复杂，所以别看到四肢厥冷就是阳虚，那是大错特错的。

刚才你所讲的这个病人，是血瘀证，有颈椎病、骨质增生病史，经络不通，血液循环障碍，也会出现四肢厥冷。临床手术后患者，下腹部手术后，病人往往表现下肢厥冷，上中焦手术后，往往上肢厥冷。以后可注意观察一下，这是什么原因呢？这往往是血瘀，经脉不通。《黄帝内经》云："经脉流行不止，环周不休，寒气入经而稽迟。泣而不行，客于脉外则血少，客于脉中则气不通，故卒然而痛。"也可致四肢厥冷，所以治疗需要清瘀。

临床现场教学第36讲

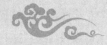

时间：2017年5月20日

案例一　小儿五迟案

何某,男,4岁半。江苏苏州人。

一诊:2015年3月27日

患儿因行步不正,言语不利1年多就诊。

患儿自小四肢痿弱,双腿不能站立,更不能行走,语言謇涩,神志模糊,囟门凹陷,头发稀疏,当地医院诊断为"先天性肌营养不良",并兼自汗,遗尿,食纳差。舌下脉络青紫,纹淡。

辨证:肝肾亏虚。

治法:滋补肝肾,缩尿止遗。

选方:补肾地黄丸合加味缩泉丸。

处方:黄芪15g,熟地10g,怀山药10g,茯苓10g,泽泻6g,丹皮6g,枣皮10g,怀牛膝10g,菟丝子15g,覆盆子10g,桑螵蛸10g,益智仁10g,炒鹿筋10g,石菖蒲10g。40剂,水煎服。

讲析:患儿西医诊断为"先天性肌营养不良",中医诊断属于小儿"五迟症"。五迟是指语迟、行迟、立迟、齿迟、发迟。该患儿现在头发长了,牙齿也长了,但不能站立行走,语迟和行迟,即行步不正,语言不清楚。这小儿没什么痰,口中也不流口水,所以他不是痰证,而是虚证。为什么是虚证呢?因为他遗尿啊,所以一定要补肾,用补肾地黄丸合加味缩泉丸,补肾地黄丸就是六味地黄丸加牛膝和鹿茸,因为鹿茸太贵,且不适合儿童吃,故改成炒鹿筋了。患儿自汗,再加黄芪益气固表,因为他神志较模糊,加一味石菖蒲开窍。

二诊:2015 年 5 月 23 日

患儿服用中药治疗后语言改善,神志转清,但双腿仍不能行,遗尿,烦躁,自汗,食纳一般,大便正常。舌苔黄滑,纹淡紫。

辨证:脾肾亏虚。

治法:补脾益肾,敛汗止遗。

选方:五痿汤合黄芪龙牡散、缩泉丸。

处方:党参 10g,炒白术 10g,茯苓 10g,当归 8g,麦冬 6g,怀牛膝 15g,木瓜 15g,薏苡仁 15g,黄柏 4g,知母 10g,炒龟板 15g,黄芪 15g,煅龙骨 15g,煅牡蛎 15g,菟丝子 15g,覆盆子 15g,益智仁 10g,桑螵蛸 10g,甘草 6g。30 剂,水煎服。

讲析:这是个慢性病,跟先天不足有关,是个虚证,属于中医儿科"五迟、五软"范畴。患儿腿软、语迟,主要是脾肾亏虚,所以要补脾、补肾,用五痿汤、黄芪龙牡散加缩泉丸。

三诊:2015 年 9 月 26 日

患儿服药后症状明显减轻,可正常站立、行走,但不能奔跑及爬楼,头发及牙齿生长情况明显改善,夜间遗尿也减少,仍有自汗、言语不利。舌淡苔薄白,纹淡红。

辨证:肾精不足。

治法:补肾填精。

选方:补肾地黄丸加减。

处方:黄芪 15g,熟地 10g,怀山药 10g,茯苓 10g,泽泻 6g,丹皮 10g,山茱萸 10g,怀牛膝 15g,菟丝子 15g,覆盆子 15g,石菖蒲 10g,鹿角胶 10g。50 剂,配方颗粒冲服。

讲析:患儿属"五迟证",五迟常见两种证型,一种为气虚,一种为肾虚。气虚者选用扶元散治疗,肾虚者选用补肾地黄丸。此患者舌淡,舌苔薄白,指纹淡红,同时伴有遗尿症状,所以应该考虑以肾虚为主,仍选用补肾地黄丸加减。

四诊:2015 年 12 月 26 日

患儿服药后自汗,遗尿显减,头发已长,已能说简单语言,但仍行走不稳。舌苔薄白,纹淡紫。

辨证:肾精亏虚,气血不足。

治法:益肾填精,补气血。

选方:大补元煎。

处方:西洋参 5g,黄芪 15g,熟地黄 10g,怀山药 10g,枣皮 10g,杜仲 10g,当归 10g,枸杞 10g,怀牛膝 10g,菟丝子 15g,覆盆子 15g,石菖蒲 10g。30 剂,水煎服,每剂药服 2 日。

讲析:此患儿属于中医的"五迟证",治疗应益肾填精、补气血,用大补元煎加减。

五诊:2016 年 5 月 21 日

患儿经治疗病情明显好转,现已能正常行走,神志正常,口齿清楚,囟门闭合,头发长密,已不遗尿,饮食正常,但仍有腿软无力。舌淡苔薄白,脉细。

辨证:肾气不足。

治法:补肾益气填精。

选方:大补元煎加味。

处方:党参 15g,黄芪 15g,熟地 10g,怀山药 10g,山茱萸 10g,杜仲 10g,当归 10g,怀牛膝 10g,菟丝子 10g,炙甘草 6g。30 剂,水煎服。

讲析:此小儿病属"五迟症",主要是由于先天元气不足所致。经 1 年来治疗身体已基本正常,现在是巩固阶段。他目前主要表现为双腿痿软,偶有遗尿,所以是以肾气不足为主,予大补元煎加黄芪以善后收功。

六诊:2017 年 5 月 20 日

患者复诊,服药后发已长,齿已长,话已清,现下肢稍有力,可以做小幅度跳跃动作。舌苔薄白,纹紫。

辨证:肾虚。

治法:补益肾气。

选方:补肾地黄丸加味。

处方:黄芪 15g,熟地黄 15g,怀山药 10g,茯苓 10g,泽泻 6g,丹皮 6g,山茱萸 10g,怀牛膝 15g,鹿角胶 15g。30 剂,水煎服。

讲析:该患儿是"五迟症",主要原因是元气不足,与先天因素关系密切。元气来源于肾脏,肾精不足是五迟发生的常见原因。现代生活条件越来越好,所以五迟症在临床上较少见。但在过去的农村比较常见,孕妇劳作过度,营养不良,早产现象较多,因此先天不足,则见小儿五迟。

临床上所见五迟有两种情况:一是以肾精虚衰为主,主要表现为骨软无力,齿、发不长;二是以气虚为主,以痿软无力为主要表现,面色淡白,甚至食少。该患儿是以肾虚为主,初诊时症见不能讲话,头发、牙齿生长稀疏,双下肢无力,几乎不能站立行走,服药后症状明显好转,现阶段的重点是巩固疗效直至痊愈。该患儿应该继续使用补肾地黄丸巩固,即六味地黄汤加牛膝、鹿茸,这里将鹿茸改为鹿角胶,再加一味黄芪补气。

案例二　肝癌案

秦某,男,60 岁。江西南昌人。

一诊:2017 年 2 月 18 日

患者因肝区疼痛就诊。

患者发现"肝脏占位性病变",已做介入治疗 2 次,射频治疗 3 次,1 月前行第二次介入治疗。既往有高血压、糖尿病。现症见:肝区疼痛,精神疲乏,食少,无腹胀、腹痛,大便较溏,口中有咸味夹腥味,足微肿。舌苔薄黄腻,脉细。

辨证:肝脾不调,兼夹湿热。

治法:疏肝理脾,清利湿热。

选方:柴芍六君子汤合连朴饮加味。

处方:党参 15g,炒白术 10g,茯苓 30g,陈皮 10g,法夏 10g,柴胡 10g,白芍 10g,黄连 5g,厚朴 20g,神曲 10g,蛇舌草 15g,甘草 6g。30 剂,水煎服。禁饮酒。

讲析:此病人的治疗重点在于恢复体质,保护肝脏,避免转移。故用柴芍六君子汤。用六君子汤,一是固正气,二是化饮,防止腹水,因为口中有咸味是水饮的先兆,加柴胡、白芍引药入肝经。舌苔黄腻,说明有湿热,故合用连朴饮清利湿热。

二诊:2017 年 3 月 25 日

患者因肝癌已经行 5 次介入手术,2 次射频消融术。前诊服药后肝区痛、尿黄等症好转,现症见:头晕,手指麻木,偶有心慌,纳寐可,无腹痛、腹胀,大便溏,舌苔薄黄腻,脉弦细。

辨证:肝阳上亢。

治法:平肝潜阳,清热息风。

选方:天麻钩藤饮加味。

处方:天麻 20g,钩藤 20g,石决明 20g,桑寄生 10g,益母草 10g,夜交藤 10g,川牛膝 20g,杜仲 15g,茯苓 20g,黄芩 10g,砂仁 10g,甘草 6g。30 剂,水煎服。

讲析:此人肝脏占位症状基本控制,现在血压偏高,头晕,手麻,脉弦细,为中风先兆。应警惕"眩晕者,中风之渐也",故选用天麻钩藤饮平肝潜阳,清热息风。

三诊:2017 年 5 月 20 日

临床现场教学第 36 讲

患者服药后头晕、手麻显减,下肢水肿已消失,现肝区不适,稍腹胀,无腹痛。舌苔薄黄,脉弦细略数。

辨证:湿热瘀阻,兼肝阳上亢。

治法:清热利湿,祛瘀软坚,平肝潜阳。

选方:二金汤合二甲散加天麻、钩耳、石决明。

处方:鸡内金15g,海金沙15g,厚朴20g,猪苓10g,大腹皮10g,通草6g,生牡蛎20g,炒鳖甲30g,天麻20g,钩耳20g,石决明15g。30剂,水煎服。

讲析:这是一位肝脏占位性病变患者,兼有"高血压、糖尿病"病史,腹胀、双下肢水肿,做过肝脏的介入治疗。服药之后,肝脏病变症状如腹胀和水肿现象消失之后,开始出现高血压的一系列症状,如头晕、手麻,但真正的重点还在于肝脏的占位病变。临床上很多患者在患有一个主病的同时还有许多兼症,特别是高龄患者有许多痼疾,因此治疗时要善于抓住主要矛盾。例如该患者,存在三个病症:一是肝脏占位病变,肝区隐隐作痛,腹胀,水肿;二是高血压,头晕、手麻,脉弦数;三是糖尿病。对这种同时有几个病症的患者应该抓住主症,即肝脏占位病变。这是一个潜在的危险,必须控制其变证,如肝腹水、肝淤血、疼痛、腹胀、水肿、牙齿出血等,这些症状控制得当,肿块没有恶化,其余的问题就可以迎刃而解了。患者虽然有高血压,高血压与肝的功能联系密切,与肝脏自身的器质病变并无关联。前两次都是治疗肝脏,上一次复诊主要治疗头晕,因此用天麻钩藤饮治疗高血压,但这一次需要转变治疗方向。天麻钩藤饮组成中有黄芩、栀子清火、养阴、潜阳、清火对糖尿病有一定的辅助治疗作用,服药后头晕、手麻较前好转。本次治疗有两大要点:一是要治疗肝脏,控制肝脏的病变,防止出现腹水、疼痛,虽然已没有明显的腹水和水肿,自觉无腹胀,但仍然腹大;二是要控制高血压,避免出现头晕、手麻。根据上述所要解决的问题,可以用两个方,二金汤合二甲散,治疗肝脏,控制肝腹水,消腹大,加用天麻、钩耳、石决明,治疗头晕、手麻,改善高血压症状。

治疗疾病的关键在于解决患者本次就诊最痛苦的症状,找准原因,辨准部位,辨清属于什么性质,通过望闻问切,根据病人的实际情况、面色、舌脉象特点,抓住主要矛盾,问清相关兼症,辨证选方,为患者解决病痛。

案例三 头痛腹痛案

胡某,女,36岁。湖南娄底人。

患者因两侧及后头部疼痛就诊。

患者两侧及后头部疼痛,并诉少腹痛,性生活时腹痛为甚,夜寐差,失眠多梦,若睡眠时间不达到 4 小时,则出现头部昏沉胀痛。白带不多,月经量正常,色偏黑。舌苔薄白腻,脉细略弦。

腹部彩超示: 宫颈囊肿,盆腔积液。

辨证: 风客头痛,气血郁滞。

治法: 搜风通络止痛,理气调血。

选方: 散偏汤合葛根选奇汤、天麻止痉散、当归芍药散加减。

处方: 川芎 10g,柴胡 10g,白芍 10g,法半夏 10g,白芷 30g,香附 10g,葛根 30g,白芥子 10g,防风 10g,羌活 10g,天麻 20g,僵蚕 20g,全蝎 5g,当归 8g,炒白术 10g,茯苓 30g,泽泻 10g,延胡索 10g,甘草 6g。30 剂,水煎服。

讲析: 该患者有两个主症,一是头痛,以两侧头痛为主,兼有后头部疼痛,严重时连及巅顶;二是腹痛,性生活时腹痛明显,彩超结果提示有宫颈囊肿,盆腔积液。两大主症应同时治疗,在治疗头痛的同时,应兼治宫颈囊肿,消除积液。该患者没有火,无口苦,白带不多,脉弦细,寒象也不明显。中医治疗头痛,首辨外感与内伤,该患者头痛时间较腹痛出现早,病程长,可以排除外感风寒、风热、风湿,属于内伤头痛。内伤头痛分型有肝阳头痛、痰浊头痛、瘀血头痛、血虚头痛、气虚头痛、肾虚头痛。另外还可以根据经络辨头痛部位,阳明头痛以前额为主,少阳头痛在两侧,厥阴头痛以巅顶为主,太阳头痛在后头部。该患者以两侧头痛为主症,又称偏头痛,可以选用散偏汤,因后头部疼痛用葛根选奇汤,天麻止痉散搜风通络加大治疗力度,提高止痛疗效,三方合用共奏治疗头痛之效。针对宫颈囊肿有积液选用当归芍药散。宫颈囊肿较子宫肌瘤治疗效果好,因为宫颈囊肿不影响月经,根据腹痛的特点加用延胡索。因火象不明显,去掉黄芩。茯苓之所以用 30g,是因为盆腔有积液,茯苓和泽泻组成茯苓泽泻饮,简称苓泽饮,利水化饮,所以茯苓重用。张仲景在《伤寒论》《金匮要略》中用茯苓都是取其化饮的作用,健脾化饮。

案例四　左肾占位案

张某,男,63 岁。湖南长沙人。

一诊: 2017 年 4 月 25 日

患者因左侧腰肋疼痛就诊。

患者左侧腰肋疼痛,西医诊断为"左肾占位性病变、右肺结节、高血压"。

现症见:左侧腰肋疼痛,胃脘部胀满,食少,进行性消瘦,小便量多,无血尿,舌苔薄白,脉弦细而数。

辨证:肾虚兼瘀结。

治法:补肾散结。

选方:知柏济生丸合二甲散、金铃子散加减。

处方:黄柏 10g,知母 10g,熟地 10g,山药 10g,茯苓 20g,泽泻 10g,丹皮 10g,山茱萸 10g,川牛膝 20g,车前子 10g,生牡蛎 20g,炒鳖甲 20g,玉米须 10g,天麻 15g,川楝子 10g,延胡索 10g,蛇舌草 15g。20 剂,水煎服。

讲析:治疗此病首先应控制肾脏占位性病变的发展。肾脏占位性病变,第一可导致腹水,造成肿胀;第二可以引发高血压;第三可以出现尿血。患者目前以疼痛为主要表现,因此当尽量控制减轻其疼痛。

二诊:2017 年 5 月 20 日

患者左上腹痛、腹胀,时有咳嗽,偶有头晕,无血尿、双下肢水肿,进行性消瘦,3~4 个月体重减轻 5kg。舌苔白滑,脉沉细。

辨证:阳虚水泛,水瘀互结。

治法:温肾化饮,祛瘀软坚。

选方:济生肾气丸合二甲散、金铃子散。

处方:党参 20g,熟地黄 10g,怀山药 10g,茯苓 20g,泽泻 10g,牡丹皮 10g,山茱萸 10g,官桂 5g,川牛膝 20g,车前子 10g,黑附片 5g,川楝子 10g,延胡索 10g,生牡蛎 20g,炒鳖甲 20g。20 剂,水煎服。

讲析:中医与西医治疗疾病,各有所长。西医的实验室检查结果为中医治病提供了更快捷、更便利、更直观的信息,但并不是一味地依赖检查结果,而忽略了中医的辨证。开具处方之前,必须辨清寒热虚实,辨清是以痰为主,还是以瘀为主。肿瘤病四辨:一辨痰与瘀;二辨寒与热;三辨虚与实;四辨部位。如果这四辨模棱两可,那么治疗肿瘤就有一定的难度。例如该患者,首先部位在肾脏,这是一辨,肾脏影响到肺,肾与肺的关系密切,金水相生,但此病的根本还是在肾。肿瘤的致病因素不外乎痰和瘀,即使有痰瘀互结的情况,但往往有偏盛,要么以痰为主,要么以瘀为主,患者舌苔白滑,辨证以痰饮为主,这是二辨。辨寒热,询问患者小便黄,无血尿,舌苔白滑而不黄,舌质不红,脉沉而细,没有一点火热之象,这是三辨。辨虚实,病人面色淡黄,形体消瘦,这是虚证,这是四辨。肿瘤本身是一个实证,但患者正气虚损,因此是一个虚实夹杂的证候。这也是该病的复杂之处,我们既要考虑实的一面,还要考虑正气虚的一面。

因此选用济生肾气丸,有温肾化饮功用;二甲散化瘀、消肿块,合用金铃子散加大止痛力度,兼顾患者正气虚,故加用党参。

案例五　腰腿痛案

张某,男,52 岁。湖南长沙人。

患者因腰部和下肢疼痛就诊。

肾病患者,自觉疲乏,腰痛,下肢酸痛,夜尿多,2~3 次/晚,色清。舌根部薄黄腻苔,脉细数。

尿常规示:蛋白尿(+++);肾功能示:血尿酸、血肌酐增高。

辨证:肾虚,下焦湿热。

治法:清热祛湿,兼补肾固涩。

选方:加味二妙散加菟丝子、覆盆子。

处方:苍术 6g,黄柏 5g,薏苡仁 20g,怀牛膝 20g,萆薢 10g,秦艽 10g,当归 6g,杜仲 20g,菟丝子 20g,覆盆子 20g。30 剂,水煎服。

讲析:该患者以腰痛、腿酸痛为主症,无头晕、水肿,舌根部薄黄腻苔,脉细数。舌根部薄黄腻苔,示意下焦有湿热,脉细数亦意味着有热,湿热伤肾,尿酸必然偏高,因此重点在于清湿热。只是单纯的补肾而不清湿热,则达不到理想的效果。根据上述情况,选用加味二妙散加菟丝子、覆盆子。菟丝子、覆盆子两味药既可以补肾治疗腰痛,又可以固涩小便。

案例六　白塞病案

刘某,男,32 岁。湖南长沙人。

患者因发现白塞病 10 余年就诊。

患者发现白塞病 10 年余,反复口腔溃疡,咽喉部疼痛,面部及下肢湿疹,溃破后流水,间断服用激素治疗 8 年,大小便正常。舌苔薄白,脉细数。

辨证:湿热浸淫。

治法:清热祛湿。

选方:泻黄散合萆薢渗湿汤加苦参、银花、连翘。

处方:藿香 8g,防风 8g,栀子 6g,生石膏 15g,萆薢 15g,黄柏 10g,牡丹皮 10g,泽泻 10g,通草 6g,滑石 15g,土茯苓 30g,薏苡仁 15g,苦参 10g,银花 15g,连翘 15g,甘草 6g。15 剂,水煎服。

讲析：看病时望闻问切要到位，一定要抓住病人的主症和兼症，清楚病变部位所在，清楚病邪性质，然后再选定一个合适的处方，有人说我看病快，我看病快是 60 年的经验积累，其实对每一个患者的诊疗都经过了仔细思考。

这个患者有三个主症：一是口舌生疮；二是咽喉疼痛；三是面部和双下肢湿疹。这是典型的湿热证，可以用两个方，泻黄散合草薢渗湿汤加苦参。泻黄散治疗口疮，草薢渗湿汤清一身湿热治疗湿疹。为何用苦参？依据是什么？消风散中用苦参治一身疮痒，张仲景《金匮要略》用当归贝母苦参丸，治疗妊娠因湿热而小便难，所以这里选用苦参。按照西医学讲白塞病三联征(口－眼－生殖器)，一般选用甘草泻心汤，治疗寒热夹杂。该患者有口疮及面部和双下肢湿疹，不是一个单纯的三联征，也就不是单纯的白塞病，因此要针对该患者自身的特点，治法既清湿热治口疮，又清湿热治一身湿疹，故选方草薢渗湿汤，加用苦参、银花、连翘。另外方中栀子只用 6g 而不用 10g，是因为方中栀子、苦参、黄柏皆为苦寒药物，并且栀子容易引起腹泻，所以要注意用量。

现场答疑

（此次缺）。

临床现场教学第 37 讲

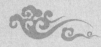

案例一　脾肿大案

吴某,女,37 岁。河南许昌人。

一诊:2016 年 9 月 24 日

患者因疲乏无力,大便溏泄就诊。

患者自觉精神疲乏,浑身无力,腹胀,大便溏泄,每天 5~6 次,兼面色无华,自汗,阵发潮热,无明显皮肤紫癜。苔薄黄腻,脉细数。

西医检查发现"脾脏肿大",诊断为"骨髓纤维化"。

辨证:脾虚湿热。

治法:健脾燥湿清热。

选方:香砂六君子汤合连朴饮加味。

处方:党参 15g,炒白术 10g,茯苓 30g,陈皮 10g,法夏 10g,广木香 6g,砂仁
　　　　10g,黄连 5g,厚朴 20g,知母 10g,地骨皮 10g,甘草 6g。30 剂,水煎服。

讲析:此患者的西医检查结果是脾脏肿大,常见消化系统和血液系统症状。但我们不能根据这些检查结果来开处方,因此还是要抓住主要症状。患者主要有精神疲乏、大便溏泄和阵发潮热三大主症,前两个是脾虚的表现,加之苔薄黄腻,说明是脾虚湿热,因此主方选用香砂六君子汤合连朴饮;阵发潮热、脉细数,是有虚热,故加知母、地骨皮。

二诊:2017 年 4 月 25 日

患者现症见:疲乏,腹胀,左肋脘部疼痛,潮热,手足心热,时而齿痛,腰痛,无淋巴结肿大,纳食较正常,大便溏,每日 2 次。舌苔薄白,根部薄黄,脉细滑

而数。

辨证:脾气亏虚,兼阴虚火旺。

治法:理气健脾,养阴清热。

选方:香砂六君子汤合连朴饮、大补阴丸加味。

处方:党参 15g,炒白术 10g,茯苓 15g,陈皮 10g,法夏 10g,砂仁 10g,木香 6g,黄连 5g,厚朴 20g,熟地黄 10g,黄柏 6g,知母 10g,炒龟板 15g,地骨皮 15g,枳壳 10g,甘草 6g。40 剂,水煎服。

讲析:此人潮热,手足心热,牙痛是阴虚火旺的表现。叶天士曰:"齿乃骨之余,龈为胃之络。"牙齿与肾和胃有关。因为该患者主症是疲乏兼便溏,脉象细滑而数,主要还是气虚,第一解决脾气虚,第二解决阴虚。左胁脘部疼痛加理气的药,疏理气机。

三诊:2017 年 7 月 31 日

患者现症见:左腹胀痛、硬满、兼见便溏,夜间烦热,汗多,口苦。舌苔薄黄腻,脉细滑数。

辨证:湿热伤脾。

治法:清热化湿,行气消瘀。

选方:平胃散合香砂连朴饮加减。

处方:苍术 8g,厚朴 30g,陈皮 10g,黄连 5g,砂仁 10g,广香 6g,法半夏 10g,三棱 10g,莪术 10g,鸡内金 15g,甘草 6g。40 剂,水煎服。

讲析:中西医对脾脏的认识是不一样,中医注重脾脏功能,脾主运化水湿,运化失职,影响肠胃功能,反之,湿胜可以伤脾,脾脏肿大,则局部气滞血瘀,因此,治疗要控制她的脾脏肿大,争取把它慢慢消下去。因为病人口苦,舌苔薄黄腻,脉偏数,辨证属湿热伤脾,所以要清除脾经湿热,方用平胃散合香砂连朴饮清热化湿,并治大便溏。要消脾脏肿大,还要用三棱、莪术、鸡内金。平胃散是局方,连朴饮是王孟英的方。我们用的是古人的方,古人的方分两种:一种是经方,一种是时方。经方是指《黄帝内经》13 方,《伤寒论》载方 113 首,《金匮要略》载方 262 首,除去重复的方,剩下总共约 300 首方,去掉一些不常用的,例如鸡屎白散、蜘蛛散,所以真正使用的大约 200 首,其余后世的方都叫时方。我们不要拘泥于经方派、时方派,古人的方都是古人在长期实践中总结出来的经验,所以我们需要针对患者实际情况来使用,不能只用那 200 首经方。古人创方只是给我们指明方向,创立规矩,我们现在很多医生是乱开药,开一味药想一味药,一个处方开半个小时,病人不懂,他反而会高兴,以为这个医生在动脑筋,这个医生看病好认真啦! 其实不然,看病是厚积薄发,医生经验越丰富,思路越清晰,越能更快速抓住患者的主症辨证论治。我们开处方一定要养成规矩,要开汤方,而不是堆砌药物。不懂方剂学的医生,是连中医的门都没有入的医生。方剂学这是中医的基本功。开始学方剂的时候是有方歌,等你临床多了,用熟练之后,就不需要背方歌了,心中、脑海中药物会自动浮现。对于方剂不仅仅要背方歌,了解其药物组成,更要明白方剂的作用,入哪一个脏腑,归哪一条经,方的君臣佐使要搞清楚,没有这些基本功,汤方是不能熟练应用的。

案例二　心悸案

蒋某,男,49 岁。湖南汨罗人。

患者因阵发性心悸心慌就诊。

现症见:阵发性心慌伴寒战,头晕,心悸发作时兼有嗳气,口苦甚,晨起有痰,痰黄而稠,兼颈部胀痛,巅顶头痛。舌苔薄白,脉细。

患者在医院检查有"阵发性心动过速",血压不稳定,时有血压升高。

辨证:心气亏虚,痰热结聚。

治法:益气养心,清热化痰。

选方:炙甘草汤合小陷胸汤加减。

处方:西洋参 6g,炙甘草 10g,熟地黄 10g,炒枣仁 30g,麦冬 15g,桂枝 5g,黄连 3g,炒瓜壳 6g,法夏 10g,葛根 20g,藁本 15g,天麻 15g,砂仁 10g,广木香 6g,阿胶 10g(用颗粒剂冲服)。30 剂,水煎服。

讲析:患者阵发性心慌、心悸,发作时恶寒,战栗,这是心气虚的表现。患者没有手足厥冷,所以心阳虚不明显,其嘴唇不黯,舌质不紫,瘀象也不显,是一个标准心气虚。无胸闷胸痛,只有阵发性心慌,所以我们要重点解决他的心气虚。否则他一劳累、一紧张就容易发病。我问了三遍患者有无出汗,若有汗出则心气虚较重,现在不出汗,我们可以用张仲景的炙甘草汤合小陷胸汤加葛根、藁本、天麻。炙甘草汤中有桂枝通心阳,而患者还有一个问题就是痰黄稠,口苦,这是有痰热,要用小陷胸汤。方中桂枝跟黄连一起用看上去有点矛盾,但实际上不矛盾,因为一个是治痰热的,一个是通心阳以达四肢的。再加葛根治颈部胀痛,藁本上达巅顶治巅顶头痛。心悸心慌发作时嗳气,加砂仁、广木香舒中顺气。炙甘草汤又叫复脉汤,《伤寒论》原文:"伤寒,脉结代,心动悸,炙甘草汤主之。"这个患者没有脉结代,但是也可以用炙甘草汤治疗其心气虚,不一定要有脉结代才能用炙甘草汤。

临床现场教学第37讲

案例三 肾癌术后腰胀不适案

付某,男,27岁。河南南阳人。

患者因腰部不适2月就诊。

患者既往有"左肾乳头状细胞癌",2017年2月行"左肾切除术"。现症见:右侧腰部偶有发胀,小便黄,腹部胀痛。舌苔白滑,舌边齿痕,脉细略数。

辨证: 肾虚饮停,兼阴虚有热。

治法: 补肾化饮,滋阴清热。

选方: 知柏济生丸加减。

处方: 熟地10g,怀山药15g,茯苓30g,泽泻10g,丹皮10g,枣皮10g,川牛膝20g,车前子10g,黄柏8g,知母8g,蛇舌草15g,橘核15g。30剂,水煎服。

讲析: 白滑苔提示饮邪内停,患者左肾已切除,只留下一个肾,毫无疑问要保存并增强现有单侧肾脏的功能。肾是干什么的呢? 肾藏精,先天之精藏于肾。肾主水,人体水液的代谢都要依靠肾脏。现在患者只有一个肾,肾的负担就会加重。舌苔白滑,是有水饮的表现,治疗必须要化饮,那就是补肾化饮。患者小便较正常,无血尿,但是小便黄,且脉细略数,因此要清热,防止他有热。方用知柏地黄丸加牛膝、车前子,这个方就是济生肾气丸去肉桂、附子,改为知母、黄柏,这个方叫知柏济生丸,也就是加减济生肾气丸。另外加蛇舌草、橘核两味药。腹部胀痛,加橘核可以行少腹之气,蛇舌草清热解毒,清利湿热可以防肿瘤复发。

案例四 消渴案

段某,女,57岁。湖南洞口县人。

患者因视力下降、双脚麻木酸痛、腰痛、脚心发热就诊。

患者既往有"糖尿病"病史10年。现症见:视力下降,晨起有眼眵,双膝以下麻木酸痛,脚心发热,腰痛,口不干,小便量可。舌苔薄白,脉细略数。

辨证: 肝肾亏虚,目失濡养。

治法: 滋补肝肾,养阴明目。

选方: 杞菊地黄汤合大补阴丸加减。

处方: 熟地15g,怀山药10g,茯苓10g,泽泻10g,丹皮10g,枣皮10g,枸杞20g,菊花10g,黄柏6g,知母15g,炒龟板30g,怀牛膝20g,杜仲20g,

木瓜 20g。30 剂,水煎服。

讲析:糖尿病属中医"消渴"病的范畴,但是该患者没有"三多一少",而是有视物模糊,腰腿酸痛麻木,这是肝肾亏虚的表现。舌苔不黄,火象并不突出,但是晨起有眼眵,脚心发热,这是虚热。患者糖尿病病史 10 年,现在出现上述症状,且脉细,则辨证为肾阴虚。方用杞菊地黄汤,下肢烦热合大补阴丸,下肢酸痛加牛膝、杜仲、木瓜。上一个腰部不适的病人用加减济生肾气丸,方中茯苓用量为30g,这个药方杞菊地黄丸茯苓只用 10g,这是因为上一个方重用茯苓取其利水渗湿之功效。我们看病的时候,头脑要清醒,考虑问题要细致、周到。

案例五　胁痛并声嘶案

谢某,女,52 岁。湖南人。

患者因右侧胁痛、声音嘶哑就诊。

患者有"肺部占位性病变"病史,今年 4 月肺部手术后出现右侧肋骨骨转移。现症见:右侧胁痛,咽干咳嗽,有痰,声音嘶哑。舌苔薄黄腻,脉滑。

辨证:气滞血瘀,兼虚火喉痹。

治法:理气活血,清热利咽。

选方:活络效灵丹合玄贝甘桔汤、金铃子散加减。

处方:玄参 15g,麦冬 30g,浙贝母 30g,桔梗 10g,当归 6g,牡丹皮 10g,煅乳
　　　香 8g,煅没药 8g,川楝子 10g,玄胡索 10g,蛇舌草 15g,花粉 15g,甘
　　　草 6g。30 剂,水煎服。

讲析:这个病人当前应该解决骨转移,控制其发作,一旦发作,疼痛难忍,癌细胞一旦生长,速度很快,病灶扩大十分迅速。现在重点是解决骨转移,针对骨转移用活络效灵丹,加金铃子散。患者另有声嘶咽干、咳嗽,这是虚火,声音嘶哑用玄贝甘桔汤。加花粉是因为患者有咽干,口渴,另外花粉可以解毒化痰。把原方的丹参改为牡丹皮,是因为丹参入心经,丹皮是入肝经的,都有活血作用,但是两者归经不一样。这个患者是胁肋不适,故改为牡丹皮。为什么还要加金铃子散呢?因为金铃子散入肝经、入胁肋、止疼痛。

案例六　发热案

文某,男,32 岁。湖南株洲人。

患者因发热 1 天就诊。

现病史:昨晚发热,微恶寒,T:39.7℃,咽红,扁桃体大,颞侧头痛,口苦。舌苔薄黄,脉浮数。

患者既往有"慢性肾炎"病史。

辨证:暑温新感。

治法:清暑祛湿,解表退热。

选方:新加香薷饮合桔梗甘草汤、翘荷汤加味。

处方:香薷 6g,厚朴 10g,银花 15g,连翘 15g,薄荷 10g,白芷 30g,黄芩 10g,桔梗 10g,甘草 6g。4 剂,水煎服。

讲析:患者有慢性肾炎病史,但目前发热,咽中红,扁桃体肿大,两侧头痛,急则治其标,先要解决患者发热的问题。患者舌苔薄黄,脉浮数,为典型感冒症状,用新加香薷饮合桔梗甘草汤、翘荷汤,再加白芷,治疗患者头痛。待患者表证解除,再进一步治疗患者肾炎症状。

案例七　神志迟滞案

何某,女,12 岁。湖南娄底人。

一诊:2016 年 6 月 25 日

患者因智力低下、行步不稳 11 年而就诊。

患者 9 个月时因四肢软弱无力在当地医院诊断为"脑神经受损",经 1 年多康复治疗后能站立行走。现症见:智力低下,四肢无力,下肢尤甚,行步不稳,口中多涎,语言尚流利,饮食、睡眠正常,二便正常。舌苔黄滑腻,脉细滑。

辨证:痰热蒙蔽清窍。

治法:清热化痰开窍。

选方:涤痰汤加味。

处方:党参 10g,石菖蒲 15g,炙远志 10g,黄芩 6g,陈皮 10g,法夏 10g,茯苓 15g,枳实 10g,竹茹 10g,胆星 4g,川牛膝 15g,木瓜 15g,甘草 6g。30 剂,水煎服。

讲析:此患儿初看像痿证,因为她行步不稳,连台阶都上不了,但仔细看却不是,她肌肉正常,毫无萎缩之象。但她智力低下,口中多涎,且舌苔黄滑腻,是痰热蒙蔽清窍。所以用涤痰汤加黄芩,清热化痰开窍,因其有明显的下肢无力,所以加牛膝、木瓜。待服药后口中痰涎减少,病情才会好转。

二诊:2016 年 7 月 22 日

服药后患者心烦较前改善,仍智力低下,精神疲乏,口中多痰涎,行步不正,语言尚流利,饮食、睡眠正常,二便正常。舌苔黄腻,脉细滑。

辨证:痰浊蒙闭清窍。

治法:化痰开窍。

选方:涤痰汤加黄芩、栀子。

处方:党参15g,陈皮10g,法夏20g,茯苓20g,枳实10g,竹茹10g,石菖蒲20g,胆南星5g,炙远志10g,黄芩10g,栀子10g,天麻20g,甘草6g,生姜2片。30剂,水煎服。

讲析:这个患者应该属于神志迟滞,是因痰浊蒙蔽清窍所致。清窍在哪?在头部。但这个痰浊主要影响头面的口舌,少数患者影响到鼻,一般来说不影响耳朵。痰浊蒙蔽清窍就会引起大脑神志迟滞,头重头昏,口中多涎。因为有火,痰从热化,就会出现阵发性烦躁不安。因此治疗主要就要化痰,用涤痰汤,再加黄芩、栀子清火。

三诊:2016年8月22日

患者服中药后烦躁大减,口中流涎亦减,但仍神志蒙昧,行步不正,二便正常。舌苔黄滑腻,脉滑。

辨证:痰蒙清窍。

治法:清热化痰,开窍醒神。

选方:涤痰汤加黄芩、栀子。

处方:丹参10g,石菖蒲15g,炙远志8g,陈皮10g,法夏8g,茯苓10g,枳实10g,竹茹10g,胆星3g,黄芩10g,栀子8g,天麻10g,甘草6g。30剂,水煎服。

讲析:此患者西医诊断是"脑神经损伤",但中医辨证是痰蒙心窍,又称痰蒙心神,这就是中医和西医不同之处。因为,中医藏象学说认为心藏神,主精神意识思维,因而包括了西医学所说的脑的功能。痰浊易扰乱心神,蒙蔽清窍,会造成头脑反应迟钝,智力低下。患者舌苔黄滑腻,因而是痰热,治法是清热化痰,醒脑安神。但是治法只是文字上的东西,疗效关键还是取决于辨证和选方这两点,选方准确是非常重要的。用涤痰汤化痰开窍,加黄芩、栀子清热,患儿频频眨眼,为有风,故加天麻息风。

四诊:2016年10月22日

现患者神志较前清醒,情绪较为稳定,痰涎减少,四肢活动转佳,但智力仍不佳,偶有烦躁,夜寐可,二便正常。舌苔薄白,脉滑数。

辨证:痰蒙心窍。

治法:清热化痰,开窍醒神。

选方: 涤痰汤加黄芩、栀子。

处方: 栀子 10g,黄芩 10g,陈皮 10g,法夏 10g,枳实 10g,竹茹 10g,胆南星 3g,茯神 15g,炙远志 10g,党参 10g,石菖蒲 20g,煅磁石 20g,甘草 6g。30 剂,水煎服。

讲析: 此患者因"脑神经受损"引起两大症状:一是神志蒙昧,二是时发躁动。经治疗后已经明显好转,原来舌苔黄腻,现已转薄白,但脉仍滑数,因此还要清潜在的痰热,予涤痰汤加栀子、黄芩治疗。加一味煅磁石就是磁朱丸的意思,用来醒脑镇神。磁朱丸原有磁石、朱砂、神曲,但现在朱砂不用了,因为朱砂含有汞,如果炮制不好,就有毒。以前都是依法炮制的,但现在有些药炮制得不好,因此,凡是有毒的药,能不用的绝对不用,可用可不用的尽量不用,必用的也要慎重。比如大戟、甘遂、芫花、斑蝥等,现在基本不用了。我们当医生第一要治好病,第二要不出差错,要胆大心细,这点大家一定要注意。

五诊: 2016 年 11 月 19 日

患者服中药后心烦易怒较前明显减轻,神志清醒,但智力仍低下,口中多痰涎,行步不正,语言尚流利,时有莫名哭笑,饮食、睡眠正常,二便正常。舌苔黄滑腻,脉滑数。

辨证: 痰热内扰心神。

治法: 清热化痰醒神。

选方: 涤痰汤合甘麦大枣汤加黄芩、栀子。

处方: 栀子 10g,黄芩 10g,石菖蒲 20g,炙远志 10g,胆南星 5g,陈皮 10g,法夏 10g,茯苓 20g,枳实 10g,竹茹 10g,炒浮小麦 30g,大枣 10g,甘草 10g。30 剂,水煎服。

讲析: 这个患者经治疗症状已明显改善,目前烦躁减轻,神志清醒,但智力尚待恢复。时有莫名苦笑,舌苔黄滑腻,脉滑数,主要还是痰热内扰影响神志,治疗仍然以清热化痰为主达到安神的效果。

六诊: 2017 年 2 月 18 日

患者神志已清,口中痰涎已止,但仍智力低下,四肢乏力,二便正常。舌红苔黄滑,脉细。

辨证: 痰蒙心窍,兼夹湿热。

治法: 化痰开窍,兼清湿热。

选方: 涤痰汤合四妙散加味。

处方: 西洋参 6g,石菖蒲 20g,炙远志 10g,陈皮 10g,法夏 10g,茯苓 15g,枳实 6g,竹茹 10g,苍术 6g,黄柏 6g,怀牛膝 20g,薏苡仁 20g,甘草 6g。

30 剂,水煎服。

讲析:涤痰汤中原有胆南星,其味苦寒,有清火化痰之功,但痰涎已止,故去之。四妙散解决下肢痿弱。

七诊:2017 年 3 月 25 日

患者服药后神志已清,情绪转平稳,口中痰涎已止。现症见:仍智力低下,双足能行,但双腿乏力,行步缓慢,头晕,语涩,头皮渗油。舌苔薄白腻,脉细而滑。

辨证:痰蒙心窍。

治法:化痰开窍,宁心安神。

选方:涤痰汤加味。

处方:党参 15g,石菖蒲 20g,炙远志 10g,陈皮 10g,法夏 10g,茯苓 30g,枳实 10g,竹茹 10g,胆南星 5g,天麻 20g,怀牛膝 20g,木瓜 15g,甘草 6g。30 剂,水煎服。

讲析:此病为神志方面的疾病,一开始为痰浊证,痰浊扰心。心者,君主之官,神明出焉。心主神明,痰浊影响心神引起神志异常。心是火脏,火郁则发烦躁,此患者非肝火所致情绪烦躁,是痰浊扰乱心神,故当以化痰浊,安心神为其治法。该患者服药后情况好转,继续使用涤痰汤,加天麻、牛膝、木瓜,解决头晕、腿无力。头皮渗油,为水湿内盛,用大剂量茯苓利水渗湿。

八诊:2017 年 4 月 25 日

患者服药后烦躁及神志呆滞减轻,但近日感冒。现症见:鼻炎发作,流清涕,智力低下,纳可。舌苔薄白腻,脉滑。

辨证:痰蒙神窍,兼鼻窍不通。

治法:化痰开窍,宣通鼻窍。

选方:涤痰汤合苍耳子散。

处方:丹参 10g,陈皮 10g,枳实 10g,天麻 15g,石菖蒲 20g,法夏 10g,炙远志 10g,茯苓 15g,胆南星 3g,苍耳子 10g,辛夷 10g,薄荷 10g,白芷 15g,甘草 6g。30 剂,水煎服。

讲析:精神神志疾病,分为实证和虚证:以躁动为主,脉象滑大,舌苔黄腻者,属实证,习惯称之为阳证;以沉闷为主,属虚证,相当于西医讲的精神抑郁。该患者初起有实证表现,表现为舌苔腻,病因为痰,治疗应以化痰浊为主。该患者表现为痰浊蒙蔽心神,故以涤痰汤化痰浊。患者兼有鼻塞、喷嚏、流鼻涕,故加用苍耳子散。

九诊:2017 年 5 月 20 日

患者服药后神志已清,躁动已止,口中流涎已止,能自行行走,但仍觉双下肢无力。舌薄黄腻,脉细滑。

辨证:痰蒙神窍。

治法:化痰开窍。

选方:涤痰汤加味。

处方:党参 15g,石菖蒲 15g,炙远志 10g,陈皮 10g,法夏 10g,茯苓 15g,枳实 8g,竹茹 10g,胆南星 3g,天麻 15g,川牛膝 15g,木瓜 15g,甘草 6g。30 剂,水煎服。

讲析:患者为脑损伤后遗症,处于恢复期,但尚不能正常入学就读,且双下肢无力,虽然可以行走,但不能跑步,这是本次就诊需要解决的两个问题。舌苔薄黄腻,脉滑,提示有痰,虽然口中痰涎已止,但并没有彻底清除。

神志异常的病,中医按照从重到轻的顺序是狂证、癫证、郁证。癫和狂同属于精神完全失常病症,该患儿临床表现可以排除。患者才 12 岁,并未受到外界刺激,不是由于精神抑郁引起,因此排除郁证。如果由于外伤引起,则往往有瘀血,该患儿并没有外伤史,因此排除外伤。但是该患儿有一个很明显的特点,即口中流涎,舌苔黄腻,脉滑,辨证为痰浊蒙蔽清窍。中医治病以五脏系统为核心来认识人的生理功能,心主神明,人的神志活动由心主宰,与西医解剖有所区别。脑为元神之府,脑为髓海,肾藏精,精生髓,髓通于脑,因此脑与心、肾二脏相关。所以痰浊蒙蔽清窍即影响了心肾二脏,从而影响了大脑,出现神志模糊,因为有火,所以出现躁动,初诊时治法为清痰热,治疗后症状明显好转,但仍需巩固治疗,依然用涤痰汤,进一步清除痰浊,恢复神志。

十诊:2017 年 7 月 31 日

患者现症见:神志正常,口中无涎,智力有所改善,尚未完全恢复,仍有四肢乏力。舌苔薄白,脉细滑。

辨证:痰蒙心神。

治法:豁痰开窍。

选方:涤痰汤加减。

处方:党参 10g,丹参 15g,石菖蒲 30g,炙远志 10g,陈皮 10g,法夏 10g,茯神 15g,枳实 8g,竹茹 10g,胆南星 3g,天麻 15g,甘草 6g。30 剂,水煎服。

讲析:该患者为痰浊蒙蔽心神,用涤痰汤豁痰开窍,目前症状虽明显好转,脉仍滑,继续予涤痰汤。

案例八　双上肢乏力、胀痛、麻木案

涂某,女,40 岁。湖南人。

患者因双上肢乏力、胀痛、麻木 1 年余就诊。

现症见:双上肢乏力、胀痛、麻木,双肩疼痛,颈项胀痛,双下肢未见明显疼痛,麻木,全身疲乏,多寐,面色淡黄,目睛微黄。舌苔黄,脉细。

西医诊断为"结缔组织病"。

辨证:气虚湿热。

治法:益气升清,清热除湿。

选方:益气聪明汤加减。

处方:西洋参 8g,黄芪 30g,葛根 30g,白芍 10g,升麻 8g,蔓荆子 10g,黄柏 10g,羌活 10g,防风 10g,茵陈 15g,泽泻 10g,炙甘草 10g。30 剂,水煎服。

讲析:此患者的主症是上肢痿软无力,全身疲乏,并且有双肩疼痛,颈部微胀,但双下肢未见明显疼痛和麻木。舌苔黄,脉细,面色淡黄。这是气虚夹湿热的病证,予益气聪明汤加羌活、防风、茵陈、泽泻。为什么后面要加这几味药?因为羌活、防风能祛风湿止痛;茵陈利湿热,因为患者面色发黄,白睛稍黄,这不是黄疸,不是肝炎,是湿热之象。

案例九　痹证案

吴某,女,29 岁。湖南岳阳人。

一诊:2017 年 4 月 25 日

患者因"系统性红斑狼疮"病史 12 年就诊。

患者有"系统性红斑狼疮"病史 12 年,长期服用强的松,现已闭经 3 年。2016 年起疲乏,食少,头昏,甚至昏倒,一身疼痛,服中药后一身疼痛控制,曾停用强的松,且未再发作晕倒。现症见:口舌生疮,自汗,纳差,精神较以前好转,但仍闭经,疲乏。舌苔薄黄腻,脉虚细。

患者有"高血压"病史,服中药后已停降压药。

辨证:气虚湿热。

治法:益气扶正,清热祛湿。

选方:黄芪六君子汤合四妙散加天麻、防风。

处方：西洋参 6g，黄芪 30g，炒白术 10g，陈皮 10g，法夏 10g，茯苓 15g，苍术 5g，黄柏 6g，薏苡仁 15g，川牛膝 20g，天麻 20g，防风 10g，甘草 6g。30 剂，水煎服。

讲析：系统性红斑狼疮是西医的病名，病情较复杂，病变可波及全身，特别是影响肾脏功能。红斑狼疮引起疼痛的病因一般以湿热为主，属于痹证的一种。患者现一身疼痛症状已基本控制，这提示湿热已明显减轻。患者正值壮年，脉象却虚细，提示患者以气虚为主，治疗当增补元气，扶助正气，这样可有效防治因体质虚弱所引起的易感冒、头晕等一系列病症。治疗当以补气为主，兼清湿热。

二诊：2017 年 7 月 31 日

患者服药后仍全身乏力，闭经，晨起下肢疼痛，行动后下肢疼痛加重，面色淡白。舌苔薄黄，脉细。

辨证：气血亏虚，湿热痹阻。

治法：补益气血，清利湿热。

选方：圣愈汤合四妙散加减。

处方：西洋参 6g，黄芪 20g，当归 8g，白芍 10g，川芎 10g，熟地黄 10g，苍术 6g，黄柏 6g，川牛膝 20g，薏苡仁 20g，秦艽 10g，木瓜 15g，炙甘草 10g。30 剂，水煎服。

讲析：这个患者现在症状主要有三个：第一是疲乏，第二是闭经，第三是下肢疼痛。原来是疲乏，食少，头昏，甚至昏倒，一身疼痛，长期闭经，体质弱，属于虚证，需要长期坚持治疗。现在是气血不足，加下肢湿热阻滞，所以要补气血，清湿热，把疲乏与下肢疼痛先治疗好。至于闭经的问题，等气血充足之后月经自然就会来。方用圣愈汤合四妙散，一补气血，一清湿热。

现场答疑

学员：案例二心悸患者有嗳气，有呕吐，要不要疏肝理气？

熊教授：这时应该先治疗心气不足，若此时疏肝理气会使患者心气更虚。这里就涉及辨虚实，这个患者是以心气虚为主，我们治病要抓住主要矛盾，治疗主症。

学员：黄连和桂枝同方有什么剂量上的考究？

熊教授：使用桂枝要根据气候的变化，根据病人寒热的情况，桂枝是通阳的，是走四肢的，例如当归四逆汤中桂枝走四肢，黄芪桂枝五物汤中桂枝走四肢，桂枝汤中桂枝是走表的。但是桂枝又能通心阳，炙甘草汤中桂枝就是通心阳的,桂枝甘草汤也是温通心阳的。而黄连是针对患者另外一个证来的,可以少用一点。

学员:痿证与痹证如何治疗?

熊教授:首先需要清楚何为痿证,何为痹证? 痿证是四肢痿弱,不能运动,严重者肌肉消瘦;痹证是四肢关节乃至全身的肌肉骨节疼痛。一个是以痿弱为主,非疼痛;一个是以疼痛为主,两者不可混为一谈。痹证实证多,虚证少,实证中分风寒湿痹,或者是湿热痹。如果痹证日久,就出现两种证型现象,一种是气血瘀滞,关节肿大变形;另一种是气血不足,肝肾损伤,形体消瘦。痿证比较复杂,各个脏腑病变皆可导致痿证。《黄帝内经》中"五脏气热"皆可以致痿,五脏亏虚,心气热,肝气热,肺热叶焦,脾气热,肾气热都可以发为痿证。临床上最常见的痿证,一是肝肾损伤,肝肾损伤有其临床特点以腰疼腿酸,双腿发热,遗精,头晕为主要症状,用壮骨丸治疗;第二是湿热,除了肢体痿软,还有浮肿,烦热,舌苔黄腻,用加味二妙散治疗;第三是气虚,以疲倦,饮食减少,四肢痿弱为主症,气虚要治脾胃和肺,《黄帝内经》指出"治痿独取阳明"。程钟龄的五痿汤就是专门治疗气虚痿证的。另外肺气虚,肺阴虚引起的痿证,主要表现为咳嗽,气短,四肢痿弱,舌红少苔,用喻嘉言的清燥救肺汤治疗。总而言之,痿证以虚为主,痹证有虚有实;痹证以疼痛为主,痿证以痿弱不用为主,临证不可混为一谈。

学员:案例五肺部肿瘤用的活络效灵丹,可不可以用香贝养荣汤?

熊教授:香贝养荣汤是八珍汤加香附、浙贝母,里面有桔梗、陈皮是理气的,但主要是治疗气血两虚。这个病人不是气血两虚,他的主要矛盾一个是骨转移,所以用的活络效灵丹;一个是咽干声嘶,是阴虚有虚火,用玄贝甘桔汤。

学员:肺癌骨转移病例中可否用香贝小陷胸汤?

熊教授:小陷胸汤出自《伤寒论》,"小结胸病,正在心下,按之则痛,脉浮滑者,小陷胸汤主之。"是痰热阻塞胸膈,不是痰热阻塞胁下,而且必须是痰和热。温病学家们多次提到,舌苔不黄腻、黄滑者,小陷胸汤不可用。为什么呢?不是痰热为什么要用小陷胸呢? 黄连清热,瓜蒌宽胸化痰,半夏降逆化痰,部位在胸膈,所以我们一定要搞清病位、病性。

学员:案例六发热病人用新加香薷饮为何加白芷?

熊教授:因为患者头痛,白芷既可解表,又止头痛。

学员:案例八40岁的女患者,全身乏力疼痛,西医诊断为"结缔组织病"。您说是气虚夹湿热,用的益气聪明汤。可否用黄芪桂枝五物汤?

熊教授:黄芪桂枝五物汤适用于气虚阳虚,《金匮要略》中有"血痹从何得之",这个血痹是气血不足。原文:"血痹,阴阳俱微,寸口关上微,尺中小紧,外证身体不仁,如风痹状,黄芪桂枝五物汤主之。"不仁就是麻木没有感觉,用黄芪桂枝五物汤。这个黄芪桂枝五物汤可以调和营卫,当营卫不调,卫气不通,卫阳不够,用桂枝汤加黄芪。桂枝汤是通阳,黄芪补气,作用就是补气通阳。刚刚这个患者是夹湿热,你用桂枝干什么?我们选方和辨证要一致。为什么古人一直强调方证要一致,辨证以后要根据证去选方。我们选方有两条原则。第一要针对患者的主症,第二是要针对病机的关键,而这个病机关键就是我经常讲的病变性质和病变部位。把这两个抓住了才能准确选方。举个例子,一个患者是咳嗽,你把主症忽略了,选一个治疗头痛的方行不行?这个是不行的。这个病人是喘,你选一个治咳嗽的方行不行?这个还勉强可以,毕竟两个主症还是比较接近。但喘是喘,咳嗽是咳嗽,最好还是要分清。一个胃痛,你选一个腰腿痛的方,准确性是不是差太远了?这个病人是胁痛就要用胁痛的方药,这个病人是心悸就用心悸的方药。这个病人以疲乏为主,就给患者解决疲乏。病人纳呆就要抓住纳呆的主症,病人失眠,那主症就是失眠。总之,选方有两个关键,一个针对主症,一个针对病机。

临床现场教学第38讲

时间：2017年8月19日

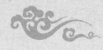

案例一　腰痛案

袁某，女，30岁。湖南新化人。

患者因腰痛伴头晕2年就诊。

患者2年前出现腰痛，头晕，双下肢浮肿，乏力，精神差，西医诊断为"慢性肾炎、肾性高血压、慢性肾功能不全"，血肌酐、尿素氮居高不下，多方治疗效果不佳。现症见：腰痛，头晕，腰膝酸软，小便黄，泡沫多，伴失眠，其人形体消瘦，面色淡黄，下肢已无浮肿。舌质淡红，舌苔薄黄，脉细。

辅助检查（2017年8月17日）：血肌酐317μmol/L，血尿酸589μmol/L，蛋白尿（+++），潜血（+）。

辨证：阴虚内热。

治法：滋肾清热。

选方：知柏地黄丸加味。

处方：熟地15g，怀山药15g，茯苓15g，泽泻10g，丹皮10g，枣皮15g，黄柏
　　　　10g，杜仲15g，玉米须10g，夜交藤15g，知母10g，怀牛膝20g，天麻
　　　　20g，炒枣仁30g。30剂，水煎服。

讲析：患者所患"慢性肾炎"是西医诊断病名，该病的临床特征有蛋白尿、血尿、水肿、高血压，慢性肾炎疾病呈慢性、持续性、进展性的特点，易反复。

中医认为肾病有虚有实。慢性肾病若是实证为主的，一是以湿为主，临床表现为面浮、足肿；二是以热为主，表现为小便黄，甚至还有齿衄。本患者实

邪不明显,有一点尿黄,提示有虚热。此患者腰膝酸软、面色淡黄、脉细,为虚证,乃肾虚。无论是哪种慢性肾炎,临床都有血压偏高的共同表现,西医称为"肾性高血压",表现为头晕,所以需补肾柔肝降压,也可以说滋水涵木治头晕,滋水用六味地黄丸,加知母、黄柏清虚热,再加牛膝、杜仲、天麻、玉米须,可以解决头晕症状。再加酸枣仁、夜交藤治疗失眠,夜交藤不仅安神,且有降血压的作用;酸枣仁可以治疗虚烦失眠,心肝阴血不足之失眠。

案例二　痛经案

唐某,女,49 岁。湖南岳阳人。

患者因经行腹痛 10 年余就诊。

患者月经不规律、量多,经期持续 10 天,经期左腹股沟疼痛,伴腰部及腹部寒冷,痛经在行经第一天明显,行经后仍有疼痛,经期过后人有虚脱感,甚至出现昏厥,兼有白带黄。舌淡红,舌苔薄黄,脉细。

辅助检查:B 超示:子宫腺肌症,胆结石。

辨证:虚寒痛经。

治法:温养经脉,散寒止痛。

选方:温经汤加味。

处方:西洋参 8g,官桂 5g,当归 6g,酒白芍 10g,川芎 6g,吴茱萸 3g,丹皮 3g,阿胶珠 15g,法夏 10g,乌药 15g,黄柏 6g,车前子 10g,玄胡索 15g,炙甘草 10g。30 剂,水煎服。

讲析:妇科疾病主要是"经、带、胎、产"四大疾病,本病属于月经病。月经病包括月经先期、月经后期、崩漏、停经以及经行腹痛、经行呕吐、经行泄泻等等。

经行腹痛即痛经,痛经的辨证首辨虚实,可从月经量的多少,痛经的时间,经前痛或经后痛,痛经伴腹胀与否,以及全身症状几个方面来辨别。《医宗金鉴》云:"腹痛经后气血弱,痛在经前气血凝,气滞腹胀血滞痛,更审虚实寒热情。"凡经来腹痛,在经后痛,则为气血虚弱;经前痛,则为气血凝滞。若因气滞为主者,则多胀满。因血滞为主者,则多疼痛。故可判断虚实和气滞、血瘀。该病人月经量多,疼痛在经后,辨为虚证;同时患者疲乏,腹部冷痛,辨为虚寒,所以诊断为虚寒痛经,选方用张仲景的温经汤来温养经脉,散寒止痛。另兼有白带黄,舌苔薄黄,考虑夹有湿热,加黄柏、车前子清利湿热治黄带,加乌药、延胡索加强行气止痛的功效。

案例三　胃痛案

吴某,男,61岁。江西南昌人。

患者因反复胃脘部灼痛7年就诊。

患者有胃脘疼痛病史7年,胃镜示:慢性非萎缩性胃炎。患者每天下午3点钟左右出现胃脘灼热感并疼痛,牵涉到胸口,服奥美拉唑后,症状可缓解,停药后症状复作。曾连续服中药治疗1年半,但停药后症状又复发。现症见:胃部灼热疼痛,以胀痛为主,嗳气、矢气后疼痛减轻,大便干结,口苦。舌质红,舌苔薄黄,脉弦细。

辨证:肝火犯胃。

治法:疏肝理气,清热止痛。

选方:化肝煎合左金丸加味。

处方:青皮10g,陈皮10g,丹皮10g,栀子10g,白芍10g,浙贝20g,泽泻10g,厚朴20g,黄连4g,吴茱萸2g,鸡内金20g,炒莱菔子20g,广香5g,甘草6g。30剂,水煎服。

讲析:胃痛辨证首分虚实。实证胃痛有两个方面:一是肝气犯胃,肝胃气滞,气郁日久化火,以灼热为主,是实热证,症状表现为胃脘部灼热感,口苦、大便结;二是寒湿伤胃,寒气伤胃以痛为主,湿气伤胃以胀为主。虚证胃痛一为中焦虚寒,一为胃阴虚。

该患者主症是以胃脘部疼痛、灼热感、胀满为主,辨证属于肝火犯胃,故用化肝煎合左金丸疏肝理气,清热止痛,加鸡内金、炒莱菔子、广木香消腹胀。

案例四　月经量少案

刘某,女,40岁。广东人。

患者因月经量过少1年就诊。

现症见:月经量少,行经时间短,色黯,行经前乳房胀痛,心烦急躁,面色淡黄,食冷饮后即腹痛,黄带多有异味。舌红,舌苔薄黄,脉弦细而数。既往有"乳腺小叶增生"病史。

辨证:肝郁血瘀,兼湿热下注。

治法:疏肝活血,清利湿热。

选方:丹栀桃红逍遥散合易黄汤加味。

处方：丹皮 10g，栀子 8g，桃仁 10g，红花 6g，当归 8g，赤芍 15g，炒白术 10g，茯神 15g，郁金 15g，黄柏 10g，怀山药 15g，车前子 10g，白果 10g，芡实 15g，香附 15g，甘草 6g。30 剂，水煎服。

讲析：患者行经前乳房胀痛，心烦急躁均是肝郁化火的表现，月经量少、色黯、乳中结节为肝郁血瘀，黄带有异味乃湿热下注所致，故用丹栀逍遥散疏肝清火，易黄汤清热利湿治带下。加桃仁、红花以活血，加香附、郁金清肝郁疏肝气，消乳房结节，当归只用 8g，是因为现在的当归容易导致腹泻。

案例五　皮肤瘙痒案

姜某，女，36 岁。广东深圳人。

患者因皮肤反复瘙痒 4 年余就诊。

患者皮肤瘙痒病已 4 年，西医诊断为"皮肤划痕症"，经常服用抗过敏药物开瑞坦。曾就诊服用中药治疗，病情稍有好转。现症见：皮肤瘙痒，晚上尤甚，有划痕症，伴颈项胀痛。舌边紫黯，舌苔薄黄，脉细略数。

既往有"颈椎病"病史。

辨证：血虚风热。

治法：清热养血，祛风止痒。

选方：乌蛇消风散合葛根姜黄散加味。

处方：乌梢蛇 15g，羌活 6g，独活 6g，僵蚕 20g，黄芩 10g，生地 15g，防风 10g，金银花 15g，赤芍 15g，丹皮 15g，丹参 10g，葛根 30g，片姜黄 15g，威灵仙 10g，紫草 10g，浮萍 10g，蝉蜕 10g，甘草 6g。30 剂，水煎服。

讲析：《黄帝内经》云："间者并行，甚者独行。"就是说疾病的标本缓急，该患者有两个疾病同时存在，如果两者治疗不矛盾的情况下，可以同时治疗，即"间者并行"，如果有矛盾，就可以先治疗突出的疾病，或是患者最苦恼的疾病，即"甚者独行"。这是治疗疾病的原则。

该患者皮肤划痕症和颈椎病可以同时治疗，故用乌蛇消风散治疗皮肤划痕症，葛根姜黄散治疗颈椎病，这两个方都是经验方。尤其是葛根姜黄散治疗颈椎病是本人总结的经验方。

现场答疑

（此次缺）。

临床现场教学第 39 讲

时间:2017 年 9 月 18 日

案例一　痿证案

刘某,女,70 岁。广东人。

患者因双上肢肌无力、肌萎缩 2 年余就诊。

患者 2 年前无明显诱因出现头晕,头痛,后逐渐出现双上肢肌无力,肌肉萎缩,尤其以双手为主。现症见:双手大鱼际及指间肌萎缩,全身疲乏,头晕伴头痛,自汗,气短,大便溏而不爽,无力排便(灌肠才能排便),纳差。舌苔薄白,根部苔黄,脉细。

辅助检查:肌电图:四肢周围神经损害(运动纤维受累,轴索损害为主并部分神经轻度脱髓鞘改变,双上肢尤甚)。

辨证:脾肺气虚。

治法:补脾益肺。

选方:五痿汤加味。

处方:西洋参 10g,黄芪 40g,炒白术 10g,茯苓 10g,当归 10g,麦冬 15g,木瓜 20g,怀牛膝 20g,薏苡仁 20g,黄柏 10g,知母 10g,天麻 20g,秦艽 10g,炙甘草 10g。30 剂,水煎服。

讲析:患者全身疲乏,气短,自汗,纳差是典型的气虚证候,伴头晕,此乃气虚清阳不升所致,因气虚导致头部供血不足,辨证属脾肺气虚。

病人有个特点:双手大鱼际、指间肌萎缩,这是运动神经元病的一个特征,也是望诊的一个重要特点。此患者主要是脾肺气虚,故治疗应益气补脾肺,防止痿证进一步发展,用程钟龄的五痿汤。伴有自汗,头晕,则加黄芪、天麻;手指疼痛加秦艽。此乃慢性病,顽固病,须缓图之。

案例二 水肿案

李某,男,50岁。广东人。

患者因全身浮肿1年就诊。

患者1年前无明显诱因出现全身水肿,疲乏倦怠,西医诊断为"慢性肾功能不全(尿毒症期)",现用"腹膜透析"治疗。前诊予中药(防己黄芪汤合五皮饮)治疗,其头晕,浮肿减轻。现症见:面部虚浮,小便量少,腹胀,寐差。舌苔黄腻,脉弦细数。

辨证:湿热内蕴。

治法:清湿热,利水湿。

选方:防己黄芪汤合四妙散、二金汤加味。

处方:黄芪30g,炒白术10g,汉防己6g,苍术6g,黄柏10g,薏苡仁15g,鸡内金15g,海金沙15g,厚朴15g,猪苓10g,茯苓30g,大腹皮10g,通草6g,天麻15g,玉米须10g,川牛膝20g,炒枣仁30g。30剂,水煎服。

讲析:此患者是肾病,西医诊断为"尿毒症"。患者症状表现为腹水和全身浮肿。经治疗后,现在双下肢浮肿已消退,但面部稍虚浮,血压高,舌苔黄腻,脉弦细数,意味着肾脏有湿热。现在需要清湿热、进一步控制肿胀,利水控制血压,防止肝阳上亢。防己黄芪汤出自《金匮要略》,是治疗风水皮水的,四妙散清下焦湿热,二金汤治疗湿热引起的腹水,三方合用共奏清湿热、利水湿作用。加天麻、玉米须控制高血压,寐差加炒枣仁安神。

案例三 痹证案

谢某,女,38岁。湖南娄底人。

患者因膝关节疼痛、下肢厥冷15年就诊。

患者无明显诱因出现膝关节反复疼痛,呈刺痛感,下肢厥冷,每天晚上均需要用热水袋暖足,在各大医院诊治未见好转。现症见:下肢厥冷,膝关节疼痛,畏风,月经量少,大便干结,平素易发口腔溃疡。舌苔黄腻,舌边略紫,脉沉滑略数。

辨证:湿热夹瘀。

治法:清热除湿,益气活血。

选方:补阳还五汤合四妙散加酒大黄。

处方:黄芪 40g,当归尾 6g,赤芍 10g,川芎 5g,红花 6g,桃仁 10g,地龙 10g,黄柏 6g,川牛膝 20g,薏苡仁 20g,酒大黄 3g,苍术 6g。20 剂,水煎服。

讲析:患者的病很蹊跷,她的表现似是一派阳虚症状,有四肢厥冷,下肢尤甚,畏风,一般情况下会开当归四逆汤加附子。可是我在问诊、望舌苔以及切脉之后,有新的发现,患者舌苔黄腻,舌边略紫,脉沉滑略数有力,这是明显的热象。但是热在哪里?此时需要针对性问诊,问患者了解到大便干结,平素易发口腔溃疡,乃是火热上扰所致,火热上扰,阳气不能下达,下肢失于温煦,故出现下肢厥冷;舌苔黄腻也是湿热之象,这是典型的上热下冷的征象,治疗需要清湿热,活气血,千万不能用温阳药,否则适得其反。

案例四　黄疸、臌胀案

刘某,男,65 岁。湖南娄底人。

患者因腹大胀满 1 周就诊。

患者 1 周前无明显诱因出现下肢水肿,腹胀、腹痛,当地医院治疗后水肿有所减轻,但仍腹大胀满。现症见:腹胀,足肿,目黄,口苦,小便黄,大便不爽,量少而次数多,有"下肢湿疹"病史多年。舌苔黄腻,脉弦。

辅助检查:(2017 年 9 月 12 日)B 超示:肝硬化并大量腹水,脾大。

辨证:水湿壅盛。

治法:利水渗湿。

选方:茵陈四苓散合二金汤加味。

处方:茵陈 20g,炒白术 10g,茯苓 30g,猪苓 10g,泽泻 10g,鸡内金 20g,海金沙 15g,厚朴 20g,大腹皮 10g,通草 6g,苦参 10g,黄柏 10g,炒莱菔子 20g。30 剂,水煎服。

讲析:患者乃肝硬化腹水伴有轻度黄疸,需利水湿,治疗宜用茵陈四苓散合二金汤。二金汤出自吴鞠通的《温病条辨》,"湿热黄疸,腹胀,二金汤主之",它可治疗黄疸、腹胀。湿热阻滞中焦,出现腹胀、腹水,故用之。因下肢有湿疹,故加黄柏、苦参清利湿热;加炒莱菔子行气除胀,治消化不良。

案例五　消渴案

林某,男,51 岁。福建福州人。
患者因多饮、多食 5 年就诊。

患者有"糖尿病"病史5年。现症见：口干，口渴多饮，口苦，全身无力，颈胀，下肢双膝关节酸痛，大小便正常。舌苔薄黄腻，脉细数。

辅助检查：(2017年9月11日)生化检查：空腹血葡萄糖：12.7mmol/L。糖化血红蛋白：7.5%。

辨证：气阴两虚，下焦湿热。

治法：益气养阴，清热除湿。

选方：二冬汤合四妙散加味。

处方：西洋参8g，麦冬20g，天冬10g，花粉15g，黄芩10g，知母10g，苍术6g，黄柏5g，川牛膝20g，木瓜15g，秦艽10g，薏苡仁15g，葛根20g。30剂，水煎服。

讲析：消渴病一般是阴虚燥热所致，部分是湿热，极个别的是阳虚证。阳虚证常见于消渴病晚期，消渴日久，阴损及阳所致。患者口干，口渴多饮，乃阴津不足，全身乏力乃气虚，但查看患者舌苔薄黄腻，又提示夹有湿热，湿热阻滞关节经络，故下肢膝关节酸痛，所以辨证为气阴两虚夹下焦湿热，选方二冬汤合四妙散加味。有颈胀，故加用葛根；再加木瓜、秦艽加强止痛效果。消渴乃慢性病，需长期治疗。

案例六 月经后期、不孕案

张某，女，28岁。湖南常德人。

患者因月经周期延迟、结婚1年不孕就诊。

患者2年前无明显诱因出现月经周期延迟，且结婚1年多不孕。西医诊断为"多囊卵巢综合征"。现症见：月经周期延迟，月经量少，伴有痛经，腰冷，疲乏，兼腹胀，乳胀，体重增加。舌苔薄白腻，脉弦细而缓。

B超示：双侧卵巢多囊样改变。

辨证：气滞血瘀兼湿阻。

治法：活血化瘀，燥湿健脾。

选方：桃红逍遥散合平胃散加味。

处方：当归尾8g，赤芍10g，白术10g，茯苓20g，柴胡10g，桃仁10g，红花6g，苍术6g，厚朴15g，陈皮10g，炒莱菔子15g，甘草6g。30剂，水煎服。

讲析：该患者如果是湿浊困阻而不孕，应用启宫丸。但患者不是单纯的不孕，还有月经后期，量少，是由于湿浊困阻所致。因此，治疗不孕的重点是先治疗月经不调,月经后期量少,先调月经,然后再考虑受孕情况。

案例七 脑瘤术后呕吐案

何某,男,12 岁。福建人。

一诊:2017 年 8 月 19 日

患儿因"脑瘤术后"恶心呕吐半年余就诊。

患儿 1 年半前无明显诱因出现头痛,为钝痛,反复发作无规律,伴有头晕、恶心、呕吐,呕吐物为胃内容物。在当地医院住院治疗,查颅脑 MRI 平扫示:小脑蚓部占位性病变伴梗阻性脑积水,遂于 2016 年 11 月 11 日急诊在全麻下行"右额钻孔右侧脑室切开引流术",又于 2016 年 11 月 17 日在气管插管下行"枕下正中入路第四脑室病损切除术 + 血管松解术 + 脑脊液切口瘘修补术 + 颅骨骨瓣修补术"。脑瘤切片诊断:髓母细胞瘤。术后抗感染、预防癫痫、营养支持等对症治疗,病情有所好转,无头痛头晕,但仍时有恶心欲呕。现症见:每天早晨时恶心欲呕吐,纳食尚可,大便正常,颈部少许淋巴结肿大。舌淡红,舌苔薄白,脉滑数。

辨证:痰热内扰。

治法:清热化痰,降逆止呕。

选方:黄芩温胆汤加味。

处方:西洋参 5g,浙贝 30g,夏枯草 10g,黄芩 10g,陈皮 10g,法夏 10g,茯苓 20g,枳实 8g,竹茹 10g,蛇舌草 15g,甘草 6g。30 剂,水煎服。

讲析:中医认为肿瘤大多为痰瘀毒互结所致。患儿虽经手术治疗,但查脉滑数,中医认为乃痰热未净。患儿痰热上扰,胃气上逆则有呕吐;颈部淋巴结肿大亦为痰瘀互结所致,就是中医讲的瘰疬,故用黄芩温胆汤清除痰热,防止复发。根据中医治未病的思想,另加西洋参补气,有增强体质的作用,加蛇舌草、夏枯草、浙贝母化痰散结以防其复发。

二诊:2017 年 9 月 18 日

患儿前诊予"黄芩温胆汤加味"治疗后呕吐症状稍有缓解,现症见:偶有呕吐,昨日食酸奶后突发头痛,入食即吐,口不苦,食纳差,面色淡黄,形体消瘦。舌苔薄白,脉细滑。

辨证:外感风寒,内伤食滞。

治法:先解表化食,后健脾益气。

选方:①藿香正气散加减(先服)。

②香贝六君子汤加味。

处方：①藿香 10g，厚朴 15g，桔梗 10g，陈皮 10g，法半夏 10g，茯苓 15g，枳实 10g，白蔻仁 6g，白芷 30g，生姜 3 片，竹茹 10g，神曲 10g，甘草 6g。5 剂，水煎服。

②西洋参 6g，白术 10g，茯苓 15g，陈皮 10g，香附 10g，法半夏 6g，浙贝母 30g，夏枯草 10g，蛇舌草 15g，白芷 20g，天麻 15g，竹茹 10g，山楂 15g，甘草 6g。20 剂，水煎服。

讲析：患儿头部肿瘤手术之后，没有明显症状，但晨起呕吐。昨日食酸奶后又突发头痛、呕吐。如果是肿瘤复发，脉象是滑数有力，而患儿脉象是细滑脉，说明体质弱，夹有痰浊。仔细询问病史，此次呕吐应乃食酸奶所致，故先治疗突发头痛，呕吐，宜用藿香正气散。

患儿体质弱，按道理应该用香贝养荣汤补益气血。但从目前症状来看，患儿面黄肌瘦，食纳差，应先补脾胃，所以改用香贝六君子汤，六君子汤有健脾胃的作用。加用蛇舌草、夏枯草防止肿瘤复发；加白芷、天麻治疗头晕、头痛；加用山楂化肉食；因为患儿易发呕吐，故加用竹茹。

案例八　月经漏下案

黄某，女，21 岁。湖南长沙人。

一诊：2017 年 8 月 19 日

患者因月经淋漓不尽反复发作 1 年余就诊。

患者月经淋漓不尽，量少，每次行经达 20~30 天方净。现症见：月经淋漓不尽，量少，其人精神疲倦，面色淡黄，眼睑色淡，形体消瘦，白带不多。舌苔薄白，舌根苔稍黄，脉细。

辨证：冲任不固。

治法：固摄冲任，养血止血。

选方：胶艾汤加味。

处方：西洋参 6g，当归 6g，白芍 10g，熟地 15g，川芎 5g，阿胶珠 15g，艾叶炭 10g，地榆炭 20g，炙甘草 10g。30 剂，水煎服。

讲析：《医宗金鉴·妇科心法要诀》曰："忽然大下谓之崩，淋漓不断谓之漏。"合称为崩漏，实质上崩漏是两个疾病，崩是急病，漏是慢病。漏下久会出现贫血，体虚。胶艾汤出自《金匮要略》，它可固冲任、治漏下，对产后漏下、半产漏下以及一般漏下都可以通治。久病体虚，所以加西洋参。

二诊:2017 年 9 月 18 日

患者前诊予"胶艾汤加味"治疗后症状有所好转,服药后月经持续 10 天干净,较之前时间缩短,面色淡黄,白带不多,无腰痛、腹痛。舌淡红,舌苔薄白,脉细。

辨证:冲任不固。

治法:固摄冲任,养血止血。

选方:胶艾汤加味。

处方:西洋参 8g,当归 8g,白芍 10g,熟地 15g,川芎 5g,阿胶珠 15g,艾叶炭 10g,地榆炭 20g,侧柏炭 10,炙甘草 10g。30 剂,水煎服。

讲析:患者月经淋漓不尽,面色淡黄,舌苔薄白,脉细,这是典型的气虚漏下,宜用加参胶艾汤。另加地榆炭、侧柏炭加强止血功效。

现场答疑

(此次缺)。

临床现场教学第 40 讲

时间:2017 年 10 月 28 日

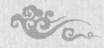

案例一 痹证案

谢某,女,50 岁,湖南省邵阳人。

一诊:2017 年 3 月 25 日

患者因系统性红斑狼疮 4 年求诊。

现症见:四肢、关节疼痛,有灼热感,腰痛,咽喉灼热,时有口舌生疮,尿黄,大便正常,舌红,舌苔黄而厚腻,脉细略数。

辨证:湿热阻络。

治法:清热利湿,通络止痛。

选方:宣痹汤合四妙散加味。

处方:防己 6g,杏仁 10g,滑石 15g,片姜黄 15g,连翘 10g,栀子 8g,薏苡仁 20g,法半夏 10g,蚕沙 10g,赤小豆 15g,海桐皮 10g,苍术 6g,黄柏 6g,川牛膝 20g,秦艽 10g。30 剂,水煎服。

讲析:关于全身关节疼痛,《黄帝内经》曰:"风气胜者为行痹,寒气胜者为痛痹,湿气胜者为着痹……阳遭阴,故为痹热。"后世还发现了湿热痹,其特点是关节疼痛,局部发热、或者灼热,口苦,尿黄,甚至还有恶寒发热的表现。吴鞠通《温病条辨》:"湿聚热蒸,蕴于经络,寒战热炽,骨骱烦疼……病名湿痹,宣痹汤主之。"合用朱丹溪四妙散,加强除湿热之功。

二诊:2017 年 4 月 25 日

患者四肢关节疼痛红肿明显减轻,已可从事适当体力活动,口干口苦,大便稀,每日 2 次。舌红,舌中无苔,舌边薄黄腻苔,脉细。

辨证:湿热痹阻,兼脾胃虚弱,胃阴不足。

治法:清热祛湿,健脾益胃滋阴。

选方:加味二妙散合加减益胃汤。

处方:苍术5g,黄柏6g,草薢10g,秦艽10g,防己6g,薏苡仁20g,木瓜15g,沙参10g,麦冬15g,花粉15g,石斛10g,乌梅10g,白扁豆15g,川牛膝20g,甘草6g。30剂,水煎服。

讲析:患者初次就诊舌苔黄厚腻,属于典型的湿热痹证。服药后,舌苔黄厚腻消失,提示湿热明显减轻,所以患者的疼痛也明显缓解。患者现在的主要矛盾是口干、口苦、舌中无苔,这是胃阴虚的表现。但患者大便溏,这提示患者脾胃虚弱,因此不能一味应用滋阴药。治疗应继续清湿热而止疼痛,方用加味二妙散;第二,口干,大便溏,证属胃阴虚,方选益胃汤。但因为患者大便溏,所以,益胃汤应有所加减,用加减益胃汤,用药为沙参、麦冬、石斛、花粉、白扁豆、乌梅。这也告诉我们,选方用药时应针对患者的具体情况。

三诊:2017年7月31日

患者服药2月,四肢关节疼痛、足肿明显好转。现症见:四肢关节疼痛处发热,足微肿,疲乏,口干,口苦,小便黄。舌边紫,舌质红,苔薄黄,脉细数。

辨证:湿热痹阻,经络不通。

治法:清热祛湿,宣痹通络。

选方:加味二妙散合宣痹汤。

处方:苍术6g,黄柏10g,川牛膝20g,秦艽10g,草薢10g,当归6g,防己6g,杏仁10g,滑石15g,片姜黄15g,连翘10g,栀子6g,薏苡仁15g,蚕沙10g,赤小豆15g,海桐皮10g,煅乳香6g,煅没药6g,五加皮10g,甘草6g。30剂,水煎服。

讲析:中医治病不能听西医的病名开处方,但是他们的结论我们可以作为参考。这个病属于中医讲的痹证,痹证的主症就是一身肢节疼痛,但是痹证有很多种,有风痹、寒痹、湿痹,湿热痹等,湿热痹是由湿和热两种邪气交织在一起所致。对于痹证清代医家高世栻在《素问直解》中解释说:"痹,闭也。血气凝涩不行也。"凡是痹证,都有一个共同的特点,就是经络痹阻不通,血气凝涩不行,就是有瘀。所以久而久之,关节肿大变形,我们治疗的时候既要分清他是以风寒湿为主,还是以湿热为主。还要分析他的瘀证重不重,有的是以瘀证为主,有的是病久以气血虚弱为主,气血虚弱运行不畅也可以造成瘀阻,要分清虚实。因此治疗痹证既要搞清疾病的性质,还要搞清病变的虚实。

这个病人的特点是四肢关节疼痛、发热。注意风寒湿也是可以发热的,但患者有口苦、小便黄,脉细而数,舌红,这些症状和舌脉联系起来一看就是湿热痹,就按照湿热痹证来治疗。第一次开的处方是加味二妙散合吴鞠通的宣痹汤,因为患者第一次吃完药症状明显好转。第二次我就把宣痹汤减掉了,结果第二次药疗效就没有第一次明显,因此第三次用原方。我们看病时辨证分析一定要到位。这个病人第一是有湿热,第二是局部有瘀阻,治法就是清湿热,通瘀阻,这样就可以缓解患者疼痛及肿胀,用方为宣痹汤合加味二妙散。患者有关节肿胀,舌边紫,加煅乳香、煅没药是散瘀止痛,下肢浮肿加五加皮。本方在原方基础上去掉了半夏,因为患者舌苔薄,且无痰、不呕,而法夏温燥,故去之。另外乳香、没药都需要用煅的,生乳香、生没药服用后容易呕吐,腹泻。药物的炮制也有讲究,例如原方中半夏就须用法半夏或者姜半夏,而不能用生半夏,没有炮制的生半夏是有毒的,我们开药的时候要特别注意小细节。处方书写也是有顺序的,除了甘草泻心汤,炙甘草汤,将甘草写前面,一般的处方是不将甘草写前面的。就跟我们生活中吃饭、做事情一样是有顺序的,按照君臣佐使顺序,为主的药是要写在前面,从这些细节就可以看出一个医生的基础水平。

四诊:2017 年 10 月 28 日

患者服药后四肢关节疼痛缓解,浮肿消退,但近 1 周出现胃脘部隐痛,胀满,无呕吐及反酸,大便正常。舌苔薄黄,脉细略数。

胃镜检查提示:胃溃疡。

辨证:肝胃气滞,湿热阻络。

治法:清热利湿,疏肝理气。

选方:柴胡疏肝汤合四妙散。

处方:苍术 6g,黄柏 6g,川牛膝 15g,薏苡仁 15g,柴胡 10g,白芍 10g,枳实 10g,陈皮 10g,香附 10g,秦艽 10g,广木香 6g,甘草 6g。20 剂,水煎服。

讲析:患者有两个疾病,第一个是系统性红斑狼疮,已就诊三次,前三次主症是一身关节痛,尤其是四肢关节肿痛热,通过治疗后,症状缓解,关节肿痛而热已消。目前以第二个疾病为主,主症是胃中隐隐疼痛,西医诊断为"胃溃疡",胃中疼痛有胀满感,无呕吐及反酸。

这个病人应如何治疗呢? 首先要进一步巩固疗效,防止关节疼痛复发。患者关节疼痛部位红热,舌苔薄黄,脉细略数,辨证属于湿热痹。湿热的特点是缠绵反复,"湿热缠绵,不易退清"这句话出自叶天士的《温热论》,吴鞠通、王孟英,尤其是薛生白他们均对湿热缠绵的特点做过论述。然而湿热痹更容易反复,随着天气、生活习惯的变化而变化,尤其是春季更容易反复,只是跟情志无关,所以需要巩固疗效。现在还需要解决胃痛,痞闷不舒,患者脉细而弦意味着气滞,需疏肝理气。故目前选用四妙散清湿热、柴胡疏肝汤治胃痛。柴胡疏肝汤出自《景岳全书》,另加用秦艽止痛,广木香进一步理气治胃痛,并去川芎之辛燥。

案例二　便溏兼肛周瘙痒案

吴某,男,42 岁。云南西双版纳人。

患者因便溏兼肛周瘙痒 3 年就诊。

近 3 年患者反复出现肛门周围瘙痒,以白天为主,局部无湿疹,伴左侧外耳道反复瘙痒,平素易发口腔溃疡,大便稀溏,另有"足癣"病史,足痒,脱皮。舌苔薄黄腻,脉细数。

辨证:肠胃湿热。

治法:清热化湿。

选方:香砂连朴饮加减。

处方:黄连 6g,厚朴 15g,砂仁 10g,广木香 5g,栀子 6g,车前子 10g,苦参
　　　 10g,土茯苓 30g,刺蒺藜 15g,甘草 6g。20 剂,水煎服。

讲析临床上肛门瘙痒这个症状常见于两种情况:一,如果波及阴部,常常是阴部湿疹所致;二,痔疮所致。仔细询问患者,二者均无。但患者平素易发口腔溃疡,大便稀溏,加之舌苔薄黄腻,脉细数,故辨为肠胃湿热证,选用香砂连朴饮为主方以清肠中湿热。

案例三　肺癌案

刘某,女,67 岁。湖南常德人。

患者因左上肺癌术后 1 月余就诊。

患者于 2017 年 9 月 21 日在湘雅二医院做"左上肺癌切除术",术后行化疗。现症见:喉中有痰,活动后气喘,声嘶,面色淡黄,精神疲乏。舌苔薄黄腻,脉细而滑。

既往有"高血压、糖尿病、胸腔积液"病史。

辨证:气阴两虚兼痰热内蕴。

治法:益气养阴兼清化痰热。

选方:生脉散合桑贝小陷胸汤加味。

处方：西洋参 8g，麦冬 20g，五味子 5g，桑白皮 15g，浙贝母 30g，黄连 3g，炒瓜蒌 6g，法夏 10g，茯苓 30g，半枝莲 15g，蛇舌草 15g。30 剂，水煎服。

讲析：肺癌临床上主要表现有四个方面：一是痰热阻肺，表现为咳嗽，气喘，胸痛，咳黄稠痰，痰中带血，舌苔黄腻，脉数；二是痰饮（水饮）阻肺（胸腔积液），表现为气喘，胸闷，浮肿，舌苔白滑；三是以瘀为主，表现为胸背刺痛，舌唇紫黯；四是化疗以后以虚证为主，表现为气短，乏力，动则气喘，自汗，舌淡苔薄白。患者常常虚实夹杂，寒热并存。需要我们仔细鉴别。

此患者声嘶，气短，声音低微，不咳嗽，表现为虚证，现在处于恢复期，需要恢复体质。但喉中痰多，舌苔薄而黄腻，脉滑，尚有痰热内蕴，故需清化痰热。所以用生脉散益气养阴，桑贝小陷胸汤清化痰热，加用茯苓防止积液复发；加半枝莲、蛇舌草清热解毒，抗肿瘤。

案例四　瘿病案

孟某，女，49 岁。河北人。

一诊：2016 年 1 月 9 日

患者因发现"甲状腺结节"12 年就诊。

患者 12 年前做 B 超检查发现"甲状腺结节"，在北京某医院诊断为"桥本甲状腺炎并结节"。现症见：甲状腺肿大，咽中红，咽痛，咽干，口中多痰，口干，口苦。舌苔薄黄，脉细滑数。

辨证：痰热互结。

治法：清热化痰散结。

选方：玄贝甘桔汤合普济消毒饮加减。

处方：玄参 15g，浙贝母 30g，桔梗 10g，黄芩 10g，黄连 5g，陈皮 10g，板蓝根 10g，连翘 15g，牛蒡子 10g，僵蚕 10g，马勃 6g，夏枯草 10g，三棱 8g，莪术 8g，射干 10g，甘草 6g。20g 剂，水煎服。

讲析：这是一个痰热证，治疗应清痰热。其中玄贝甘桔汤是专门用于治疗咽喉疾患的，普济消毒饮清热解毒，可治疗甲状腺结节，针对性都比较强。这里的普济消毒饮是吴鞠通《温病条辨》方，"用普济消毒饮去升麻、柴胡主之。"另加夏枯草、三棱、莪术以消甲状腺结节，加射干来缓解咽痛。

二诊：2016 年 4 月 23 日

患者服中药后甲状腺结节较前明显减小，现症见：咽中时发干燥，常有异物感，易发口疮，咽中扁桃体肿大，痰较前减少。舌苔薄黄，脉细滑略数。

辨证:痰热互结。

治法:清热化痰散结。

选方:普济消毒饮合玄贝甘桔汤。

处方:玄参 15g,浙贝 30g,黄芩 10g,黄连 3g,陈皮 10g,桔梗 10g,板蓝根 10g,连翘 10g,牛蒡子 10g,僵蚕 10g,马勃 6g,蚤休 6g,夏枯草 10g,甘草 6g。30 剂,水煎服。

讲析:此患者的主症是颈部甲状腺结节,咽部有梗塞感、痰多以及时发口疮。她咽干、口疮,主要是肝胃两经有火,痰与火结聚,就形成甲状腺结节以及扁桃体肿大,因此,治疗就要化痰清火。虽然明确了治法,但是还要根据病位来选方。治疗甲状腺结节,有热的用普济消毒饮,无热的用海藻消瘰丸。这个患者咽部的梗塞感,不是梅核气,而是因为扁桃体肿大,所以再合玄贝甘桔汤。

三诊:2016 年 12 月 17 日

患者服药后甲状腺结节明显消减,检查指标恢复正常,咽干减轻,但精神疲倦,劳累后胸闷、心悸,睡眠正常,大便略稀。舌苔薄黄,脉滑而细。

辨证:心气虚夹痰。

治法:益气宁心,化痰利咽。

选方:十味温胆汤合玄贝甘桔汤加夏枯草、牡蛎。

处方:西洋参 6g,丹参 15g,炒枣仁 20g,炙远志 10g,陈皮 10g,法半夏 10g,茯苓 15g,枳实 8g,竹茹 10g,玄参 10g,浙贝 30g,桔梗 10g,夏枯草 10g,生牡蛎 20g,甘草 6g。20 剂,水煎服。

讲析:患者原有甲状腺结节,且上火,有口苦、咽干症状,服药后甲状腺结节明显消减,咽干减轻,口不苦,但精神疲倦,劳累后胸闷、心悸,脉滑而细,说明她有心气虚。因此,改用十味温胆汤治疗,合玄贝甘桔汤化痰利咽,再加生牡蛎,生牡蛎与玄参、贝母合起来叫做消瘰丸,专门治疗颈部结节,加夏枯草亦可治疗颈部结节。十味温胆汤要用炙甘草,玄贝甘桔汤要用生甘草,而我今天用的是生甘草。张仲景治疗咽痛有一个桔梗汤,还有一个甘草汤,都是用生甘草,玄贝甘桔汤不就是甘草汤加玄参、贝母吗?因此我在这里用的是生甘草。

四诊:2017 年 10 月 28 日

患者前诊服药之后心悸已消,但甲状腺结节减而复作,咽喉干燥,时而胸闷。舌苔薄黄,脉细数。

辨证:热毒壅滞。

治法:清热解毒,软坚消肿。

选方:普济消毒饮加减。

临床现场教学第 40 讲

处方:黄芩 10g,黄连 3g,陈皮 10g,桔梗 10g,板蓝根 10g,连翘 10g,牛蒡子 10g,马勃 6g,玄参 10g,浙贝 30g,三棱 8g,莪术 8g,夏枯草 10g,甘草 6g。30 剂,水煎服。

讲析:因患者舌苔薄黄,脉细数,有热象,故运用吴氏普济消毒饮,加三棱、莪术以消甲状腺肿块。普济消毒饮有两个,一个是刘河间的普济消毒饮,治疗大头瘟;另一个是吴鞠通的普济消毒饮,治疗温毒颐肿。

案例五　疝气案

何某,男,10 岁。湖南汨罗人。

患者因发现左睾肿大就诊。

患者左睾肿大,精索静脉曲张,兼左侧眉毛脱落,并有少许脱发。舌苔薄白,脉细略弦。

辅助检查:(2017 年 10 月 6 日)彩超示:左侧阴囊上方迂曲管道样回声。

辨证:气血瘀滞。

治法:行气止痛,软坚散结。

选方:加减橘核丸。

处方:海藻 15g,昆布 10g,橘核 15g,荔核 10g,川楝子 8g,玄胡 10g,青皮 10g,槟榔 10g,三棱 6g,莪术 6g,小茴香 6g,桃仁 6g。20 剂,水煎服。

讲析:患者左睾肿大,中医诊断为"疝气"。陈修园的《医学三字经》云:"疝任病,归厥阴,寒筋水,气血寻,狐出入,颓顽麻。"《素问·骨空论》云:"任脉为病,男子内结七疝,女子带下瘕聚。"《灵枢·经脉》云:"肝足厥阴之脉……循股阴,入毛中,环阴器,抵小腹,挟胃,属肝,络胆,上贯膈,布胁肋……连目系,上出额,与督脉会于巅。"故男子疝气、女子阴部疼痛都要考虑足厥阴肝经和任脉的病变。

疝气有七种:寒疝、水疝、筋疝、气疝、血疝、狐疝、颓疝。寒疝,以寒气为主,特点是局部疼痛,四肢厥冷;水疝,主要是阴囊水肿;筋疝,以抽筋为主,静脉曲张;气疝,特点是上下走窜痛,甚至痛到小腹;血疝,是以阴囊局部瘀阻为主,局部发紫;狐疝,是指睾丸肿痛而行立则外出少腹滑入阴囊,卧则复入少腹,如狐之出入无定者;颓疝是肿大如碗如斗,是最难治的疝气。此患者是气血相杂证,选用加减橘核丸治疗。

十八反歌诀:本草明言十八反,半蒌贝蔹芨攻乌,藻戟遂芫俱战草,诸参辛芍叛藜芦。本方有海藻,所以不用甘草,两者作用相反。

案例六　心悸案

彭某,女,40 岁。湖南岳阳人。

患者因心悸、心慌 10 年就诊。

现症见:心慌,心悸,疲乏,胸闷气短,兼额前、两侧头痛,耳鸣。舌边紫,舌苔薄白,脉细而涩。

辅助检查:(2017 年 10 月 15 日)心脏 B 超示:室间隔增厚,左室舒缩功能测值正常,肺动脉瓣轻度反流。

辨证:心血不足。

治法:补血养心,益气安神。

选方:炙甘草汤加味。

处方:西洋参 8g,炙甘草 15g,熟地 15g,桂枝 5g,炒枣仁 30g,麦冬 20g,天麻 20g,白芷 30g,葛根 30g,炙远志 10g,柏子仁 10g。30 剂,水煎服。
　　另包:阿胶 250g,研粉,10g/d,冲服。

讲析:古人描述涩脉,"涩如轻刀刮竹",涩脉临床上一般有两种情况:一是气血不足,二是气血瘀滞。此患者心悸,气短,疲乏,脉细而涩,是典型的气血不足征象,故选用炙甘草汤治疗,加用葛根、白芷、天麻治疗头痛。

案例七　痹证案

杨某,女,35 岁。湖南娄底人。

患者因四肢关节肿痛 5 年余就诊。

患者四肢关节肿痛反复发作 5 年,西医诊断为"干燥综合征"。多方治疗,症状无好转。近日手臂肩颈疼痛尤甚,平素月经量少,色黯,有血块,伴痛经。舌苔薄白,脉弦细略数。

辨证:风寒痹阻。

治法:祛风散寒,通络止痛。

选方:蠲痹汤合葛根姜黄散加味。

处方:当归 6g,川芎 6g,羌活 10g,防风 10g,秦艽 10g,桑枝 10g,黄芩 10g,鸡血藤 10g,海风藤 10g,煅乳香 6g,煅没药 6g,红花 6g,葛根 30g,片姜黄 15g,威灵仙 15g,甘草 6g。30 剂,水煎服。

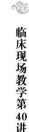

讲析:患者四肢关节肿痛 5 年,近日手臂肩颈疼痛较甚,故重点在治疗手臂肩颈痛。第一个方选用蠲痹汤,蠲痹汤出自程钟龄的《医学心悟》,功能祛风除湿,蠲痹止痛,主治风寒湿三气合而成痹者。蠲痹汤里有桂枝,此患者有少许热象,故去掉桂枝加黄芩,防止生口疮。羌活治疗上肢疼痛,独活治疗下肢疼痛,故去独活,换用防风加强祛风的效果。第二个方合用葛根姜黄散治疗颈椎疼痛。

案例八　心悸案

张某,女,58 岁。四川成都人。

患者因心悸就诊。

患者心率缓慢,平素 40 次 /min,心率慢时,感到心慌、心悸,兼疲乏,失眠,足趾及腰部冷。舌苔薄白,脉细而结。

曾行"肝良性瘤切除术",有"甲减"病史。

辨证:心气虚,心阳虚。

治法:益气补血,通阳复脉。

选方:炙甘草汤加味。

处方:西洋参 10g,炙甘草 15g,熟地 10g,桂枝 6g,炒枣仁 30g,麦冬 20g,丹参 30g,黑附片 6g,龙齿 20g。30 剂,水煎服。另包:阿胶 250g,研粉,10g/d,冲服。

讲析:《伤寒论》云:"脉结代,心动悸,炙甘草汤主之。"并加附子以温阳,再加龙齿重镇安神,治其失眠。

案例九　抽搐案

谢某,男,19 岁。湖南邵阳人。

一诊:2017 年 8 月 19 日

患者因发作性抽搐 16 年余就诊。

患者 3 岁开始发病,当时高热不退,发作性四肢抽搐,诊断为"乙脑"。伴有视物模糊,右边肢体不灵活,服用"卡马西平"后症状才能得以控制。现症见:四肢痉挛,以右侧为甚,双眼向右侧斜视,视物模糊,语言謇涩,无晕倒、昏迷症状,反应迟钝,大便干。舌质淡红,舌苔白腻,脉细而弦。

辨证:风痰阻络。

治法：息肝风，化痰浊。

选方：解语丹合黄芪虫藤饮加味。

处方：黄芪30g，鸡血藤10g，海风藤10g，钩藤30g，地龙10g，僵蚕30g，全蝎5g，蜈蚣1只（去头足），蝉蜕10g，天麻20g，法夏10g，胆南星5g，炙远志10g，石菖蒲20g，羌活10g，甘草6g。30剂，水煎服。

讲析：此病属疑难病。中医认为"癫痫"是突然昏倒，不省人事，口吐涎沫，四肢抽搐，发出猪羊叫声，移时苏醒，醒后没有后遗症。此患者比较特殊，并不是中医讲的"癫痫"（西医的癫痫可以没有神志改变，如局灶性发作）。因为肝开窍于目，此患者四肢痉挛、双眼向右侧斜视，眼睛斜视，所以患者有"内风"的表现，属肝风内动；因没有热象，提示不是肝热动风；患者有舌苔，所以不考虑阴虚动风；舌苔白腻，辨证属痰浊。故此病一为肝风，二有痰浊，治疗需要息肝风，化痰浊。

二诊：2017年10月28日

患者前诊服用"解语丹合黄芪虫藤饮加味"后症状稍缓解，现症见：抽搐较前减轻，听力增强，讲话较前清晰，大便秘，4日一次。舌苔黄白而腻，脉弦。

辨证：风痰阻络。

治法：息肝风，化痰浊。

选方：解语丹合黄芪虫藤饮加大黄。

处方：黄芪40g，鸡血藤15g，海风藤10g，钩藤30g，地龙10g，僵蚕30g，全蝎5g，蜈蚣1只（去头足），天麻20g，法夏10g，胆南星5g，炙远志10g，石菖蒲20g，羌活10g，酒大黄4g，甘草6g。30剂，水煎服。

讲析：抽搐是"风"的表现，患者病初有发热抽搐，是热盛动风，而现在患者无热象、无烦躁、脉象无弦数，所以不属于热盛动风。而此患者舌苔黄白而腻，脉弦，属于痰浊阻络，似中风非中风，乃风痰阻络之证。效不更方，继续予以解语丹合黄芪虫藤饮治疗，加用大黄治疗便秘。

现场答疑

学员：案例八心动过缓、心悸的患者可否用麻黄附子细辛汤？

熊教授：心悸的治疗根本在于分虚实，麻黄附子细辛汤治疗实证，非虚证，严格讲是针对寒气两感，外受寒邪，既伤太阳，又伤少阴，称之为太少两感。麻黄入肺解表，麻黄汤主要治疗太阳经受寒，附子入少阴温阳，加细辛也为入少阴经，麻黄附子细辛汤为治疗寒邪实证，而此人为虚证。虚者补之，实者泻之，此为基本原则。只能用补益之法，所以用炙甘草汤。此外，该病人还可用保元汤补心气,温心阳,但此方主要为补气,温心阳力较弱,故而用炙甘草汤。

炙甘草汤是补心阳为主,实为补益心气,兼通心阳。炙甘草汤出自《伤寒论》:"脉结代,心动悸,炙甘草汤主之。"主症为心动悸,即心下悸动,心慌甚,结脉、代脉意味着心气虚,结脉病情轻,代脉病情重,用炙甘草汤。吴鞠通在炙甘草汤基础上化裁变化为加减复脉汤,主治温病后期,少阴阴虚,心悸,手足心热,口干,气短,用药为炙甘草、干地黄、白芍、阿胶、麻仁、麦冬,使用麻仁时定有大便秘结。炙甘草汤主治阳虚,加减复脉汤主治阴虚,此为两方根本区别。

学员:请问您治疗癌症的心得以及中医治疗癌症的效果。

熊教授:现阶段各种癌症多发,治疗癌症,我主张中西医结合。对于体质比较强,癌症来势比较猛的情况,我建议该开刀开刀,该切除切除,该做放化疗的做放化疗。但是无论是开刀切除也好,放疗化疗也好,后期应该发挥中医的优势,减轻癌症的后遗症,防止癌症的复发。在癌症病势比较凶险的情况下,吃药是很难遏制癌症的发展的。放疗化疗,相比中药,见效要快得多。中医治癌症,在临床上,要注意四辨:第一辨痰瘀。癌症以肿块的形式表现出来,肿块是如何形成的呢?不外乎两个因素,一种是痰,一种是瘀。在癌症的临床表现上,有以痰为主,有以瘀为主。以痰为主的,口中多痰涎,舌苔腻,多见于肺癌;以瘀为主的,舌质、指甲发紫,面色发黯。在临床上应辨明是以痰为主,还是以瘀为主。第二辨部位。中医辨证应明确病变的部位,脏腑部位和经络表里是必须讲究的。因为中医方药注重脏腑归经的作用和效果,选方用药要能针对不同的部位。癌症在不同部位,就有不同的表现特点。比如脑癌,头痛头晕,视力模糊,呕吐,严重者一侧肢体不能活动,僵硬,其病位在脑,因此在化痰祛瘀的基础上要通脑窍。比如肺癌,有咳嗽,喘促,胸闷胸痛,咳血症状。比如肝癌,腹胀,腹水,肝部肿大疼痛,皮肤发黑。比如胆囊癌,以皮肤发黄,呕吐,腹胀,大便秘结为主。子宫癌,以小腹疼痛,带下秽浊或漏血为主。部位不同,症状不同,治疗方药就不同,因此,要重视辨病位所在。第三辨寒热。肿瘤是由寒热与瘀血、痰饮搏结,凝聚形成的。在临床上很多的癌症是热证,而不是寒证。这是为什么呢?一是因为疾病日久郁而化热,二是因为病人本身的体质关系,三是有些癌症的发病部位容易热化。比如临床所见鼻咽癌,往往流鼻血,吐血,这是火气。肺癌,往往舌苔黄腻,脉象滑数,属热。胆囊癌往往是呕吐,口苦便秘,舌苔黄腻。子宫癌,往往是五色带下,下血,这也属热。在治疗癌症的过程中,要防止它热化,因此,在辨病的过程中,要辨寒热。第四辨虚实。癌症肿块往往是以实性病变为主,但年纪较大、素体虚弱的患者,又以虚证居多,放疗化疗以后,90%的患者都是虚证为主。我们要辨明它是气虚、血虚,还是阴虚,重点是气虚和阴虚。放疗、化疗过后的患者主要是以气血亏虚、阴虚为主。癌症初期的时候往往实证偏多,晚期、后期往往虚实夹杂,以虚证偏多。

案例一　消渴案

夏某,女,26 岁。湖南常德人。

一诊:2016 年 6 月 25 日

患者因疲乏、口干、恶心呕逆 3 个月就诊。

患者 2016 年 3 月 28 日因"酮症酸中毒"住院,查"血糖高达 65mmol/L",诊断为"1 型糖尿病",注射"胰岛素"治疗。现症见:面黄肌瘦,精神疲乏,时有恶心、呕吐,无明显口干,小便亦不多。舌苔薄黄腻,脉细滑数。

辨证:痰热阻胃。

治法:化痰清热,和胃止呕。

选方:黄芩温胆汤加西洋参、乌梅。

处方:西洋参片 6g,乌梅 15g,黄芩 10g,陈皮 10g,法夏 10g,茯苓 15g,枳实 10g,竹茹 20g,甘草 6g。20 剂,水煎服。

讲析:此患者的西医诊断是"1 型糖尿病",属中医"消渴"病。但这个病人没有明显的"三多一少"症状,她的主症是恶心、呕吐,恶心、呕吐的机理是胃气上逆。再结合她的舌苔薄黄腻,脉细滑数,说明是胃中有痰热。

我们看病,既要明确她是什么病,更要搞清楚病人的主症。如果只是生搬硬套治疗"三消",上消用二冬汤,中消用调胃承气汤,下消用麦味地黄丸或肾气丸,显然不准确。必须要针对主症治疗,这非常重要,因此要治疗呕吐,用黄芩温胆汤加西洋参、乌梅。为什么加西洋参呢?因为她体质弱,刚才我观察她,精神疲倦、走路不稳,不像 20 多岁的年轻人,而且她脉细滑数,加之消渴本来就有阴虚,容易导致气虚。乌梅酸收,有止呕作用,还能生津。

二诊:2016年7月22日

患者服药后恶心呕吐已止,气短乏力、口干较前改善,无口苦,小便正常。舌苔薄黄,脉细滑略数。

辨证:气阴两虚。

治法:益气养阴。

选方:二冬汤加味。

处方:西洋参6g,麦冬30g,天冬10g,花粉15g,黄芩10g,五味子6g,知母10g,乌梅10g,法夏10g,葛根30g,甘草6g。水煎服,30剂。

讲析:糖尿病的表现主要是"三多一少",即多饮、多食、多尿、消瘦,但不是每个病人都会出现这些症状。这个患者的原来主症是恶心呕吐,用黄芩温胆汤治疗后呕吐已止,但仍有气短乏力和轻微口干,这是气阴两虚的表现,用二冬汤益气养阴,加法夏、乌梅防止呕吐复发。

三诊:2016年8月22日

患者服中药后恶心呕吐已止,口干较前改善,仍有气短乏力,时有颈胀。舌苔薄白,脉细数。

辨证:气阴两虚。

治法:益气养阴。

选方:二冬汤加葛根。

处方:西洋参6g,麦冬30g,天冬10g,花粉15g,黄芩10g,五味子6g,知母10g,葛根20g,竹茹10g。水煎服,30剂。

讲析:此患者为消渴病,主要还是气阴两虚。前诊时恶心呕吐剧烈,现虽然呕吐已止,但还是加点竹茹,防止呕吐再次发作。

四诊:2016年9月22日

患者原恶心呕吐已止,气短、口干、多尿均较前明显减轻,但仍精神疲倦,偶有心慌、下肢痉挛。舌苔薄黄,脉弦细数。

辨证:气阴两虚。

治法:益气养阴。

选方:二冬汤合芍药甘草木瓜汤。

处方:西洋参8g,麦冬30g,天冬15g,五味子6g,花粉15g,黄芩10g,知母10g,木瓜20g,白芍15g,甘草6g。30剂,水煎服。

讲析:不知大家是否注意到,我刚才着重问了病人两个问题:一是有没有头晕的症状,二是有没有下肢痉挛。我们都学过"十问歌":"一问寒热二问

临床现场教学第41讲

汗,三问头身四问便,五问饮食六问胸,七聋八渴俱当辨,九问旧病十问因,再兼服药参机变,妇人尤必问经期,迟速闭崩皆可见,再添片语告儿科,天花麻疹全占验。"那么临证的时候是不是要按照"十问歌"全部问一遍呢?不是的。中医问诊要根据具体情况有针对性地问。为什么我会问这两个问题呢?因为我发现她的脉有点弦,弦脉意味着筋有病,有风,所以首先考虑有没有头晕,或者有没有痉挛。这个是反映我们的思维是否敏捷,还有就是四诊的基本功扎不扎实。关于脉要怎么看,我认为要练指下功夫,要有指感,怎样锻炼指感呢,可以去摸麻将,把一百多个麻将摸熟了,再把脉诀背熟了,就差不多了……(众笑)。我一般看脉都要看五十动,因为有些脉不仔细看,是看不到的,比如说结脉,有些五十动都不一定出现。但也不是说看的越久就看的越好,有些医生看脉看了半天,病人觉得这个医生真的好,看病认真,再仔细看一下,医生在打瞌睡(众笑)。因此,把脉不但要仔细,也要敏感,这就是指下功夫。

我们中医治病是要看症状的,西医的检查可以作为辅助诊断,但不能指导治疗。不能说看到指标多高就怎么治,多低就另外一种治法。比如这个患者,是因为酮症酸中毒导致呕吐,我们不能说要怎样治疗酸中毒,而是要根据她的主症,比如恶心呕吐来辨证处方。此患者口渴、呕吐,病位在肺胃,现在呕吐已止,气短,口渴,疲乏,这是肺气不足,胃阴不足,气阴两虚。因此用二冬汤,脚抽筋,要养阴柔筋,用芍药甘草木瓜汤。

五诊: 2016 年 10 月 22 日

病史如前,患者仍有疲倦气短,口干,下肢挛急,二便正常。舌苔薄白,脉细略数。

辨证: 气阴两虚。

治法: 益气养阴。

选方: 二冬汤合芍药甘草木瓜汤。

处方: 西洋参 8g,麦冬 30g,天冬 15g,五味子 6g,花粉 15g,黄芩 10g,知母 10g,木瓜 10g,白芍 15g,甘草 6g。30 剂,水煎服。

讲析: 消渴患者,目前主症为疲倦、口干,是气阴两虚,虚则筋脉失养,所以下肢挛急,因此治疗方法就是益气养阴。

六诊: 2017 年 11 月 25 日

患者服"二冬汤"治疗后症状稍有缓解,口渴、多尿减轻,但血糖控制欠佳,轻微腹痛。舌苔薄黄,脉细。

辨证: 气阴两虚。

治法:益气养阴。

选方:二冬汤加味。

处方:西洋参 8g,麦冬 30g,天冬 15g,花粉 15g,黄芩 10g,知母 10g,五味子 5g,竹茹 10g,乌梅 6g,玄胡索 10g,田七片 10g,甘草 6g。30 剂,水煎服。

讲析:患者中医诊断为消渴病,消渴病有主症和变症,主症是"三多一少",比较顽固;消渴病变症复杂,主要有以下几种情况:①痈疮,火毒伤血脉;②神经系统病变(四肢麻木、四肢痉挛、视物模糊、耳聋);③心脑血管病(中风等)。此患者无变症,之前伴有呕吐,通过治疗后,呕吐已止,现患者舌苔薄黄,辨证属气虚加阴虚,用二冬汤益气养阴,加竹茹、乌梅可以防止呕吐;有轻微腹痛,加田七、延胡索行气止痛。

案例二 胃癌术后案

杨某,男,52 岁。湖南长沙人。

患者因"食管贲门癌"手术后 2 月就诊。

患者 2017 年 5 月发病,进食时出现梗塞感,8 月底在外院做胃镜检查后确诊为"食管贲门癌",于 9 月行"胃次全切手术",术后病理切片诊断为"中低分化腺癌",并做化疗。现症见:呕逆,纳差,精神疲乏,肠鸣,时便溏,形体消瘦。舌淡红,舌苔薄黄腻,脉细。

辨证:脾胃虚弱夹湿热。

治法:健脾养胃,清热除湿。

选方:香砂六君子合连朴饮加味。

处方:西洋参 10g,炒白术 10g,茯苓 15g,陈皮 10g,法夏 10g,砂仁 10g,广木香 5g,黄连 3g,厚朴 20g,神曲 10g,蛇舌草 15g,甘草 6g。30 剂,水煎服。

讲析:中医治疗肿瘤,不光需要了解肿瘤的部位,临床上更需要分清病情的虚实寒热。肿瘤初期无论是什么肿瘤,都以实证居多;年轻人患癌症,初期以实证为主,体质差、年龄大的患者初期一般为虚实夹杂。癌症手术后或者放化疗后,主要以虚证为主。肿瘤就是《黄帝内经》讲的"积证",《灵枢·百病始生》云:"肠外有寒,汁沫与血相抟,则并合凝聚不得散而积成矣。"它告诉我们积的形成有三个因素:寒气、痰饮、瘀血,这三个因子凝聚在一起就形成积块。

临床上，积块可随着体质的偏热而从热化，所以临床上很多癌症以热象为主。例如肺癌，咳吐黄痰，甚至咯血，舌苔黄腻，脉滑数，属于痰热；宫颈癌有腹痛，黄带，小便黄，属于湿热；胆囊癌也以热为主，表现为黄疸，口苦，胁痛。

此患者手术化疗后，体质弱，症状是精神疲乏，纳差，时便溏，形体消瘦以脾气虚弱为主，但又有口干，舌苔黄等一些热象。因为中焦虚弱，运化功能失职，气机疏泄不畅，需要补体质，健脾胃，清湿热。治疗选用香砂六君子合连朴饮，加用神曲促进消化，加蛇舌草治疗癌症。目前治疗以扶正为主。

案例三　颈项胀痛案

邹某，女，35岁。湖南娄底人。

患者因颈项胀痛2年余就诊。

患者2年前出现颈项疼痛，反复发作，伴头晕。颈椎CT检查：颈椎生理曲度变直，C4/5、C5/6椎间盘突出，西医诊断为"颈椎病"。现症见：颈项胀痛，兼背冷，头晕，腰痛，四肢畏冷，疲乏，失眠，月经量少。舌苔薄白，舌边紫，脉弦细。

辨证：寒湿痹阻。

治法：散寒除湿，通络止痛。

选方：羌活胜湿汤合葛根姜黄散加味。

处方：羌活10g，独活10g，防风10g，川芎10g，藁本10g，蔓荆子10g，葛根30g，片姜黄15g，威灵仙15g，桃仁10g，桂枝5g，天麻15g，甘草6g。30剂，水煎服。

讲析：患者舌苔薄白，脉细，说明有寒。寒气阻塞经络（足太阳膀胱经），故颈项胀痛，治疗需要疏通经络，促进血液流畅。临床上不管治疗椎间盘突出或是骨质增生，中医都需要祛瘀通经络。

为什么要问患者的月经情况？如果患者月经过多，用祛瘀的药物要慎重，要注重养血。

痹证的临床辨证焦点，需要辨清寒、热、虚、实。此患者运用羌活胜湿汤合葛根姜黄散加桂枝、桃仁。桂枝温阳散寒，桃仁通经络祛瘀，羌活、独活都能祛风除湿，是治疗风湿疼痛的主药，疼痛以上肢为主用羌活，以下肢为主用独活。因为患者有腰痛，故羌活、独活都运用了。患者头晕较显，故加天麻。

案例四　腰痛案

李某,女,29岁。西藏拉萨人。

患者因腰部疼痛就诊。

患者今年2月份自然流产1次。西医检查发现"盆腔积液、中度宫颈糜烂、子宫肌瘤"。现症见:腰痛、弯腰即痛,偶尔小腹痛,黄带多,月经量多,疲乏,头晕。舌苔薄黄,脉细。

辨证:肾虚夹湿热。

治法:补肾,清湿热。

选方:左归饮合易黄汤、金铃子散加减。

处方:熟地15g,怀山药15g,山茱萸10g,杜仲15g,当归5g,枸杞子15g,菟丝子15g,川牛膝15g,炒龟板15g,黄柏10g,薏苡仁15g,芡实15g,白果10g,车前子10g,川楝子10g,玄胡10g。30剂,水煎服。

讲析:患者的主症是腰痛、腹痛和黄带多。腰痛,头晕,脉细,辨证属于肾虚,故用左归丸。腹痛和黄带考虑湿热下注,用易黄汤清热利湿,易黄汤是治疗黄带的代表方。处方中用当归时需注意用量不敢太大,只用5g,缘由是现在市面上的当归,大多都没有进行认真洗制,容易引起腹泻。

案例五　痹证案

张某,男,27岁。湖南娄底人。复诊。

患者因左膝关节疼痛就诊。

患者既往有"痛风"病史,左膝关节疼痛,伴有下肢水肿胀满。西医检查提示"血尿酸升高、左膝前交叉韧带损伤、关节腔积液"。前次就诊予以"加味二妙散"治疗后症状好转。现症见:关节腔积液已消,膝关节疼痛减轻,血尿酸指标下降。舌苔薄黄,舌边紫,脉弦。

辨证:湿热瘀阻。

治法:清热除湿,通经活络。

选方:加味二妙散加味。

处方:苍术6g,黄柏8g,川牛膝20g,萆薢15g,薏苡仁20g,秦艽10g,当归尾5g,汉防己6g,煅乳香6g,煅没药6g,五加皮10g,甘草6g。30剂,水煎服。

讲析:这是一个典型的痛风病例,中医诊断为湿热痹。湿热痹阻经络关节,容易造成四肢关节痛,主要是下肢为主。湿热阻塞关节经络,久而不愈,形成瘀阻,出现关节肿胀。急性发作期,关节红肿疼痛,久而久之,关节肿大变形,也就是西医所谓的"痛风石"。湿热痹临床常用加味二妙散治疗。

加味二妙散出自《医宗金鉴》,本来主治湿热痿,现临床运用它治疗湿热痹,疗效佳,不亚于宣痹汤。因为患者有痛风病史,嘱咐患者不能吃海鲜、啤酒、黄豆制品、动物内脏,这些食物均可以诱发痛风的发作。

现场答疑

(此次缺)。

临床现场教学第 42 讲

时间:2017 年 12 月 30 日

案例一　胃胀案

邓某,男,50 岁。常德人。

一诊:2017 年 11 月 25 日

患者因胃脘胀伴呃逆 7 年就诊。

患者 7 年前感上腹部隐痛伴恶心,消瘦,经胃镜检查示:浅表性胃炎。现症见:胃脘胀伴有呃逆,口干,口苦,大便溏,失眠,头晕。舌苔薄黄腻,脉弦滑。

辨证:肝气犯胃,肠中湿热。

治法:疏肝理气,清热化湿。

选方:柴胡疏肝汤合香砂连朴饮加焦三仙。

处方:柴胡 10g,白芍 10g,枳实 10g,陈皮 10g,香附 10g,青皮 10g,黄连 5g,厚朴 30g,砂仁 10g,广香 6g,法夏 10g,神曲 10g,山楂 10g,炒麦芽 10g,鸡内金 15g,炒莱菔子 15g,天麻 15g,甘草 6g。30 剂,水煎服。

讲析:此患者的主症是胃脘胀,兼症是大便溏,呃逆,口干,口苦,辨证属胃气胀满,肠中湿热。治疗一是要疏肝理气。为什么要疏肝呢? 因为肝主气机疏泄,胃部胀气,往往是肝气横逆所致;二是要化中焦湿热,《黄帝内经》曰:"大肠小肠,皆属于胃。"肠中有湿热,胃中有滞满。故需要疏理胃气,消除肠中湿热。另患者有失眠症状,《黄帝内经》曰:"胃不和,则卧不安。"胃胀影响睡眠。此患者治疗运用柴胡疏肝汤合香砂连朴饮再加焦三仙,焦三仙可以助消化,消食积,疏肝汤方中有川芎行气止痛,因为患者胃不痛,故将川芎改成青皮。

二诊:2017 年 12 月 30 日

患者服药后症状好转。现症见:胃胀减轻,但仍嗳气,矢气,头晕,寐差,大便稀溏。舌苔薄黄,脉细。

辨证:肝气犯胃,肠中湿热。

治法:疏肝理气,清利湿热。

选方:柴胡疏肝汤合香砂连朴饮加味。

处方:柴胡 10g,白芍 10g,陈皮 10g,枳壳 10g,香附 10g,天麻 15g,黄连 5g,厚朴 30g,砂仁 10g,广木香 6g,神曲 10g,山楂 15g,甘草 6g。30 剂,水煎服。

讲析:胃中胀痛主要是因气滞所致,所以有嗳气、矢气,中医称肝气犯胃。大便稀溏,是肠中湿热,故此患者需疏肝理气,清利湿热。《药性赋》云:"宽中下气,枳壳缓而枳实速也。"疏肝汤里面用的是枳实,而患者大便稀溏,故改成枳壳。如果患者胃中有酸水,就不用天麻、白芍、山楂,这三味药都是酸味的。本患者是慢性病,需守方治疗。

案例二 胸痹案

林某,男,57 岁。河南人。

患者因胸闷、气短 2 年就诊。

患者因胸闷、气短,伴下肢水肿,在当地医院确诊为"肺心病、心衰",经当地医院治疗后水肿已消,但仍有胸闷,动则气短。舌苔薄黄腻,脉滑数。

既往有"脊髓灰质炎"病史,现遗留上肢、胸背部肌肉萎缩,脊柱侧弯。

辨证:心气亏虚,痰热阻滞。

治法:补益心气,清热化痰。

选方:十味温胆汤合小陷胸汤加味。

处方:党参 15g,丹参 20g,炒枣仁 20g,炙远志 10g,陈皮 10g,法夏 10g,茯苓 20g,枳实 10g,竹茹 10g,黄连 5g,炒瓜蒌壳 6g,炙甘草 10。30 剂,水煎服。

讲析:患者主症为胸闷,动则气短,这是典型的心气虚的表现。另有舌苔黄腻,脉滑数,且有肺部的痼疾,考虑为痰热结胸,故用十味温胆汤合小陷胸汤为主,清热化痰,补益心气。

案例三 口腔黄白斑案

阙某,男,32岁。湖南怀化人。

患者因口腔黄白斑就诊。

患者口腔黄白斑多年,食辛辣之品后红肿或长疱,平时不痛不痒,平素有嚼食槟榔的习惯,现已戒除。现症见:口腔部有黄白斑,咽中红紫,时而疼痛。舌苔薄黄腻,脉细滑数。

辨证:湿热上犯。

治法:清热解毒,化湿浊。

选方:甘露消毒丹合银翘马勃饮加味。

处方:茵陈10g,通草6g,滑石20g,连翘15g,黄芩10g,石菖蒲15g,浙贝30g,藿香10g,射干10g,薄荷8g,白蔻仁6g,银花10g,牛蒡子10g,桔梗10g,马勃6g,甘草6g。30剂,水煎服。

讲析:口腔黄白斑,是由湿热引起的。咽喉部红紫并疼痛,表明湿热阻于咽喉,需用王孟英的甘露消毒丹和吴鞠通的银翘马勃饮清热解毒、化湿浊,清除咽喉部的热毒。嘱患者不能嚼槟榔,不能吸烟,以免诱发并加重。

案例四 癥瘕案

张某,女,62岁。湖南湘潭人。

患者因"子宫内膜癌"术后化疗后1年余就诊。

患者因阴道出血在当地医院就诊,确诊为"少见类型的子宫内膜癌(恶性程度高,性质与卵巢癌相同)",经手术、化疗(2016年8月结束)后复查各项指标正常。今年10月30日复查肿瘤标志物示Ca135升高,11月28日后肿瘤指标进一步升高,CT、磁共振、彩超均发现有复发,左侧腰腹部肿瘤4cm大小,并有淋巴结肿大。现症见:精神疲乏,食少,头晕,口干。舌苔黄白而腻、脉细。

辨证:气虚夹湿热。

治法:健脾补气,清热除湿。

选方:香贝六君子加味。

处方:西洋参8g,炒白术10g,茯苓30g,陈皮10g,法半夏10g,香附15g,浙贝30g,天麻20g,蛇舌草15g,黄芩10g,甘草6g。30剂,水煎服。

讲析:西医治疗癌症的手段一般是手术、放化疗,主要是针对癌细胞。在一定程度上放化疗确可有效控制肿瘤的复发,但是放化疗会损伤人体的正常细胞组织,导致患者白细胞下降,容易损伤元气,表现为严重疲乏。口干,呕吐,提示伤了胃气;脱发说明精血亏虚。此时应发挥中医优势,补气生津,益胃养血,但需要辨清是以气虚为主,还是精亏为主;是以热、以湿,还是以寒为主。

癌症后期,中医治疗首先需要固护正气,防止复发,同时兼顾祛邪(湿热、瘀阻等)。这个病人是气虚夹湿热,因为舌苔黄腻,有热,所以不用太过滋腻的香贝养荣汤,而用香贝六君子健脾补气治疗,同时加天麻治头晕,蛇舌草抗肿瘤,最后加一味清热药黄芩。

案例五　缠腰火毒案

周某,女,62岁。湖南娄底人。

患者因左侧胸乳部疱疹3月就诊。

患者3月前左侧胸乳部发出带状疱疹,局部疼痛明显,经治疗后疱疹已消,发热已退,但遗留有局部疼痛。舌下紫筋,舌苔薄黄,脉数。

辨证:肝经湿热,络脉瘀阻。

治法:活血通络,兼清湿热。

选方:活络效灵丹合金铃子散、失笑散加味。

处方:丹参15g,当归尾6g,煅乳香10g,煅没药10g,川楝子10g,延胡索
　　　　10g,五灵脂15g,蒲黄10g,忍冬藤15g,龙胆草6g,甘草6g。20剂,
　　　　水煎服。

讲析:带状疱疹是皮肤科的常见病,主要由肝胆湿热火毒引起,缠腰火毒不仅多发于腰肋部,还有发生在阴部、眼周、耳后等肝胆经脉的循行之处。带状疱疹急性发作期有烧灼感,难以忍受;后期遗留有神经疼痛,可以持续很久。带状疱疹后局部疼痛不止,一是火毒未净,二是络脉瘀阻,三是气血亏虚。这个病人火毒不很重,舌下紫筋,考虑为络脉瘀阻,导致局部疼痛。故用张锡纯的活络效灵丹,因为火毒未净,再加龙胆草、忍冬藤(银花藤)清湿热火毒。

活络效灵丹出自张锡纯所著《医学衷中参西录》,治气血瘀滞肢体疼痛,谓"治气血凝滞,疮痹癥瘕,心腹疼痛,腿疼臂疼,内外疮疡,一切脏腑积聚,经络湮瘀",方药组成为当归、丹参、乳香、没药,全方共奏活血舒筋之功。

现场答疑

学员： 带状疱疹后遗神经痛为什么不用血府逐瘀汤？

熊教授： 王清任的《医林改错》有一些经典的活血化瘀方剂：血府逐瘀汤、补阳还五汤、身痛逐瘀汤、少腹逐瘀汤、膈下逐瘀汤、通窍活血汤、会厌逐瘀汤。

补阳还五汤治疗中风病半身不遂，走四肢经络。少腹逐瘀汤治少腹部有瘀血者，膈下逐瘀汤治膈下有瘀血者，身痛逐瘀汤治腰腿部有瘀血者，通窍活血汤治头部有瘀血者，会厌逐瘀汤治会厌部有瘀阻者。

血府者，胸膈也。血府逐瘀汤由两个方剂组成，一是四逆散，疏肝理气，一是桃红四物汤活血化瘀，再加牛膝、桔梗升降气机。故血府逐瘀汤是疏理胸膈气机，活血化瘀的方剂，不是治疗表皮瘀阻的。

学员： 案例四子宫癌后期张姓患者有肿瘤复发，治疗为什么不用活血祛瘀、消肿化积的药物呢？

熊教授： 子宫癌后期不是以瘀为主，常常表现为本虚标实。后期患者必须固正气，因为癌症后期化疗之后，一般表现有气虚、血虚、阴虚。气虚侧重胃气虚的，则需顾护胃气，不能一味祛瘀化积，否则，相当于进一步化疗，则正气愈亏，正气愈亏则患者不能恢复而肿瘤易于复发。

学员： 李东垣的清暑益气汤临床上如何运用？

熊教授： 清暑益气汤有两个，一个是李东垣《脾胃论》的清暑益气汤，一个是王孟英《温热经纬》的清暑益气汤，二者有区别。《脾胃论》的清暑益气汤药物组成有黄芪、苍术、升麻、人参、炒神曲、橘皮、白术、麦冬、当归身、炙甘草、青皮、黄柏。功用清暑益气，除湿健脾，主治平素气虚，又受暑湿，身热头痛，口渴自汗，四肢困倦，不思饮食，胸满身重，大便溏薄，小便短赤，苔腻，脉虚者。

《温热经纬》的清暑益气汤又称王氏清暑益气汤，为益气养阴祛暑剂，药物组成有西洋参、石斛、麦冬、黄连、竹叶、荷梗、知母、甘草、粳米、西瓜翠衣，具有清暑益气，养阴生津之功效。主治身热多汗，口渴心烦，小便短赤，体倦少气，精神不振，脉虚数的暑热气津两伤证。临床常用于治疗小儿夏季热等属于气津不足者。以上两方同名，均有清暑益气的作用，主治暑病兼气虚之证。但《温热经纬》之清暑益气汤于清暑益气之外，重在养阴生津（用石斛、麦冬），宜于暑热伤津耗气之证。《脾胃论》之清暑益气汤清暑生津之力稍逊，但重于健脾燥湿，用治元气本虚，伤于暑湿证。

李东垣的清暑益气汤属于补中气系列方之一，他最基本的方是补中益气汤，另外还有一系列补中气的方，比如升阳益胃汤、调中益气汤、顺气和中汤、益气聪明汤。它们之间的运用也是有区别的。补中益气汤升提中气;调中益气汤因为加了苍术、木香,有升中气,调中焦气机并除湿的作用;顺气和中汤是治气虚头痛;升阳益胃汤治气虚夹风湿疼痛并饮食减少;益气聪明汤除补中气外,可以治颈胀,耳鸣,治气虚夹火;清暑益气汤除补中气外,清暑除湿生津。把握这些特点,临床上就可准确运用。

学方剂时可以把系列方放在一起比较,区别其主要组成,鉴别其主要功能不同点,方能有的放矢,灵活运用。

临床现场教学第 43 讲

时间:2018 年 1 月 18 日

案例一 不寐自汗案

彭某,男,41 岁。湖南娄底人。

患者因失眠、手足心汗出 7 年就诊。

患者失眠,每晚仅睡 2~3 小时,易醒,手脚心汗出,无烧灼感,怕冷,左颊白斑,口干。舌紫,舌苔薄少,脉细而虚。

既往于 2011 年 11 月经湘雅医院确诊为"左颊癌 T2NOMO、左颊白斑",行"左颊颌颈联合根治术 + 左前臂皮瓣游离移植术和腹部取皮术",病理切片示:左颊鳞状细胞癌 I 级,浸润至肌层。

辨证:气阴两虚,兼血瘀。

治法:益气养阴,活血化瘀。

选方:参芪龙牡散合酸枣仁汤、百合汤加味。

处方:西洋参 6g,黄芪 30g,煅龙骨 30g,煅牡蛎 30g,炒枣仁 30g,知母 10g,茯神 15g,龙齿 30g,丹参 15g,琥珀 6g,花粉 15g,蛇舌草 15g,百合 30g,生地 15g,甘草 6g。30 剂,水煎服。

讲析:患者有"左面颊占位病变手术"病史,现左颊尚有白斑,但不痛,病情稳定,属于既往史。目前患者的主症,第一是失眠,第二是手足心自汗。所以目前要解决这两个问题。自汗属气虚,舌紫,苔薄少,脉细而虚,是典型的气虚夹瘀的表现;口干属阴虚。故该病人是气阴两虚夹瘀。

治气虚自汗用参芪龙牡散,治阴虚引起的失眠用酸枣仁汤。《金匮要略》

云:"虚烦不得眠,酸枣仁汤主之。"口干加百合汤。百合汤有两个,一是百合生地汤,一是百合乌药汤。现用的是百合生地汤滋阴生津液。另外左颊部的白斑要化掉,故加花粉、蛇舌草控制白斑,丹参祛瘀,加琥珀是治血瘀引起的失眠。饮食上一定要注意有禁忌,忌食槟榔、烟、酒、烧烤、油炸及辛辣之品。

案例二　不寐案

郭某,女,51 岁。湖南浏阳人。

患者因失眠、脑鸣 5 年就诊。

患者于 2013 年出现失眠,脑鸣,西医诊断为"①神经性耳鸣;②脑动脉硬化;③脑供血不足"。既往有"慢性鼻炎"病史。现症见:难以入睡,多梦,易怒,脑鸣,口苦口干,有痰,颈项胀,容易鼻塞,流涕,大便干结。舌边紫,舌底静脉增粗,舌苔薄黄腻,脉滑。

辨证:痰热内扰。

治法:清热化痰,宁心安神。

选方:黄连温胆汤合苍耳子散、葛根姜黄散加味。

处方:黄连 5g,陈皮 10g,法夏 10g,茯神 15g,枳实 10g,竹茹 10g,炒枣仁 30g,龙齿 30g,夜交藤 15g,苍耳子 10g,辛夷 10g,白芷 15g,薄荷 10g,葛根 40g,片姜黄 15g,威灵仙 10g,甘草 6g。30 剂,水煎服。

讲析:患者的主症是失眠,兼症是脑鸣,除了失眠还有痰多,并有口干、口苦、大便干结的火热征象,这都是痰热内扰的特点。脑鸣有阴虚所致,也有痰浊内扰所致。故治疗用黄连温胆汤清热化痰,同时加枣仁、夜交藤、龙齿安神治失眠。患者舌边紫,颈项胀,有颈椎病,也就是局部的经络阻塞,血脉不通,严重者出现脑供血不足而致眩晕等等,故合用葛根姜黄散。有鼻塞流涕症状,加苍耳子散治疗鼻炎。

案例三　不寐兼泄泻案

郭某,女,54 岁。湖南浏阳人。

患者因失眠伴腹泻 15 年就诊。

患者既往有"慢性肠炎"病史,失眠伴腹泻,长期靠服安眠药入睡,头晕,大便溏,一日 2 次,腹胀,纳差,口苦口干,疲劳。舌红苔薄白,脉细滑而数。

辨证:心肝血虚,脾胃虚弱。

治法:养心安神,健脾化湿。

选方:酸枣仁汤合七味白术散、连朴饮加味。

处方:党参15g,炒白术10g,茯苓15g,藿香6g,葛根40g,砂仁10g,广木香3g,黄连5g,厚朴15g,炒枣仁30g,知母10g,茯神15g,龙齿30g,甘草6g。30剂,水煎服。

讲析:患者现在主要有两个问题,一是腹泻,二是失眠。其舌红苔薄白,脉细滑而数,辨证属虚证,与长期腹泻有关系。治脾虚泄泻用七味白术散合连朴饮,七味白术散里面有葛根可以治颈椎病,若无颈椎问题可用参苓白术散,用连朴饮是因其肠中有湿热,口苦。

治失眠用酸枣仁汤加龙齿重镇安神。酸枣仁由于药物的炮制方法不同而有生枣仁和炒枣仁之分,二者共同的作用是养心安神,但又有区别,炒枣仁是安眠的,生枣仁是治多眠(睡不醒,嗜睡)的。又比如:龙骨、龟板、牡蛎生用潜阳,煅用敛汗涩精,炒龟板还可止崩血。

案例四　水肿案

张某,男,15岁。湖南人。

患者因下肢水肿伴腰痛半年就诊。

患者半年前出现双下肢水肿,西医诊断为"肾病综合征",服用过激素治疗,疗效不显。现腰痛,足肿,纳差,呕逆,小便黄,手足心热,易感冒,形体肥胖,面色潮红。舌红,苔黄,脉细。

辅助检查:尿蛋白(++++),潜血(+)。

辨证:气虚夹湿。

治法:滋肾利水消肿。

选方:防己黄芪汤合知柏济生丸加味。

处方:防己6g,黄芪30g,炒白术10g,黄柏10g,知母10g,熟地10g,怀山药15g,茯苓15g,泽泻10g,丹皮10g,枣皮10g,怀牛膝20g,车前子10g,玉米须10g,赤小豆15g,杜仲15g,菟丝子15g,茯苓皮15g。30剂,水煎服。

讲析:本病例主症是浮肿,腰痛,小便黄。肾病浮肿在《黄帝内经》称为"肾风",肾虚受风,最主要的症状是面部开始浮肿,腰为肾之府,必然腰痛;肾属水,水不涵木,或水盛,水饮上扰均可以发生头晕,故头晕,高血压也是肾病的主要症状。西医学检查肾病看三个指标:尿素氮、肌酐、尿酸,血肌酐是直接反映肾损伤程度;尿素氮高则出现脾胃的症状,可见呕吐;尿酸反映湿热程度的高低。尿蛋白(++++),是气虚夹湿;尿潜血是阴虚有火。治疗用防己黄芪汤补气除湿以治浮肿,合知柏济生丸加玉米须、茯苓皮、赤小豆滋肾清热,利水消肿。

案例五　腹胀案

郭某,男,67岁。湖南常德人。

患者因腹部胀痛1月就诊。

患者肠癌术后,不欲化疗,寻求中医药治疗。现在症:腹部胀满,纳食尚可,小便黄,大便结,面色黯黄,近日双腿疼痛。舌紫苔薄黄,脉弦略数。

辨证:肠中湿热夹瘀。

治法:清热利湿,活血化瘀。

选方:茵陈二金汤合四妙散加味。

处方:茵陈20g,鸡内金20g,海金沙15g,厚朴20g,猪苓10g,大腹皮10g,通草6g,薏苡仁15g,苍术6g,黄柏10g,川牛膝20g,蛇舌草15g,桃仁10g,火麻仁30g。28剂,水煎服。

讲析:此患者舌苔黄,脉弦数是湿热,舌质紫而面色黯黄是夹瘀,湿热阻滞经络故腿痛,故治疗一要解决肠中湿热,二要解决下肢的湿热。用茵陈二金汤利湿热消腹胀,合四妙散加桃仁治疗腿痛,防止瘀阻。

案例六　疲乏腰痛案

段某,女,44岁。湖南新化人。

患者因腰痛,乏力8年就诊。

患者现腰痛,乏力,小便有泡沫,头晕,易疲劳,怕冷。舌淡,苔薄白,脉细。

辅助检查:尿蛋白(+++),血尿素氮、尿酸升高。B超:双肾囊肿、左肾多发,宫颈囊肿。

辨证:肾虚兼血虚。

治法:益气补血补肾。

选方:当归补血汤合六味地黄丸加味。

处方:当归6g,黄芪30g,熟地15g,山药15g,西洋参6g,玉米须10g,天麻10g,山茱萸10g,茯苓15g,泽泻10g,丹皮10g,杜仲15g,怀牛膝15g。20剂,水煎服。

讲析:此患者面色淡黄,舌苔薄白,脉细,乃是血虚,故头昏疲乏,补血先补气,故用当归补血汤。又因其肾虚腰痛,故合六味地黄丸,加玉米须、天麻防止血压升高而头晕;加杜仲、牛膝补肾治腰痛。

案例七　胃痛案

杨某,女,42岁。湖南娄底人。

患者因胃脘胀痛多年就诊。

患者胃脘部胀痛,食辛辣之品则有灼热感,矢气,大便溏而不爽,3~4天1次。舌苔薄黄,脉弦细。

辨证:肝火犯胃。

治法:清肝和胃,行气止痛。

选方:化肝煎加味。

处方:青皮10g,陈皮10g,丹皮10g,栀子8g,白芍10g,泽泻10g,浙贝15g,厚朴30g,枳实15g,鸡内金20g,炒莱菔子20g,甘草6g。20剂,水煎服。

讲析:以腹部疼痛为主诉的患者,医生一定要看其疼痛的具体部位,是胃脘部,还是下腹部。大便溏而不爽一般是脾胃虚弱,解大便是靠气来推动的,有矢气而无嗳气,故胃、肠都有问题,该患者是气滞导致大便溏而不爽。且患者有一点火热之象,食辛辣之品则有灼热感,故用化肝煎治疗。化肝煎是治疗肝火犯胃的,加厚朴、枳实、莱菔子、鸡内金专门降气治腹胀。

案例八　腰痛案

黄某,女,47岁。湖南人。

患者因腰痛1年就诊。

患者现左侧腰部固定痛,转侧、弯腰时痛甚,进食温热之品亦痛甚,易怒,月经量少。舌苔薄黄,脉细数。

辨证:肾虚夹瘀。

治法:滋肾养阴,活血化瘀。

选方:知柏地黄丸加味。

处方:知母10g,黄柏10g,怀山药10g,熟地15g,山茱萸10g,茯苓10g,丹皮10g,泽泻10g,川牛膝15g,橘核15g,玄胡10g,桃仁10g。20剂,水煎服。

讲析:腰为肾之府,腰痛病位在肾。疼痛部位固定不移,考虑瘀阻、外伤、气血瘀滞都可以导致瘀阻。脉细数、进食温热之品则痛甚,表明有热,故用知柏地黄丸加桃仁、牛膝。

案例九　腰痛案

郑某,女,56 岁。湖南怀化麻阳人。

患者因腰痛 10 余年就诊。

患者腰痛反复发作 10 年不愈。现腰痛,双下肢胀痛,足肿,足心热,口苦,嘴唇黯。舌边紫,舌苔黄白夹杂而薄腻,脉细略数。

辨证:湿热夹瘀。

治法:清热利湿,活血化瘀。

选方:加味二妙散加味。

处方:苍术 10g,黄柏 6g,川牛膝 20g,萆薢 10g,秦艽 10g,当归 6g,木瓜 15g,杜仲 15g,五加皮 10g,汉防己 6g,桃仁 10g,玄胡 10g。20 剂,水煎服。

讲析:舌边紫,舌苔黄白夹杂而薄腻,脉细略数属于湿热夹瘀,故用加味二妙散。

案例十　痿证案

易某,男,41 岁。岳阳汨罗人。

患者因双下肢乏力、行走不稳 10 余年就诊。

患者 26 岁时出现行走不稳,双下肢不能自主,形体消瘦,食欲不佳,双眼视力差,经医院诊断为"小脑萎缩,先天性遗传性共济失调",未曾用药治疗。现症:疲乏无力,双下肢尤甚,下肢挛急,视力下降,头晕,畏冷,小便黄。舌红,苔薄白,脉细数。

辨证:气血亏虚。

治法:补气,养肝血。

选方:五痿汤合补肝汤加味。

处方:西洋参 8g,炒白术 10g,茯苓 10g,麦冬 15g,薏苡仁 15g,杜仲 15g,怀牛膝 20g,黄柏 10g,知母 10g,当归 6g,白芍 10g,熟地 15g,川芎 6g,炒枣仁 10g,木瓜 30g,甘草 6g。30 剂,水煎服。

讲析:痿证的主要表现有两种:一是四肢痿弱,二是双腿痿弱,而双腿痿弱占多数。痿证基本上都是虚证,实证中的湿热和瘀血阻滞很少见,五脏虚热都可发为痿证。该患者有两个特点:全身疲乏是气虚,脚挛急、视力下降是肝血不足,肝主筋,肝开窍于目,肝血不足则脚挛急、视力下降。故治疗方法是补气、养肝血。五痿汤治气虚痿证,补肝汤养肝血柔筋。

案例十一 痹证案

龚某,男,48 岁。湖南湘乡人。

患者因踝关节疼痛 20 年,加重伴全身关节疼痛 2 年就诊。

患者 20 年前出现踝关节红肿热痛,西医诊断为"痛风",口服秋水仙碱、别嘌醇后疼痛缓解,但每于受凉或吃海鲜时疼痛加剧,反复发作。近 2 年来病情加重,全身大小关节出现痛风石。现症:双手关节疼痛变形、结节。舌边紫,舌苔黄,脉细。

辨证:湿热夹瘀。

治法:清热利湿,消瘀散结。

选方:加味二妙散合活络效灵丹加味。

处方:苍术 8g,黄柏 10g,川牛膝 20g,草薢 15g,秦艽 10g,当归 6g,薏苡仁20g,煅乳香 8g,煅没药 8g,丹参 10g,三棱 10g,莪术 10g。30 剂,水煎服。

讲析:凡是痛风都是湿热引起的,属于痹证中的湿热痹,其症状有关节红肿热痛,苔黄,是典型的湿热痹。痛风日久不愈,并有关节肿大结节者,是湿热夹瘀证,既要清除湿热,更要祛瘀散结。早期无结节者治疗较易,痛风有结节者治疗难度较大。

现场答疑

学员:心肾不交的失眠用什么方治疗?

熊教授:心肾不交的失眠可用交泰丸治疗,药物组成有黄连、肉桂。心肾不交必有上热下寒的表现:口苦、两足冷或小便多。

学员:蛋白尿和尿潜血的问题,中医是怎样认识的?

熊教授:中医认为,蛋白尿的产生一般是气虚所致,气虚不能固摄水谷精微物质,又分别有肺、脾、肾三脏气虚,气虚夹湿是主要的原因。

尿潜血的原因多,有因为血热,肾脏虚热所致,也还有肾虚无热的。总的倾向是肾阴虚加血热,这是一般而言。

临床现场教学第 44 讲

时间:2018 年 3 月 17 日

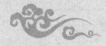

案例一　胆癌案

程某,男,64 岁。湖北人。

一诊:2017 年 12 月 30 日

患者因胃胀 2 月余就诊。

患者既往有"胆结石""乙肝小三阳"及"胆管癌手术"病史。今年 10 月起出现胃脘部胀满不适,连及右胁部,夜间偶有剑突下隐痛,多次检查发现"肿瘤标志物"升高,西医考虑"胆管癌"复发。现症见:胃脘部胀满,矢气,口中不苦,大便正常。舌苔黄白而腻,脉弦数。

辅助检查:B 超示:肝囊肿、肝内胆管稍显扩张、胆总管增宽。

辨证:肝胆湿热,横逆犯胃。

治法:清利肝胆湿热。

选方:大柴胡汤加味。

处方:柴胡 10g,赤芍 15g,黄芩 10g,法夏 10g,枳实 10g,大黄 3g,三棱 10g,莪术 10g,茵陈 15g,鸡内金 15g。20 剂,水煎服。

讲析:中医诊疗必须注意望闻问切,四诊合参。该患者切诊脉弦数,弦主肝胆疾病,数属热象,结合舌苔黄白而腻,以及"胆囊占位"病史,考虑为肝胆湿热,横逆犯胃,导致胃中气滞,故治疗须清利肝胆湿热,因考虑有胆管癌,故加三棱、莪术散结消积块。

二诊:2018 年 1 月 18 日

患者前诊予以"大柴胡汤加味"治疗,服药后症状稍缓解,现腹部疼痛,大便先干后溏,1 日 2 次,纳可,睡眠差。舌苔薄黄腻,脉弦数。

辨证:胆火内扰。

治法:清热利胆,消积散结。

选方:大柴胡汤加味。

处方:柴胡 10g,赤芍 10g,枳实 10g,黄芩 10g,大黄 3g,法半夏 10g,厚朴 30g,炒莱菔子 20g,三棱 10g,莪术 10g,鸡内金 20g,炒枣仁 20g。30 剂,水煎服。

讲析:患者既往有"胆管癌手术"病史。胆管癌最主要的症状有四个:一是腹胀,二是腹痛,三是黄疸,四是呕逆,严重者上述四症逐日加重。黄疸表现为身黄、目黄、小便黄,关键是目黄。该病人手术后黄疸并不明显,眼睛不是很黄,现在主症为腹部胀满疼痛。患者舌苔薄黄腻,脉弦而数,毫无疑问是有胆火,故仍用大柴胡汤,加厚朴、鸡内金、炒莱菔子行气消胀;加三棱、莪术消积块;因为患者寐差,故加酸枣仁安神。

胆属于六腑,不属于五脏。六腑传化物而不藏,六腑以通为顺,故六腑病变容易发生气滞。凡胆囊、胰腺的积块,必用三棱、莪术破气活血,消积块。肝属五脏,肝藏血,最怕血瘀,若是消肝脏的积块,则要用入血分的药物,如二甲散,鳖甲、牡蛎软坚散结。患者需注意饮食禁忌,忌食酒、糯米、肥肉等。

三诊:2018 年 3 月 17 日

患者服药后胃胀减轻,但胃痛明显,进食则嗳气,失眠,大便已正常。舌边紫,舌苔黄腻,脉弦数。

辨证:肝气犯胃,肝胃郁热。

治法:疏肝理气,清火止痛。

选方:疏肝汤合金铃子散、左金丸加味。

处方:柴胡 10g,白芍 10g,枳实 10g,陈皮 10g,香附 10g,广木香 6g,川楝子 10g,延胡索 10g,黄连 5g,吴茱萸 3g,三棱 8g,莪术 8g,神曲 10g,山楂 10g,炒莱菔子 15g,甘草 6g。30 剂,水煎服。

讲析:疏肝汤就是张景岳的柴胡疏肝散,有疏肝理气功效,主治胃中胀痛;金铃子散功能理气活血止痛;左金丸有清火止痛之效,三方合用共奏疏肝理气,清火止痛之功。患者既往有"胆囊癌"病史,现舌边紫,乃气滞血瘀所致,故加三棱、莪术活血化瘀、消积块;另加神曲、山楂、炒莱菔子消食化积。总的治疗目的是止疼痛、消胀满。

案例二　不寐案

周某,女,36 岁。湖南娄底人。

患者因失眠 2 年就诊。

近 2 年来,患者睡眠差,入睡困难,早醒后再难入睡,伴心烦,脱发。舌红,苔薄黄,脉细。

辨证: 阴血不足,心神失养。

治法: 补益心肝,镇静安神。

选方: 酸枣仁汤合孔圣枕中丹加味。

处方: 炒枣仁 30g,知母 10g,茯神 15g,川芎 5g,石菖蒲 15g,炙远志 10g,炒龟板 30g,黄连 5g,甘草 6g。20 剂,水煎服。

讲析: "虚劳虚烦不得眠,酸枣仁汤主之",这是《金匮要略》原文。患者虚烦,脉细,为心肝阴血不足,故选用酸枣仁汤治疗,合用孔圣枕中丹加强镇静安神之效。患者舌苔黄、心烦,考虑有心火,故加黄连清心火。

案例三　头痛案

唐某,女,41 岁。湖南长沙人。

患者因头痛反复发作多年就诊。

患者有"偏头痛"病史,头痛反复发作,头部两侧尤甚,行经则头痛发作,伴黄带多,月经量少,有血块,面色淡黄,易感冒,疲乏。舌苔黄腻,脉细。

既往有"宫颈炎、宫颈多发纳氏囊肿、乳腺结节"病史。

辨证: 气郁少阳,兼下焦湿热。

治法: 行气止痛,兼清湿热。

选方: 散偏汤合加参易黄汤加减。

处方: 西洋参 8g,川芎 10g,白芷 30g,柴胡 10g,白芍 10g,香附 10g,法夏 10g,防风 10g,黄柏 10g,芡实 15g,怀山药 15g,白果 10g,车前子 10g,甘草 6g。20 剂,水煎服。

讲析: 临床问诊一定要有技巧,患者症状较多,复杂无序,故问诊时一定要善于抓主症。此患者的主症是头痛,但其他症状又是虚象,如面色淡黄,易感冒,疲乏,脉细等等。但其舌苔黄腻,仔细询问患者有黄带多,有"宫颈炎"病史,乃下焦湿热所致。所以该患者其实有三方面因素存在:一是脉细,面色淡黄,

临床现场教学第 44 讲

392

疲乏,说明体质弱,气血不足,有虚象;二是舌苔黄腻,黄带多,辨为下焦湿热;三是偏头痛。所以,治疗以行气止痛,兼清湿热为主,稍加西洋参补气兼顾体虚的本质。

在这里强调一下脉诊的技巧:掌后高骨为关部,前为寸部,后为尺部。我们要重视脉诊,脉象最能反映病人的寒热虚实情况。

案例四　喉癌案

邓某,男,61岁。湖南醴陵人。

患者因声嘶、咽中异物梗塞感2年,加重3月就诊。

患者2年前出现声嘶,喉中梗塞感,西医诊断为"喉癌",但未行手术治疗,症状逐渐加重,现声嘶,喉中梗塞感,咽中红,喉头肿胀,轻咳,口干,颈项发胀不适,睡眠欠佳。舌红,舌苔黄,脉滑数。

辨证:热毒上攻。

治法:清热解毒,消肿止痛。

选方:银翘马勃饮合玄贝甘桔汤加味。

处方:连翘15g,银花15g,马勃6g,射干10g,牛蒡子10g,玄参15g,浙贝30g,桔梗10g,黄芩10g,蚤休8g,蛇舌草15g,甘草6g。30剂,水煎服。

讲析:玄贝甘桔汤是治疗咽喉炎的处方,这里浙贝分量加重,有化痰,消肿块的作用。银翘马勃饮是吴鞠通的方,乃治疗咽喉肿痛的主方。两方合用清热解毒,消肿止痛,并加黄芩加强清热作用,蚤休清热解毒,蛇舌草抗肿瘤。

目前肿瘤疾病发病率高,针对这类患者,我们一定要注意讲医德。一方面尽力治疗疾病,缓解症状,延长寿命;一方面给患者以安慰,心理治疗。孙思邈说的"大医精诚","精"就是医疗技术精湛,"诚"就是医德诚朴、诚恳。建议患者中西医结合治疗,尤其注意饮食禁忌,嘱咐患者不能抽烟、嚼槟榔、不能喝酒和食用辣椒等。

案例五　不寐案

曾某,女,46岁。湖南娄底人。

患者因严重失眠3年就诊。

3年来,患者严重失眠,情绪焦虑,西医诊断为"焦虑症",长期口服安眠药,先后服用过"米氮平、阿普唑仑、氯硝西泮"等药物治疗。现症见:睡眠仍差,入睡困难,心烦不安,口干,烦躁,焦虑。舌苔黄腻,脉细数。

辨证:痰热扰心。

治法:清化痰热,和中安神。

选方:黄连温胆汤合甘麦大枣汤加味。

处方:黄连5g,陈皮10g,法夏10g,茯神15g,枳实10g,竹茹10g,炒枣仁40g,龙齿30g,珍珠母30g,甘草10g,大枣10g,炒浮小麦30g。30剂,水煎服。

讲析:患者焦虑、失眠,舌苔黄腻,脉细而数,故辨证为痰热内扰,选方黄连温胆汤清化痰热,加炒枣仁养心安神,龙齿、珍珠母重镇安神,一是治失眠,二是治焦虑。龙齿、珍珠母质重,故须久煎,大剂量方能有效。

现场答疑

学员:肾炎有急性肾炎、慢性肾小球肾炎,肾病综合征等不同类型,中医治疗有何不同?

熊教授:中医治病不是按西医病名开处方的,不管是急性肾炎,还是慢性肾小球肾炎,还是肾病综合征,我们都应该针对患者的主症、病邪性质开处方。中医界曾有一段中医诊断规范化的历程,想法可行,可是在具体操作中出现了很多差错,把西医病名与中医病名硬性相合,这是不对的,我们不能受误导。不论看什么书,都要思考,都要合乎逻辑,合乎中医规矩,中医的规矩特别重要。中医治病,就是辨清病变部位、病变性质,分清楚是虚证、是实证、是寒证、是热证、是燥证、还是湿证。辨证施治,选方用药,这是中医的精华,是最重要的,不能受西医病名的牵制或误导。按中医思维诊治疾病,自然能取效。西医的检查诊断对于我们判断疾病有很大帮助,也不能忽视。

学员:顽固性便秘怎么治?

熊教授:顽固性便秘辨证有气虚、血虚、气滞、阴虚、火重等证型,需要分清楚。血虚便秘者,伴有血虚征兆,可用《医宗金鉴》的玉烛散;气虚便秘有一特点就是大便溏而不爽,大便2~3日一行,伴有疲乏,无力的症状;气滞便秘者,伴腹胀;火重便秘者,表现为苔黄或燥,脉数,口苦。临床上需要分辨治疗。

学员:顽固性失眠如何辨治?

熊教授:顽固性失眠,有虚实之分,临床上需要辨证论治。心肝阴虚用酸枣仁汤;心肺阴虚用百合汤;阴虚火旺用黄连阿胶汤;心肾不交、上热下寒用交泰丸;痰饮、胃中不和用保和丸、温胆汤;痰热扰心用黄连温胆汤,这在《中医内科学》中有详细论述,此外,还有阳虚失眠,临床很少见。

学员：反关脉、斜飞脉同样要分浮沉否？

熊教授：反关脉、斜飞脉需要分浮沉。相对而言，斜飞脉比较浮大，这是因为斜飞脉，其血管走行于桡骨表面，浮于表面，故相对浮大。诊脉要参考病人的体质，如肥胖之人，往往为细脉；瘦人，往往为浮脉，但这又是正常的差异。中医讲求整体观，正如《灵枢·寿夭刚柔》所云："人之生也，有刚有柔，有弱有强，有短有长，有阴有阳。"人有性情、高矮、强弱的不同，归根结底是阴阳的不同。所以我们要观察人的体质，根据人的性情来分析，具体看待，具体治疗。中医讲因人、因地、因时制宜，其实，最重要的是因证制宜，即症状、脉象、舌象综合分析后，得出病机，这种分析病机的方法，即辨证。既要善于诊断，又要善于辨证，还要善于选方、用药。这是中医治病的四部曲，即诊断、辨证、选方、用药，只有辨证准确，才能方证合拍，取得疗效。

案例一 泄泻案

陈某,男,36 岁。河南开封人。

患者因腹泻 2 年就诊。

患者 2 年前出现腹痛腹泻,西医诊断为"慢性肠炎"。现患者受凉、食凉后腹泻,伴腹部隐痛肠鸣,大便每日 4~5 次,近 1 月自觉胸闷,气短,耳鸣,易疲乏,心烦易怒,不寐,腰酸,手足冰凉,面色黧黄。舌苔薄白,脉细。

既往有"慢性乙型肝炎"病史,用"干扰素"治疗 2 年,一直口服抗病毒药物。

辨证:脾胃虚寒夹湿。

治法:温中健脾,祛寒利湿。

选方:胃苓汤加味。

处方:苍术 8g,厚朴 20g,陈皮 10g,白术 10g,茯苓 30g,猪苓 10g,泽泻 10g,
干姜 10g,砂仁 10g,甘草 6g。30 剂,水煎服。

讲析:泄泻辨证要分清寒热虚实。泄泻初期一般由外邪引起,长期泄泻一般是脾胃功能损伤所致。患者泄泻反复发作 2 年,不属于外感,他最大的特点是遇冷则泄泻加重,故辨证属寒证,且患者舌苔薄白、脉细,进一步可证实是虚寒;大便泄泻质稀且黏糊,是湿邪所致;肠鸣是因为寒湿阻滞,气机不畅引起的。故该病人属于虚寒夹湿,脾胃虚弱,中焦有寒。《医学三字经》曰:"湿气胜,五泻成。"五种泄泻都是以湿邪为主的,故本病治疗用胃苓汤加干姜,干姜温中。"除湿不利小便非其治也",湿邪引起的泄泻要利小便而实大便,故用五苓散利水湿。

案例二　石瘕案

刘某,女,33 岁。湖南长沙人。

患者因月经后期、发现子宫肌瘤 1 年就诊。

患者于 2017 年年底 B 超检查发现"子宫多发肌瘤、宫颈多发小囊肿",建议手术治疗,但患者担心手术后肌瘤复发,故寻求中医治疗。现患者月经后期,一般延迟 3~7 天,经量基本正常,有瘀块,经前乳胀,此次经行少腹痛,腰痛,兼面疮,小便黄。舌苔花剥,苔薄黄腻,脉细滑。

既往有"乳腺小叶增生"病史。

辨证:肝气郁滞,瘀阻胞宫。

治法:疏肝散结,活血化瘀。

选方:疏肝消瘰丸合二甲散加味。

处方:当归 6g,川芎 5g,白芍 10g,柴胡 10g,香附 15g,郁金 10g,青皮 10g,橘核 10g,玄参 15g,浙贝 30g,生牡蛎 30g,炒鳖甲 30g,银花 15g,连翘 15g,黄柏 10g,甘草 6g。30 剂,水煎服。

讲析:患者主症为子宫肌瘤加囊肿,子宫肌瘤属于石瘕,《灵枢·水胀》云:"石瘕生于胞中,寒气客于子门,子门闭塞,气不得通……月事不以时下。"病因乃寒气伤了胞宫,病位在子宫口,症状特点是月事不以时下(不按时行经),有月经先期,也有月经后期。

妇人发现子宫肌瘤,其在临床上常常表现为两种情况,一种是月经量特别多,甚至崩漏;一种是月经量不多。因为消肿块必须用活血化瘀、消积块的药物,月经量多的患者有可能诱发大出血、大崩血,导致严重的贫血,故不能用消子宫肌瘤的药物,固护正气是第一位的。治疗子宫肌瘤也要分虚实,如果妇人月经量多,月经先期,面色淡黄、疲乏无力,形体消瘦,舌淡脉细,以虚为主就应先补气血。该患者舌苔薄黄腻,结合症状看不是虚证,故不用补虚,可以用药物直接消肌瘤。妇女生殖系统与冲任二脉相关,冲任二脉与肝肾相关,故妇科病考虑肝肾两脏之病。一则因为肝足厥阴之脉,绕阴器,抵少腹,走胁下,上乳中;二则因为肝主疏泄气机,女子多肝郁,气郁血滞,故从肝论治,故用疏肝消瘰丸合二甲散加味疏肝散结,活血化瘀。另患者面色生疮、小便黄,辨证有火热之象,故加银花、连翘、黄柏清热。

那为什么不用桂枝茯苓丸治疗子宫肌瘤呢? 桂枝茯苓丸适用于有寒象的

子宫肌瘤患者。

案例三　眩晕耳聋案

姜某,女,29 岁。湖南岳阳人。

患者因头晕伴右耳聋 1 年就诊。

患者 1 年前半夜突发头晕、耳鸣,伴头痛、呕吐,继之出现右耳失聪,西医诊断为"突发性耳聋"。现症见:眩晕,颈胀,右侧耳聋,耳鸣,兼疲乏。舌淡红,苔薄白腻,脉细滑。

辨证:痰浊闭阻。

治法:化痰健脾,息风定眩。

选方:葛根姜黄散合半夏白术天麻汤加味。

处方:党参 15g,葛根 50g,片姜黄 15g,威灵仙 15g,石菖蒲 30g,天麻 20g,
　　　白术 10g,陈皮 10g,法夏 10g,茯苓 20g,炙甘草 10g。30 剂,水煎服。

讲析:患者有两个病,第一个是颈椎病,第二个是痰饮眩晕症。颈椎病现在是常见病,也可以称为"手机病""麻将病"。颈胀、耳鸣是颈椎病特点,眩晕、呕吐是痰饮眩晕的特点,故处方葛根姜黄散合半夏白术天麻汤,另外还有疲乏,乃气虚表现,故加党参补气,加石菖蒲开窍治耳聋耳鸣。

案例四　中风案

马某,男,72 岁。河南人。

患者因右侧肢体活动不利半年就诊。

患者于 2017 年 11 月突发右侧肢体活动不利,西医诊断为"脑梗死",经治疗有所好转,但右侧肢体仍乏力,麻木,酸胀,活动不利,口中痰多,吞咽梗塞,时而呕逆,夜尿频多,每晚 5 次。舌边紫,舌苔黄滑腻,脉细滑。

既往有"高血压"10 年余。

辨证:风痰夹瘀,闭阻脑络。

治法:搜风化痰,活血通络。

选方:黄芪虫藤饮合黄芩涤痰汤加味。

处方:黄芪 30g,鸡血藤 10g,海风藤 10g,钩藤 30g,地龙 10g,僵蚕 30g,全
　　　蝎 5g,蜈蚣 1 只(去头足),黄芩 6g,天麻 20g,石菖蒲 20g,炙远志
　　　6g,陈皮 10g,法夏 10g,茯苓 15g,枳实 10g,胆南星 3g,竹茹 10g,蔻

丝子 20g，覆盆子 20g，甘草 6g，生姜 3 片。30 剂，水煎服。

讲析：患者的症状有三：一是中风后右半身不遂；二是口中多痰，吞咽梗塞，时而呕逆；三是夜尿频多。中医所讲的中风病，相当于西医学的"急性脑血管病变"，西医必须要做头部 CT 或 MRI，判断是脑梗死还是脑出血，以及梗塞的部位、大小或是出血量的多少，来判断预后。中医诊治中风，首先必须分清中经络还是中脏腑。中脏腑病情重，有危候，首先有昏迷，中脏腑又分为闭证和脱证。闭证是邪气闭阻，患者猝倒无知，牙关紧闭，口吐痰涎，这是闭证；脱证是元气衰败，患者口开目合，撒手遗尿，汗出如珠，这是脱证。中经络病情相对轻，患者没有意识障碍，仅表现为半身不遂、口眼歪斜、舌謇语涩等。西医的大面积脑梗死、大量脑溢血常常表现为中脏腑。

中医诊治中风病，一定要注意"风、痰、瘀"三个因素，临床上有一些医生不辨证，遇见中风病就用补阳还五汤，其实是不正确的。补阳还五汤是治疗中风偏瘫的经典方剂，但是它的适应证是气虚血瘀证，而临床上中风病患者痰证居多。该病人舌苔黄滑腻，口中痰多，吞咽梗塞，时而呕逆，均是痰的特点；右半身不遂是风的特点，故要治风、治痰，选用黄芪虫藤饮合黄芩涤痰汤加减。患者夜尿频多，年龄已 72 岁，有肾虚的表现，故加菟丝子、覆盆子以补肾缩尿。

案例五　肺胀案

周某，男，60 岁。湖南娄底人。

一诊：2018 年 3 月 17 日

患者因反复咳嗽、胸闷气促 40 余年就诊。

患者反复出现咳嗽、胸闷气促，西医诊断为"①慢性阻塞性肺疾病；②双肺支气管炎；③支气管哮喘；④左侧气胸"。现在症：咳嗽，气喘，左胸痛，喉中有痰声，咳吐黄痰，全身无力，自汗，大便秘结，口干。舌苔薄黄腻，脉滑而数。

辨证：痰热壅肺。

治法：清热化痰，肃肺止咳。

选方：小陷胸汤合桑贝止嗽散、葶苈大枣泻肺汤加味。

处方：黄连 5g，法夏 10g，炒瓜蒌 6g，桑白皮 15g，川贝 8g，杏仁 10g，桔梗 10g，炙紫菀 10g，百部 10g，白前 10g，陈皮 10g，荆芥 6g，葶苈子 10g，甘草 6g，大枣 6g。30 剂，水煎服。

讲析：这是痰热内阻的喘咳证。西医的"慢性阻塞性肺疾病，支气管炎，哮喘"都是肺部疾病。《黄帝内经》讲咳嗽的主因是外寒内饮，"形寒寒饮，则伤肺"。张仲景治疗咳嗽的第一方就是小青龙汤,是针对外寒内饮的咳嗽。咳嗽有多种证型,临床需辨清虚实寒热。属于寒的,表现为咳吐白痰、舌苔白滑、形寒、畏冷;属于热的,表现为咳吐黄痰、口苦、舌苔黄、脉数;属于燥咳的,表现为干咳少痰或无痰、舌红少苔;属于阴虚咳的,表现为舌红无苔。此患者咳吐黄痰、喉中有痰声、舌苔薄黄腻、脉滑数,辨证属于痰热内阻,需清热化痰,故用小陷胸汤合桑贝止嗽散,再合葶苈大枣泻肺汤治疗。小陷胸汤是仲景的方,主要治疗结胸证,即痰热阻胸膈,引起的心下痛,此患者虽然没有心下痛,但是确实是痰热内阻,同样可以用此方。桑贝止嗽散中的桑白皮、浙贝清肺热化痰,止嗽散是程钟龄治疗咳嗽的主方。葶苈大枣泻肺汤是张仲景治疗支饮喘促的主方,有降气平喘作用。

二诊:2018 年 4 月 23 日

患者服药后咳嗽、气喘、痰多均减轻,仍胸闷、口苦、口干、便秘。舌红,舌苔黄腻,脉滑数。

辨证:痰热阻肺。

治法:清热化痰,止咳平喘。

选方:小陷胸汤合宣白承气汤、葶苈大枣泻肺汤、止嗽散。

处方:黄连 5g,法夏 10g,瓜蒌 10g,杏仁 10g,桑白皮 15g,生石膏 15g,大黄 2g,葶苈子 10g,桔梗 10g,紫菀 10g,百部 10g,白前 10g,陈皮 10g,川贝 6g,甘草 6g,大枣 6g。30 剂,水煎服。

讲析:患者的主症是咳嗽、气喘、痰多,兼症有胸闷、口苦、便秘、苔黄腻,脉滑数。临床上咳嗽和气喘(喘证)是两个疾病,但有些患者咳嗽、气喘往往同时并见,咳嗽主要是咳,喘证主要表现的是呼吸困难,往往气喘兼有咳嗽,咳嗽严重者可有气喘。

咳嗽的辨证主要是辨外感、内伤。咳嗽时间不长是外感咳嗽,长期反复咳嗽或因外感诱发属内伤咳嗽。《黄帝内经》谓:"五脏六腑皆令人咳,非独肺也。"咳嗽发自肺,五脏功能异常影响到肺,也可以导致咳嗽,但这是个别现象。

气喘的辨证以虚实为纲。张景岳曰:"喘分虚实。"虚证主要是肺气虚、肾气虚所致,肺气不足,肾不纳气而导致气喘;实证是由外邪、痰浊壅肺引起肺气不降而喘。咳喘交作日久,胸部胀满,发为肺胀,就是指肺气肿。

该病人咳嗽气喘 40 年,辨证是内伤,不是外感;舌苔黄腻,脉滑数,咳痰黄稠,口苦,便秘,多是痰热壅肺。治疗用四个方子:第一个方是张仲景的小陷胸汤,小陷胸汤是治疗痰热阻塞胸膈,原本不是治气喘和咳嗽的,但它有直接清化胸肺部的痰热作用,这里借用之。第二个方是吴鞠通的宣白承气汤,宣白承

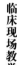

气汤是治痰热喘促的，"喘促不宁，痰涎壅滞，肺气不降者，宣白承气汤主之"，宣白承气汤的奥妙在于肺与大肠相表里，肺和大肠表里同治。该患者大便秘结、口苦、痰多、脉滑数，是热证，是实证，通过宣白承气汤降腑气来达到降肺气平喘的作用，宣白承气汤又有清化痰热的作用。小陷胸汤合宣白承气汤同用可化痰、清热、泻火，直接入肺，并让邪有出路。第三个方是葶苈大枣泻肺汤，张仲景的《金匮要略》讲："支饮，不得息，葶苈大枣泻肺汤主之。"又讲："喘不得卧，葶苈大枣泻肺汤主之。"这都是讲平肺喘的。第四个方是程钟龄的止嗽散，止嗽散治疗因外邪伤肺引起的久咳不愈。四方合用清化痰热、止喘咳。

现场答疑

学员：荷叶的功效是什么？

熊教授：《医方集解》解释说，荷叶色青气香，能助胃中清阳上行，用甘温辛散药以升发之，使其邪从上越，且固胃气，使邪不传里也。

荷叶可以清上焦风热，方剂清震汤中就有荷叶，清震汤出自《症因脉治》，由苍术、升麻、鲜荷叶组成，治疗雷头风，也可治外感阳明经头痛，额前作痛，心烦痞满，呕哕。

学员：临证时如何辨别寒热虚实？

熊教授：《黄帝内经》云："邪气盛则实，精气夺则虚。"邪气盛是实证，正气亏就是虚证。临床上往往虚实夹杂，但有所偏颇，有以实为主，有以虚为主。如老年人感冒、长期反复感冒、产后感冒、小儿反复感冒以虚证为主，兼有外邪；形体壮实之人，偶尔感冒，一般为实证感冒。风寒感冒，形体壮实、无虚证者，治以荆防败毒散；老年人、体质虚弱之人感冒，治以人参败毒散。癌症病人，大多数病初以实证为主，可是，癌症日久，如肺癌日久往往出现纳差、消瘦、气短、乏力，特别是经放化疗后，大多数又以虚证为主。白细胞急剧下降，多以气虚为主，往往出现自汗、气短、纳差、口干、呕逆、脱发、面色苍白、皮肤干枯。病变过程就是正邪斗争的过程，体质强则正盛，体质弱则邪盛。《黄帝内经》云："邪之所凑，其气必虚。"又云："邪之所在，皆为不足。"虚实可以转化，临床上，为什么要根据病人的虚实去辨证，就是这个道理。

关于寒热，寒就是寒证，热就是热证，都有一定的表现，"阳盛则热，阴盛则寒"。但是，寒热可以夹杂、转化。寒热转化极少，寒热夹杂很多，还有真热假寒、真寒假热，临床上这是需要明辨的。如病人自诉严重畏冷，汗出，但苔黄，脉沉但有力，这是真热假寒；也有真寒假热，即虚阳外浮。临床上，寒热真假错综复杂，虚实也有真假，李中梓的"大实有羸状，至虚有盛候"，都需要详细诊查。所以，我们辨证要敏感，中医望、闻、问、切不仅要熟练，而且要敏感，思维要敏捷，辨证要清晰，更重要的是敏捷，这是需要磨练的。

寒热虚实，在临床的诊断、辨证、选方、用药上是至关重要的。不论外感病，还是内伤杂病，都要弄清寒热虚实。八纲辨证以阴阳为纲，表里言部位，寒热虚实言性质。临床辨证，部位、性质非常重要，部位要弄清表里，或是外感病，还是内伤病，更重要的是要弄清五脏系统，即心肝脾肺肾。不论外感病、内伤病需要分辨寒热虚实，而且内科、妇科、儿科疾病都需弄清寒热虚实，这都是在临床上需要明查的。疾病是变化的，因此，医者头脑要灵活，知识要丰富，理论要掌握，这都是我们必须具备的。

学员:病案五肺胀病人有全身乏力，是否是体质较虚？可以改用千金苇茎汤治疗吗？

熊教授:葶苈大枣泻肺汤和千金苇茎汤两方是根本不同的，千金苇茎汤是治瘀热在肺，葶苈大枣泻肺汤是治疗水饮、痰饮在肺，两者截然不同，不要混为一谈。两者都不是治疗虚证的，葶苈大枣泻肺汤是治疗支饮喘促，千金苇茎汤治疗的主症是肺痈，肺痈特点是咳嗽、胸痛，咳痰带血、腥臭。《金匮要略》云:"风舍于肺，其人则咳，口干喘满，咽燥不渴，时唾浊沫，时时振寒。热之所过，血为之凝滞，蓄结痈脓，吐如米粥。始萌可救，脓成则死。"千金苇茎汤是治疗肺痈瘀热壅肺的代表方，临床上需要鉴别。

临床现场教学第46讲

时间:2018年5月26日

案例一 喉部占位案

周某,男,85岁。湖南长沙人。

患者因"喉部占位性病变"、声音嘶哑1年余就诊。

患者反复咳嗽、声嘶,西医诊断为"喉部占位性病变、支气管炎",1年前因"喉部占位性病变"行手术治疗。现症见:声音嘶哑,咳嗽,气喘痰多,吞咽困难,有呛咳,轻微咽痛咽痒,兼有鼻衄,痰中带血。舌苔黄白而滑,脉滑数。

辨证:痰热阻肺。

治法:清化痰热。

选方:玄贝止嗽散合小陷胸汤加味。

处方:玄参10g,浙贝30g,杏仁10g,桔梗15g,炙紫菀10g,百部10g,白前10g,陈皮10g,蛇舌草15g,黄连5g,炒瓜蒌6g,法半夏10g,射干10g,甘草10g。20剂,水煎服。

讲析:患者以声音嘶哑、咳嗽、气喘、痰多为主症,兼有鼻衄,痰中带血。舌苔黄白而滑,辨证是痰饮夹热,患者脉滑数恰好证实了属于痰热,本病的焦点在于痰热阻塞肺系。

《素问·太阴阳明论》云:"喉主天气,咽主地气。"《素问·六节藏象论》曰:"天食人以五气,地食人以五味。"我们呼吸的空气称之为天气,我们吃的食物称之为地气。喉司呼吸,咽纳水谷,常统称为咽喉,实际上为两个门户。因此本病病位主要在喉,不是在咽,虽然有吞咽困难,是因为咽喉为吞咽的关隘,阻塞后必然会有吞咽困难。

本病主要解决其声音嘶哑、咳嗽、气喘,关键在于清化痰热,选方用玄贝止嗽散,即玄贝甘桔汤合止嗽散,玄贝甘桔汤用于治疗咽喉疼痛,止嗽散治疗咳嗽。必须加用小陷胸汤,小陷胸汤出自《伤寒论》:"小结胸,正在心下,按之则痛,脉浮滑者,小陷胸汤主之。"小陷胸汤主治痰热聚结于胸膈,用在这里清化胸膈的痰热。温病学家们曾经讲过,舌苔不是黄滑者,不能用小陷胸汤。

案例二　面部紫斑案

何某,女,33 岁。湖南桃源人。

患者因面部蝶形紫红斑 10 年就诊。

现症见:面部生紫红斑块,四肢及背部少量紫红疹,微痒伴轻微烧灼感,每于晒太阳后烧灼感明显加重,无疼痛,无渗出液,月经量多,大便稍干。舌淡红,舌苔薄黄,脉滑。

辨证:阳明风热,热入血络。

治法:清泄阳明,消风解毒。

选方:消风败毒散加味。

处方:金银花 10g,连翘 15g,栀子 10g,黄芩 10g,黄柏 10g,荆芥 5g,防风 6g,赤芍 10g,花粉 10g,牛蒡子 10g,滑石 10g,蝉衣 10g,当归尾 5g,丹皮 10g,紫草 10g,甘草 6g。30 剂,水煎服。

讲析:本病属于皮肤病范畴,皮肤病有很多种,如风疹、火疹、湿疹、荨麻疹、药疹等等,该患者属于风火交加的疹子。

面部斑疹 10 年未愈,久病入络,因此皮肤呈现紫黑色。紫色斑疹发病部位主要在面部、四肢及背部。头面为诸阳之会,潮热面赤,属阳明。《黄帝内经》言"四肢者,诸阳之本也"。背为阳,腹为阴。主要是阳部发病,毫无疑问辨证为阳明风热。

肺主皮毛,风在肺,热在阳明,阳明主面部,所以要清泄肺胃两经的风热,用消风败毒散。本病按道理说应该加用两味中药,一是加酒大黄清泄阳明胃火,因为大便有点干结;二是加红花,因为皮肤颜色黯淡。为什么没有加? 第一:患者月经量多,并且已经用了归尾、赤芍、丹皮,因此不能再加红花;第二:患者病程长久,治疗服药疗程长,长期用酒大黄会导致患者出现腹泻,方中已有栀子具备通便的作用,《伤寒论》云:"凡用栀子汤,病人旧微溏者,不可与服之。"说明栀子有通便的功能,所以不加酒大黄。

案例三　腹胀案

张某,男,50岁。湖南怀化人。

患者因左少腹胀痛半年就诊。

现症见: 左侧少腹胀痛,呈阵发性,无明显昼夜差别,无阴部睾丸肿痛,口苦,大便稍干,1日一次,有矢气。舌苔黄腻,脉弦。

辨证: 肝热气滞。

治法: 疏肝泄热,行气止痛。

选方: 五磨饮子合金铃子散、左金丸加味。

处方: 沉香10g,乌药15g,槟榔10g,枳实10g,广香6g,川楝子10g,玄胡10g,黄连4g,吴茱萸3g。30剂,水煎服。

讲析: 患者出现在少腹部位的病症,我们首先要考虑到肝经的病变。《灵枢·经脉》云:"肝足厥阴之脉……循股阴……环阴器,抵小腹,挟胃,属肝,络胆,上贯膈,布胁肋。"足厥阴肝经循行绕阴器,抵小腹。所以少腹的病变首先要考虑肝经的病变。有疝气的病人,会出现少腹连及阴囊疼痛,并且往往是一侧出现疼痛,因此要询问患者是否有阴囊疼痛,与之鉴别;第二,还要考虑大小肠是否有病变,进而询问大便以及排气情况,患者大便稍干,1日一次,有排气,初步判断大小肠情况良好,仅为气滞。但患者有口苦,舌苔黄腻,为火的症状;辨证为肝经火热,选方用五磨饮子消气,金铃子散止痛,左金丸清泄肝火。

这里我们强调的是在问诊时,一定要围绕主症来询问,以辨别其病性与病位。

案例四　腹胀案

武某,女,37岁。河南人。

一诊: 2017年11月25日

患者因腹胀5年就诊。

患者5年前无明显诱因出现腹部胀痛,腰痛,全身疲乏,大便稀溏,未予重视,症状逐渐加重,前诊(2017年7月31日)予以"平胃散合连朴饮"加减治疗,症状有所减轻。现症见:腹胀满不适,扣之有波浪感,疲乏,颈胀,头晕,大便溏,纳食可,寐差,近发口疮。舌花剥紫黯,舌苔黄腻,脉滑数。

既往有"脾大、骨髓纤维化"病史。

辨证：湿热阻滞，水瘀互结。

治法：清利湿热，化瘀逐水。

选方：中满分消丸加减。

处方：党参 15g，炒白术 10g，茯苓 30g，猪苓 10g，泽泻 10g，黄连 5g，黄芩 10g，干姜 5g，陈皮 10g，砂仁 10g，广木香 6g，片姜黄 15g，厚朴 30g，枳壳 10g，葛根 20g，天麻 15g，甘草 6g。30 剂，水煎服。

讲析：临床上腹胀硬满主要有三种情况：一是瘀血阻滞，二是食积内停，三是水湿内停。患者腹部叩诊有波浪感，证明其内有水湿。查看患者舌紫黯，舌苔黄腻，脉滑数，说明有瘀、有湿热，所以此患者辨证属于湿热阻滞，水瘀互结。湿热影响中焦运化，造成水热互结形成了腹胀。

我们诊治疾病一定要善于抓主症，善于抓病机。病机一是指病变部位，二是指病邪性质。该患者的病变部位在中焦，主要是脾胃，病邪性质是湿热。湿热阻塞中焦，出现瘀、水互结。近段病情变化，发口疮，有热象，则需要清湿热、化瘀逐水治疗腹胀，选方用中满分消丸。另患者头晕、颈胀，故加葛根、天麻。

二诊：2018 年 5 月 26 日

患者服药后腹胀痛，腰痛，全身疲乏明显缓解。现症见：胃痛，食后脘胀，无明显腹部胀痛，脾肿大，脾区偶有轻微疼痛，全身乏力，汗出，大便溏泄，一日 2 次，食纳可。舌苔花剥薄黄，脉弦细。

辨证：脾胃湿热，肝郁气滞。

治法：清热祛湿，疏肝理气。

选方：柴胡疏肝汤合香砂连朴饮加味。

处方：柴胡 10g，赤芍 10g，枳实 10g，陈皮 10g，香附 10g，青皮 10g，广香 6g，砂仁 10g，厚朴 30g，黄连 5g，三棱 10g，莪术 10g，鸡内金 15g，槟榔 10g，甘草 6g。60 剂，水煎服。

讲析：中医诊病，需要了解多方面的知识，除了病人的生理与病理之外，还需了解民情风俗、气候变化、地理及天文知识。张景岳言："上极天文，下穷地纪，中悉人事。"又《黄帝内经》曰："夫道者，上知天文，下知地理，中知人事，可以长久。"在询问患者坐慢车来长沙看病时，我们可以了解到患者的经济条件不好，所以我们医生要有怜悯之心。孙思邈说"大医精诚"，精就是医疗技术精湛，诚就是道德诚朴。我们医生都要争取做这样的好医生。

患者现在主要有两组主症：一是胃痛，食后脘胀，大便溏；二是脾脏肿大，舌苔花剥薄黄，提示有湿热；脉弦为气滞。因此治法应当以清湿热和理气为主，选方用柴胡疏肝汤合香砂连朴饮加三棱、莪术消积块，鸡内金消食积除胀。

案例五 鼻咽癌术后头痛案

郭某,男,56 岁。湖南醴陵人。

一诊: 2018 年 3 月 17 日

患者因右侧头痛 2 年就诊。

患者于 2014 年因"鼻塞、鼻衄"在湘雅医院就诊,诊断为"鼻咽癌",多次化疗、放疗后于 2016 年 4 月在湘雅行"鼻咽坏死组织清除术",但从放疗后患者一直自觉右侧颞部、前额阵发性刺痛、麻木,口服"感冒通"后可缓解。现症:右侧头痛,右眼视力模糊,右面部痉挛,抽搐,口噤难开,消瘦,大便 3 日一行,无鼻塞、鼻衄。舌红紫,苔薄白,脉弦细数。

辨证: 风痰阻络夹瘀。

治法: 息风止痉,缓急止痛。

选方: 天麻止痉散合散偏汤加味。

处方: 天麻 30g,僵蚕 30g,全蝎 5g,蜈蚣 1 只(去头足),川芎 10g,白芷 30g,柴胡 10g,白芍 15g,香附 10g,花粉 15g,酒大黄 5g,甘草 6g。20 剂,水煎服。

讲析: 鼻咽癌化疗后一般表现为鼻咽干、口干、鼻衄等,但患者目前的主症是化疗后的头痛,面部痉挛,抽搐。选用天麻止痉散合散偏汤加大黄治疗。天麻止痉散息风止痉,治疗痉挛抽搐;散偏汤治疗头痛,加用大黄泻火治便秘。

二诊: 2018 年 4 月 23 日

患者服中药后右侧偏头痛稍缓解,但仍口眼歪斜,口中有异气,大便秘结,舌红,舌苔薄黄,脉弦细。

辨证: 风火上扰。

治法: 搜风泻火。

选方: 天麻止痉散合泻青丸、散偏汤加味。

处方: 天麻 20g,僵蚕 30g,全蝎 5g,蜈蚣 1 只(去头足),龙胆草 6g,黄芩 10g,栀子 10g,酒大黄 3g,羌活 10g,防风 10g,川芎 10g,白芷 30g,柴胡 10g,白芍 10g,香附 10g,法夏 10g,荷叶 10g,甘草 6g。30 剂,水煎服。

讲析: 患者目前以右侧偏头痛为主,伴口眼歪斜,口中有异气,大便秘结,所以关键是治头痛。该病人头痛属风火,面口歪斜属于风,口中有异气,苔薄黄,脉细数,大便秘结属于火。用天麻止痉散合泻青丸再合散偏汤,天麻止痉散搜风通络,治口眼歪斜;泻青丸泻肝火治疗火热上攻头痛;散偏汤为治偏头痛的主方。

三诊:2018 年 5 月 26 日

患者服中药后右侧偏头痛、口眼歪斜、面部痉挛症状有所好转,仍有口噤难开,舌謇语涩,面部麻木,口苦,大便稍干,2 日一次。舌苔薄黄,脉弦细。

辨证:风热上扰。

治法:搜风通络,清热止痛。

选方:天麻止痉散合泻青丸加味。

处方:天麻 20g,僵蚕 30g,全蝎 5g,蜈蚣 1 只(去头足),黄芩 10g,龙胆草 6g,酒大黄 3g,羌活 10g,防风 10g,白芷 30g,甘草 6g,川芎 10g。30 剂,水煎服。

讲析:该患者为鼻咽癌影响到脑部,手术并多次放化疗术后,出现面口歪斜,面部痉挛,右侧偏头痛,口噤难开,说话言语不清,视物模糊。头部病变术后常常会出现几个问题:一是口噤、面瘫;二是舌謇语涩;三是半身不遂。

现患者偏头痛几乎痊愈,面口歪斜、面部痉挛较前有明显的好转,口噤也有所缓解,舌头可以自行伸出口外,舌謇语涩也得到改善,患者可以自行陈述病情,整体上都在好转。但是目前仍然存在两个主要症状需要解决,一是面部麻木,二是口眼歪斜。

怎样来分析这个病呢? 第一考虑有风,风中经络后主要表现为口眼歪斜和半身不遂;第二患者之前就有口苦、便秘的症状,虽然目前有所缓解,加之脉弦,提示肝胆有火;第三患者还有偏头痛,偏头痛部位位于头部两侧,为少阳所主,肝与胆相表里,应首先考虑肝胆两经病变,肝主风、胆主火,所以需息风降火,选方用天麻止痉散合泻青丸加味。《中医内科学》教材治口眼歪斜都用牵正散,但牵正散组成中有白附子,为温热药,有化痰的作用,但该患者有火,显然白附子用在此处就不合适,因此用止痉散,还需加天麻祛风。另外合用泻青丸泻肝胆火热治头痛。

《审视瑶函》中有一个正容汤,也是治疗口眼歪斜的方剂,它是祛风化痰,舒筋活络的。药物组成有羌活、白附子、防风、秦艽、胆星、白僵蚕、半夏(制)、木瓜、甘草、黄松节(即茯神心木)各等分。

现场答疑

(此次缺)。

临床现场教学第 47 讲

时间:2018 年 7 月 7 日

案例一　直肠癌术后案

周某,男,45 岁。湖南常德人。

患者因"直肠癌术后"1 月余就诊。

患者 1 月前因"直肠癌"已手术切除,现正在住院,已做化疗 2 次,目前精神疲乏,食少,大便溏泄。舌苔薄黄腻,脉细。

辨证:脾虚夹湿热。

治法:补益脾胃,清热祛湿。

选方:香砂六君子汤合连朴饮加味。

处方:党参 20g,炒白术 10g,茯苓 20g,陈皮 10g,法半夏 10g,砂仁 10g,广木香 5g,黄连 5g,厚朴 20g,蛇舌草 15g,甘草 6g。30 剂,水煎服。

讲析:《灵枢·本输》曰:"大肠小肠,皆属于胃。"肠属于脾胃系统,凡胃肠占位手术或化疗之后,欲补正气,重点在于补脾胃。其舌苔薄黄腻,大便溏泄,进一步证实有湿热,需要清湿热;脉细提示中气不足,故选方用香砂六君子汤合连朴饮。

案例二　消渴案

罗某,男,55 岁。湖南怀化人。

一诊:2018 年 5 月 26 日

患者因"血糖增高"20 年就诊。

患者血糖增高 20 年,2013 年诊断为"2 型糖尿病、糖尿病肾病、慢性肾功能不全(尿毒症期)",服用西药治疗,目前做血液透析治疗。现症见:气短,头晕,小便黄。舌苔薄黄腻,脉细。

辨证:肾气不足,气阴两虚。

治法:滋补肾阴,佐以清热。

选方:麦味知柏地黄丸加味。

处方:麦冬 30g,五味子 6g,熟地黄 15g,怀山药 15g,茯苓 15g,泽泻 10g,丹皮 10g,枣皮 10g,黄柏 10g,知母 10g,天麻片 20g,钩耳 20g。20 剂,水煎服。

讲析:患者有两个痼疾:第一个是 20 年的糖尿病,第二个是 5 年的慢性肾病。糖尿病即中医所讲的"消渴"病。消渴病久损伤肾脏是一个必然的趋势,张景岳言:"虚损之病,穷必及肾"。即所有的虚损病在后期往往伤及肾脏。现阶段患者的主症是气短、头晕、脉细,这是肾脏虚弱引起的眩晕、气短。中医认为五脏中肺主呼气,肾主纳气,《难经》曰:"呼出心与肺,吸入肾与肝。"虽然是从经络学方面叙述,但也意味着肺肾之气虚弱,就必然出现气短。肾病容易引起高血压,血压波动出现头晕,所以这个病用麦味地黄丸滋补肾阴,治呼吸气短。因为舌苔黄腻,有热象,加知母、黄柏清热,即麦味知柏地黄丸。头晕加天麻、钩耳。

二诊:2018 年 7 月 7 日

患者服药后气短明显好转。现症见:口干疲乏,全身酸软,稍头昏,自汗盗汗,牙龈出血。舌苔薄黄,脉细。

辨证:肾气不足,气阴两虚。

治法:益气敛汗,养阴清热。

选方:黄芪龙牡散合知柏地黄丸加味。

处方:黄芪 30g,煅龙骨 30g,煅牡蛎 30g,黄柏 10g,知母 10g,熟地 15g,怀山药 15g,茯苓 15g,泽泻 10g,丹皮 10g,枣皮 15g,玉米须 10g,天麻片 15g。30 剂,水煎服。

讲析:该患者是糖尿病引发肾衰竭,以口渴、疲乏、全身酸软为主症,稍有头晕、自汗盗汗,舌苔薄黄,脉细,辨证为气虚加肾阴虚。因为血肌酐持续增高不降,说明存在严重的肾脏损伤,因此该患者目前的治疗重点是肾衰竭,另外肾病容易引起高血压,所以要防止血压升高。所以用两个方,第一个方是黄芪龙牡散益气敛汗,第二个方是知柏地黄丸补肾养阴,再加玉米须、天麻片控制肾病高血压,防治头晕。

案例三 痹证兼头痛案

周某,女,45 岁。湖南岳阳人。

一诊:2017 年 9 月 18 日

患者因头痛 10 年,全身关节疼痛 6 年就诊。

患者 10 年前无明显诱因出现头痛,疼痛部位不定,6 年前出现全身关节疼痛,腰痛,伴失眠,西医诊断为"系统性红斑狼疮",服用过激素治疗,但症状仍反复发作,未见好转。现症见:头痛、以两侧为主,痛甚则呕,额前、枕后亦有疼痛,畏风,一身关节痛,畏冷,精神疲乏,面色淡白。舌苔薄白,脉细。

辨证:风寒阻络兼气虚。

治法:祛风散寒止痛,兼以益气。

选方:散偏汤合天麻止痉散、羌活胜湿汤加味。

处方:红参 6g,黄芪 20g,川芎 10g,白芷 30g,柴胡 10g,白芍 10g,香附 10g,法半夏 10g,白芥子 10g,天麻 20g,僵蚕 30g,全蝎 5g,羌活 10g,独活 10g,防风 10g,细辛 3g,藁本 10g,蔓荆子 10g,甘草 6g。30 剂,水煎服。

讲析:患者现有两个疾病,一是系统性红斑狼疮,导致全身关节疼痛,二是头痛病。比较而言,目前以头部疼痛为主,而且病史有 10 余年,显然是内伤头痛。头痛部位以两侧为主,额前、后头部亦有疼痛。头痛的特点是明显畏风冷,患者面色淡白,舌苔薄白,脉细,是个虚证。头部左右两侧疼痛称为偏头痛,偏头痛的主要致病因素是风与痰。患者畏风,畏冷,全身关节痛,这是风寒损伤阳气的表现,病久出现体质变差,导致气血不足。

治疗要有步骤,先要解决头痛,宜祛风止痛,这是主要目的;然后再补益气血,祛风湿,这样不仅能治头痛,而且治疗一身关节痛。

散偏汤是治疗偏头痛的主方,天麻止痉散治疗痉挛性头痛,羌活胜湿汤能够祛风散寒除湿。这三个方剂都没有补益正气之药,但患者有典型的气虚征象,故加用人参、黄芪。

二诊:2017 年 10 月 28 日

患者经治疗后头痛稍缓解,畏风冷仍然明显,需戴帽子,全身关节疼痛,疲乏,耳鸣,口不苦。舌苔薄黄,脉细滑。

辨证:风痰阻络。

治法:祛风化痰,通络止痛。

选方:散偏汤合葛根选奇汤、天麻止痉散加味。

处方:川芎 10g,白芷 30g,白芍 10g,柴胡 10g,香附 10g,法半夏 10g,白芥子 10g,葛根 30g,羌活 10g,防风 10g,黄芩 5g,天麻 20g,僵蚕 30g,全蝎 5g,蜈蚣 1 只(去头足),甘草 6g。30 剂,水煎服。

讲析:偏头痛是一个顽固性疾病,阵发性发作,头痛部位时左时右,而患者的系统性红斑狼疮以下肢关节疼痛为主。所以需要分别治疗,先治疗偏头痛。引起头痛的诱因很多,比如感冒、情绪不佳、感风邪都能导致头痛。患者头痛的主要特点是畏风冷,主要病因是风和痰。偏头痛为什么一侧疼痛呢?因为风痰阻塞了局部络脉,所以需要祛风化痰通络。散偏汤行气活血,通络止痛,是治疗偏头痛的主方,它出自清代名医陈士铎的《辨证录》中,故再合葛根选奇汤、天麻止痉散治疗头痛,暂时不考虑治疗关节痛。

三诊:2017 年 11 月 25 日

患者服药后头痛稍缓解,畏风冷减轻,每痛必发呕吐,全身关节疼痛好转,仍疲乏,耳鸣,口苦。舌苔薄黄腻,脉细滑。

辨证:风痰阻络。

治法:祛风化痰,通络止痛。

选方:散偏汤合葛根选奇汤、天麻止痉散加味。

处方:川芎 10g,白芷 30g,白芍 10g,柴胡 10g,香附 10g,法半夏 10g,白芥子 15g,葛根 30g,羌活 10g,防风 10g,黄芩 10g,天麻 20g,僵蚕 20g,全蝎 5g,陈皮 10g,茯苓 15g,竹茹 10g,细辛 4g,甘草 6g。30 剂,水煎服。

讲析:此者有两个重要的特点:一是头部特别畏风冷,二是头痛甚则发呕吐。偏头痛属于内伤头痛,它的疼痛部位在头部两侧,为足少阳胆经循行经过,胆经与足厥阴肝经相表里,因此与肝胆两经的关系密切。偏头痛时发时止、缠绵反复,多由风寒致病,并与气、痰、瘀三者相关。偏头痛的病因较为复杂,情绪激动、感冒、吹风、淋雨、暴晒等均能诱发偏头痛。此患者病程有 10 多年,初病在经,久病在络,必定是络脉瘀阻。需要祛风化痰,通络止痛。为了加大止痛效果,加用细辛。以前用的细辛是北细辛,现在用的细辛是南细辛,北细辛的麻醉作用强一些。细辛不能多用,古语"细辛不过钱",它有强烈麻醉、毒性作用。此方再加陈皮、茯苓、竹茹化痰并治呕吐。

四诊:2017 年 12 月 30 日

患者服药后头痛稍缓解,畏风冷仍明显,需戴帽子,全身关节酸痛。舌苔薄白、脉细。

辨证:气血不足,风湿阻络。

治法:补益气血,祛风除湿,通络止痛。

选方:三痹汤合散偏汤加味。

处方:党参15g,黄芪20g,当归6g,川芎10g,白芍10g,生地10g,独活10g,防风10g,细辛3g,秦艽10g,桂枝5g,杜仲10g,川牛膝15g,续断15g,茯苓10g,白芷30g,柴胡10g,香附10g,法半夏10g,天麻15g,僵蚕20g,甘草6g。30剂,水煎服。

讲析:患者之前就诊以头痛为主,现在主症是全身关节疼痛,畏风冷,伴头痛。辨病为痹证、头痛,这是风湿引起的痹证。但舌苔薄白、脉细不属于热,病久气血不足,怕冷,又有虚证。故治疗第一要补气血、祛风湿,治一身关节疼痛。第二治偏头痛。

五诊:2018年3月17日

患者前三次就诊以头痛为主要症状,第四次以全身关节酸痛为主,予以"三痹汤合散偏汤加味"治疗后头痛减轻,但一身关节疼痛仍然较明显,腰腿部为甚,畏风,怕冷,疲乏,自汗,夜尿频多。舌苔薄白,舌根部薄黄苔,脉细。

辨证:气血不足,风寒湿阻。

治法:补气血,祛风湿,散寒止痛。

选方:三痹汤合散偏汤加减。

处方:党参15g,黄芪30g,当归6g,白芍10g,生地10g,川芎10g,独活10g,防风10g,秦艽10g,细辛4g,桂枝5g,杜仲15g,川牛膝15g,续断15g,茯苓10g,白芷30g,柴胡10g,香附10g,法夏10g,天麻15g,甘草6g。30剂,水煎服。

讲析:患者第一个病是痹证,属于风寒湿闭阻,久病伤肝肾,久病伤气血;第二个病是偏头痛。现在主要治疗全身关节疼痛,兼顾治疗头痛。选用三痹汤合散偏汤治疗,三痹汤是治疗气血不足痹证的首选方,散偏汤是治疗偏头痛的主方。

六诊:2018年4月23日

患者服药后头痛明显减轻,全身关节疼痛较前减轻,仍疲乏,自汗,耳鸣,一身畏冷以头部为甚,伴头晕。舌苔薄黄,脉细。

辨证:气血不足,风湿闭阻。

治法:益气祛风,除湿止痛。

选方:三痹汤加味。

处方:西洋参8g,黄芪30g,当归6g,川芎10g,白芍10g,熟地10g,独活10g,羌活10g,防风10g,细辛4g,秦艽10g,桂枝6g,茯苓10g,杜仲

15g,川牛膝 15g,续断 15g,葛根 30g,天麻 20g,白芷 20g,藁本 15g,炙甘草 10g。30 剂,水煎服。

讲析:头痛,一身关节痛,怕冷,畏风,自汗,疲乏,脉细,典型的气虚夹风湿,选方三痹汤加葛根、天麻、藁本;耳鸣加葛根,头晕加天麻,头痛加白芷、藁本。

这里顺便讲一点开处方的小知识:开处方要讲顺序,主药、次药要有顺序,君臣佐使要有顺序,主药开在前面,加味药要放在最后。如炙甘草汤,炙甘草放第一位,如麦门冬汤、吴茱萸汤、麻黄汤、桂枝汤等等以药物名为方名的,主药必须要放在第一位。如四君子汤,参苓术草;四物汤,归芎芍地。

七诊:2018 年 5 月 26 日

患者服药后头痛明显减轻,全身关节疼痛亦有所好转,近日因吹风受凉又出现两侧头痛,全身关节痛,畏冷,自汗,疲乏。舌苔薄白,脉细。

辨证:风寒湿邪,阻塞经络。

治法:祛风散寒,除湿止痛。

选方:三痹汤合散偏汤加味。

处方:党参 15g,黄芪 30g,当归 6g,川芎 10g,白芍 10g,生地 10g,独活 10g,防风 10g,秦艽 10g,天麻片 15g,细辛 4g,桂枝 5g,茯苓 10g,僵蚕 15g,杜仲 15g,川牛膝 15g,续断 15g,白芥子 10g,白芷 30g,柴胡 10g,香附 10g,法半夏 10g,甘草 6g。30 剂,水煎服。

讲析:患者舌苔薄白略有黄色,但反复仔细询问患者并无口干、口苦等症状,热象并不明显,细脉主虚证,患者有自汗、疲乏的症状,所以这是气血不足的风寒湿痹,加上偏头痛。治法应该在补气养血的基础上祛风散寒除湿,另外需要专治偏头痛,选方用三痹汤合散偏汤,加天麻、僵蚕加大息风的力度,因无大便秘结故不用郁李仁。三痹汤即独活寄生汤加黄芪,桑寄生改续断,原方独活寄生汤是益气养血治疗痹证的,因为其有典型的气虚症状,所以加黄芪,改名为三痹汤。

八诊:2018 年 7 月 7 日

患者服药后头痛明显减轻,全身关节疼痛亦有明显好转,此次因月经来潮,头痛明显,时有头晕耳鸣,畏风怕冷,疲乏。舌苔薄白,脉细。

辨证:风寒湿痹,气血不足。

治法:祛风散寒,除湿止痛,补益气血。

选方:三痹汤合散偏汤合天麻止痉散加味。

处方:党参 15g,黄芪 30g,当归 6g,白芍 10g,川芎 10g,生地 10g,独活 10g,

防风 10g,秦艽 10g,桂枝 5g,杜仲 10g,川牛膝 15g,续断 15g,茯苓 10g,白芷 30g,柴胡 10g,香附 10g,法半夏 10g,白芥子 15g,天麻片 20g,僵蚕 20g,全蝎 5g,细辛 3g,甘草 6g。30 剂,水煎服。

讲析:患者前来就诊多次,其头痛、全身关节痛均有明显好转,但每遇风冷则发,其主症仍是头痛,此病虚实夹杂,治疗必然有一个过程,仍用三痹汤合散偏汤再加天麻止痉散。

案例四 消渴案

李某,男,23 岁。广东肇庆人。

一诊:2018 年 5 月 26 日

患者因多饮、多尿 10 月就诊。

患者于 2017 年 8 月突然昏迷,呕吐,在当地医院抢救,诊断为"糖尿病酮症酸中毒"。病发前多饮,多尿症状不明显,现遵医嘱需多饮,每天饮水量达 2 500ml,多尿,但感全身疲乏,腰酸,眼干,寐欠佳。舌淡红,舌苔薄白,脉细。

辨证:气阴两虚。

治法:益气养阴。

选方:麦门冬汤合左归饮加味。

处方:西洋参片 8g,麦冬 30g,法夏 10g,熟地 15g,怀山药 15g,枣皮 10g,杜仲 15g,当归 6g,枸杞子 15g,怀牛膝 15g,炒龟板 20g,菟丝子 20g,覆盆子 20g,甘草 6g。30 剂,水煎服。

讲析:西医的糖尿病,就是中医的消渴。消渴的病机是阴虚燥热,患者的舌苔薄白,舌并不红,脉细而不数,可以判断阴虚并不严重,以气虚为主。

糖尿病应是自发性的多饮、多食,但该患者口干不严重,再三询问并非因口干多饮,而是遵医嘱而多饮。另外患者容易感到疲乏,因此是气阴两虚,以气虚为主。张仲景《金匮要略》云:"男子消渴,小便反多,以饮一斗,小便一斗,肾气丸主之。"糖尿病日久阴损及阳,四肢厥冷,甚至于手足浮肿,耳轮发黑,面色萎黄,脉象沉细,这个时候方能用肾气丸,该患者并没有阳虚症状,所以不用肾气丸。

另外,这位患者有昏迷抢救史,发病时有呕吐,西医诊断为"糖尿病酮症酸中毒",这一点必须引起重视,所以用方选药时应兼顾治疗,用麦门冬汤合左归饮。麦门冬汤出自张仲景的《金匮要略》,有滋养肺胃,降逆和中之功,《金匮要略》曰:"火逆上气,咽喉不利,麦门冬汤主之。"又曰:"咳嗽、气短、咳吐涎沫,麦门冬汤主之。"麦门冬汤本来是用于肺胃阴伤气逆之肺痿和胃阴不足证,在这里补气养阴用于治疗呕吐,防止再次出现酮症酸中毒。左归饮出自张景岳的《景岳全书》,用于补肾固精,再加菟丝子、覆盆子补肾缩泉。

二诊:2018 年 7 月 7 日

患者服药后症状明显好转。现症见:血糖偏高,口干轻微,精神疲乏,时有齿衄,夜尿 1~2 次,大便正常。舌苔薄白,脉细数。

辨证:气阴两虚。

治法:益气养阴。

选方:二冬汤加味。

处方:西洋参片 10g,麦冬 30g,天冬 15g,花粉 15g,五味子 6g,黄芩 10g,知母 10g,丹皮 10g,栀子炭 6g。30 剂,水煎服。

讲析:患者服药后症状基本稳定,腰酸、呕吐都得到了很好的控制,目前主症为疲乏,稍有口干,时有齿衄,脉细数,辨证为气阴两虚。治法宜益气养阴、生津清热,主方用二冬汤。因为有齿衄,加栀子、丹皮清热凉血止血。

案例五　肾病腰痛案

张某,男,52 岁。湖南岳阳人。

一诊:2017 年 7 月 31 日

患者因反复腰痛 7 年余复诊。

前诊经治疗服药后夜尿次数已明显减少,外院检查提示:蛋白尿(++),尿潜血:弱阳性,血肌酐 184μmol/L。现症见:腰痛,夜尿每晚 1 次左右(治疗前每晚 3~4 次),全身乏力,精神疲乏,自汗,牙龈出血,睡眠欠佳。舌苔黄腻,脉细而弦数。

辨证:肾阴虚夹热兼气虚。

治法:滋阴清热兼益气。

选方:知柏地黄丸加味。

处方:西洋参 6g,黄芪 20g,熟地 10g,怀山药 15g,茯苓 15g,泽泻 10g,丹皮 10g,山茱萸 10g,知母 10g,黄柏 10g,杜仲 15g,怀牛膝 15g,天麻 15g,菟丝子 15g。30 剂,水煎服。

讲析:患者慢性肾病多年,西医治疗肾病多根据检查结果,如肌酐、尿素氮、蛋白尿、尿潜血等。中医看肾病则有几个倾向性的主症:第一点就是浮肿,面足浮肿;第二点就是头晕,西医讲肾病高血压;第三点就是腰痛。中医认为肾有阴阳,即肾阴肾阳,古人讲肾主水火,真水和真火。其病变有侧重于热的,有侧重于寒的。侧重于热的是阴虚,侧重于寒的是阳虚,水肿往往是气虚或者阳虚,肾病的腰痛有阴虚的,也有阳虚的。肾病的头晕有属阴虚的,也有属阳虚的,但是以阴虚阳亢的偏多。所以治疗肾病一定要搞清阴阳寒热,要根据患者的主要症状和特点来判断。这个患者主症是腰痛,原先还有夜尿多,现在要分寒热,舌苔黄腻,脉象细弦数,说明有热。为什么我摸了脉就问他头晕不晕呢?弦脉意味着有肝阳上亢,所以他血压时有增高。我进一步问他牙龈有无出血,患者说有,这说明什么?说明热伤血络,热迫血妄行,这个肾脏有热就可以肯定了。这就要我们通过问诊,进一步推断、证实自己的辨证。这个患者是肾阴虚夹热,因为他有明显的疲乏、自汗,气虚明显,故在知柏地黄丸中加参芪。

二诊:2017 年 10 月 28 日

患者服药后症状好转,夜尿多,腰部闷痛,面色淡黄,精神状态欠佳。舌苔薄黄,脉弦细数。

辅助检查:血肌酐 126μmol/L,尿蛋白(++)。

辨证:肾气亏虚,湿热内蕴。

治法:补肾益气,清热利湿。

选方:防己黄芪汤合知柏地黄丸加味。

处方:黄芪 30g,炒白术 10g,汉防己 6g,黄柏 10g,知母 10g,熟地 15g,怀山药 15g,茯苓 10g,泽泻 10g,丹皮 10g,枣皮 10g,菟丝子 20g,玉米须 10g,天麻 15g,覆盆子 20g。30 剂,水煎服。

讲析:慢性肾病在《黄帝内经》属于"肾风"。肾感受外邪,"风为百病之长",风者,外邪也,外邪伤了肾脏导致肾病。临床所见有两种情况,一是湿热伤肾,一是肾阳衰微,水溢泛滥。湿热伤肾,表现为舌苔黄腻,小便黄,齿衄,脉细数。肾水泛溢表现为水肿,四肢厥冷,舌苔白或白滑,脉沉细。发病的前提都是肾虚受邪。肾病容易引起高血压,不仅是水不涵木、肝阳上亢引起高血压,而且水饮泛溢、瘀血阻滞、湿热均可引起高血压。

此患者是肾虚夹湿热,所以需补肾,清湿热。患者面色淡黄,是气虚的表现。防己黄芪汤出自张仲景的《金匮要略》,它是治疗皮水,也可以治疗风水,是治疗气虚夹湿的浮肿,方中白术除湿,汉防己利湿消肿。合用知柏地黄丸补肾,清热。患者夜尿多,加菟丝子补肾缩泉;加玉米须、天麻防止血压升高。

三诊:2018 年 7 月 7 日

患者服药后腰痛缓解,偶有腰部酸痛,现感疲乏,下肢疼痛,目睛微黄。舌苔根部薄黄腻,脉细数。

临床现场教学第47讲

辨证:肾气亏虚,湿热浸淫。

治法:清利湿热,补益肾气。

选方:加味二妙散合六味地黄丸加味。

处方:黄芪 30g,苍术 6g,黄柏 10g,川牛膝 20g,薏苡仁 20g,萆薢 10g,秦艽 10g,当归 6g,汉防己 6g,熟地 15g,怀山药 15g,茯苓 15g,泽泻 10g,丹皮 10g,枣皮 10g,茵陈 15g。30 剂,水煎服。

讲析:患者主症为疲乏,腰部酸痛,下肢疼痛。该患者有一个明显特点是目睛微黄,舌苔根部薄黄腻,脉细数,湿热较重,影响到肾脏,所以尿酸偏高,需要清湿热,同时要防止出现痛风,可以用两个方,一方为加味二妙散清湿热,一方为六味地黄丸补肾,因有疲乏症状,故加黄芪补气。

案例六　咳嗽案

钟某,女,34 岁。湖南宁乡人。

患者因咳嗽气喘 1 年就诊。

患者产后患咳嗽兼喘促 1 年不愈,病情反复发作,遇冷则发,咳嗽时气喘,喉中有痰,咳吐白色痰,咳而遗尿。近日又咽红,胃痛。舌苔薄黄腻,脉细滑。

既往有"胃痛"病史。

辨证:风寒犯肺,郁而化热。

治法:疏散风寒,止咳化痰。

选方:贝夏止嗽散合翘荷汤、缩泉丸加减。

处方:浙贝母 30g,法半夏 10g,杏仁 10g,桔梗 10g,炙紫菀 10g,百部 10g,白前 10g,陈皮 10g,炙麻黄 3g,广香 6g,连翘 10g,薄荷 6g,桑螵蛸 20g,益智仁 15g,乌药 10g,怀山药 10g,甘草 6g,生姜 3 片。20 剂,水煎服。

讲析:临床上首先要分清楚咳、哮和喘三者的不同,咳即咳嗽;喘就是气喘,以气息言;哮是喉中有痰鸣音为特点。喘未必兼哮,哮必兼喘,哮喘常常并称。患者是以咳嗽为主,还是哮喘为主,临床需仔细询问辨证。咳嗽首辨外感和内伤,需分清楚是新咳还是久咳;喘证首辨虚实;哮证以痰为主,痰阻胸肺,首辨寒热。

此患者以咳嗽为主症,兼有气喘,遇冷则发。产后发病,体质下降,感受风寒,日久引发而成慢性咳嗽。为什么是风寒呢?第一遇冷则发,第二吐白色痰。现咽中红,舌苔薄黄腻,脉细滑,轻微热象,并不明显,与当前的季节有关系,可以选用贝夏止嗽散治疗,方中荆芥改炙麻黄。另合翘荷汤去栀子;因有胃痛,故加广香行气止痛。

肺有病为什么会咳嗽呢？《黄帝内经》讲"肺为咳"，肺失宣发肃降，肺气上逆而发咳嗽。另外《素问·咳论》云："五脏六腑皆令人咳，非独肺也。"因为咳嗽日久不愈，影响其他脏腑，造成脏腑功能失调，比如现在患者咳而遗尿，就为膀胱咳。如果咳嗽而呕吐口苦，为胆咳；"大肠者，传导之官"，咳嗽而遗屎，则为大肠咳。《素问·灵兰秘典论》云："膀胱者，州都之官，津液藏焉，气化则能出矣。"膀胱主小便，因此加用缩泉丸治疗咳而遗尿。

案例七　小儿水肿案

潘某，女，13岁。湖南岳阳人。

一诊：2018年4月23日

患者因水肿、尿潜血半年就诊。

患者因水肿9天，发现镜下"血尿、蛋白尿"2天于2017年8月在儿童医院行肾活检，提示"广泛肾小管上皮细胞空泡变、颗粒变，间质局灶纤维增生、轻微水肿"，诊断为"链球菌感染后急性肾小球肾炎"，半年来多方治疗，疗效不显。现患儿面部浮肿，疲乏，尿黄，时头晕。舌苔薄黄，脉细数。

辨证：阴虚内热，气虚夹湿。

治法：滋阴清热，利水消肿。

选方：防己黄芪汤合知柏地黄丸，二至丸加味。

处方：黄芪30g，防己6g，白术10g，黄柏10g，知母10g，熟地10g，茯苓20g，泽泻10g，丹皮10g，山茱萸10g，女贞子15g，旱莲草15g，白茅根15g，玉米须10g，茯苓皮15g。30剂，水煎服。

讲析：患儿病在肾脏，主症是面足浮肿，精神疲乏，小便黄，时而头晕。目前关键解决两个问题，第一治浮肿，第二控制血尿。患者辨证属气虚夹湿，因脉细数，阴虚有热，故用防己黄芪汤、知柏地黄丸合二至丸滋阴清热，利水消肿。加玉米须治慢性肾炎水肿，茯苓皮利水消肿。

二诊：2018年7月7日

患者服药后头面部浮肿消退，潜血已转阴，蛋白尿消失，月经后期，量少，色黑，小便黄。舌苔薄黄，脉细数。

辨证：肾阴亏虚，阴虚内热。

治法：滋补肾阴，养血清热。

选方：归芍知柏地黄丸加味。

处方：当归6g，白芍10g，黄柏10g，知母10g，熟地15g，怀山药15g，茯苓

15g,泽泻 10g,丹皮 10g,枣皮 10g,田七片 15g,益母草 10g。30 剂,水煎服。

讲析:患者服药后潜血已转阴,蛋白尿消失,肾病有好转,病情恢复状况好,现舌苔薄黄,脉细数,可用归芍知柏地黄丸加味补肾清虚热。因为月经量少,故加当归、白芍养血;月经色黑,加田七片、益母草活血。

案例八 鼻咽癌术后案

陈某,女,31 岁。湖南怀化人。

患者因"鼻咽癌放化疗术后"2 年就诊。

患者有"鼻咽癌"病史 5 年,2 年前行放化疗治疗。现前额头痛,鼻流黄涕,咽痛,胸闷,少腹微痛,白带量多,色黄,大便稀。舌苔黄腻,脉细滑。

既往有"盆腔积液"病史。

辨证:风热头痛、咽痛兼湿热带下。

治法:疏风热,清湿热。

选方:葛根选奇汤合银翘马勃饮、易黄汤加味。

处方:葛根 30g,黄芩 10g,羌活 10g,防风 10g,金银花 10g,连翘 10g,射干 10g,桔梗 10g,牛蒡子 10g,马勃 6g,黄柏 10g,芡实 15g,怀山药 15g,白果 10g,车前子 10g,白芷 30g,浙贝母 30g,蛇舌草 15g,甘草 6g。30 剂,水煎服。

讲析:鼻咽癌放化疗后会出现两种情况:第一种是典型的肺阴虚,表现为鼻干、咽干、流鼻血;第二种是风热阻塞,表现为咽喉疼痛、鼻塞、流浊涕、甚至有气味。该患者现鼻流黄涕,咽痛,舌苔黄腻,脉细滑,毫无疑问辨证属风热阻塞,另外还有一个主症是前额头痛,仍然与风热密切相关。此患者兼症有妇科炎症,表现为白带多,色黄。根据主症选用两个方,第一个方是葛根选奇汤治头痛,第二个方是银翘马勃饮治咽喉疼痛,兼症合用易黄汤清利湿热。另外需加用三味药,一是白芷,协助葛根选奇汤治头痛;二是浙贝,协助银翘马勃饮化痰;三是白花蛇舌草治肿瘤。

案例九 水肿案

汪某,女,64 岁。湖南长沙人。

一诊:2017 年 11 月 25 日

患者因全身浮肿,四肢乏力1年半就诊。

患者于2016年3月无明显诱因出现全身浮肿,四肢乏力,就诊某医院,诊断为"慢性肾炎、肾性贫血、肾性高血压、慢性肾功能不全"。现症见:面足浮肿,四肢乏力,面色萎黄,头晕,耳鸣,口苦,四肢冷。舌淡,舌苔薄黄,脉细。

辅助检查:血肌酐:225μmol/L,尿酸512μmol/L,尿蛋白(+),尿潜血(+)。

辨证:脾肾亏虚,水湿内停。

治法:益气补肾,利水消肿。

选方:防己黄芪汤合济生肾气丸加味。

处方:黄芪30g,炒白术10g,汉防己6g,熟地15g,怀山药15g,茯苓20g,泽泻10g,丹皮10g,枣皮10g,怀牛膝20g,车前子10g,茯苓皮15g,五加皮10g,天麻20g,玉米须10g。30剂,水煎服。

讲析:慢性肾病是常见病,中医对肾病的最早认识是肾风(肾虚受风),风不特指风邪,而是指外邪。肾病除了腰酸痛,还有浮肿,头晕。临床上大多数的肾病患者都有高血压,称肾性高血压。此患者不是实火,不是肝阳上亢,而是肾虚,水不涵木所致,属于虚风。"肾者,水脏也",临床上需要分清是水还是火,也就是说是阳证还是阴证。此患者脉细不属于阳证,舌苔薄黄也不一定有很多热,所以是肾虚加水饮。因为肾虚造成虚风上扰,引起高血压。需要益气补肾,利水消肿。补肾可以息风,因为滋水涵木,控制高血压。故选用防己黄芪汤合济生肾气丸加天麻祛风,加茯苓皮、五加皮利水消肿。因为长沙属于湿热地带,为防止上火,故去肉桂、附子,在北方运用时可不去肉桂、附子。

二诊:2017年12月30日

患者服药后症状减轻,水肿渐消,四肢冷好转,腰膝酸软,耳鸣,头晕,面色淡白,口干咽干。舌淡,舌苔薄白,脉细。

辅助检查:血肌酐:241μmol/L。

辨证:脾肾两虚,水湿内停。

治法:健脾益气,补肾利水。

选方:防己黄芪汤合归芍地黄汤加味。

处方:黄芪30g,炒白术10g,汉防己6g,当归6g,白芍10g,熟地15g,怀山药15g,茯苓20g,泽泻10g,丹皮10g,枣皮10g,天麻20g,玉米须10g。40剂,水煎服。

讲析:患者是慢性肾病,主症有浮肿,头晕,腰膝酸软,检查血肌酐升高。患者面色淡白,四肢乏力,舌淡,舌苔薄白,脉细,辨为气虚证,治疗需益气。但患者口干咽干,注意不能用过于辛热的药物。此患者是肾气虚,水饮泛滥,需补肾气、化水饮,防止发生浮肿。

三诊:2018年3月17日

患者服药后症状稍有减轻,但水肿反复,现在见:面足浮肿,双下肢胀痛,口干,疲乏,面色淡白,全身畏冷。舌淡,舌苔薄白,脉细弦。

辅助检查:血肌酐:230μmol/L,尿素氮:8.6μmol/L。

辨证:肾阳衰虚,水湿内停。

治法:温补肾阳,益气利水。

选方:防己黄芪汤合济生肾气丸加味。

处方:黄芪30g,炒白术10g,汉防己6g,熟地10g,怀山药15g,茯苓30g,泽泻10g,丹皮10g,桂枝3g,黑附片6g,枣皮10g,川牛膝20g,车前子10g,玉米须10g,天麻15g,木瓜15g。30剂,水煎服。

讲析:中医治肾病需要通过主症特点来辨证,如以浮肿为主,则是肾阳虚、水饮泛滥;以头晕为主,则水不涵木,造成血压高;以腰痛为主,则是肾虚夹湿、夹瘀或者气滞。此患者面足浮肿,浮肿的病机有气虚、湿热、阳虚三种情况,需要鉴别。该患者口不苦,尿不黄,舌苔不黄,脉不数,症状有疲乏、脉细,属于气虚;明显畏冷,面色淡白,属于肾阳虚,阳虚本是气虚的进一步发展。脉弦,说明有点肝阳上亢,血压有波动。故总的辨证是肾气虚夹肾阳衰虚,水湿内停。

四诊:2018年5月26日

患者服药后全身浮肿均已消退、四肢厥冷基本好转,现面色淡白,疲乏。舌苔薄白,脉细。

实验室检查:尿酸、肌酐增高,蛋白尿(++)。

辨证:肾气亏虚,湿浊阻滞。

治法:补肾益气,除湿。

选方:防己黄芪汤合归芍地黄汤加味。

处方:黄芪30g,炒白术10g,汉防己6g,当归6g,白芍10g,熟地15g,怀山药15g,茯苓15g,泽泻10g,丹皮10g,枣皮10g,茯苓皮15g,薏苡仁15g,玉米须10g。30剂,水煎服。

讲析:患者诊断为慢性肾病,以前以一身浮肿,四肢厥冷为主,目前全身浮肿,四肢厥冷基本好转,但是实验室检查指标有血尿酸、肌酐增高,蛋白尿(++),舌苔薄白,脉细。根据舌脉象,寒热偏向不明显,实验室检查指标尿酸高意味着有湿热,容易诱发痛风;蛋白尿(++),血肌酐增高,提示有肾脏损伤,所以现在一方面需要补气除湿,另一方面需要滋养肾脏。患者上一次用方济生肾气丸温补肾阳,现在没有四肢厥冷的症状,因此去掉温阳的济生肾气丸。另外患者面色淡白,考虑轻度贫血,根据以上情况,可以用两个方,第一个是防己黄芪汤,第二个是归芍地黄汤,再加薏苡仁、茯苓皮、玉米须三味药,用于利湿、消肿、控制血尿酸。

五诊:2018 年 7 月 7 日

服药后患者全身浮肿均已消退、四肢厥冷基本好转,近期出现阵发性心慌,疲乏,面部微肿,无明显腰痛,无头晕,饮食睡眠可。舌红苔黄,脉细。

实验室检查:尿潜血(+),蛋白尿(++),肌酐增高。

辨证:肾阳亏虚,水饮内停。

治法:温补肾阳,利水消肿。

选方:防己黄芪汤合济生肾气丸加味。

处方:黄芪 40g,炒白术 10g,汉防己 6g,熟地 15g,怀山药 15g,茯苓 30g,泽泻 10g,丹皮 10g,枣皮 10g,黑附片 6g,川牛膝 20g,车前子 10g,茯苓皮 10g,玉米须 10g,炒枣仁 30g。30 剂,水煎服。

讲析:患者有肾病,是一个阳气虚加水饮的体质,既往以一身疲乏,面足浮肿,手足厥冷为主症,服药治疗后,症状缓解,病情好转。本次以疲乏、面部微肿、阵发性心慌为主症,血肌酐增高无下降趋势,效不更方,需长期治疗,继续选方用防己黄芪汤合济生肾气丸去肉桂,加玉米须、茯苓皮利水消肿,另加炒枣仁养心安神。

现场答疑

学员:半夏止嗽散、玄贝止嗽散、桑贝止嗽散如何区分?

熊教授:止嗽散本出自程钟龄的《医学心悟》,用于治疗风寒引起的咳嗽持久不愈,其病机为风寒外袭,肺气郁闭。其咳嗽的特点有三:一是遇冷则咳,二是咽喉作痒,三是咳嗽有痰。

但是我考虑到程钟龄的止嗽散还不够完善,所以在止嗽散的基础上分别加药,化裁为半夏止嗽散、玄贝止嗽散、桑贝止嗽散。半夏止嗽散主治咳痰稀白痰多,甚至呕逆。玄贝止嗽散主治咳嗽、咽痛、咽干,咳嗽有痰。桑贝止嗽散主治咳嗽有痰,兼有气喘,出现化热的证候。

学员:案例三的患者一身关节疼痛合并头痛用的是散偏汤,天麻止痉散,能不能用麻黄细辛附子汤?

熊教授:首先要搞清楚麻黄附子细辛汤是治疗什么病的。麻黄附子细辛汤和麻黄附子甘草汤,出自张仲景的《伤寒论》少阴病篇。少阴病的诊断要点"脉微细,但欲寐"。这六个字说明是少阴的虚寒证。少阴证有两种,一种是寒化,一种是热化。因为少阴主心肾两经,在肾脏,是寒化证,在心脏,是热化证,所以它有真武汤、附子汤、四逆汤、通脉四逆汤,这是治疗寒化证的。治心的,心烦不得卧,用黄连阿胶汤。除此以外,还有少阴病兼外寒证,这叫少阴与太阳合病,因为少阴与太阳相表里,就是少阴阳虚兼有表寒证,可以使用麻黄附子细辛汤治疗,或用麻黄附子甘草汤。这些知识我们一定要掌握。

为什么要读《伤寒论》呢?因为读了《伤寒论》我们才能学会辨证施治。刚才那个病人是痹证,辨证为风寒湿痹,并不是少阴病的问题,并且是常年的风寒湿痹,导致气血不足,兼证为偏头痛。所以如果用麻黄细辛附子汤就对不上号。我们用方之前,首先应该辨清楚两点要害,即该方治疗什么疾病及疾病的病机。在学习方剂学的时候,应该清楚每个方的主治,熟悉方剂的药物组成及其君臣佐使之间的关系。

学员:请问天王补心丹和炙甘草汤在临床上如何区别运用?

熊教授:《伤寒论》言:"脉结代,心动悸,炙甘草汤主之。"脉搏的搏动是很均匀的,如果搏动有歇止的话,可以见三种脉象:结脉、代脉和促脉。结脉和代脉都是缓中时止,结脉止无定数,代脉止有定数;促脉数中时止,脉一息六至,甚至还快些,六至中偶尔歇止。当寸脉停了,在关脉再来的时候,寸脉才跳,这是代脉,是典型的心气虚衰。

炙甘草汤由炙甘草、干地黄、桂枝、阿胶、人参、麻仁、麦冬及生姜、大枣所组成,其中桂枝温通心阳。天王补心丹治疗心阴虚,而炙甘草汤是补心气的,不是养心阴的。炙甘草汤还有一个名称叫复脉汤,吴鞠通在《温病条辨》中对张仲景的炙甘草汤做了修改,创加减复脉汤,由炙甘草、干地黄、白芍、阿胶、麻仁、麦冬所组成,白芍取代桂枝,治疗温病后期心肾阴虚。

这些知识,应该在学方剂的时候弄明白,否则临床应用就模棱两可。方剂学一定要学得很好,要非常熟练,每一个方都要掌握它的组成,配伍的作用,主治功能,加减变化。

中医治病和西医治病不一样。西医治病基本上依赖的是检验报告单。中医治病依赖于望闻问切之后的辨证分析,这是两个截然不同的方法。因为两者的思维模式和理论体系都不一样,所以我们中医治病必须要看人,光看检验单是不能开处方的。中医必须辨清它的表里寒热虚实。寒热虚实头等重要,表里次之。临床上有些病症往往寒热夹杂,虚实夹杂,因此我们在临床上就要仔细辨清虚实夹杂,是以虚为主,还是以实为主;寒热夹杂是以热为主,还是以寒为主。正衰邪盛应辨清盛衰程度,往往有很多疾病,不是单纯的虚证,也不是单纯的实证;不是单纯的热证,也不是单纯的寒证。还有更复杂的,如虚实真假、寒热真假。有的真热证表现为假寒证,反之亦有真寒证表现为假热证;有的真虚证表现为实象,有的真实证表现为虚象。李中梓讲过"大实有羸状,至虚有盛候"。这些我们在临床上要深入仔细的分析,善于洞察。

　　学好中医不容易,一是诊断的功夫要到位,诊断要敏捷;二是辨证思路要清晰。我经常讲中医临床实践的功夫,不是十年八年就可以的,我从事中医事业 60 多年,从来不敢讲自己的临床经验多么丰富。因为中医这个学科是学无止境的,必须做到老学到老。在临床上,你会经历各种千奇百怪的事情,遇到难题必须动脑筋,多花心血,并且按照中医的思维逻辑和理论知识去想明白,才能选一个准确的方法。如果一时想不明白,那么这个病是治不好的,许多疑难杂症要慢慢来。在这里,提出两点建议,第一要读书,第二要搞临床。勤奋读书,刻苦实践,是中医成才的必由之路。勤奋读书是基础,刻苦实践是过程,只有在这样一个漫长且扎扎实实的过程中,才有望当上工。我希望我们在座的各位都争取当上工。

临床现场教学第 48 讲

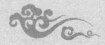

时间：2018 年 7 月 28 日

案例一　腰痛案

钟某,女,48 岁。湖南浏阳人。

患者因腰痛 3 年就诊。

患者 3 年前体检发现"蛋白尿",西医诊断"慢性肾炎",曾口服"肾炎片"治疗,疗效不显。现患者腰酸痛,小便黄,舌淡红,舌苔薄黄,脉细。

辅助检查:蛋白尿(++),潜血(++),血肌酐增高,尿酸增高。

辨证:肾阴亏虚。

治法:滋阴清热。

选方:知柏地黄汤加味。

处方:黄柏 10g,知母 10g,熟地 15g,怀山药 15g,茯苓 15g,泽泻 10g,丹皮 10g,枣皮 15g,杜仲 15g,怀牛膝 15g,菟丝子 15g。30 剂,水煎服。

讲析:西医诊断"肾病",主要是蛋白尿、潜血、血肌酐、尿素氮指标的增高。中医关于肾病的范围很广,肾有主水的功能,也就是主水液的代谢,肾还有主藏精,生髓,主骨的功能。因此,广义的肾病包括了主水、髓、骨的病变,狭义的肾病基本是指肾主水的功能异常,肾气功能减退,水气不化而言。肾主真水,又主相火,临床上需要区分虚实寒热,如肾阴虚、肾阳虚、水气泛溢、肾气虚弱等等。根据患者的主症腰酸,无自汗齿衄,无浮肿,舌苔薄黄,脉细,辨证属于肾阴虚证,有一些虚热。故选方知柏地黄汤,加杜仲、牛膝、菟丝子补肾壮腰以治腰痛。

案例二　月经量多兼血管瘤案

李某,女,31岁。湖南湘潭人。

患者因月经量多5年就诊。

患者月经量多5年,伴疲乏,头晕,面色淡黄,便秘。舌淡红,苔薄白,脉细。

辅助检查:双乳彩超示:左乳低同声肿块,BI-RADS4a级,双乳小叶增生。CT示:肝内多发血管瘤,肝内多发囊肿,脾大、右肾囊肿。

辨证:气血亏虚。

治法:益气补血,兼散结。

选方:加参胶艾汤合二甲散加味。

处方:西洋参8g,当归10g,白芍10g,熟地15g,川芎5g,阿胶珠(蒲黄炒)15g,艾叶炭10g,生牡蛎30g,炒鳖甲30g,火麻仁20g。30剂,水煎服。

讲析:肝内血管瘤以瘀为主,因肝藏血,肝瘀主要在于血。张仲景的鳖甲煎丸、王清任的血府逐瘀汤、膈下逐瘀汤都是可以治疗肝脏肿块的。此患者无腹胀腹痛,没有紫舌,所以不属于瘀。患者主症是疲乏,月经量多,舌淡红,脉细,辨证属于虚证,为气血亏虚。治疗应先解决月经量多,恢复体质,再控制血管瘤。

临床上治病应先分清主次和标本缓急,其次需辨清虚实,不要看到肿瘤、结节就攻下,或活血散结,应当先固本,"正气存内,邪不可干"。如果以虚证为主应当先补虚再祛实邪,如果以实为主应当先祛实邪再补虚。如果虚实夹杂,则辨清以哪一个为甚,以虚为甚则补而攻之,以实为甚则攻而兼补。所以该患者的治疗要先固本,选用张仲景的胶艾汤加参合二甲散。二甲散即是生牡蛎、炒鳖甲,生牡蛎治胁下痞硬,就如消瘰丸中的生牡蛎消积块一样,另有潜阳的作用;炒鳖甲软坚,消积块,不活血,直入肝脏。另患者便秘,加火麻仁通便。

案例三　胃癌案

欧阳某,女,55岁。湖南常德人。

患者因胃脘隐痛1年就诊。

患者1年前西医诊断为"胃癌",但未行手术和化疗。现患者胃部硬满,进食后胃脘痛,呕逆,口苦,大便秘结,形体消瘦。舌边紫,舌苔黄腻,脉滑。

辅助检查:胃组织病理切片示:印戒细胞癌。

辨证:痰热阻滞夹瘀。

治法:清热化痰,祛瘀散结。

选方:大黄温胆汤加味。

处方:大黄 4g,陈皮 10g,法半夏 10g,茯苓 20g,枳实 10g,竹茹 10g,三棱 10g,莪术 10g,甘草 6g。20 剂,水煎服。

讲析:近些年来,占位性病变发病率高,肝脏、胆囊、胰腺的肿瘤恶性程度高,预后差。该患者的主症是胃痛,呕逆,经过辨证属于痰热阻滞夹瘀,故用大黄温胆汤清热化痰,加三棱、莪术祛瘀散结。患者胃癌病情严重,建议中西医结合治疗。

案例四　带下案

李某,女,31 岁。湖南娄底人。

患者因黄带多就诊。

患者黄带多,疲乏,有生育二胎的需求。舌苔薄黄,脉细数。

既往有"子宫内膜多发性息肉"手术史。B 超示:宫颈囊肿。

辨证:脾气亏虚,湿热下注。

治法:养肝健脾,清利湿热。

选方:易黄汤加参合当归芍药散加减。

处方:西洋参 8g,黄柏 10g,芡实 15g,怀山药 15g,白果 8g,车前子 10g,当归 6g,白芍 10g,川芎 6g,炒白术 10g,茯苓 20g,泽泻 10g。20 剂,水煎服。

讲析:宫颈、卵巢囊肿最易导致盆腔积液,也可导致腹痛,比较容易治疗,"囊肿者,水也",若有寒饮水积,则温阳化水;若血瘀水积,则祛瘀化水。子宫肌瘤难治,如果月经量越多越不好治疗,因为肌瘤需要活血祛瘀,散结消积,但治疗基本都离不开活血药,如桂枝茯苓丸,有桃仁活血,有增多月经量的副作用。

黄带多属于湿热下注所致,选方用傅青主的易黄汤清热利湿;张仲景的当归芍药散主要是养肝血,健脾利水,运用的是养肝扶土,防止水湿过多的原理。两方合用一是控制囊肿,防止盆腔积液;二是促进受孕。该患者脉细,疲乏,属于气虚,则应补气,故加人参。

案例五　面瘫案

李某,女,34 岁。湖南湘潭人。

患者因"左侧神经瘤"术后口眼㖞斜 5 年就诊。

患者于 2013 年 9 月诊断为"神经鞘瘤",行手术治疗,术后出现面部口眼㖞斜,左眼视物模糊,畏光,经常发红,左耳鸣耳聋,伴左侧面部肌肉麻木,咀嚼功能障碍,口中多涎,大便秘结。舌苔薄黄腻,脉细滑数。

辨证:肝风痰热。

治法:清热化痰,息风止痉。

选方:栀子清肝饮、菖蒲葛根温胆汤合天麻止痉散加味。

处方:栀子 10g,丹皮 10g,黄芩 10g,生地 10g,当归尾 10g,赤芍 15g,川芎 6g,柴胡 10g,菊花 10g,陈皮 10g,法半夏 10g,茯苓 15g,枳实 10g,竹茹 10g,酒大黄 4g,葛根 30g,石菖蒲 20g,天麻 20g,僵蚕 30g,全蝎 5g,甘草 6g。30 剂,水煎服。

讲析:患者的主症有三:一是左眼失明,目赤;二是耳鸣耳聋;三是面部麻木,面口㖞斜,由术后损伤神经所致,治疗难度比较大。面部麻木、面口㖞斜,属于风伤经络;左眼失明、目赤、左目突属于肝火、肝风。耳鸣耳聋,属于肝火犯逆;口中有痰涎属于有痰饮;舌苔黄腻、脉细滑数、大便秘结、口苦,均属于肝火。四诊合参通过分析辨证为肝风、肝火、痰热所致,故用栀子清肝饮清肝火,温胆汤清化痰热,加石菖蒲开窍。天麻止痉散祛风止痉,专治面口㖞斜。为什么不用牵正散治疗面口㖞斜?乃因方中有白附子,性温,故不用。

案例六　盗汗案

王某,女,46 岁。湖南娄底人。

一诊:2018 年 4 月 23 日

患者因冬季盗汗 8 年就诊。

患者潮热盗汗,冬发夏止,兼口干,失眠,但无手足心热,无口苦、心烦。舌淡红,舌苔黄,脉细数。

辨证:阴虚内热。

治法:滋阴清热。

选方:当归六黄汤合三甲散加味。

处方：黄芪 40g，当归 6g，熟地 15g，生地 10g，黄连 5g，黄芩 10g，黄柏 5g，炒龟板 30g，煅龙骨 30g，煅牡蛎 30g。20 剂，水煎服。另包：桑叶 200g（碾粉）米汤冲服，早晚分服。

讲析：汗证有自汗、盗汗，自汗一般是气虚所致，盗汗的病机有阴虚盗汗、湿热盗汗，而临床多见是阴虚盗汗。该病人冬天盗汗厉害，因为盖的被子多，一发潮热，就盗汗，所以是虚证不是湿热，若是湿热，则热天盗汗会严重些。舌苔黄，脉细数也是阴虚内热之征，故该病人辨证属于阴虚盗汗，选方用当归六黄汤合三甲散加味以滋阴清热，收敛止汗。

二诊：2018 年 5 月 26 日

患者经治疗后稍有好转，仍盗汗，伴有潮热、口苦口干，另有乳房结节，月经提前，量少，经前乳房胀痛。舌淡红，舌苔薄黄，脉细而弦。

辨证：肝气郁结，阴虚火旺。

治法：疏肝解郁，滋阴降火。

选方：疏肝消瘰丸合大补阴丸加味。

处方：玄参 10g，浙贝母 30g，生牡蛎 30g，煅龙骨 30g，当归 6g，赤芍 10g，川芎 6g，柴胡 10g，香附 15g，郁金 15g，青皮 10g，橘核 15g，熟地 10g，黄柏 10g，知母 15g，炒龟板 30g，甘草 6g。30 剂，水煎服。

讲析：该患者盗汗有 8 年之久，必然会缠绵反复，其特点是冬甚夏轻，伴有潮热、口苦口干，经过前诊用药后盗汗的症状稍有缓解，初诊时脉细而数，而现在脉细而弦。现 B 超检查示：乳房结节。且有经前乳房胀痛症状，所以本次以治疗乳房结节为主，兼治盗汗。

中医所讲乳腺疾病主要有乳癖和乳岩，乳癖包括了乳腺小叶增生、乳腺纤维瘤和乳腺囊肿，乳癖多由气、痰、瘀三者组成；乳岩就是乳腺癌，触诊为较大的硬块，有结节，不能移动，该患者首先可以排除乳岩。足厥阴肝经循行经过乳房，肝主气机疏泄，气机郁滞就容易造成乳房结节，女性常见。患者舌下脉络颜色较浅，可以判断瘀阻不明显，同时月经量少，结合舌脉象可以确定为以气机郁滞为主。

患者有盗汗病史，又要治疗乳房结节，如何选方呢？《素问·标本病传论》曰："谨察间甚，以意调之。间者并行，甚者独行。"就是要谨慎地审查病症之间的关系，孰轻孰重，在标本俱病而两者相差不多时，可以同时治疗；如果相差甚远，哪一个疾病严重，就先治疗哪一个。《金匮要略》曰："夫病痼疾，加以卒病，当先治其卒病，后乃治其痼疾也。"指治病应分先后、缓急、轻重。患者的盗汗是痼疾，现在又出现乳腺小叶增生，盗汗稍有好转，因此"间者并行"，两者可以同时治疗。可以用两个方,第一个方是疏肝消瘰丸,疏肝理气、化痰、祛瘀,治疗乳中结节,第二个方是大补阴丸滋阴降火,加煅龙骨收敛止汗治疗盗汗。

三诊:2018 年 7 月 28 日

患者服药后双侧乳房增生减轻,腋下淋巴结肿大基本已消,但仍有盗汗,伴自汗,兼寐差,月经先期、量少。舌苔薄黄,脉细略数。

辨证:阴虚兼气虚。

治法:滋阴清热,益气固表。

选方:人参龙牡散合当归六黄汤加味。

处方:西洋参 10g,煅龙骨 30g,煅牡蛎 30g,黄芪 30g,当归 6g,生地 10g,熟地 10g,黄连 3g,黄柏 10g,黄芩 10g,炒枣仁 30g,炒浮小麦 30g。30 剂,水煎服。

讲析:病人辨证属于阴虚潮热盗汗,病已 8 年不愈,需较长时间的治疗,仍然用当归六黄汤。此次伴有自汗,乃有气虚之征,故合用人参龙牡散益气收敛止汗。

患者兼症为失眠,张仲景曰:"虚劳虚烦不得眠,酸枣仁汤主之。"酸枣仁养心安神治疗失眠。但是需注意枣仁有生枣仁和炒枣仁两种不同,生枣仁主要治疗多眠,炒枣仁治疗失眠,二者截然不同。

案例七　肝癌案

易某,男,50 岁。湖南株洲人。

患者因发现右胁下积块 1 月就诊。

患者 1 月前出现胃脘、右胁下胀满,西医检查诊断为"肝癌,腹腔积液"。现患者胃脘、右胁下胀满疼痛,口苦,小便黄,大便时溏,纳差。舌边紫,舌苔黄腻,脉弦数。

辅助检查:CT 示:肝右叶低密度肿块,腹腔少量积液。

辨证:肝胆湿热,瘀积胁下。

治法:清利湿热,活血散结。

选方:二金汤合二甲散、金铃子散加减。

处方:鸡内金 20g,海金沙 15g,厚朴 20g,猪苓 15g,大腹皮 10g,通草 6g,黄连 5g,生牡蛎 30g,炒鳖甲 30g,川楝子 10g,延胡索 10g。30 剂,水煎服。

讲析:问诊要单刀直入,中医的"十问歌"是问诊提纲,西医检查可以帮助我们有针对性地询问。患者现胃脘胀满,需防止腹水。吴鞠通的《温病条辨》云:"黄疸,腹胀,二金汤主之。"二金汤可以治腹水,清肝胆湿热。因为患者大便溏,故加用黄连;选用二甲散活血散结消积块;金铃子散行气止痛,加强止痛力度。

案例八　眩晕案

殷某,男,64岁。湖南株洲人。

患者因反复头晕10年就诊。

患者有"高血压""慢性阻塞性肺疾病"病史,头晕反复发作10年,近2年来出现浮肿,尿少,气喘,西医诊断为"①高血压、高血压肾病、慢性肾功能不全(尿毒症期)②慢性阻塞性肺疾病"。现症见:头晕,面部浮肿,头部汗出,肢体麻木,气喘,咳嗽。舌苔黄腻,脉弦数。

辅助检查:血肌酐431.4μmol/L,尿蛋白(++),隐血(+)。

辨证:肾水不足,风阳上亢兼痰热。

治法:平肝潜阳息风,化痰平喘。

选方:天麻钩藤饮合桑贝散、三甲散加味。

处方:桑白皮20g,浙贝30g,天麻20g,钩耳20g,石决明20g,黄芩10g,栀子6g,桑寄生10g,益母草10g,夜交藤10g,杜仲15g,川牛膝15g,茯苓10g,生牡蛎20g,生龙骨20g,炒龟板20g,甘草6g。30剂,水煎服。

讲析:此患者的证型属于肾水不足,风阳上亢,按道理要用滋水涵木法,息风潜阳。但患者有咳嗽气喘,痰热阻肺之象,且患者脉弦数,舌苔黄腻,提示有肝风、痰热。如果按照滋水涵木法,滋水就是滋阴,这样就会助长痰热,所以不宜用滋水涵木法。选用天麻钩藤饮平肝潜阳息风,加生牡蛎、生龙骨、生龟板重镇潜阳,合用桑贝散化痰平喘。

案例九　头痛案

伍某,女,51岁。湖南娄底人。

患者因头痛头晕20年就诊。

患者有头痛头晕病多年,西医诊断为"脑动脉硬化,脑供血不足"。现仍头痛,头晕,畏风,不能吹风扇、空调,伴四肢冷,大便稀。舌淡,舌苔薄白,脉细缓。

辨证:气虚头痛。

治法:益气升清,祛风止痛。

选方:顺气和中汤加味。

处方:党参 15g,黄芪 30g,炒白术 10g,升麻 3g,陈皮 10g,当归 6g,白芍 10g,川芎 10g,细辛 3g,柴胡 10g,防风 10g,蔓荆子 10g,天麻 20g,葛根 30g,炙甘草 10g。20 剂,水煎服。

讲析:顺气和中汤出自《卫生宝鉴·卷九》,药物组成有黄芪、人参、甘草(炙)、白术、陈皮、当归、白芍、升麻、柴胡、细辛、蔓荆子、川芎,主治气虚头痛,痛不可忍,昼夜不得眠,恶风怕冷,不喜饮食,气短懒言,六脉弦细而微。该患者辨证属气虚头痛,顺气和中汤乃能益气升清,祛风止痛,方证合拍。

现场答疑

学员:现代医学研究龙胆草、滑石、车前子对肾脏有损伤,那么在治疗肾病患者祛湿热时,用这些药对患者的肾脏有损害吗?

熊教授:针对这个问题,我想回答三点:

第一,中医与西医两者的用药模式不同。西医用药用的是单味药,中医用药用的是组方,即方剂,需要药物配伍。方剂的药物配伍里讲究七情相和,中药配伍之间的关系有单行、相须、相使、相畏、相杀、相恶、相反。通过药物配伍,可以起到很多调节作用,并不是单纯地使用单味药的作用。因此中医和西医用药的基本模式和概念都不一样,如果只是单纯地研究单味药对疾病的影响,是一个误区。

第二,中医使用中药治病,既不是单纯地用单味药,也不是长期服用某一味药物。某一味药,单独长期使用毫无疑问存在或多或少的损伤,因为用久则产生脏气偏盛,《素问·至真要大论》曰:"久而增气,物化之常也,气增而久,夭之由也。"意指饮食无节制导致脏气偏盛,更何况药物呢?过去有西医研究中医的龙胆草伤肾,但是你会每天都使用龙胆草吗?龙胆泻肝汤用于治疗肝经的湿热,是治疗病毒性疾病的一个特效药方。虽然效果明显,但是不可以长期使用,久则生变。看待问题要客观,片面甚至带有偏见的做法是不可取的。

第三,《黄帝内经》曰:"有故无殒,亦无殒也。"殒,指损伤的意思,即你原本患有某种疾病,用药时是针对疾病治疗的,对人体不会造成损伤。亦无殒也,指甚至是孕妇在用药治疗疾病的时候,对胎儿都不一定会有损伤。当然,用药的时候需遵守基本准则,《黄帝内经》言:"大毒治病,十去其六;常毒治病,十去其七;小毒治病,十去其八;无毒治病,十去其九。谷肉果菜,食养尽之。无使过之,伤其正也。"这里思考为什么是十去其九,而不是十去其十?因为还剩下的一点,通过饮食调养,恢复人体的正气,剩下的余毒便可以解除殆尽。不要用药太过，以免伤及人体的正气，这便是古人给我们确立的用药法则。

总而言之，不可片面地看待单味药对治疗疾病的影响，不要轻易相信不是从中医用药法则、中医思维出发的所谓研究结论。

学员：什么情况下用茵陈术附汤治疗黄疸之阴黄？

熊教授：张仲景讲黄疸的原因有二，一为"瘀热在里，身必发黄"；二为"黄家所得，从湿得之"。因此，黄疸的病理因素主要是热、湿和瘀。茵陈蒿汤和栀子柏皮汤功用退黄、清湿热，鳖甲煎丸祛瘀，治胁下癥块，兼治黄疸。张仲景的茵陈四苓散、茵陈蒿汤、栀子柏皮汤都是治疗黄疸的主方，功效都是清利湿热，另外有鳖甲煎丸、硝石矾石散用于祛瘀。在临床上，黄疸病久，出现典型的阳虚症状，畏寒肢冷，舌苔白，脉细，称为寒湿发黄，有典型的寒湿表现，方能用茵陈术附汤，这种情况在临床上较为少见，一般情况下不可轻易使用茵陈术附汤。黄疸日久，无论是阴黄、阳黄还是湿热发黄，往往出现黑疸，但是不要出现黑疸后就误认为阴黄，事实上很多都是在阳黄的基础上出现的黑疸。黑疸为有瘀，肝为血脏，储藏血液，肝血瘀阻出现黑疸，因此这时的重点是祛瘀，不应使用茵陈术附汤。茵陈退黄，白术祛湿，附子温阳，湿郁日久造成阳虚，寒湿发黄的阴黄才能使用茵陈术附汤。

学员：案例六盗汗的病人为什么不用糯稻根、麻黄根止汗？

熊教授：中医治病是辨证论治，不是用单味药治病的，虽然重视单味药的作用，但更重要的是主方和辨证。麻黄根止汗不是治疗热证所致出汗，更不是治疗虚热所致的汗证，麻黄根是治气虚自汗的。另外，运用麻黄根有一注意事项，麻黄根制作不当，若根上连有麻黄须，则不能止汗。案例中的患者王某，舌苔黄，脉细数，辨证属于阴虚内热，故仍用当归六黄汤滋阴清热以治本，为加强疗效，加用桑叶止汗。桑叶止汗的功效，来自一医案的验方，验方云"冬桑叶、米饮和服治盗汗"。

临床现场教学第49讲

时间:2018年8月27日

案例一　肺癌案

汤某,女,72 岁。湖南衡阳人。

患者因咳嗽、咳痰兼气喘 1 月余就诊。

患者近 1 月来反复咳嗽,咳痰,声音嘶哑,逐渐出现呼吸困难,精神疲乏。西医检查发现"肺部占位性病变"。现症见:喉中多痰,时咳嗽,气喘,声嘶,胸闷,精神疲乏。舌淡红,苔薄白,舌根部薄黄,脉细而滑。

辨证:气虚痰阻,肺气上逆。

治法:益气祛痰,降气平喘。

选方:玄贝桔甘汤合二陈汤、葶苈大枣泻肺汤加味。

处方:党参 15g,蛇舌草 15g,玄参 10g,浙贝 30g,桔梗 10g,陈皮 10g,法半夏 10g,茯苓 30g,葶苈子 10g,甘草 6g,大枣 6g。20 剂,水煎服。

讲析:肺部占位性病变的症状很多,主要有咳嗽,气喘,咳血,声音嘶哑,胸痛,胸闷等。有的病人以胸痛为主,有的以气喘为主,有的以咳嗽为主,有的以咳血为主。此病人的主症是气喘,痰多,声音嘶哑,胸闷。

我们在诊治此病时首要分清虚实寒热。有的病人是实证,以痰热夹瘀为主,多形体壮实;有的病人是虚证,精神疲乏,食纳较差,多体质较弱;有的是火证,舌苔黄腻,脉象滑数,咳吐黄痰,甚至于咳血;有的则偏于寒证,吐白痰,口不渴,舌苔薄白。寒热虚实必须分清楚,我们不能把西医检验的报告单作为我们开处方的依据,道理就在这里。此患者一则舌苔薄白,脉不数,非热证;二则体质较弱,精神较疲乏,脉细滑,侧重于虚证。喉中多痰,气喘,显然是痰饮壅肺。故其病机为痰饮兼气虚。治此类病证，一要补虚，二要化痰，故用二陈汤、玄贝桔甘汤利咽化痰，葶苈大枣泻肺汤降气平喘。

另外，此病最易引起胸腔积液，为防积水，茯苓重用至 30g，既可化痰，还可利水，防止水饮的产生。

案例二　干燥症案

陈某,女,38 岁。湖南衡阳人。

一诊:2018 年 3 月 17 日

患者因口鼻咽干 4 年就诊。

患者有"干燥综合征"病史 4 年,目前口服强的松 5mg/d。现口鼻咽干,眼干,心悸,失眠,时有胃痛,易泄泻,易疲劳。舌苔薄黄,脉细略数。

既往有"慢性胃窦炎"病史。

辨证:肺胃阴虚。

治法:滋养肺胃。

选方:加参甘露饮加味。

处方:西洋参 6g,炒枣仁 20g,枸杞子 30g,乌梅 10g,麦冬 20g,天冬 10g,黄芩 10g,石斛 10g,炙枇杷叶 10g,枳壳 6g,甘草 6g。30 剂,水煎服。

讲析:"干燥综合征"是西医病名,属于风湿免疫系统疾病,中医辨证主要依据患者的症状。中医讲阴虚、津亏都可出现干燥症状,表现为口鼻咽干、眼干、阴部干、大便干、皮肤干等。五脏都有阴虚,但中医辨证应辨清肺阴虚、(脾)胃阴虚、肝肾阴虚、心阴虚的不同。此患者主要表现为口鼻咽干,舌苔薄黄,脉细而数,辨证属于肺阴虚兼有热。患者检查显示有"胃窦炎",有胃痛症状,兼有胃阴虚,所以证型是肺胃阴虚。尽管有眼干,但并没有严重的手足心热,肝肾阴虚不明显,故治疗以滋养肺胃之阴为主,用甘露饮治疗。兼证有疲乏,心悸,眼干,加用西洋参、炒枣仁、枸杞,又称为"加参甘露饮",嘱咐患者不能食上火的食物(如油炸的、烧烤、炒零食等)。因为患者大便易溏泄,故去玄参、生地,加乌梅酸涩,一以防腹泻,一以生津液。

二诊:2018 年 4 月 23 日

患者服药后口干、咽干、鼻干、眼干有所减轻。舌红,苔薄黄,脉细数。

辨证:肺胃阴虚。

治法:滋阴清热。

选方:加参甘露饮加味。

处方：西洋参 8g，玄参 10g，生地 10g，麦冬 20g，天冬 10g，黄芩 10g，石斛 10g，枸杞 30g，砂仁 10g，甘草 6g。30 剂，水煎服。

讲析：干燥综合征的临床症状主要是窍道干涩。人有上窍下窍，共九窍，《黄帝内经》讲"九窍为水注之气"，九窍是需要水来滋润的。如果身体功能衰退，会引起九窍干涩，有的是以上窍为主，有的是以下窍为主。大便干需按便秘辨证论治；阴干主要指女子而言，往往是肝肾两经的问题；眼干，主要是肝经的问题，目为肝之窍；咽干，因咽与喉相连的，《黄帝内经》云"喉主天气，咽主地气"，喉司呼吸主天气，咽纳水谷，"水谷者，地气也"，咽主地气，喉与肺气相通，咽与胃气相通，咽喉是肺胃之门户，故咽喉干是肺胃两经的病变；鼻干，"鼻者肺之窍也，肺气通于鼻"；"口唇者，脾之官也，脾开窍于口"。故上窍口鼻咽干以肺胃为主，目干以肝为主。

临床上咽干的病机又有以下几种情况：一是阴虚所致，阴虚的特点是舌红少苔或无苔；二是湿热所致，湿热可见舌苔黄腻；三是火热所致，火热的特点有口苦，口渴喜冷饮，大便秘结；四是阳虚所致，气化功能减弱，水气不能蒸腾，故表现为咽干，上腭干燥，不渴或渴喜热饮，舌苔白，四肢冷，病位主要在肾；五是一个特殊病症，大家知道《伤寒论》的五苓散是利水的，其中桂枝温阳化气，五苓散的主症之一是口渴，原因就是饮邪停聚，水气不能蒸腾而导致咽干口渴，故通过化气利水而不致水饮停聚。

消渴病主症是口干，口干基本上是以阴虚为主，也有阳虚，如《金匮要略》："男子消渴，小便反多，以饮一斗，小便一斗，肾气丸主之。"口渴、口鼻咽干看似简单，临床辨证却有这么多种复杂的情况，需仔细分辨。中医治病难就难在患者病情复杂，难于辨证。该病人虽无典型阴虚症状，但其舌红，苔薄，根部才有苔，辨证属于肺胃阴虚有热。临床上治疗阴虚的病证时必须询问患者的大便情况如何？因为滋阴之品有润肠的作用，如果大便溏就会加重腹泻，所以需要慎重。患者脉细，面色淡白，精神疲乏，属气阴两虚，原用"加参甘露饮"有效，效不更方，续用加参甘露饮，加枸杞补肝肾治疗眼干，砂仁防止泄泻，患者气虚，不宜用枇杷叶、枳壳，因为两者均有降气的作用。

三诊：2018 年 5 月 26 日

患者前两次就诊予以"加参甘露饮加味"治疗后症状均有缓解，现症见：口鼻咽、阴部干，胃痛，腹胀，嗳气，欲呕，疲乏，近日大便溏泄，经期头晕，胸闷，月经量少，平日颈胀。舌苔薄黄，脉细略数。

辨证：气阴两虚。

治法：益气养阴。

选方:加参甘露饮合橘皮竹茹汤加味。

处方:西洋参片 8g,麦冬 30g,天冬 10g,生地 10g,玄参 10g,黄芩 10g,石斛 10g,炙枇杷叶 10g,橘皮 10g,竹茹 10g,枳壳 10g,天麻 15g,葛根 20g,砂仁 10g,甘草 6g。30 剂,水煎服。

讲析:该患者以口鼻咽以及阴部干燥为主症,兼有胃痛腹胀,近日大便溏泄,经期有头晕、胸闷,平日颈部胀痛不适,疲乏,这是典型气虚加阴虚的表现。针对主症选用加参甘露饮,甘露饮养肺部阴液治疗口鼻咽以及阴部干燥。因脉细、疲乏,是气虚的表现,所以加西洋参补气。针对兼症选用橘皮竹茹汤,治疗胃部胀痛,嗳气,反胃。另经期头晕,毫无疑问是血虚生风头晕,加天麻,因平日颈胀加葛根。另外该患者近日大便溏泄,因方中有麦冬、天冬、生地、玄参大量滋阴的药物,为了防止大便更加溏泄,所以需加用一味砂仁。

四诊:2018 年 7 月 7 日

患者服药后症状均有缓解,口鼻咽干、胸闷恶心明显好转,口干已消退,现心悸怔忡,疲乏,睡眠欠佳,颈项胀,头晕,大便已正常。舌淡红,苔薄黄,脉细数。

辨证:心阴亏虚,心神失养。

治法:益气养阴,宁心安神。

选方:天王补心丹加味。

处方:西参片 10g,丹参 10g,麦冬 30g,天冬 10g,炒枣仁 30g,炙远志 10g,柏子仁 10g,茯神 15g,五味子 6g,葛根 30g,天麻片 15g,砂仁 6g。30 剂,水煎服。

讲析:患者上次用方为加参甘露饮合橘皮竹茹汤,服药后肺胃阴虚的症状明显改善,但仍有气虚。而现在的主症是心悸怔忡,舌苔薄黄,脉细数,辨证为心阴虚,虽然还有肺阴虚,但重点还在心,治疗用天王补心丹益气养阴,宁心安神。有颈项胀、头晕,加葛根、天麻片;去玄参、生地,加砂仁防止腹泻。

五诊:2018 年 8 月 27 日

患者服药后症状明显缓解,但仍有鼻干、眼干、口干、易疲劳,心悸,畏冷,怕风,咳嗽,咽喉痛,胃痛,纳食减少,易腹泻,大便每日 3~4 次,小便正常。舌红,苔黄厚腻,脉细而数。

辨证:气阴两虚,肠中湿热。

治法:益气养阴,清热利湿。

选方:玄麦甘桔汤合连朴饮加味。

处方:玄参 10g,麦冬 30g,浙贝母 20g,桔梗 10g,黄连 5g,厚朴 15g,葛根

30g,花粉 15g,炒枣仁 30g,甘草 6g。30 剂,水煎服。

讲析:患者原患干燥综合征,首先考虑阴虚。口干、鼻干、咽干为肺胃阴虚,而眼干为肝阴虚。阴虚的特点必然有舌红,少苔,更甚则舌红无苔。此患者脉象细而数,且伴疲乏,则兼有气虚。但患者舌苔黄厚腻,咽喉痛,不符合阴虚特点,应夹有湿热,湿热在肠胃,表现为易发腹泻,大便每日 3~4 次。因此,患者并非单纯阴虚,而是虚实夹杂。我们要善于解决虚实夹杂的矛盾。如果此患者一味补虚,生津养液,腹泻会加重。如果专清湿热,用辛寒苦燥药,则会伤阴损液,所以在这种情况下要兼顾好两者的矛盾。此次病人主症为咳嗽、咽痛,所以用玄麦甘桔汤养阴利咽,同时合用连朴饮清利湿热,加葛根、花粉生津止渴;加炒枣仁安神定悸。如用大量的生地、熟地、天冬、麦冬会加重患者泄泻,所以不能大量用。

补充一点,葛根具有发表解肌、升阳止泻、透疹、生津止渴的作用。葛根黄芩黄连汤中葛根的作用就是升津,使水气上升而止泻。葛根还有一个特殊作用是入阳明经、太阳经,可以治颈部胀痛、前额头痛。《伤寒论》云:"太阳病,项背强几几,无汗,恶风,葛根汤主之。"

案例三 小儿黄疸臌胀案

严某,男,10 岁。广东惠州人。

一诊:2017 年 8 月 19 日

患儿因目黄、尿黄、腹胀 9 年余就诊。

患儿足月出生后黄疸不退,日渐严重,并肝脾肿大,诊断为"胆道闭锁",7 个月时行"胆道复通术",术后症状明显改善,但血清谷丙转氨酶一直在 200U/L 以上,血清总胆红素 43μmol/L 以上,以直接胆红素增高为主,数值在 30μmol/L 以上,西医诊断为"瘀胆型慢性阻塞性肝病综合征"。患儿每次因上呼吸道感染后黄疸加重,半月前查尿常规示"隐血"。现症:腹胀硬满,右侧明显肿大,目黄,面色淡黄,尿黄,形体消瘦。舌边紫,舌下脉络迂曲,舌苔薄白腻,脉细滑。

彩超(2017 年 8 月 9 日):脾肿大。

辨证:湿热瘀阻。

治法:清利湿热,化瘀消肿。

选方:茵陈二金汤合二甲散。

处方:茵陈 20g,鸡内金 15g,海金沙 15g,厚朴 15g,猪苓 10g,大腹皮 10g,通草 6g,生牡蛎 15g,炒鳖甲 15g。30 剂,水煎服。

讲析:黄疸者,湿热也。二金汤出自吴鞠通的《温病条辨》,"黄疸腹胀,二金汤主之"。患儿腹部硬满,说明有瘀积在血分,出现肝脾肿大。舌边紫,舌下脉络迂曲也是血瘀的表现。二金汤只能退黄、清湿热利水,不能祛瘀,故再加用二甲散祛瘀散结,治疗肝脾肿大。

二诊:2017 年 9 月 18 日

患儿前诊予"茵陈二金汤合二甲散"治疗后黄疸稍好转,目微黄,腹胀硬满,左侧明显肿大,鼻衄。舌苔白腻,脉细而略数。

辨证:湿热瘀阻。

治法:清肝瘀,利水湿。

选方:茵陈二金汤合二甲散加味。

处方:茵陈 15g,鸡内金 15g,海金沙 15g,厚朴 15g,猪苓 10g,大腹皮 10g,通草 5g,生牡蛎 15g,炒鳖甲 20g,三棱 6g,莪术 6g,牡丹皮 10g,栀子炭 8g。30 剂,水煎服。

讲析:患儿第一次就诊时有两大问题:第一是黄疸,症见目黄、身黄、小便黄,尤其是目黄;第二是腹胀而硬满。西医检查有"谷丙转氨酶增高,肝脾肿大、肝硬化"。此次就诊黄疸已好转,目微黄,右侧腹部硬满好转,左侧腹部仍硬满,说明脾肿大。黄疸易造成肝硬化、脾肿大,而且黄疸消退以后容易出现黑疸。因此需进一步消腹胀,消除脾肿大,防止出现黑疸,重点治肝,清肝瘀,利水湿,用二金汤合二甲散。脉细而略数,有齿衄、鼻衄,乃火热之象,加丹皮、栀子炭清肝火,凉血止血;加茵陈退黄疸;加三棱、莪术散结。

三诊:2017 年 10 月 28 日

患儿服药后黄疸显消、腹部硬满渐消,食纳增加,但仍口苦,面色黯。舌苔薄黄,脉细滑数。

辨证:湿热瘀阻。

治法:清肝瘀,利水湿。

选方:茵陈二金汤合二甲散加味。

处方:茵陈 15g,鸡内金 15g,海金沙 10g,厚朴 15g,猪苓 10g,大腹皮 10g,通草 6g,生牡蛎 15g,炒鳖甲 20g,三棱 5g,莪术 5g,牡丹皮 10g,栀子炭 8g,赤芍 10g。40 剂,水煎服。

讲析:患者第一次就诊时症状是腹胀如鼓,青筋暴露,有黄疸,中医诊断为"臌胀"。通过治疗黄疸基本已消,腹胀减轻,但是转氨酶指标并没有达到正常。现在患者面部发黯,肝脾肿大容易出现黑疸,以眼圈为突出点。肝脾肿大的病因是瘀和水饮,常出现水瘀互结。水饮表现为腹部振水音,水肿;瘀表现为面部发黯,唇紫黯,青筋暴露。肝脾肿大的病因常常是湿热,湿热容易伤肝、伤脾。因此,患者需祛瘀、利水、清湿热,可运用茵陈二金汤,合二甲散软坚散结。加三棱、莪术软坚破积,《药性赋》曰:"三棱破积,除血块气滞之症。"但三棱、莪术均属于峻猛之药,要根据年龄、体质运用;加丹皮、赤芍防止发生黑疸,进一步辅助二甲散祛瘀;加茵陈清热利湿退黄。

四诊:2017 年 12 月 30 日

患儿服中药后黄疸已消,腹部硬满减轻,食纳增多,口不苦,面部轻微发黯,偶有鼻衄,近段咳嗽,痰多。舌苔黄腻,脉滑。

辨证:湿热瘀阻。

治法:清利湿热,化瘀消积。

选方:茵陈二金汤合二甲散加味。

处方:茵陈 15g,鸡内金 15g,海金沙 10g,厚朴 15g,猪苓 10g,大腹皮 10g,通草 6g,三棱 6g,莪术 6g,生牡蛎 15g,炒鳖甲 20g,丹皮 10g,栀子炭 8g,白茅根 10g,浙贝 20g。30 剂,水煎服。

讲析:患儿目前黄疸基本消退,并发的黑疸也在消减,腹部硬满程度减半,舌苔黄腻,脉滑,仍属湿热阻滞中焦,舌边紫为瘀,故治疗需进一步清湿热、化瘀消积。仍选用茵陈二金汤合二甲散治疗。因为患儿面部发黑,时有鼻衄,故加用丹皮、栀子炭、白茅根清热凉血止血;加浙贝母化痰。

五诊:2018 年 3 月 17 日

患儿近日因感冒发热、咳嗽又出现腹部硬满加重,以左侧为甚,食少,目中微黄,大便干,晨尿黄。舌边紫,舌苔薄黄腻,脉滑。

腹部 B 超(2018 年 3 月 14 日)示:脾肿大;肝功能检查示:谷丙转氨酶由原 250U/L 已降至 158U/L。

辨证:风热犯肺。

治法:疏风清热,宣肺止咳。

选方:玄贝止嗽散、翘荷汤加味。

处方:玄参 10g,浙贝 15g,连翘 10g,薄荷 10g,栀子 8g,杏仁 8g,桔梗 10g,炙紫菀 10g,百部 10g,白前 10g,陈皮 10g,荆芥 10g,矮地茶 10g,甘草 6g。5 剂,水煎服。嘱此方先服,待发热咳嗽愈后再服下方 30 剂。

辨证:湿热内停,水瘀互结。

治法:清化湿热,化瘀消积。

选方:茵陈二金汤合二甲散加减。

处方:茵陈 15g,栀子炭 8g,丹皮 10g,鸡内金 15g,海金沙 10g,厚朴 20g,猪苓 10g,大腹皮 10g,通草 6g,三棱 6g,莪术 6g,生牡蛎 15g,炒鳖甲 15g。30 剂,水煎服。

讲析:患儿服药后黄疸已消,腹胀减轻,但此次左侧腹部硬满加重,目中微黄,舌边紫,说明有瘀,另外症状有目黄,晨尿黄,说明有热。所以辨证为水瘀互结有热,病在肝脾,治疗关键是消除脾肿大。但由于近日患者感冒咳嗽,急则治其标,故先用玄贝止嗽散治疗。

六诊:2018 年 4 月 23 日

患儿服药后黄疸已消,但仍腹胀满,小便黄,面部发青,眼圈发黯,发热时出现鼻衄。舌下紫筋,舌苔黄白腻,脉细滑。

辨证:湿热夹瘀。

治法:清热利湿,活血消瘀。

选方:二金汤合二甲散加味。

处方:鸡内金 15g,海金沙 15g,厚朴 20g,猪苓 10g,大腹皮 10g,通草 6g,炒鳖甲 20g,生牡蛎 20g,三棱 6g,莪术 6g,赤芍 10g,丹皮 10g,栀子炭 8g。40 剂,水煎服。

讲析:患儿今天是第六次就诊,现在患儿黄疸已消,仍腹胀、硬满,眼圈发黯,黄疸后的眼圈发黯,是黑疸先兆,要防止发展为黑疸,舌下静脉迂曲已有证实,关键是消肝脾肿大。

中医讲腹胀,有属于水、瘀、虫、食积所致。水有湿热、寒饮之分,要分清寒热;瘀看是瘀阻在哪个部位,有的是少腹,有的是胁下,有的是胃脘。患者黄白腻苔,小便黄,辨证属于湿热;面色发青、眼部发黯,舌底静脉迂曲为瘀,故辨证属湿热夹瘀。患儿腹胀以上腹部为主,病位在肝胆脾,主方仍然是二金汤合二甲散加三棱、莪术。

七诊:2018 年 7 月 7 日

患儿前六次一直予"茵陈二金汤合二甲散"加味治疗,药后黄疸已消,腹胀显减,左侧腹部硬满,无腹痛,时有鼻衄,饮食可,大便正常,小便黄。舌苔黄腻,脉细略数。

辨证:湿热瘀阻。

治法:清利湿热,化瘀消积。

选方:茵陈蒿汤合二金汤加味。

处方:茵陈 20g,丹皮 10g,栀子炭 8g,鸡内金 15g,海金沙 15g,厚朴 15g,猪苓 10g,大腹皮 10g,通草 6g,三棱 6g,莪术 6g,炒鳖甲 20g。40 剂,水煎服。

讲析:患儿主症是腹胀,其次是黄疸,现阶段黄疸已消,目睛微黄,腹胀显减,左侧脘腹部硬满,说明脾脏肿大还未痊愈,谷丙转氨酶偏高,说明肝脏有损伤。所以治疗本病要解决的两大问题是脾脏肿大和肝脏损伤。舌苔黄腻,脉细略数,为肝脾有湿热之象,应当清湿热,加之时有鼻衄,为热伤血分,因此清湿热的同时还应加入凉血的药物,治法为清湿热、消腹胀,进一步治疗黄疸,选方二金汤合茵陈蒿汤去大黄加丹皮。

八诊:2018 年 8 月 27 日

患儿服药后黄疸消退,齿衄改善。现症见:腹部硬满,发热时偶有鼻衄,面部发青,眼圈发黯,纳差,小便黄。舌苔薄白,脉弦。

辨证:气滞湿阻,血瘀成积。

治法:理气利湿,消瘀化积。

选方:神术散、二金汤合二甲散加味。

处方:苍术 6g,厚朴 15g,陈皮 10g,砂仁 10g,广木香 5g,鸡内金 15g,海金沙 15g,猪苓 10g,大腹皮 10g,通草 5g,生牡蛎 15g,炒鳖甲 20g,三棱 6g,莪术 6g,神曲 10g,山楂 10g,炒莱菔子 15g,甘草 6g。40 剂,水煎服。

讲析:患儿主症为腹部硬满,不仅胀,而且硬满,以左胁下为甚。原有黄疸,多次就诊,第一次黄疸全退,第二次腹部硬满明显消减,原来舌苔黄腻,现在舌苔转薄白。现在主要目的是消肝脾肿大,尤其是脾脏肿大,西医的办法是手术切除。脾主运化,既运化水谷,又运化水湿。脾脏运化功能失职,水湿和饮食停聚,就可成形成食积、湿阻、气滞、水停。气滞则血瘀,这时湿、气、瘀三者互相纠结,致腹胀、脾脏肿大,故应治疗气滞、湿阻、血瘀而消肿胀。

神术散主治中焦湿滞引起的腹胀,二金汤主治湿热黄疸引起的腹胀,二甲散消瘀化积而治积聚,加三棱、莪术是加大消积块的力度,加神曲、山楂、炒莱菔子是为了助消化,防治食积。

案例四 虚劳案

徐某,女,30 岁。湖南汨罗人。

患者因"卵巢癌手术并化疗后"1 年就诊。

患者 1 年前因腹痛检查后诊断为"卵巢癌",即行手术,术后多次化疗。现患者精神疲乏,自汗,食少,面色淡黄,口疮,咽痛,手足心热,便溏。舌淡,舌苔薄白,脉细而数。

辨证：肺脾气虚，阴虚内热。

治法：益气养阴，兼清里热。

选方：黄芪四君子汤合连朴饮、贝母桔甘汤加味。

处方：西洋参 10g，黄芪 30g，炒白术 10g，茯苓 15g，黄连 5g，厚朴 15g，法半夏 10g，桔梗 10g，浙贝母 20g，射干 10g，连翘 10g，蛇舌草 15g，甘草 6g。30 剂，水煎服。

讲析：患者有卵巢癌手术并化疗病史，肿瘤病人化疗之后，一般都表现为虚证。有的患者会由于化疗副作用导致全身衰弱，出现脱发，纳食减少，呕吐，讲话无力，卧床不起，嗜睡等等。化疗后的症状，常见有两种情况，一是气虚，二是津亏，我们也称为阴虚。如以气虚为主，则表现为精神疲乏为主；如以阴虚为主，则一定是以口干为主。中医对这两种情况的治疗是有绝对优势的，而西医少有药物来解决这一问题。

中医有一个很重要的发病观，《黄帝内经》云："正气存内，邪不可干。""邪之所凑，其气必虚。""邪之所在，皆为不足。"体质强盛，意味着肿瘤不会复发，体质越弱，肿瘤不是复发就是转移。该患者是典型的气虚夹热，所以有疲乏、食少、大便溏泄、自汗，同时伴口疮、咽喉痛，可用刘河间的四君子汤，称为河间四君子汤，又称黄芪四君子汤（参芪术草）。因患者腹部积水，要用茯苓利水湿；大便溏泄，故加连朴饮清热利湿；口舌生疮、咽喉痛，加贝母桔甘汤利咽；加蛇舌草抗肿瘤。

这里谈一谈人参的不同作用。参的种类有红参、白参、高丽参、西洋参、党参等。高丽参大补元气，但是性温；西洋参也补气，但是性平而凉，不光补气，生津的能力也很强；红参、白参的作用一样，皆为温补元气，补气的作用红参强于白参；党参也补气，且有健脾作用，但弱于红参、白参。如果患者需要大补元气，用高丽参，或用西洋参；如果是一般的补气，用党参即可。高丽参、红参、白参、党参都是属于温补的，唯独西洋参是平性，平补生津，不温不热。

案例五　肺癌咳嗽案

江某，男，68 岁。湖南湘潭人。

患者因干咳少痰 3 月就诊。

患者 3 月前发现"肺部占位性病变"，未行手术、放化疗，家人要求保守治疗。现症见：干咳无痰兼气喘，胸痛，大便溏。舌紫红，苔薄黄，脉滑数。

辨证：痰热互结，肺气失宣。

治法:清热化痰,行气止痛。

选方:桑贝小陷胸合止嗽散、颠倒木金散加味。

处方:桑白皮15g,浙贝母30g,杏仁10g,桔梗10g,炙紫菀10g,百部15g,白前10g,陈皮10g,黄连5g,炒瓜蒌6g,法半夏10g,郁金10g,广木香6g,蛇舌草15g,田七片15g,甘草6g。20剂,水煎服。

讲析:此患者的主症是咳嗽,兼气喘、胸痛,舌苔薄黄,脉滑数,意味着肺部痰热;舌紫红,意味着有瘀热,故选用三个方,第一个方是桑贝小陷胸汤清热化痰,治胸肺;第二个方是止嗽散止咳;第三个方是颠倒木金散行气止痛,再加田七片化瘀,蛇舌草抗肿瘤。

案例六　痿证案

李某,男,13岁。湖南岳阳人。

一诊:2018年7月28日

患者因双下肢痿软无力3年就诊。

患者双下肢痿软无力,足后跟为甚,足底疼痛,上下楼费力,行走缓慢,无痉挛,小便黄,精神食纳可。舌淡红,舌苔黄腻,脉细。

辅助检查:谷丙转氨酶258U/L。肌电图示:肌源性受损。

辨证:肝肾亏虚夹湿热。

治法:补肝肾,壮筋骨,清湿热。

选方:鹿茸四斤丸合加味二妙散加味。

处方:炒鹿筋15g,肉苁蓉10g,熟地15g,菟丝子15g,杜仲10g,怀牛膝15g,木瓜20g,苍术6g,黄柏6g,薏苡仁15g,萆薢10g,秦艽10g,当归6g,汉防己6g,炒龟板20g。30剂,水煎服。

讲析:西医的运动神经元病、周围神经病都表现为痿证。运动神经元病的临床诊断有三点:一是早期虎口内陷,大小鱼际肌萎缩;二是后期可以出现全身肌肉痿弱,呼吸吞咽困难;三是慢性进行性发展。肌电图提示神经源性损害。该患儿不具备,所以可以排除运动神经元病。

中医诊断又当区别痿证和痹证,痹证表现是四肢关节疼痛,腰腿痛,关节肿大,日久出现四肢痿软无力;而痿证主要是四肢痿软无力,无关节肌肉疼痛。此患者主症是双下肢痿软无力,舌苔黄腻,脉细,是一个典型的痿证。

痿证的分型论述主要有《素问·痿论》曰:"五脏气热皆可致痿""肺热叶焦……则生痿躄也。心气热……生脉痿。……肝气热……发为筋痿。脾气热……发为肉痿。肾气热……发为骨痿""阳明虚,则宗筋纵,带脉不引,故足痿不用也"。还有湿热致痿,《素问·生气通天论》曰:"因于湿,首如裹,湿热不攘,大筋缓短,小筋弛长,缓短为拘,弛长为痿。"后世朱丹溪又提出肝肾亏虚致痿,李东垣提出瘀血致痿。其实很多病因都能引起痿证。

现在临床上常见的痿证主要有:一是气血不足的痿证,重点是五脏精血不足;二是阳明虚的痿证;三是肝肾亏虚的痿证;四是湿热伤筋的痿证。患者下肢痿软无力,以足跟为甚,是典型的肝肾亏虚的痿证,舌苔黄腻,夹有湿热,所以辨证是肝肾亏虚夹湿热,治疗应该壮筋骨、清湿热,选用鹿茸四斤丸补肾壮筋骨,合加味二妙散清利湿热。

二诊:2018 年 8 月 27 日

患者服药后仍有上下楼费力,行走缓慢,足底足跟时而痛,自汗,口苦,小便黄。舌苔薄黄腻,脉细。

辨证:湿热夹气虚。

治法:清热利湿,兼以益气。

选方:加味二妙散加味。

处方:黄芪 30g,苍术 6g,黄柏 8g,川牛膝 20g,萆薢 10g,秦艽 10g,当归 6g,汉防己 6g,炒龟板 30g,薏苡仁 20g,木瓜 20g,续断 20g。30 剂,水煎服。

讲析:此处的加味二妙散不是朱丹溪的四妙散加味,加味二妙散出自《医宗金鉴》,专门治湿热痿,方中没有薏苡仁,后加薏苡仁、木瓜和续断。因为患者自汗,有气虚,故加黄芪益气固表止汗,且重用。

案例七 脑鸣案

李某,女,39 岁。湖南岳阳人。

患者因耳鸣、脑鸣 3 年就诊。

患者 3 年前诊断为"神经性耳聋",耳鸣、脑鸣反复发作,一直未愈。现耳鸣、脑鸣严重,听力下降,喉中痰多,月经漏下,疲乏,颈胀,腰背酸痛。舌苔薄黄腻,脉细滑数。

既往有"子宫肌瘤"病史。

辨证:痰热上蒙清窍。

治法:清热化痰通窍。

选方:菖蒲黄芩温胆汤加味。

处方:石菖蒲 30g,黄芩 15g,陈皮 10g,法半夏 10g,茯苓 15g,枳实 10g,竹茹

10g,浙贝30g,地榆炭30g,荆芥炭10g,黄芩15g,甘草6g。20剂,水煎服。

讲析:脑鸣、耳鸣的产生有虚、有实。虚证一是气虚,《黄帝内经》讲:"上气不足,脑为之不满,头为之苦眩,耳为之鸣。"这是气虚清阳不升所致。二是肾虚,《黄帝内经》又讲:"髓海不足,则脑转耳鸣。"这是肾虚,髓海空虚,脑失所养所致。实证有痰饮证,张仲景《伤寒论》讲:"心下悸,头眩,身瞤动,振振欲擗地者,真武汤主之。"这就是典型的水饮引起头眩、耳鸣。还有火证,往往肝气亢盛,肝胆火旺时,脑转耳鸣,同时伴头胀、颈项胀。甲亢、高血压患者就常出现这个症状。所以我们临证时,一定要辨别清楚不同的病机。

该患者为虚实夹杂。有气虚,精神疲乏,头颈胀;有肾虚,腰背酸痛;但她喉中有痰,舌苔薄黄腻,脉细滑而数,是痰热之象为主。因有热,所以月经漏下不止。但重点仍在脑鸣耳鸣,以痰热为主,痰热内阻,清窍被蒙,故脑鸣、耳鸣,选用菖蒲黄芩温胆汤为主方清热化痰开窍,加浙贝且重用加强化痰力度。

因患者有月经漏下,故加地榆炭、荆芥炭止漏血。方中为什么用黄芩和荆芥炭相配呢?有一个方剂荆芥四物汤本治月经先期量多,而患者现主要是脑鸣和耳鸣,故没有用四物汤,只取用黄芩和荆芥炭清热止血。

案例八　虚劳案

杨某,男,45岁。湖南娄底人。
患者因夏季疲乏3年就诊。
患者疲乏,双膝乏力,以夏季为甚,伴胸闷,关节酸痛。舌苔薄黄,脉细。
辨证:气虚夹湿热。
治法:清热祛湿,益气固表。
选方:清暑益气汤加味。
处方:西洋参10g,黄芪30g,炒白术10g,黄芩10g,当归6g,陈皮10g,升麻8g,麦冬20g,五味子6g,苍术5g,黄柏10g,葛根30g,泽泻10g,甘草6g。30剂,水煎服。

讲析:"气虚身热,得之伤暑,气盛身寒,得之伤寒",暑热可以伤气。《中医内科学》有中暑证和伤暑证。中暑是暑热伤人之后造成昏迷,大汗淋漓,气脱。伤暑是暑热之邪慢慢伤人元气,导致疲乏,甚至严重疲乏,气喘。冬天没有这个情况。寒邪伤形,不伤气。暑多夹湿,所以暑温,第一是暑,第二是湿。湿温,第一是湿,第二就是温热。上面这些病症都是在夏季到秋季之间所患。因此患者连续3年患病,疲乏,双膝乏力,夏天发病重,冬天缓解,这就是典型的气虚。此患者舌苔薄黄,关节酸痛,辨证有热、有湿但不重。故选方清暑益气汤加味祛暑湿,益气。

案例九　便秘案

伍某,男,55 岁。湖南娄底人。

患者因大便干结、腹中胀满 2 年就诊。

患者 2 年来一直大便秘结,腹中胀满,3~4 日方解大便,排便困难,肠镜检查诊断为"结肠黑变病"。现症见:大便干结,腹中胀满,耳鸣。舌边有齿痕,舌边紫,舌苔薄黄,脉弦滑。

既往有"2 型糖尿病"病史。

辨证:肠胃积热。

治法:泻热导滞,润肠通便。

选方:麻子仁丸加味。

处方:火麻仁 30g,白芍 10g,枳壳 10g,厚朴 30g,杏仁 10g,生大黄 3g,葛根30g,桃仁 10g。20 剂,水煎服。

讲析:患者便秘 2 年,但脉弦滑,属于实证便秘。麻子仁丸为润下剂,具有润肠泻热,行气通便之功效。临床常用于治疗虚人及老人肠燥便秘、习惯性便秘、产后便秘、痔疮术后便秘等胃肠燥热者。耳鸣是兼证,加用葛根治疗耳鸣。舌边紫,有瘀,故加用桃仁活血且有润肠功效。

案例十　失眠案

欧某,男,48 岁。湖南娄底人。

患者因失眠 2 年余就诊。

患者失眠 2 年,每于凌晨 2 点醒来,醒后再难入睡,虚烦多汗,情绪不宁。舌苔薄黄,脉细。

辨证:心肝阴虚。

治法:养血安神,平肝潜阳。

选方:酸枣仁汤合三甲散加味。

处方:炒枣仁 40g,知母 10g,茯神 15g,龙齿 30g,生龙骨 30g,生牡蛎 30g,炒龟板 30g,珍珠母 30g,炒浮小麦 30g,甘草 6g。30 剂,水煎服。

讲析:治失眠要抓特点,有些是明显的火证,有些是明显的痰证,有些是明显的阴虚证,都有其特点。比如心肾不交所致失眠,上面有火象,下肢冰冷,这是心阴虚导致的,可伴有心悸、怔忡、口渴、舌红少苔等症状。比如阴虚火旺的黄连阿胶汤证,有心烦不得卧,口苦,舌苔黄等症状。比如单纯的神经衰弱失眠,必然有口干、气短、可用百合汤。张仲景讲的"虚劳虚烦不得眠,酸枣仁汤主之",这是心肝阴虚。痰热内扰引起的失眠,有多痰、舌苔黄腻、心烦、口苦、甚至有口疮等症,用黄连温胆汤。此患者上述症状都没有,如何辨证呢?他的特点就是凌晨2点醒来睡不着觉。针灸治疗学有个子午流注,就是治病根据不同时节进行针刺,原理是人体的五脏六腑与十二时辰和四时相应。五脏合于十二时,有歌诀"肺寅大卯胃辰宫,脾巳心午小未中,申膀酉肾心包戌,亥焦子胆丑肝通",这个现在很少有人学,大家要掌握。这个病人2点早醒不能再睡,是肝胆阳气上亢所致,故用酸枣仁汤养血安神,合三甲散平肝潜阳,镇心安神。

案例十一　消渴案

陈某,女,61 岁。湖南娄底人。复诊。

患者因血糖升高多年就诊。

患者有"糖尿病"病史,前诊因头晕,口干,尿频就诊,服药后症状消失,现目蒙,口微渴,左手无力。舌苔薄黄,脉细。

辨证:气虚津亏。

治法:益气生津。

选方:二冬汤加味。

处方:西洋参10g,麦冬20g,天冬15g,花粉15g,黄芩10g,知母10g,五味子6g,葛根30g,菊花10g,枸杞子30g,青葙子10g,决明子20g。40剂,水煎服。

讲析:糖尿病就是中医的消渴,其总的病机为阴虚燥热。现患者燥热之象不明显,主要为阴虚,兼有气虚,故用二冬汤为主方益气生津以治根本。目蒙是并发症,故加菊花、枸杞子、青葙子、决明子以滋阴明目。

现场答疑

学员:便秘案的伍某患者,便秘,腹胀,兼耳鸣,舌边有齿痕,是否应该辨证属脾虚,应该补脾,不应该用麻子仁丸?

熊教授:舌边有齿痕,一般是脾虚,气虚。如果舌苔薄白,舌淡,毫无疑问是脾气虚。如果是舌体胖大,往往是水湿加痰饮。如果是舌苔黄,仍然是湿热。

临床现场教学第49讲

这个患者有典型的腹胀,脉象弦滑,是实证,就不考虑齿痕舌了,且舌边齿痕不很明显。如果患者是个细脉,或者细缓的脉,可以从虚证考虑。正因为是弦滑的脉,则不从虚证考虑了,用麻子仁丸道理在此。

学员:人流手术、剖宫产等大量应用,对子宫造成器质性损伤,形成了假腔,导致经血不能正常排出,如何辨证施治?

熊教授:子宫腔的手术,尤其是人流术,清宫术,往往造成子宫内膜变薄,月经量少。我们应该从两个方面辨证,一个最常见的就是子宫内膜变薄了,这是虚证,要促进病人子宫内膜修复。另一个就是瘀证,局部的瘀阻,或者说是假腔瘀血。

这就是说,我们在临床治疗此病时,要辨清虚实。往往虚证占多数,如果是虚证,用《傅青主女科》中的益经汤,或《医宗金鉴》中的柏子仁汤,这两个方对修复子宫内膜特别有效。属于瘀证,往往有月经量少,腹痛,或淋漓不尽,可用生化汤活血化瘀促进经血的排出。

学员:肿瘤化疗术后,如病案四的徐某患者有手足心热,咽痛,口疮,这是阴虚,为什么不用滋阴的药,而用连朴饮?

熊教授:病案四的徐某患者卵巢癌手术后并化疗,有气阴两虚的表现,用了黄芪四君子汤合贝母桔甘汤。因为她腹胀,大便溏泄,这是肠道有湿热。如果专门滋阴,用大量的滋阴药物,溏泄会加重,所以短时间用连朴饮治疗大便溏泄。

我们治疗阴虚病证的时候,患者口干、鼻干、咽干、舌红少苔,明明是阴虚,显然要滋阴补液。这个时候必须问病人大便情况,如果病人大便溏泄,就不能用大量的滋阴药了。如果这个病人大便干燥,用滋阴药物和滋补阴液的方剂如沙参麦冬汤、增液汤、甘露饮都没有问题。肠胃功能好不好,影响着药物的吸收和食物的运化,中医治疗疾病一定要顾护肠胃功能。有的人素来大便溏,或素体脾虚,或肠胃虚寒,有的人素来肠胃有湿热,这都是要分辨清楚的,只有这样,才能辨证选方,准确用药。

学员:肝硬化腹水患儿严某经治疗后腹水已经消退,但是面色黑,是什么原因?

熊教授:肝脏的生理功能,一主气机疏泄,二主藏血。肝失疏泄导致肝气上逆,出现吐血,气滞则血瘀,肝硬化即肝脏有瘀,肝硬化兼症除腹水外,还可以表现为瘀阻,在内表现为腹部硬块,即肝脾肿大,在外表现为面黑。由于肝硬化为血分病,如有热象即会出现鼻衄、齿衄。故肝硬化面黑者往往兼有鼻衄、齿衄。

治疗黑疸以治肝瘀为主,临床上多见于肝硬化后期,有腹水时必须先利水,无腹水而黑疸明显时就消黑疸。换句话说,肝硬化晚期有两大问题,除肝脾肿大外，主要有两大病理因素，一为水，一为瘀。表现为有水时，即逐水为主，有水又病在气分者方用二金汤加减，更严重者用中满分消丸；纯为有水时，用四苓散合二金丸；只有瘀时可用桃红逍遥散、调营饮，可加鳖甲，以上为黑疸基本治法；如严重黑疸时，用血府逐瘀汤或者膈下逐瘀汤。从临床疗效看，血府逐瘀汤效果优于膈下逐瘀汤，膈下逐瘀汤由桃红四物汤合失笑散加减，主要功效为止痛；血府逐瘀汤为桃红四物汤合四逆散加味，四逆散可疏理肝气，调气可活血，我在临床反复运用后得到的经验是血府逐瘀汤效果优于膈下逐瘀汤。

学员：失眠分哪些证型？

熊教授：《中医内科学》中的失眠就是不寐，常分五型：一、心肾不交；二、心阴亏损(阴虚火旺)；三、心血不足；四、心肝阴虚；五、胃中不和。《黄帝内经》云："胃不和则卧不安。"除此以外还有一种，就是卫气不能入于阴。

我们人体的营卫之气循环是有规律的。卫气白天行于表，晚上入于内脏。如何判断呢？只能按照人睡觉没睡觉来判断。眼睛闭上睡觉，卫气向内；眼睛睁开，卫气从太阳经而出。《黄帝内经》有描述，卫者，卫外之阳气也。人体卫外的阳气，白天行于表，在人入睡以后，行于里。我们睡觉之后要盖被子，原因就是人入睡后，大量的阳气进入内脏，才能睡得安稳，外面的阳气，相对来讲就变弱了。如果卫气游荡在外，不能入于阴，就会出现阳虚失眠。所以《黄帝内经》记载："营卫之气不失其常，则昼精而夜眠，营卫之气失其常，则昼不精而夜不眠。"

我曾治疗福建中医药大学的一位教师家属，女，60岁，失眠30年，长期吃安眠药。患者特别畏冷，进食的食物都需十分滚烫，热天需拿棉衣裹胸腹，辨证属阳虚失眠，当时处方用桂枝加龙骨牡蛎汤合半夏秫米汤，治疗2个月后痊愈。

学员：干燥综合征患者常常表现为阴虚津亏，治疗需滋养肺胃之阴，但患者又有怕冷、畏风症状，治疗该怎么办？

熊教授：中医讲怕冷、畏风有几个原因：一是阳虚，阳虚特点是苔薄白，口干不渴，脉细或沉细，四肢厥冷；一是气虚，即体质弱，气虚则以疲乏为主。刚才这个病人不是阳虚，而是阴虚，故应该养阴后再补气，选方加参甘露饮，有气虚表现故加西洋参；如自汗明显，则加黄芪。临床上遇见怕冷、畏风的病人，除外感病人是暂时的症状外，长期怕冷、畏风病人一定要弄清楚是气虚还是阳虚，如果辨证属阳虚，就需温补阳气。

临床现场教学第49讲

451

病案索引

病案索引

455

十 四 画

十五画及以上